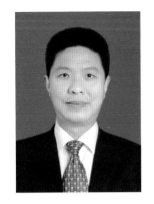

作者简介

吴绪平，男，三级教授，主任医师，硕士研究生导师。现任中国针灸学会理事、中国针灸学会微创针刀专业委员会秘书长、世界中医药学会联合会针刀专业委员会学术顾问、湖北省针灸学会常务理事、湖北省针灸学会针刀专业委员会主任委员、湖北中医药大学针刀医学教研室主任，已被《针刀医学传承家谱》收录为中华针刀传承脉络第一代传承人。先后指导海内外硕士研究生60余名，2002年12月赴韩国讲学，分别于2003年3月和2011年5月赴香港讲学。2013年10月31日至11月5日赴澳大利亚参加第八届世界针灸学术大会，并做了学术报告。

38年来，吴绪平教授一直在湖北中医药大学从事针灸与针刀教学、临床及科研工作。主讲《经络腧穴学》《针刀医学》及《针刀医学临床研究》。研究方向为：①针刀治疗脊柱相关疾病的临床研究；②针灸治疗心、脑血管疾病的临床与实验研究。先后发表学术论文80余篇，主编针灸、针刀专著60余部。获省级以上科研成果奖6项。主持的教学课题"针灸专业大学生最佳能力培养的探讨"，于1993年获湖北省人民政府颁发的"优秀教学成果三等奖"。参加国家自然科学基金项目"电针对家兔缺血心肌细胞动作电位的影响及其机理探讨"，其成果达到国际先进水平，于1998年荣获湖北省人民政府颁发的"科学技术进步三等奖"。参加的国家自然科学基金课题"电针对家兔缺血心肌细胞动作电位影响的中枢通路研究"达到国际先进水平，2007年获湖北省科学技术进步三等奖。2005年10月荣获湖北中医药大学"教书育人，十佳教师"的光荣称号。主编新世纪全国高等中医药院校规划教材《针刀治疗学》和《针刀医学护理学》。2009年2月与张天民副教授共同编著大型系列视听教材《中国针刀医学》（20集）；与张天民副教授共同主编《针刀临床治疗学》《分部疾病针刀治疗丛书》（1套9本）及《专科专病针刀治疗与康复丛书》（1套16本）。主编新世纪全国高等中医药院校研究生教材《针刀医学临床研究》，于2011年4月由中国中医药出版社出版；主编《针刀医学临床诊疗与操作规范》于2012年4月由中国中医药出版社出版；主编全国中医药行业高等教育"十二五"规划教材《针刀医学》《针刀影像诊断学》和《针刀治疗学》，由中国中医药出版社出版；主持研制的《针刀基本技术操作规范》行业标准于2014年5月31日由中国针灸学会发布，2014年12月31日实施，全文由中国中医药出版社出版；主编《中华内热针临床诊断与治疗》由中国医药科技出版社出版。主要临床专长：

（1）擅长运用针刀治疗各种类型颈椎病、肩周炎、肱骨外上髁炎、腰椎间盘突出症、腰椎管狭窄症、强直性脊柱炎、髋关节疾病、膝关节骨性关节炎、神经卡压综合征、腱鞘炎、跟骨骨刺及各种软组织损伤疼痛等。

（2）擅长运用内热针治疗颈椎病、肩周炎、腰椎病、强直性脊柱炎、髋关节疾病、膝关节骨性关节炎及各种软组织损伤疼痛等。

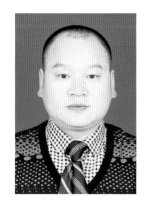

作者简介

　　裴久国，男，医学硕士，副主任医师。十堰市针刀医学研究所常务副所长，十堰市中医院针灸科主任。毕业于湖北中医药大学针灸推拿学专业。现任中国针灸学会微创针刀专业委员会委员，中国针灸学会科普志愿者医师宣讲团第一团团长，湖北省针灸学会理事，湖北省针灸学会针刀专业委员会常务委员，十堰市康复医学会副秘书长。曾在阿联酋技术交流半年，率先在十堰市中医院采用射频疼痛治疗仪治疗椎间盘突出症、胶原酶经皮注射治疗腰椎间盘突出症。发表学术论文 10 余篇，主持科研课题"针刀整体松解术配合手法治疗腰椎间盘突出症临床研究"达到国内领先水平，参与编写《针刀治疗髋部疾病》《针刀医学临床诊疗与操作规范》和《针刀医学临床研究》；担任全国中医药行业高等教育"十二五"规划教材《针刀治疗学》编委。擅长运用针灸、针刀治疗各种类型颈椎病、顽固性头痛、面肌痉挛、肩周炎、肱骨外上髁炎、腰椎间盘突出症、腰椎管狭窄症、股骨头缺血性坏死、强直性脊柱炎、类风湿性关节炎、膝关节骨性关节炎、神经卡压综合征、腱鞘炎、跟骨骨刺及各种软组织损伤疼痛等病症。

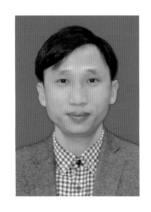

作者简介

　　刘再高，男，副主任医师，毕业于湖北中医药大学针灸推拿学专业，获硕士学位。深圳市中医药学会疼痛专业委员会常务委员，广东省针灸学会康复专业委员会委员，深圳市中医药学会外治法专业委员会委员，深圳市康复医学会委员。本科毕业后在湖北中医药大学推拿教研室任教，从事本科、专科及留学生的教学及临床指导。研究生毕业后在深圳市龙岗区人民医院一直从事临床、科研、教学工作。作为副主编参与编写《足部保健按摩术》，并参与编写《推拿临证指南》，在省级以上核心期刊发表专业学术论文10余篇。

　　师从国家级名老中医闻庆汉教授，长期跟随闻庆汉教授侍诊，临床擅长运用中西医方法治疗脊柱疾病、骨关节疾病、神经系统疾病，临床诊疗思路开阔，对骨科、神经内科、疼痛科等相关学科疾病也有一定研究。

分部疾病针刀临床诊断与治疗丛书

总主编 吴绪平

脊柱相关疾病

针刀临床诊断与治疗（第二版）

主编 裴久国 刘再高

中国医药科技出版社

内 容 提 要

本书分五篇，第一篇针刀医学基础理论，介绍了脊柱区针刀应用解剖、生物力学及脊柱相关疾病病因病理学理论。第二篇针刀医学影像诊断介绍了脊柱影像检查的优选原则及颈部、背部、腰骶部 X 线检查。第三篇针刀操作技术介绍了针刀术前准备、操作方法及术后处理。第四篇针刀临床治疗详细介绍了 44 种脊柱相关疾病的概述、病因病理、临床表现、诊断要点、针刀治疗、针刀术后手法治疗及康复治疗等内容，强调了针刀术后康复的必要性和重要性，介绍了物理治疗及现代康复疗法。第五篇收载针刀治疗脊柱相关疾病的研究文献，反映了本时期针刀临床研究成果。

全书内容丰富，资料翔实，图文并茂，言简意赅，实用性强。适用于广大针刀临床医师，全国高等中医药院校的针灸推拿、针刀、骨伤及中医学专业大学生和研究生阅读参考。

图书在版编目（CIP）数据

脊柱相关疾病针刀临床诊断与治疗/裴久国，刘再高主编 . —2 版 . —北京：中国医药科技出版社，2015.7

（分部疾病针刀临床诊断与治疗丛书）

ISBN 978 – 7 – 5067 – 7677 – 6

Ⅰ . ①脊⋯　Ⅱ . ①裴⋯　②刘⋯　Ⅲ . ①柱病 – 针灸疗法　Ⅳ . ①R246.2

中国版本图书馆 CIP 数据核字（2015）第 143831 号

美术编辑　陈君杞
版式设计　郭小平

出版　中国医药科技出版社
地址　北京市海淀区文慧园北路甲 22 号
邮编　100082
电话　发行：010-62227427　邮购：010-62236938
网址　www.cmstp.com
规格　787×1092mm ¹⁄₁₆
印张　26 ¼
彩插　4
字数　505 千字
初版　2008 年 11 月第 1 版
版次　2015 年 7 月第 2 版
印次　2015 年 7 月第 1 次印刷
印刷　三河市百盛印装有限公司
经销　全国各地新华书店
书号　ISBN 978 – 7 – 5067 – 7677 – 6
定价　**59.80 元**

《分部疾病针刀临床诊断与治疗丛书》

编委会

总主编　吴绪平

编　委　赵和平　张国印　姚振江
　　　　镇水清　祝红梅　彭勋超
　　　　瞿群威　裴久国　刘宝国
　　　　崔清国

《脊柱相关疾病针刀临床诊断与治疗》（第二版）

编委会

主　编　裴久国　刘再高

副主编　雷华平　孙承红　朱红坤　孙文泽
　　　　鲁　芹　张建博　陈迪光　王明凤

编　委（以姓氏笔画为序）
　　　　丁让银　王　丹　邓　毅　代友花
　　　　李成波　李奕升　吴洪阳　吴桂洲
　　　　张　平　陈双平　周　琪　周朝进
　　　　郑　琦　胡昭端　赵齐生　敖朝霞
　　　　莫锐芳

再版前言

  《分部疾病针刀治疗丛书》由中国医药科技出版社于 2008 年出版以来，深受广大针刀临床医师和全国高等中医药院校本专科大学生的青睐，该套丛书发行量大，社会反响强烈。在 6 年多的临床实践中，针刀治疗的理念不断更新、诊断技术不断完善、治疗方法不断改进，有必要将上述优秀成果吸收到本套丛书中来。应广大读者的要求，我们组织全国针刀医学专家在《分部疾病针刀治疗丛书》基础上编写了《分部疾病针刀临床诊断与治疗丛书》。本套丛书在第一版的基础上，对针刀医学基础理论、针刀治疗方法进行了修改，增加了针刀医学影像诊断、针刀术后康复及针刀医学现代研究的内容，以适应针刀医学的快速发展和广大读者的需求。

  《分部疾病针刀临床诊断与治疗丛书》按照人体局部解剖的分类方法进行分类的。共十分册，包括《头颈部疾病针刀临床诊断与治疗》《胸背部疾病针刀临床诊断与治疗》《腰腹部疾病针刀临床诊断与治疗》《肩部疾病针刀临床诊断与治疗》《肘部疾病针刀临床诊断与治疗》《腕手部疾病针刀临床诊断与治疗》《髋部疾病针刀临床诊断与治疗》《膝部疾病针刀临床诊断与治疗》《踝足部疾病针刀临床诊断与治疗》和《脊柱相关疾病针刀临床诊断与治疗》。每分册分为五篇，第一篇针刀医学基础理论，介绍了各部位针刀应用解剖、生物力学及病因病理学理论。第二篇针刀医学影像诊断，介绍了各部位针刀影像的优选原则、X 线检查、CT 检查及 MRI 检查。第三篇针刀操作技术，介绍了针刀术前准备、操作方法及术后处理。第四篇针刀临床治疗，详细介绍了各部位疾病的概述、针刀应用解剖、病因病理、临床表现、针刀治疗、针刀术后手法治疗及康复治疗等内容，强调了针刀术后康复的必要性和重要性，介绍了物理治疗及现代康复疗法。第五篇针刀医学现代研究，收载了针刀治疗各部位疾病的研究文献，反映了本时期针刀临床研究成果。书中以人体弓弦力学系统和慢性软组织损伤的病理构架理论为基础，从点、线、面、体的立体病理构架分析疾病的发生发展规律。介绍临床常见病的针刀基础术式，如"T"形针刀整体松解术治疗颈椎病，"C"形针刀整体松解术治疗肩周炎，"回"字形针刀整体松解术治疗腰椎间盘突出症及

"五指定位法"治疗膝关节骨性关节炎等。将针刀治疗从"以痛为输"病变点的治疗提升到对疾病的病理构架进行整体治疗的高度上来，提高了针刀治疗的临床疗效。同时，以人体解剖结构的力学改变为依据，着重介绍了针刀闭合性手术的术式设计、体位、体表定位、麻醉方法、针刀具体操作方法及其疗程，并按照局部解剖学层次，描述每一支针刀操作的全过程，术后制定具体的康复措施及方法。

本套《分部疾病针刀临床诊断与治疗丛书》共计400余万字，插图2000多幅，图文并茂，可操作性强。成稿后，经丛书编委会及各分册主编多次修改审定后召开编委会定稿，突出了影像诊断在针刀治疗中的指导作用，达到了针刀医学基础理论与针刀治疗相联系、针刀治疗原理与针刀术式相结合、针刀操作过程与局部解剖相结合的目的，强调了针刀术后护理及康复治疗的重要性，反映了本时期针刀临床研究的成果。由于书中针刀治疗原则、术式设计及操作步骤全过程均来源于作者第一手临床资料，可使读者直接受益。本书适用于广大针刀临床医师，全国高等中医药院校的针灸推拿学专业，针刀、骨伤及中医学专业大学生和研究生阅读参考。尽管我们做出了很大努力，力求本套丛书全面、新颖、实用，但由于针刀医学是一门新兴的医学学科，我们的认识和实践水平有限，疏漏之处在所难免，希望广大中西医同仁及针刀界有识之士多提宝贵意见。

丛书编委会
2014 年 5 月

编写说明

　　脊柱相关疾病种类繁多，治疗方法亦多种多样，但疗效有限。需手术治疗的疾病不仅费用昂贵，且后遗症和并发症也是非常严重的问题。本书是一部以人体弓弦力学系统和慢性软组织损伤的病理构架网眼理论为基础，从点、线、面的立体病理构架分析疾病的发生发展规律，介绍脊柱相关疾病的临床诊断与针刀整体松解治疗的专著。

　　《脊柱相关疾病针刀临床诊断与治疗》分为五篇。第一篇针刀医学基础理论介绍了脊柱相关疾病概述、脊柱区应用解剖、生物力学及脊柱相关疾病病因病理学理论。第二篇针刀医学影像诊断介绍了脊柱影像检查的优选原则及颈部、背部、腰骶部 X 线检查。第三篇针刀操作技术介绍了针刀术前准备、操作方法及术后处理。第四篇针刀临床治疗详细介绍了 44 种脊柱相关疾病的概述、病因病理、临床表现、诊断要点、针刀治疗、针刀术后手法治疗及康复治疗等内容，强调了针刀术后康复的必要性和重要性，介绍了物理治疗及现代康复疗法。第五篇收载针刀治疗脊柱相关疾病的研究文献，反映了本时期针刀临床研究成果。

　　本书的特色在于突出了影像诊断在针刀治疗中重要性，提出了 X 线平片在治疗脊柱相关疾病中的指导作用，达到了针刀医学基础理论与针刀临床相联系、针刀医学影像诊断与针刀治疗相联系、针刀作用原理与针刀术式相结合、针刀操作过程与局部解剖相结合、针刀松解与术后康复理疗相结合的目的。根据慢性软组织损伤病理构架的网眼理论，我们分别设计了针刀整体松解术，通过调整软组织动态平衡，恢复骨关节力学平衡，提高了针刀治愈率，降低了疾病复发率。同时，本书相对于本系列的另外九本书起到提纲挈领的作用，对针刀治疗的优势病种做出了总结，充实了脊柱相关疾病的基础理论及临床治疗。尤其需要指出的是术式设计及操作步骤全过程均来源于作者第一手临床资料，以便读者参考借鉴。

　　鉴于编者水平有限，错误与不足在所难免，恳请各位读者提出宝贵意见，以利再版时修正。

本书编委会
2015 年 4 月

目 录

第一篇　针刀医学基础理论

第一章　脊柱相关疾病概述 ·· 2

　　一、中医学对脊柱相关疾病的认识 ······························ 2

　　二、现代医学对脊柱相关疾病的认识 ··························· 3

　　三、脊柱相关疾病的治疗 ·· 3

　　四、针刀医学对脊柱相关疾病的治疗 ··························· 4

第二章　脊柱针刀应用解剖 ·· 6

　第一节　颈部针刀应用解剖 ······································ 6

　　一、颈部体表标志与体表投影 ··································· 6

　　二、皮肤与筋膜 ·· 8

　　三、颈部肌肉 ··· 10

　　四、颈部神经 ··· 17

　第二节　背部针刀应用解剖 ····································· 22

　　一、背部境界与分区 ··· 22

　　二、背部体表标志 ··· 22

　　三、背部层次结构 ··· 22

　第三节　腰骶尾部针刀应用解剖 ································· 33

　　一、体表标志及表面解剖 ······································· 33

　　二、腰骶尾部的骨骼与韧带 ····································· 34

　　三、椎间盘 ··· 45

　　四、腰骶尾部软组织 ··· 48

　　五、腰骶尾部的血管与神经 ····································· 53

第三章　脊柱生物力学 ··· 66

　第一节　脊柱的生理和生物力学特点 ····························· 66

一、脊柱生理特性 ·· 66

二、脊柱生物力学 ·· 66

三、负重脊柱生物力学 ·· 67

四、椎间盘生物力学特点 ·· 67

五、椎体及椎间关节生物力学 ·· 69

六、韧带肌肉及肋骨生物力学 ·· 69

七、脊髓生物力学 ·· 71

第二节　颈椎生物力学 ·· 72

一、椎骨的生物力学特性 ·· 72

二、颈部的运动学 ·· 73

第三节　腰骶部生物力学 ·· 76

一、腰椎的运动学 ·· 76

二、腰椎的运动力学 ·· 78

三、椎间盘的生物力学 ·· 81

四、椎弓根和关节突的生物力学 ······································ 83

第四节　生物力学在脊柱相关疾病发生发展中的作用 ·················· 84

一、人体内正常的力学状态对人生命活动的意义 ························ 84

二、人体生命活动对异常力学状态的适应和调节 ························ 85

三、恢复人体力平衡是针刀治疗疾病的根本目标 ························ 87

第四章　脊柱相关疾病病因病理学理论 ································ 90

第一节　脊柱慢性软组织损伤病因病理学理论 ························ 90

一、脊柱慢性软组织损伤的概述 ······································ 90

二、脊柱慢性软组织损伤的范围 ······································ 90

三、脊柱软组织损伤的形式 ·· 91

四、脊柱慢性软组织损伤的病因 ······································ 92

五、脊柱弓弦力学系统 ·· 97

六、脊柱慢性软组织损伤的病理机制——网眼理论 ···················· 103

七、脊柱慢性软组织损伤病因病理学理论对针刀治疗的指导作用 ·········· 106

第二节　脊柱骨质增生病因病理学理论 ································ 108

一、骨质增生概述 ·· 108

二、人体对脊柱异常力学状态的调节和适应 ···························· 109

三、脊柱骨质增生的病因 ·· 111

四、脊柱骨质增生的病理机制 ·· 114

五、脊柱骨质增生病因病理学理论对针刀治疗的指导作用 ……………………… 115

第三节 针刀治疗理论与经筋理论的关系 ………………………………… 116

一、经筋理论概述 …………………………………………………………… 116

二、针刀治疗理论与经筋理论的关系 ……………………………………… 116

三、针刀松解部位的选择与"以痛为腧"的关系 ………………………… 117

四、针刀治疗与经筋刺法的关系 …………………………………………… 117

第二篇　针刀医学影像诊断

第五章　脊柱影像检查的优选原则 ………………………………………… 120

第六章　颈部 X 线检查 …………………………………………………… 121

第一节　颈部正常 X 线表现 ………………………………………………… 121

第二节　颈部异常 X 线表现 ………………………………………………… 122

第七章　背部 X 线检查 …………………………………………………… 130

第一节　背部正常 X 线表现 ………………………………………………… 130

第二节　背部异常 X 线表现 ………………………………………………… 131

第八章　腰部 X 线检查 …………………………………………………… 134

第一节　腰部正常 X 线表现 ………………………………………………… 134

第二节　腰部异常 X 线表现 ………………………………………………… 135

第三篇　针刀操作技术

第九章　针刀术前准备 …………………………………………………… 142

第一节　针刀手术室的设置 ………………………………………………… 142

第二节　针刀手术的无菌操作 ……………………………………………… 143

第三节　患者的体位选择 …………………………………………………… 143

第四节　脊柱针刀手术的麻醉方式 ………………………………………… 144

第十章　针刀操作方法 …………………………………………………… 146

第一节　持针刀方法 ………………………………………………………… 146

第二节　进针刀四步规程 …………………………………………………… 147

第三节　脊柱常用针刀手术入路 …………………………………………… 147

第四节　脊柱常用针刀刀法 ·· 148

第五节　脊柱常用针刀术后手法 ·· 149

第六节　脊柱疾病针刀治疗适应证及禁忌证 ····················· 150

第七节　针刀操作注意事项 ·· 150

第十一章　脊柱区针刀术后处理 ·· 152

第一节　脊柱区针刀术后常规处理 ··································· 152

第二节　针刀意外情况的处理 ·· 152

第四篇　针刀临床治疗

第十二章　五官科相关疾病 ··· 160

第一节　颈性失明 ·· 160

第二节　上睑下垂 ·· 168

第三节　颈源性鼻炎 ·· 171

第四节　颈源性牙痛 ·· 174

第五节　颈源性耳鸣 ·· 177

第六节　慢性咽炎 ·· 180

第十三章　神经系统相关疾病 ··· 186

第一节　颈源性头痛 ·· 186

第二节　颈源性眩晕 ·· 188

第三节　颈源性失眠 ·· 191

第四节　卒中后遗症 ·· 195

第五节　三叉神经痛 ·· 216

第六节　面肌痉挛 ·· 219

第七节　面神经麻痹 ·· 223

第十四章　呼吸系统相关疾病 ··· 228

第一节　慢性支气管炎 ··· 228

第二节　支气管哮喘 ·· 237

第十五章　消化系统相关疾病 ··· 247

第一节　慢性胃炎 ·· 247

第二节　消化性溃疡 ·· 252

第三节　功能性便秘 ·· 259

第四节　慢性腹泻 ……………………………………………………… 263

第五节　慢性溃疡性结肠炎 …………………………………………… 267

第十六章　循环系统相关疾病 …………………………………… 274

第一节　颈源性血压异常 ……………………………………………… 274

第二节　阵发性心动过速 ……………………………………………… 278

第三节　窦性心动过缓 ………………………………………………… 285

第十七章　内分泌系统相关疾病 ………………………………… 289

第一节　甲状腺功能亢进症 …………………………………………… 289

第二节　脊源性血糖不稳 ……………………………………………… 294

第十八章　泌尿生殖系统相关疾病 ……………………………… 299

第一节　慢性肾盂肾炎 ………………………………………………… 299

第二节　脊源性排尿异常 ……………………………………………… 303

第三节　男性性功能障碍 ……………………………………………… 307

第四节　骶源性前列腺炎 ……………………………………………… 311

第十九章　妇科相关疾病 …………………………………………… 319

第一节　痛经 …………………………………………………………… 319

第二节　闭经 …………………………………………………………… 327

第三节　功能性子宫出血 ……………………………………………… 330

第四节　慢性盆腔炎 …………………………………………………… 335

第二十章　脊柱椎骨相关疾病 ……………………………………… 339

第一节　颈肋综合征 …………………………………………………… 339

第二节　胸椎小关节紊乱症 …………………………………………… 343

第三节　腰椎小关节错位症 …………………………………………… 347

第四节　骶尾椎错位综合征 …………………………………………… 350

第二十一章　脊柱相关软组织损伤疾病 ………………………… 354

第一节　竖脊肌下段损伤 ……………………………………………… 354

第二节　棘上韧带损伤 ………………………………………………… 358

第三节　棘间韧带损伤 ………………………………………………… 361

第四节　腹外斜肌损伤 ………………………………………………… 363

第五节　腰肋韧带损伤 ………………………………………………… 367

第六节　第三腰椎横突综合征 ………………………………………… 371

第七节　髂腰韧带损伤 ………………………………………………… 375

第五篇　针刀医学现代研究

一、针刀治疗颈源性耳鸣的现代研究 ……………………………………… 380

二、针刀治疗颈源性眩晕的现代研究 ……………………………………… 380

三、针刀治疗慢性支气管炎的现代研究 …………………………………… 382

四、针刀治疗慢性胃炎的现代研究 ………………………………………… 384

五、针刀治疗溃疡性结肠炎的现代研究 …………………………………… 386

六、针刀治疗阵发性心动过速的现代研究 ………………………………… 386

七、针刀治疗慢性前列腺炎的现代研究 …………………………………… 387

八、针刀治疗慢性盆腔炎的现代研究 ……………………………………… 388

九、针刀治疗棘上韧带损伤的现代研究 …………………………………… 389

十、针刀治疗棘间韧带损伤的现代研究 …………………………………… 391

十一、针刀治疗腰肋韧带损伤的现代研究 ………………………………… 395

十二、针刀治疗第三腰椎横突综合征的现代研究 ………………………… 396

十三、针刀治疗髂腰韧带损伤的现代研究 ………………………………… 403

第一篇

针刀医学基础理论

第一章　脊柱相关疾病概述

脊柱相关疾病是指颈、胸、腰椎的骨、关节、椎间盘及椎周软组织遭受损伤、退行性改变、无菌性炎症，由于脊椎力学不平衡而致肌力失衡，发生脊椎关节错位、椎间盘突出、韧带钙化或骨质增生、椎旁软组织肿胀、痉挛或粘连等，直接或间接对神经根、椎管内外血管、脊髓或交感神经等产生刺激或压迫，导致内脏自主神经功能紊乱，通过特殊的传导途径诱发内脏系统相应症状、体征的脊源性综合征。范围不仅涉及颈、肩、腰、腿等软组织病变，还涉及循环、呼吸、消化、神经、内分泌、免疫系统等的多种疾病。这些病症统称为脊柱相关疾病。

一、中医学对脊柱相关疾病的认识

中医认为脊柱有支撑人体、保护内脏的生理功能。在《灵枢·骨度》中指出，对每一骨节还要"先度其骨节之大小广狭长短的不同"，这对临床有一定的指导意义。大而广者，承受应力较大，故在下；小而狭者，承受应力较小，故在上。颈椎在上面易扭伤，下面之腰椎易劳损。《灵枢·经水》篇曰："骨为干，脉为营。"张志聪形容其"如藤蔓之营附于干也"。脊柱上托头颅，下连骨盆，内有脊髓及神经，为全身之要干。胸椎与肋骨相连构成胸廓，主要功能是保护内脏，以静为主，受伤的机会相对少些。在整体运动活动中，颈、腰椎的强弱尤为重要。颈部是气血、筋骨肌肉等的综合枢纽，上撑头颅，活动频繁，故有"旋台骨"、"玉柱骨"、"天柱骨"之称。腰部位居人体之中，强则体轻有力，弱则肢重乏力，不能久坐，故曰："腰者，一身之要也。"

中医学认为人体是一个有机的整体，脊柱相关疾病必然要涉及脏腑经络。脏腑的功能正常，才能使皮肉筋骨得以濡养润泽，发挥皮肉卫外、筋为刚、骨为干的作用。脏腑功能失调则使皮肉筋骨失去刚劲强健，易患损伤诸疾。脊柱附着肌肉、韧带较多，内含脊髓及神经根，是人体重要的骨性支柱，而肝主筋、肾主骨，所以脊柱疾患与肝肾的关系较为密切。凡一切行动坐卧的支持能力，都是以筋的充盛与否为转移，故而"疾走伤筋"，"肝厥好卧"，说明肢体的运动完全取决于筋的机能是否正常，而筋的机能是通过肝脉来营养的，故骨伤科临床特别重视柔肝以养筋，活血以舒筋，补血养血以续筋，有其重要意义。肾与骨髓等的生理病理联系，揭示了肾在骨关节疾病发病上的重要性。在治疗上，应以肾气充盈、骨骼健壮、充满旺盛的活力为原则。经络是人体内运行气血、沟通表里上下、联系脏腑器官的独特系统。人体气血之所以能够通达全身各部发挥作用，全赖于经络的传注。当人体遭受损伤后，经脉失常，气血运行受阻，机体抵抗力减弱，外邪或疼痛刺激可通过经络的传递作用而影响脏腑的功能。另外，伤病引起经络运行阻滞，也会使其循行所经过的组织器官功能失常，从而出现相应的症状。如脊椎及其容纳的脊髓等的病变，可以通过经络而在体表上反映出来。与脊柱疾患关系比较密切的主要有手太阳小肠经、足太阳膀胱经及督脉。

二、现代医学对脊柱相关疾病的认识

近年来，随着西医学神经解剖学的发展，对脊柱相关疾病的认识也越来越深入，从一般的临床分析，发展到一系列的基础理论研究。病因一般分为两大类：基础病因、诱发因素。其中基础病因包括椎间盘退行性变化、颈肩腰背软组织慢性劳损、脊柱骨质增生、椎间盘突出、韧带增生肥厚或钙化、先天性畸形等。上述病因中，以椎间盘退变、椎周软组织劳损造成脊柱失稳而发生脊柱错位最为常见。发病诱因有扭伤、疲劳、姿势与体位不良、内分泌失调、寒冷等。

对脊柱病发病机制的认识目前多种多样，总结起来主要有以下几个方面。①脊椎的退行性变：脊椎的退行性变是脊柱病的主要发病基础，而其中椎间盘的退变又是最主要的因素。脊椎的退变既是脊椎的适应性反应，也成为脊髓、神经根或血管受压迫刺激的原因。②脊椎的慢性劳损：是指超过正常生理活动范围最大限度或局部所能耐受时的各种极限活动所引起的损伤。③脊柱的外伤：脊柱外伤与脊柱相关疾病的发生发展有直接关系。外伤除可直接导致脊椎骨折脱位外，还可造成脊椎的关节、韧带损伤，如治疗不当或受伤程度较重，可能使脊椎的退变加速，从而产生脊柱相关疾病。④先天性脊柱畸形：畸形影响脊柱正常的稳定性，引起脊柱正常的应力分布产生变化，而且畸形的脊柱对外伤和劳损的承受力降低，易致脊椎退变加快。⑤脊柱区肌肉病变：脊柱的力学平衡及灵活运动有赖于脊柱区肌肉的正常生理功能和形态结构的保持。在脊柱动力性失衡后，内在应力增加，椎间盘的异常应力变化可通过化学信号或生物电效应影响成纤维细胞、软骨样细胞及软骨板内的软骨细胞，诱导成纤维细胞向软骨细胞分化，又促进软骨骨化，最终形成骨赘。引起脊柱相关疾病的另一不可忽略的重要因素是骨质疏松，骨质疏松症的病因是多方面的，与营养、体内激素水平、运动等多种因素有关，缺少体力活动和营养不良等因素会使骨质丢失，并增加骨质疏松性骨折的发生率。即便是生命的晚期，轻微的运动也有利于保持骨密度和骨矿含量，久坐不活动的人其骨钙丢失量要比爱活动的人多。

三、脊柱相关疾病的治疗

脊柱相关疾病的治疗，一直是近100年来的热门课题之一，尤其是近30年来，随着骨科新材料和新技术的发展，脊柱外科的技术日新月异、发展迅速，手术治疗一直是治疗脊柱相关疾病的重要方法。

脊柱相关疾病的西医治疗方法可分为非手术治疗和手术治疗两方面。非手术治疗：

对颈型、神经根型、椎动脉型、交感型颈椎病及慢性腰背痛、背腰部软组织损伤等大多数患者非手术治疗即可取得满意疗效。对脊髓型颈椎病、脊柱先天性畸形、腰椎间盘突出症、脊柱损伤等，早期症状较轻时，非手术治疗仍是基本治疗措施。对颈椎病的非手术治疗主要方法有牵引、颈椎制动、封闭疗法、西药、物理疗法、运动疗法、综合治疗等。脊髓型颈椎病的非手术治疗可用于疾病早期症状较轻的患者，颈椎病的非手术治疗也是积极的治疗，其主要目的是保护颈椎不再受到异常损害，减少创伤，缓解疼痛并恢复颈椎生理弧度。手术治疗：对于少部分神经根型、椎动脉型、交感型、颈型颈椎病和部分脊髓型颈椎病，应考虑手术治疗。颈椎病的手术方式根据手术路径可分为3种：前路手术、前外侧入路手术和后路手术。颈椎前路手术的术式主要有颈前路环锯减压、植骨融合术，颈前路椎体次全切除减压及植骨融合术，颈前路椎间盘切除减压、椎间植骨融合术等。颈椎前外侧入路手术的主要适应证是钩椎关节增生引起的椎动脉压迫、神经根压迫和同时伴有脊髓压迫的患者。颈椎后路手术主要有椎板成形术及椎板切除减压术，椎板切除减压术是颈椎间盘突出症的经典术式，后逐渐用于颈椎病、颈椎管狭窄症、颈椎后纵韧带骨化症等。

中医对脊柱病学的认识和治疗历时数千年之久，积累了极为丰富的临床经验，体现了鲜明的特色。中医药防治脊柱病的研究，具有重要的理论和实践意义。通过对临床大量脊柱病病例的观察，总结出脊柱病有5个特性，即发病的普遍性、症状的多元性、病机的复杂性、对健康的危害性和中医治疗的优越性。中医治疗脊柱病学的技术，是在操作过程的动态中实现其治疗目标和达到疗效的。中医在脊柱病治疗上形成了药物内服外用、手法外治、牵引、针灸疗法、物理疗法、医疗体操、功能锻炼等一整套的治疗措施。根据不同的病因、临床表现，采用不同的治疗方法，尤以内外兼治、筋骨并重的原则为特色和长处，既注重整复脊柱局部的错位、松弛肌肉、伸展筋脉，又注重疏通经络、调节内脏的整体康复。通过动态治疗过程增加椎管容积，整复骨折脱位，解除脊髓或神经根压迫，从而消除临床症状，而相对忽视局部和静态的压迫、狭窄或位移。中医药综合治疗脊柱病具有安全、有效的优势，适合于大多数患者。

四、针刀医学对脊柱相关疾病的治疗

针刀医学通过对慢性软组织损伤类疾病及骨质增生疾病的病因病理学研究认为，动态平衡失调是引起慢性软组织损伤的根本病因，力平衡失调是引起骨质增生的根本病因，针刀通过恢复动态平衡、恢复力平衡，促进能量释放和能量补充，疏通体液潴留和促进体液回流，激发生物能转变成生物电流及促进局部微循环而使疾病得以治愈。但对于针刀手术如何调节平衡，怎样促进能量释放和能量补充、疏通体液潴留和促进体液回流，通过何种方式去促进局部微循环，以及一种疾病的针刀治疗点如何把握，多少个治疗点是正确的，目前均没有统一的认识。为了更好地理解和认识此类疾病的病理构架，提高针刀治疗的治愈率，促进针刀医学学科发展，将针刀的基础理论应用于针刀治疗的全过程，我们提出了关于慢性软组织损伤类疾病病理构架的网眼理论。

网眼理论认为慢性软组织损伤性疾病是人体的一种自身代偿性疾病，软组织损伤以后的人体自我调节、自我修复是以网状结构的形式表现出来的，即这种自我修复和代偿是整体的、全方位的代偿。这种代偿和修复是从原始病变点开始，造成软组织起止点及周围软组织起止点的粘连、瘢痕、挛缩和堵塞，通过纤维结缔组织的连接（线）向周围发展辐射，最终在损伤组织内部、损伤组织周围、损伤部位相邻组织之间形成网状的调节和修复（面）。当这种代偿超过了人体自身调节的极限，就会引起临床表现。人体在代偿过程中网状系统由整体的病理构架组成，网状系统的连接点就是原始病变以及原始病变点与周围组织之间形成的粘连、瘢痕、挛缩和堵塞点。显然，要调节疾病的病理构架，就必须破坏它的关键连接点，才能调节整个网状构架的结构。只有如此，疾病才能痊愈。

网眼理论将中医宏观整体的理念与西医微观局部的方法结合起来，认为，脊柱相关疾病首先是脊柱动静态弓弦力学单元的弦的应力异常后引起脊柱单关节弓弦力学系统应力异常，然后引起脊柱弓弦力学系统的弓变形，再引起脊－肢弓弦力学系统的应力异常，人体通过粘连、瘢痕、挛缩来代偿这些过大的应力，导致脊柱各关节的关节囊增厚，在关节囊、韧带、筋膜的行经路线及其附着处形成粘连、瘢痕、挛缩。如果这种异常应力不解除，人体脊柱（弓）就只能在软组织异常应力情况下生长、发育，从而导致脊柱相关疾病，引发临床表现。

由此可见，脊柱相关疾病的基本原因不是骨骼（弓）的问题，而是附着在骨骼上的软组织（弦）的应力异常，导致脊柱的力学传导障碍，最终引起脊柱相关疾病。针刀治疗没有切除患者的任何组织器官，却能纠正脊柱的疾病，就是因为提出了人体弓弦力学系统及慢性软组织损伤病理构架的网眼理论。在针刀临床实践过程中，重新认识脊柱相关疾病的病因和发病机制，从软组织力学角度出发，应用针刀整体松解术调节软组织（弦）的行经路线以及软组织（弦）在弓弦结合部的粘连、瘢痕和挛缩，针刀术后采用手法进一步松解上述部位软组织的粘连和瘢痕，然后通过人体的自我调节，重新恢复软组织的正常力学传导，最后使畸形的脊柱（弓）逐渐恢复正常。

第二章

脊柱针刀应用解剖

第一节　颈部针刀应用解剖

颈部介于头与胸和上肢之间。上界以下颌骨下缘、下颌角、乳突尖、上项线和枕外隆凸的连线与头部为界；下界以胸骨颈静脉切迹、胸锁关节、锁骨上缘和肩峰至第7颈椎棘突的连线与胸部和上肢为界。颈部前面正中为呼吸道和消化管的颈部；两侧为纵行排列的大血管和神经等；颈根部为胸膜顶、肺尖及连接上肢的血管和神经干。颈部各结构之间有疏松结缔组织填充，并形成筋膜鞘和筋膜间隙。颈部淋巴结较多，主要沿浅静脉和深部血管、神经排列；颈部肌肉可使头、颈灵活运动，并参与呼吸、吞咽和发音等。

颈部一般分为固有颈部和项部。两侧斜方肌前缘之间和脊柱颈部前方的部分为固有颈部，即通常所指的颈部，以胸锁乳突肌前、后缘为界，分为颈前区、胸锁乳突肌区和颈外侧区。两侧斜方肌与脊柱颈部之间的部分为项部。

一、颈部体表标志与体表投影

1. 体表标志（图2-1）

（1）舌骨　位于颏隆凸的下后方，适对 $C_3 \sim C_4$ 椎间盘平面；舌骨体两侧可扪到舌骨大角，是寻找舌动脉的标志。

（2）甲状软骨　位于舌骨下方，上缘平对 C_4 上缘，即颈总动脉分叉处。前正中线上的突起为喉结。

（3）环状软骨　位于甲状软骨下方。环状软骨弓两侧平对 C_6 横突，是喉与气管、咽与食管的分界标志，又可作为甲状腺触诊和计数气管环的标志。

（4）颈动脉结节　即 C_6 横突前结节。颈总动脉行经其前方。在胸锁乳突肌前缘中点，平环状软骨弓向后压迫，可阻断颈总动脉血流。

（5）胸锁乳突肌　位于颈侧部，是

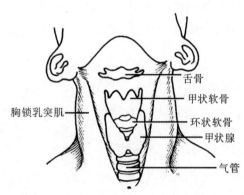

图2-1　颈部的体表标志

颈部分区和划分各三角的重要标志。其起端两头之间称为锁骨上小窝，位于胸锁关节上方。胸锁乳突肌后缘中点又是颈丛皮神经的汇聚处。

（6）下颌后窝　位于下颌支后方，窝内主要有腮腺。其后界为乳突及胸锁乳突肌，上界为外耳道，前界为下颌支后缘，内侧界为茎突和起自茎突的茎突舌骨肌、茎突舌肌和茎突咽肌。

（7）锁骨上大窝　是锁骨中 1/3 上方的凹陷，窝底可扪到锁骨下动脉的搏动、臂丛和第 1 肋。

（8）胸骨上窝　位于颈静脉切迹上方的凹陷处，是触诊气管的部位。

2. 体表投影（图 2-2）

（1）颈总动脉及颈外动脉　下颌角与乳突尖连线的中点，右侧至胸锁关节、左侧至锁骨上小窝的连线，即两动脉的投影线。甲状软骨上缘是二者的分界标志。

（2）锁骨下动脉　相当于自右侧胸锁关节、左侧自锁骨上小窝向外上至锁骨上缘中点的弧线，最高点距锁骨上缘 1～1.5cm。

（3）颈外静脉　位于下颌角至锁骨中点的连线上，是小儿静脉穿刺的常用部位。

（4）副神经　自乳突尖与下颌角连线的中点，经胸锁乳突肌后缘上、中 1/3 交点至斜方肌中、下 1/3 交点的连线。

（5）臂丛　自胸锁乳突肌后缘中、下 1/3 交点至锁骨中、外 1/3 交点稍内侧的连线。

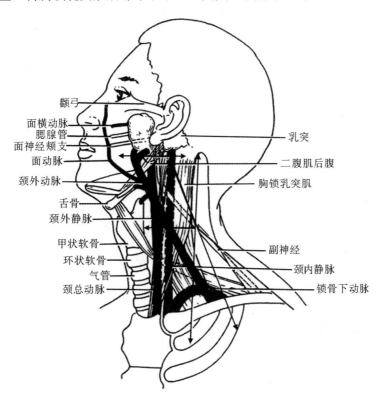

图 2-2　颈部体表投影

（6）神经点　约在胸锁乳突肌后缘中点处，是颈丛皮支浅出颈筋膜的集中点，为颈部皮神经阻滞麻醉的部位。

（7）胸膜顶及肺尖　位于锁骨内 1/3 上方，最高点距锁骨上方 2～3cm。在颈根部行臂丛阻滞麻醉或针刺治疗时，不应在此处进针，以免发生气胸。

二、皮肤与筋膜

（一）皮肤

颈前外侧部的皮肤较薄，有较大的延展性和活动性，色泽接近面部，整形外科常取此处皮瓣以修复面容。颈前外侧部的皮纹呈横行，故此部手术多选横行切口，以利愈合。颈后部的皮肤较厚，活动性较小。内含有较多的毛囊和皮脂腺，是皮脂腺炎（痤疮、粉刺）、毛囊炎及痈的好发部位。

（二）颈浅筋膜

颈浅筋膜或称颈皮下筋膜，与面部、胸部相邻部位的浅筋膜相延续，围绕于颈部的周围，不发达。含有不定量的脂肪，颈前外侧部较为疏松。颈后部较为致密，形成许多坚韧的纤维隔，分隔脂肪组织形成脂肪柱。此部的皮下组织是头皮的皮下组织的直接延续，尤其在颈后的上部，皮下组织与覆盖于斜方肌的深筋膜紧密相连。其下部的皮下组织亦由纤维隔分隔成蜂窝组织，内含有较多的脂肪组织，特别是在 C_7 的棘突处，常可发生较大的脂肪瘤。颈前外侧部浅筋膜内藏有颈阔肌，构成颈阔肌的肌纤维鞘。浅筋膜内分布着皮神经、浅静脉和淋巴结。皮神经有面神经颈点和颈丛皮支，即枕小神经、耳大神经、颈横神经、锁骨上神经浅静脉为颈前静脉和颈外静脉。它们均走行于颈阔肌的深面。

（三）颈深筋膜及筋膜间隙

颈深筋膜位于浅筋膜和颈阔肌的深面，围绕颈部诸肌和器官，并在血管、神经周围形成筋膜鞘及筋膜间隙。颈深筋膜分为浅、中、深 3 层（图 2-3、图 2-4）。

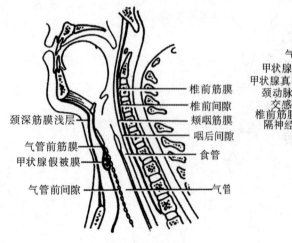

图 2-3　颈筋膜（矢状断面）

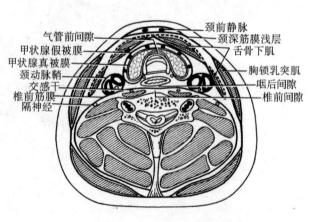

图 2-4　颈筋膜（横断面）

1. 筋膜浅层

筋膜浅层像一个圆筒形的套子，环绕颈部，包被筋膜，故又称封套筋膜。此筋膜上方附着于枕外隆凸、上项线、乳突和下颌骨下缘；下方除与背部深筋膜连续外，还附着于肩峰、锁骨和胸骨下缘；后方附着于项韧带和 C_7 棘突，向两侧延伸至斜方肌后缘处，分为 2 层包裹该肌，形成斜方肌鞘；至斜方肌前缘处，2 层融合成一层向前覆盖颈外侧部，形成颈后三角的外侧壁，达胸锁乳突肌的后缘处，又分为 2 层包裹该肌形成胸锁乳突肌鞘；到胸锁乳突肌前缘再融合成 1 层；至颈正中线处，与对侧交织融合成颈白线。

筋膜浅层在舌骨上方覆盖口底，并在下颌下腺处分为浅、深两层包裹下颌下腺，构成该腺的筋膜鞘。筋膜到腮腺处也分浅、深两层形成腮腺鞘，浅层与腮腺紧密相接，并形成腮腺咬肌筋膜，附着于颧弓；深层与颊咽筋膜相延续，附着于颅底。筋膜浅层在舌骨下方又分为浅、深两叶。浅叶向下附着于胸骨柄和锁骨前缘；深叶又称肩胛锁骨筋膜，包绕舌骨下肌群，形成舌骨下肌群筋膜鞘，向下附着于胸骨柄和锁骨的后缘。在胸骨柄上方，封套筋膜浅、深叶之间形成胸骨下间隙。

2. 筋膜中层

筋膜中层又称内脏筋膜或颈内筋膜，包绕颈部器官（喉、气管、咽、食管、甲状腺和甲状旁腺等），筋膜在气管和甲状腺前方形成气管前筋膜和甲状腺假被膜囊，两侧形成颈动脉鞘，后上部形成颊咽筋膜。

（1）气管前筋膜　其上方附着于舌骨、甲状软骨斜线和环状软骨弓，向下越过气管的前面和两侧进入胸腔，至上纵隔与纤维心包融合。气管前筋膜在环状软骨外侧面的部分增厚，使甲状腺固定于喉部，故又称甲状腺悬韧带。

（2）甲状腺假被膜囊　包绕整个甲状腺，前部筋膜较为致密坚实，而后部较薄弱。因此，当甲状腺肿大时，多绕气管和食管的两侧，甚至可延伸到它们的后方。

（3）颈动脉鞘　简称颈鞘，包绕颈总动脉（或颈内动脉）、颈内静脉和迷走神经，上起颅底，下达纵隔。鞘内有纵行的纤维隔，把动脉、静脉分开。迷走神经在动脉、静脉之间的后部纤维鞘包绕动脉的部分较厚，包绕静脉的部分较薄，在呼吸时有助于静脉的充盈扩张。

（4）颊咽筋膜　其上部覆盖咽壁的后外面和颊肌的外面，上方附着于颅底。此筋膜向下形成食管后方的筋膜，并随食管进入后纵隔内。

3. 筋膜深层

颈筋膜深层较中层强韧，位于脊柱颈部前侧，又叫椎前筋膜。其前方与咽壁筋膜之间为一疏松结缔组织间隙，叫作椎前间隙。臂丛根部、颈丛、交感干和副神经均位于颈筋膜深层的深面。此筋膜在食管及咽的后面遮盖于颈深肌群和颈椎体的前面，上方于颈静脉孔的后方附着于颅底，下方在 T_3 平面与前纵韧带相融合，两侧覆盖前、中斜角肌和肩胛提肌等构成颈后三角的底，向后与颈后部筋膜相续。臂丛神经干和锁骨下动脉穿出斜角肌间隙时，携带这层筋膜延伸至腋窝，形成腋鞘。

三、颈部肌肉

颈部固有肌指颈前外侧的颈肌，后部的外来肌为来自背肌向上附于颈部的肌肉，又称项部肌肉。颈部肌肉可运动寰枕关节和颈部脊椎关节。其中，头长肌、头前直肌、头侧直肌使头前俯；斜方肌、胸锁乳突肌、头夹肌、头最长肌、头半棘肌、头后大、小直肌和头上斜肌等使头后仰。使头侧倾为同侧颈部屈肌和伸肌的共同动作。运动寰枢关节，使头侧旋（运动寰枕关节），为同侧头夹肌、头最长肌、头下斜肌和对侧胸锁乳突肌的共同动作。

（一）颈肌

颈肌枕下肌群分为颈浅肌、颈中肌和颈深肌等3群，其功能为运动头颈、舌骨、喉软骨和胸廓。大部分颈肌起源于颈肌节的轴下部分，故受颈神经前支支配；一小部分起源于鳃弓肌结，受脑神经支配（图2-5）。

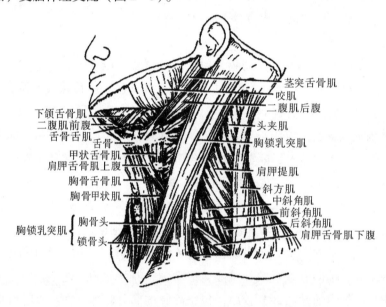

图2-5 颈肌侧面观

1. 颈浅层肌

颈浅肌位于浅层，有胸锁乳突肌和颈阔肌等。

（1）胸锁乳突肌（图2-6） 呈长带形，位于颈外侧部浅层，被颈阔肌遮盖，为颈部的重要标志，作为颈前后三角的分界，颈后三角许多重要组织由其后缘穿出。向侧方低头时，可在颈部触到此肌。其下端有2个起头，胸骨头起于胸骨柄的前面，锁骨头起于锁骨胸骨端上面，2头之间形成一个小凹。上端止于乳突及其后部。通过双侧收缩，使头向后屈，面向上仰，如头部不动，可以上提胸骨，助深吸气。单侧收缩，使头向同侧屈，面向对侧上仰。若一侧发生病变，使该肌挛缩时，则引起病理性斜颈。

胸锁乳突肌受副神经支配，其血供来源可分上、中、下3部分，各部分均存在广泛吻合。上部主要为枕动脉的分支；中部主要为甲状腺上动脉的分支和颈外动脉直接发出的小分支；下部主要为甲状颈干和颈横动脉的小分支。胸锁乳突肌病变，亦是引起颈痛及颞乳部偏头痛，甚至面神经麻痹的常见原因。

（2）颈阔肌（图2-7）　很薄，位于颈前外侧部。其直接位于颈部浅筋膜中，与皮肤密切结合，属于皮肌范畴，呈长方形。其下缘起自胸大肌和三角肌筋膜，肌纤维斜向上内方，越过锁骨和下颌骨至面部，前部肌纤维止于下颌骨的下颌缘和口角，其最前部的肌纤维左、右相互交错，后部肌纤维移行于腮腺咬肌筋膜和降下唇肌及笑肌表面。颈阔肌受面神经颈支支配，在此肌的深面有浅静脉、颈横神经及面神经颈支等。此肌收缩时，拉口角向后下方，或张口，或上提颈部皮肤，并于颈部皮肤上形成许多皱纹。

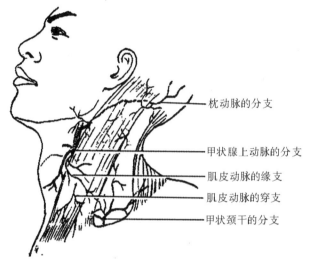

图2-6　胸锁乳突肌的血供

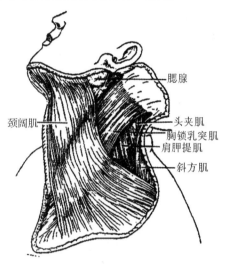

图2-7　颈阔肌侧面观

2. 颈中层肌

颈中肌介于下颌骨、舌骨与胸廓三者之间，分舌骨上肌群和舌骨下肌群。

（1）舌骨下肌群（图2-8）　位于喉和气管的前侧，颈前正中线的两旁，介于舌骨与胸骨之间。分浅深两层，浅层有肩胛舌骨肌和胸骨舌骨肌，深层有胸骨甲状肌和甲状舌骨肌。它们的共同作用是下拉舌骨。以上各肌都可使舌骨及喉下降，甲状舌骨肌亦可使舌骨与甲状软骨接近。

①肩胛舌骨肌　位于颈前面，颈阔肌的深侧，胸骨舌骨肌的外侧。大部分被胸锁乳突肌所遮盖，为细而长的带形肌，被中间腱分为上腹和下腹。下腹起自肩胛骨上缘和肩胛横韧带，肌纤维斜向内上方，位于胸锁乳突肌的深侧，在环状软骨平面以下移行于中间腱。该腱借颈固有筋膜中层向下连于锁骨。上腹自中间腱斜向内上方，与胸骨舌骨肌并列，并在其外侧止于舌骨体外侧部的下缘。肩胛舌骨肌受舌下神经的分支支配。

②胸骨舌骨肌　位于颈前面正中线的两侧，肩胛舌骨肌的内侧，为窄带状的肌肉。起自胸锁关节囊的后面、胸骨柄和锁骨胸骨端的后面，肌纤维在正中线两侧垂直上行，

止于舌骨体内侧部的下缘。胸骨舌骨肌受舌下神经的分支支配。

③胸骨甲状肌 位于胸骨舌骨肌的深侧，也是长带状肌肉，上狭下宽，较胸骨舌骨肌短而宽，紧贴于甲状腺的浅面。下端起自胸骨柄的后面及第1肋软骨，肌纤维斜向上外，止于甲状软骨斜线。胸骨甲状肌受舌下神经的分支支配。

④甲状舌骨肌 为短小的长方肌，是胸骨甲状肌向上的延续部分，同样也被胸骨舌骨肌遮盖。起自甲状软骨斜线，肌纤维斜向外上方，止于舌骨体外侧部及舌骨大角。甲状舌骨肌受舌下神经的分支支配。

（2）舌骨上肌群 位于舌骨、下颌骨和颅底三者之间，包括二腹肌、茎突舌骨肌、下颌

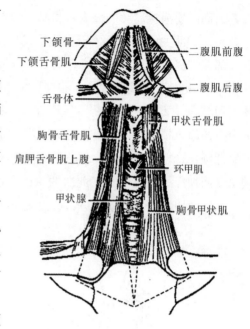

图2-8 舌骨肌群

舌骨肌、颏舌骨肌，参加构成口腔底。其共同作用与咀嚼有关。下颌骨在咬肌前方骨折时，颏舌骨肌、颏舌肌、下颌舌骨肌前部、二腹肌和颈阔肌能把远侧骨折断端拉向后下方。

①二腹肌 有前、后二腹和一中间腱，或称下颌二腹肌。后腹起于颞骨乳突部的乳突切迹，位于胸锁乳突肌的深面，向前下内最后终于中间腱。此腱被一由深筋膜发出的悬带系于舌骨大角上，由中间腱发出的纤维即为前腹，向上内在正中线止于下颌骨下缘之二腹肌窝内。前腹位于下颌舌骨肌之浅面，一部为颌下腺所覆盖。其作用是：当下颌骨被固定时，上提舌骨；舌骨被固定时，下牵下颌骨，协助咀嚼。

二腹肌前腹由下颌神经的下颌舌骨肌神经支配，后腹由面神经的二腹肌支支配。后腹是颈动脉三角与下颌下三角的分界。其浅面有耳大神经、下颌后静脉及面神经颈支；深面有颈内动脉、静脉、颈外动脉、迷走神经、副神经、舌下神经及颈交感干；上缘有耳后动脉和面神经及舌咽神经等；下缘有枕动脉和舌下神经。

②茎突舌骨肌 位于二腹肌后腹上方并与其平行，为细小的梭状肌肉。在来源上，本来属于二腹肌后腹的一部分，在二腹肌后腹的深侧，起自颞骨茎突，肌纤维斜向前下方，移行于肌腱，止于舌骨大角与体的结合处，其作用是牵引舌骨向后上方。茎突舌骨肌受面神经的二腹肌支支配。

③下颌舌骨肌 为三角形扁肌，位于下颌骨体内侧，为口腔底部肌肉之一，介于下颌骨与舌骨之间。其上方有颏舌骨肌和舌下腺，下方有二腹肌前腹及下颌下腺。起于下颌骨的下颌舌骨肌线，肌纤维向后内下方，前方的肌纤维在正中线上借一细纤维索与对侧同名的肌纤维相结合，其最后部的肌束，向后止于舌骨体的前面。左、右两侧肌肉，

共同构成一凹向上方的肌板，称为口膈。其作用与二腹肌相似，可以上提舌骨；舌骨被固定时，可以下拉下颌骨。下颌舌骨肌受下颌神经的下颌舌骨肌神经支配。

④颏舌骨肌　为长柱状强有力的小肌，位于下颌舌骨肌的上方，正中线的两侧，舌的下方，与对侧同名肌中间借薄层疏松结缔组织邻靠在一起。它以短腱起自下颌骨的颏棘，肌腹向后逐渐增宽，止于舌骨体前面。其作用：当下颌骨被固定时，牵引舌骨向前；舌骨被固定时，牵引下颌骨向下。颏舌骨肌由上 2 个颈神经的前支支配。

3. 颈深层肌

颈深层肌（图 2-9）分为内、外侧 2 群。

（1）内侧群　即椎前肌，位于脊柱前面、正中线的两侧，共有 4 块肌肉，即颈长肌、头长肌、头前直肌及头外侧直肌。其中头前直肌和头外侧直肌尚保持着原始肌节的遗迹。

①颈长肌　位于脊柱颈部和上 3 个胸椎体的前面，延伸于寰椎前结节及第 3 胸椎体之间，被咽和食管所遮盖。分为下内侧和上外侧两部，两部相互掩盖。下内侧部起自上位 3 个胸椎体及下位 3 个颈椎体，止于上位 $C_2 \sim C_4$ 及 $C_5 \sim C_7$ 横突的前结节。上外侧部起自 $C_3 \sim C_6$ 横突的前结节，止于寰椎前结节。颈长肌受 $C_3 \sim C_8$ 神经的前支支配。此肌单侧收缩时，使颈侧屈；双侧收缩时，使颈前屈。

②头长肌　居颈长肌的上方，遮盖颈长肌的上部。起自 $C_3 \sim C_6$ 横突的前结节，肌纤维斜向内上方，止于枕骨底部下面的咽结节后侧。头长肌受 $C_1 \sim C_6$ 神经的分支支配。单侧收缩时，使头向同侧屈；两侧同时收缩时，使头前屈。

③头前直肌　为短小的肌肉，与横突间肌同源，位于寰枕关节的前方，其内侧部分被头长肌掩盖。起自寰椎横突根部，肌纤维斜向上方，在头长肌止点后方，止于枕骨大孔前方。此肌受 $C_1 \sim C_6$ 神经的分支支配。

④头外侧直肌　为短肌，位于头前直肌的外侧，起自寰椎横突，止于枕骨外侧部的下面。此肌受 $C_1 \sim C_6$ 神经的分支支配。其作用是使头侧屈。

（2）外侧群　位于脊柱颈部的两侧，包括前斜角肌、中斜角肌和后斜角肌 3 个斜角肌，是肋间肌在颈区的延续部分，共同形成一个不完整的圆锥面，遮盖着胸廓上口的外半部。

①前斜角肌　位于胸锁乳突肌的深面和颈外侧三角内，起自 $C_3 \sim C_6$ 横突的前结节，肌纤维斜向外下方，止于第 1 肋骨上面的斜角肌结节，由 $C_5 \sim C_7$ 神经的前支支配。

②中斜角肌　位于前斜角肌的后方，起自 $C_2 \sim C_6$ 横突的后结节，肌纤维斜向外下方，止于第 1 肋骨上面、锁骨下动脉沟以后的部分，由 $C_2 \sim C_8$ 神经的前支支配。

③后斜角肌　居中斜角肌的后方，为中斜角肌的一部分，起自 $C_5 \sim C_7$ 横突的后结节，肌纤维斜向外下方，止于第 2 肋的外侧面中部的粗隆，由 $C_5 \sim C_6$ 神经的前支支配。

当颈椎被固定时，上述 3 个肌肉两侧同时收缩时，可上提第 1、2 肋，使胸廓变大，协助吸气，故属于深吸气肌；当肋骨被固定时，可使颈向前倾；单侧收缩时，使颈向同侧屈并微转向对侧。

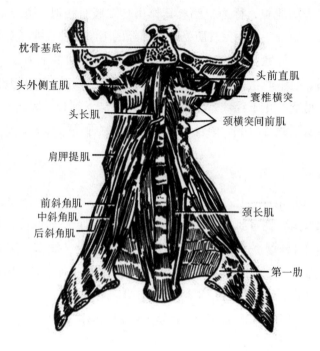

图 2 - 9 颈深肌解剖结构示意图

（二）项部肌肉（图 2 - 10）

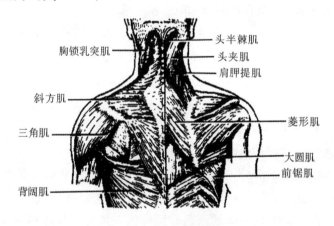

图 2 - 10 项部的浅层肌

1. 斜方肌

斜方肌位于项部和背上部的浅层，为三角形的阔肌，左右各一，合在一起呈斜方形。起于枕骨上项线、枕外粗隆、项韧带、第 7 颈椎和全部胸椎的棘突，上部的肌纤维斜向外下方，中部的肌纤维平行向外，下部的肌纤维向外上方，止于锁骨的外 1/3、肩峰和肩胛冈。其作用是使肩胛骨向脊柱靠拢，斜方肌上部肌纤维可上提肩胛骨，下部肌纤维可使肩胛骨下降。如果肩胛骨状态固定，一侧肌肉收缩，可使颈部向同侧屈曲，脸则转向对侧；两侧同时收缩，可使头后仰。

斜方肌受副神经及 $C_3 \sim C_4$ 神经前支支配。神经从肌的前缘中下 1/3 交界处进入肌深面下行，首先发出肌外分支，然后分别发出肌内支或移行为肌内支，自肌的上、中、下 3 部进入肌肉。

斜方肌的血供主要为颈横动脉（图 2-11）。颈横动脉经过中斜角肌、臂丛和肩胛提肌围成的三角区，此处可作为寻找该动脉的标志。血管、神经进入肌内约位于肩锁关节内侧 3 横指及锁骨上 3 横指处。颈横动脉分为浅、深支。通常浅支（又称颈浅动脉）供应斜方肌的上、中部或上、中、下 3 部，深支供应中、下部。斜方肌的静脉主要借颈外静脉和锁骨下静脉回流。

2. 肩胛提肌

肩胛提肌位于项部两侧，其上部位于胸锁乳突肌的深侧，下部位于斜方肌的深侧，为 1 对带状长肌。起自上位 $C_3 \sim C_4$ 横突的后结节，肌纤维斜向后下稍外方，止于肩胛骨的上角和肩胛骨脊柱缘的上部。肩胛提肌血供由颈横动脉降支供应，受肩胛背神经（$C_2 \sim C_5$）支配。此肌收缩时，上提肩胛骨，同时使肩胛骨下角转向内；

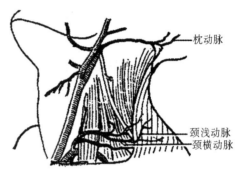

图 2-11　斜方肌的血供

肩胛骨被固定时，一侧肌肉收缩可使颈向同侧屈曲及后仰。

3. 菱形肌

菱形肌为 1 对菱形的扁肌，位于斜方肌的深侧，起自 C_6、C_7 及 $T_1 \sim T_4$ 棘突，肌纤维斜向外下方，平行走行，止于肩胛骨脊柱缘的下半部。该肌上部肌束即起自 C_6、C_7 棘突的部分，称小菱形肌；其下部肌束即起自 $T_1 \sim T_4$ 棘突的部分，称大菱形肌，两者之间隔以薄层结缔组织。此肌收缩时，牵引肩胛骨向内上方，使肩胛骨向脊柱靠拢，并与前锯肌共同作用，使肩胛骨的脊柱缘紧贴于胸壁上。

菱形肌的血供由颈横动脉降支供应，受肩胛背神经（$C_4 \sim C_6$）支配，当患有颈椎病时，该神经常常受到压迫，引起此肌的痉挛，产生背部压迫感。若此肌瘫痪，则肩胛骨脊柱缘翘起，从外表看似蝶翼状，称翼状肩。

4. 上后锯肌

上后锯肌位于菱形肌的深面，为很薄的菱形扁肌，以腱膜起自项韧带下部和下 2 个颈椎棘突，以及上 2 个胸椎棘突。肌纤维斜向外下方，止于第 2~5 肋骨肋角的外侧面。在肋角之外，为小菱形肌所覆盖。此肌收缩时，可上提上部肋骨以助呼气。上后锯肌受肋间神经（$T_1 \sim T_4$）支配。

5. 夹肌

夹肌被斜方肌、菱形肌、上后锯肌和胸锁乳突肌掩盖，其形状为一不规则三角形扁肌。依其部位不同，又分为两部分：

（1）头夹肌　为该肌上方大部分的肌束，起自项韧带的下部（约 C_3 以下）至 T_3 棘突，肌纤维斜向外上方，止于上项线的外侧部分；部分肌束于胸锁乳突肌深侧，止于乳突的后缘。

（2）颈夹肌　为头夹肌下方少数肌束，起自 T_3 ~ T_6 棘突，肌纤维斜向外上方，在肩胛提肌的深侧，止于 C_2 ~ C_3 横突后结节。

夹肌单侧收缩时，使头转向同侧，两侧共同收缩时，使头后仰。夹肌受 C_2 ~ C_5 神经的后支的外侧支支配。

6. 竖脊肌

竖脊肌为上至枕骨，下达骶骨的长肌。其在颈部位于夹肌之下，肌束自外向内分布如下：

（1）颈髂肋肌　起自上 6 个肋骨角的下缘，止于 C_4 ~ C_6 横突的后结节。

（2）颈最长肌和头最长肌　颈最长肌起自上位 4 ~ 5 个胸椎的横突，止于 C_2 ~ C_6 横突后结节。头最长肌起自上位 4 ~ 5 个胸椎的横突和下位 3 ~ 4 个颈椎的关节突，止于乳突后缘。

（3）颈棘肌　紧贴棘突的两侧，起自项韧带下部、C_7 的棘突，有时还起于 T_1 ~ T_2 的棘突，止于枢椎的棘突，偶见附着于 C_2 ~ C_3 的棘突。

7. 头半棘肌和颈半棘肌

头半棘肌位于头和颈夹肌的深侧，其起于上位胸椎横突和下位数个颈椎的关节突，向上止于枕骨上、下项线间的骨面。颈半棘肌位于头半棘肌的深侧，起于上位数个胸椎横突尖，跨越 4 ~ 6 个脊椎骨，止于上位数个颈椎棘突尖，大部分肌束止于 C_2 的棘突尖。头半棘肌和颈半棘肌两侧收缩时，使头后伸；单侧收缩时，使其转向对侧。

8. 颈部多裂肌

颈部多裂肌位于半棘肌的深侧，起于下位 4 个颈椎的关节突，跨越 1 ~ 4 个椎骨，每条肌束向内上走行，止于上位数个颈椎棘突的下缘。肌束长短不一，浅层者最长，止于上 3 ~ 4 个棘突，中层者止于上 2 ~ 3 个棘突，深层者止于上 1 个棘突。

9. 颈回旋肌

颈回旋肌位于多裂肌的深面，为节段性小方形肌，起自颈椎横突下后部，止于上一椎骨椎弓板下缘及外侧面，直至棘突根部。

10. 棘间肌

棘间肌起止于上、下相邻棘突的分叉部，其作用为协助伸直脊柱。

颈后部上述肌肉位置较深，作用在于稳定各椎骨节段，以利于颈段脊柱有顺序而又协调地做链状运动，一侧肌肉收缩使脊柱转向对侧，两侧共同收缩能伸直脊柱。

11. 横突间肌

横突间肌起止于相邻的横突。此肌在颈部和腰部比较发达，其作用为使脊柱侧屈。

12. 椎枕肌

椎枕肌是连接颈椎和枕骨的肌肉，共 4 块（图 2 - 12），即 2 对直肌和 2 对斜肌，皆位于头半棘肌的深侧，由枕下神经（$C_1 \sim C_2$）后支支配。头后大、小直肌参与寰枕关节的仰头活动，头上、下斜肌斜肌参与寰椎沿枢椎旋转。

（1）头后大直肌　呈三角形，以一尖的腱起于枢椎棘突，止于下项线外侧和枕骨。功能：一侧收缩，使头向同侧旋转；两侧同时收缩，使头后仰。

（2）头后小直肌　呈三角形，以腱起于寰椎后结节，止于下项线内侧及下项线与枕骨大孔之间的枕骨，且与硬膜之间有结缔组织相连。功能：仰头。

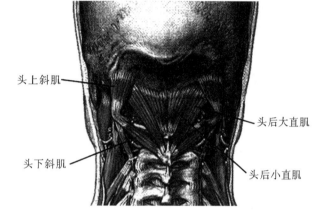

图 2 - 12　椎枕肌解剖示意图

（3）头下斜肌　呈粗柱状，起于枢椎棘突的外侧和邻近的椎板上部，止于寰椎横突下外侧面。功能：使头向同侧旋转并屈曲。

（4）头上斜肌　呈粗柱状，以腱起于寰椎横突的上面，止于枕骨上下项线之间。功能：一侧收缩，使头向对侧旋转；两侧同时收缩，使头后仰。

四、颈部神经

颈部神经包括颈神经和脑神经两部分。颈神经共有 8 对，第 1 对在寰椎与枕骨间，其余 6 对在同序椎骨上侧，第 8 对由颈 7 下侧的椎间孔传出。

（一）颈神经前支

主要组成两大神经丛，即颈丛和臂丛。

1. 颈丛

颈丛为上位 4 个颈神经前支所构成，此 4 支相互连结形成 3 个神经袢，并发出多数分支（图 2 - 13）。每一神经接受来自颈上交感神经节的灰交通支，它们形成一系列不规则的体系，位于胸锁乳突肌深面和头长肌下及中斜角肌上，其前面覆被以椎前筋膜，它的各终支穿过椎前筋膜，分布于肌肉，并和其他神经相交通。

颈丛的分支可分为浅、深 2 组。浅支组各支都在胸锁乳突肌后缘中点处（神经点）向各方散开，又分为升、横、降 3 支。升支为枕小神经和耳大神经，横支为颈横神经，降支为锁骨上神经（图 2 - 14）。深支组为肌支及其他神经的交通支，分支长短不一，可分为外侧组和内侧组。内、外侧组又分交通支与肌支 2 种。内侧组的交通支包括自第 1、2 颈神经到舌下神经、迷走神经的交通支和自第 1 ~ 4 颈神经与颈上神经节的灰交通支。内侧组的肌支有下3类：一是第2、3颈神经所形成的颈神经降支，与舌下神经降支形成袢，自此袢上发支分布于除甲状舌骨肌外的舌骨下肌群。二是至头外侧直肌的肌支（C_1）自该肌内而进入；至头前直肌的肌支（$C_1 \sim C_2$）在颈椎横突前而，自颈丛第1袢的上部发出；至头长肌的肌支（$C_1 \sim C_3$）自上位3个颈神经分别发支至该肌；至颈长肌的肌支（$C_2 \sim C_4$）自第2~4颈神经各发出分支至该肌。三是膈神经。外侧组的交通支与副神经的交通支起于第2颈神经的分支，抵胸锁乳突肌时，与副神经结合；其起于第3、4颈神经的分支，经胸锁乳突肌的深侧，在副神经的下侧，向外下方行，经枕三角至斜方肌深侧，与副神经结合，形成斜方肌下丛。外侧组至胸锁乳突肌的肌支，起自第2颈神经；至斜方肌、肩胛提肌的肌支，起于第3、4颈神经；至中、后斜角肌的肌支，起于第3或第4颈神经。

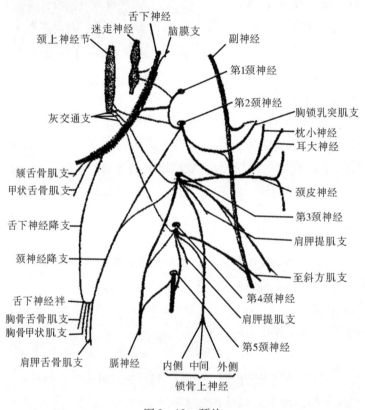

图2-13 颈丛

（1）枕小神经　来自第2、3颈神经，或来自两者之间的神经袢。其弯曲部绕副神经下侧，沿胸锁乳突肌后缘上升，直至头部附近，穿出深筋膜，越胸锁乳突肌止点的后部，继续上升，到头的侧面，分布于耳郭后面，支配耳郭后上部、乳突部及枕部外侧区域的皮肤，并与耳大神经、枕大神经及面神经的耳后支相连结。

（2）耳大神经　来自第2、3颈神经，绕胸锁乳突肌后缘向前上方，斜越胸锁乳突肌表面，向下颌角方向行进，穿颈深筋膜，沿颈外静脉后侧与之平行上升，其表面被颈阔肌覆盖。当此神经在胸锁乳突肌表面到达腮腺时，分成前、中、后3个终末支。前部的分支，经腮腺表面，分布于覆盖腮腺及咬肌下部的皮肤；并有分支至腮腺内，与面神经的颈支结合。中部的分支，分布于耳郭后面（后面的上部除外）。后部的分支，分布于乳突部的皮肤，并与面神经的耳后支及枕小神经的分支结合。

（3）颈横神经　由第2、3颈神经前支组成。约在胸锁乳突肌的后缘中点，自该肌深侧绕后缘穿出，沿其表面横向内侧，经颈外静脉的深侧，达该肌的前缘。穿固有筋膜，被覆于颈阔肌的深侧，分支成扇形分散。其上部的分支，与面神经的颈支连结成袢；另一部分分支穿过颈阔肌，分布于颈前部的皮肤。

（4）锁骨上神经　起于第3、4颈神经。在起始部，常与至斜方肌的肌支先结合，后又分开。在胸锁乳突肌后缘中点处，自该肌深侧，向后下方穿出，通行于颈阔肌及颈固有筋膜的深面，达锁骨附近，穿出固有筋膜及颈阔肌，而成皮神经。可分为内、中、外3组分支。

①锁骨上内侧神经　较细小，斜跨颈外静脉及胸锁乳突肌的锁骨和胸骨起始部的表面，分布于胸骨柄上部的皮肤及胸锁关节。

②锁骨上中间神经　较大，跨过锁骨前面，分布于胸大肌及三角肌上2/3的皮肤和肩锁关节，并与上位肋间神经的皮支有连结。

③锁骨上外侧神经　斜跨斜方肌外面及肩峰，分布于肩后部和上部皮肤。

（5）膈神经　主要起自第4颈神经，也常接受第3及第5颈神经的小支。其中含有大量运动纤维，有少量感觉纤维，并与交感神经节间有交通支。在颈部，膈神经的主要标志是直接贴在前斜角肌的前表面。膈神经为混合神经，支配膈肌的运动及纵隔胸膜与膈上、下、中央部的胸膜和腹膜的感觉。

膈神经在颈部不发任何分支。其自前斜角肌上部外缘，沿该肌的前面，于椎前筋膜的深侧，以近似垂直的方向下降。在颈根部被胸锁乳突肌及颈内静脉遮盖，并有肩胛舌骨肌的中间腱、颈横动脉及肩胛上动脉横过其表面。左膈神经的前面，还有胸导管经过。膈神经的前内侧与迷走神经及颈部交感干相邻接。膈神经继续下降，经锁骨下动、静脉之间，自胸廓内动脉的外侧，斜至其内侧，进入胸腔。

有时在膈神经的邻近有副膈神经，出现率为22.5%，是膈神经由第4颈神经束的根纤维以外的一些副根，下行一段后，多在锁骨下静脉附近加入膈神经。

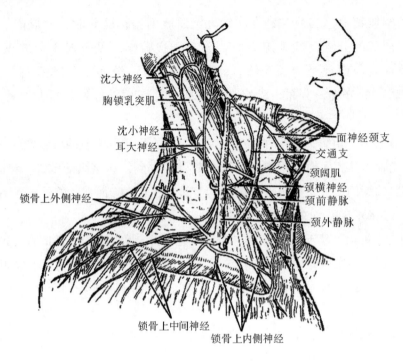

图 2 – 14　颈丛的分支

2. 臂丛

臂丛神经（图 2 – 15）由颈 5 ~ 8 颈神经前支及第 1 胸神经前支组成。颈 5 ~ 6 组成臂丛神经上干，颈 7 组成中干，颈 8 和胸 1 神经组成臂丛神经下干，位于第 1 肋表面。干分为前、后 2 股，各股位于锁骨平面。臂丛上干和中干的 2 侧支前股组成外侧束，位于锁骨下动脉的外侧；下干的前股组成内侧束，位于锁骨下动脉的内侧。3 干的后股共同组成后束，位于锁骨下动脉的后侧。各束支在喙突平面分为上肢的主要神经支。

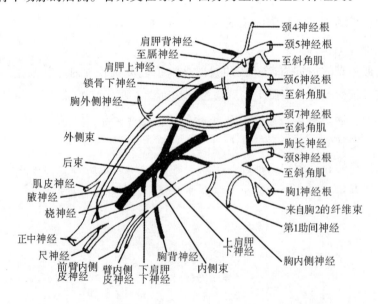

图 2 – 15　臂丛神经根、干、股、束、支组成示意图

由臂丛根发出的分支在前、中斜角肌之间穿出，包括至颈长肌和斜角肌的支、肩胛背神经和胸长神经，组成臂丛各神经根发出至颈长肌和斜角肌的支（图2-16）。

（1）肩胛背神经　主要来自第5颈神经，在颈神经刚出椎间孔时发出，循肩胛骨的脊柱缘下行，行于肩胛提肌和大、小菱形肌之深面。

（2）胸长神经　共有3根，分别起于第5、6、7颈神经，当这些神经刚出椎间孔时发出。上2根在臂丛深面穿出中斜角肌，合为1束；下根行于中斜肌之上面，经腋窝达于前锯肌。

由臂丛干发出的背支来自上干，包括肩胛上神经和锁骨下肌神经。

（1）肩胛上神经　由上干外侧发出，下行经肩胛上切迹，支配冈上、下肌和肩关节。

（2）锁骨下肌神经　甚细，由第4~6颈神经的纤维组成。在肩胛舌骨肌后腹的上方，由上干前面发出，经锁骨下动脉第3段之前，达于锁骨下肌。

由外侧束发出者，大支有肌皮神经和正中神经外侧头，小支有胸前外侧神经至胸大肌；由后束发出腋神经和桡神经、上下肩胛下神经和胸背神经；由内侧束发出尺神经和正中神经内侧头，有胸外侧神经、臂外侧皮神经和前臂外侧皮神经。正中神经内外侧2个根分别行走在腋动脉内、外侧2~3cm后，在腋动脉前下方组成正中神经主干。

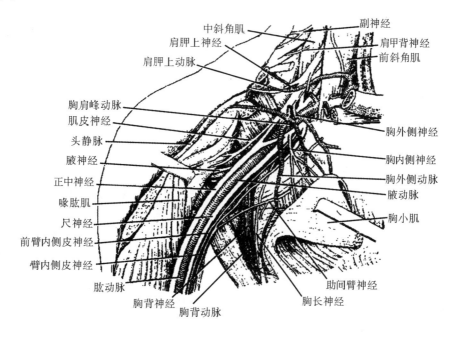

图2-16　臂丛及其分支

第二节 背部针刀应用解剖

一、背部境界与分区

1. 分区

背部区，是指脊柱胸椎部分及其后方与两侧软组织所共同构成的区域。

2. 境界

背部属于脊柱区的一部分，又称为胸背区。胸背区上界即项区的下界，下界为第12胸椎棘突、第12肋下缘及第11肋前份的连线。两侧界为斜方肌的前缘、三角肌后缘上份、腋后襞与胸壁交界处的连线。

二、背部体表标志

1. 棘突

在后正中线上可触及大部分椎骨的棘突。第7颈椎的棘突较长，常作为辨认椎骨序数的重要标志。胸椎的棘突斜向后下，呈叠瓦状。

2. 肩胛冈

肩胛冈为肩胛骨背面高耸的骨嵴。在正常人体，两侧肩胛冈内侧端的连线，平对第3胸椎棘突。其外侧端为肩峰，为肩部的最高点。

3. 肩胛骨下角

当上肢下垂时，易于触及肩胛骨下角。两侧肩胛骨下角的连线，平对第7胸椎棘突。

4. 第12肋

在竖脊肌外侧可触及第12肋，但有时应注意该肋甚短，因此易将第11肋误认为第12肋，以致在此处进行针刀治疗时损伤胸膜，造成气胸及内脏损伤。

5. 竖脊肌

竖脊肌为棘突两侧可触及的纵行隆起。该肌的外侧缘与第12肋的交角，称为脊肋角，肾脏位于该角的深部。

三、背部层次结构

背部（胸背区）由浅入深为皮肤、浅筋膜、深筋膜、肌层、血管神经等软组织，以及脊柱、椎管及其内容物等。

（一）浅层结构

1. 皮肤

胸背区的皮肤厚而致密，移动性较小，并且皮肤内有较为丰富的毛囊与皮脂腺。

2. 浅筋膜

胸背区的浅筋膜致密而厚实，富含脂肪组织，并通过许多结缔组织纤维束与深筋膜相连。

3. 皮神经

胸背区的皮神经主要来自相应脊神经的后支（图2-17）。各支于棘突的两侧浅出，上部的分支几乎呈水平位向外侧方走行；下部的分支则斜向外下方，分布至胸背区及腰区的皮肤。第12胸神经后支的分支可分布至臀区。

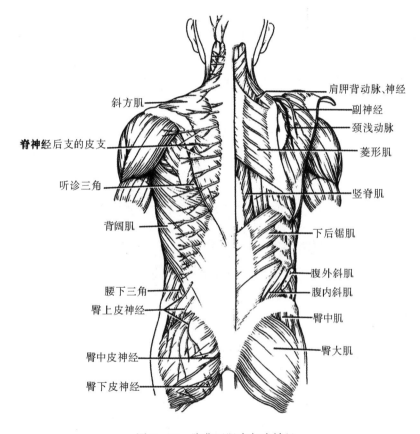

图2-17 胸背区肌肉与皮神经

4. 浅血管

胸背区的浅血管来自肋间后动脉、肩胛背动脉及胸背动脉等的分支。各动脉均有相应的静脉与之伴行。

（二）深层结构

胸背区的深层结构主要为深筋膜。胸背区的深筋膜分为浅、深两层，其浅层较为薄弱，位于斜方肌与背阔肌的表面；深层则较厚，称为胸腰筋膜。

胸腰筋膜在胸背区较为薄弱，覆于竖脊肌的表面。其向上与项筋膜相延续，内侧附于胸椎棘突与棘上韧带处，外侧附于肋角；向下移行至腰区并增厚。其可分为前、中、后3层。后层覆于竖脊肌的后面，与背阔肌及下后锯肌腱膜相结合，并向下附着于髂嵴，内侧附于相应椎体的棘突及棘上韧带处，外侧于竖脊肌的外侧缘与中层相愈合，形成竖脊肌鞘；中层位于竖脊肌及腰方肌之间，内侧附着于相应椎体的横突尖以及横突间韧带，在腰方肌外侧缘处，中层的外侧与前层相愈合，形成腰方肌鞘，并作为腹横肌的起始部腱膜，其向上附着于第12肋的下缘，向下附着于髂嵴处；前层位于腰方肌的前面，又称为腰方肌筋膜，其内侧附着于腰椎的横突尖，向下附着于髂腰韧带与髂嵴后份，其上部增厚形成内、外侧弓状韧带。

（三）肌层（图2-18）

胸背区的肌层主要由背肌及部分腹肌组成。由浅至深依次分为4层：第1层主要为斜方肌、背阔肌及腹外斜肌后部；第2层主要为肩胛提肌、菱形肌、上后锯肌、下后锯肌及腹内斜肌后部；第3层主要为竖脊肌与腹横肌后部；第4层主要为横突棘肌及横突间肌等。

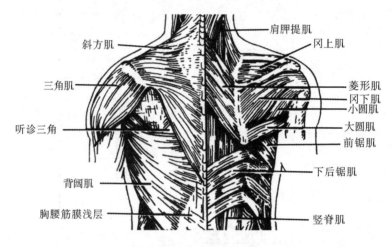

图2-18　胸背区肌肉分布

1. 斜方肌

斜方肌为位于项区与胸背区上部的三角形的扁阔肌，于后正中线两侧左右各一块。斜方肌起自上项线、枕外粗隆、项韧带及全部胸椎的棘突，肌纤维向两侧移行止于锁骨外侧份、肩峰及肩胛冈处。

斜方肌上部肌束收缩时可使肩胛骨外旋；下部肌束收缩时可使肩胛骨下移；整体收缩时可使肩胛骨向脊柱靠拢。当肩胛骨固定时，两侧斜方肌收缩可使头后仰；一侧斜方肌收缩可使颈部屈向同侧。

斜方肌宽大且富含血供，主要由副神经支配。斜方肌的血液供应主要由颈浅动脉与肩胛背动脉提供，其次来自枕动脉及节段性的肋间后动脉。临床上，此肌可用作肌瓣或肌皮瓣的移植。

于斜方肌外下方，肩胛骨下角的内侧有一肌间隙，称为听诊三角（或肩胛旁三角）。

该三角的内上界为斜方肌外下缘，外侧界为肩胛骨脊柱缘，下界为背阔肌上缘，三角的底主要为薄层脂肪组织、深筋膜及第6肋间隙，表面覆以皮肤与浅筋膜，因此其为背部听诊呼吸音最清楚的部位，为临床上肺部及相应脏器听诊的重要区域。当肩胛骨向前外方移位时，该三角的范围会扩大。

2. 背阔肌

背阔肌为位于胸背区下部与腰区浅层区域内宽大的三角形扁阔肌。该肌起自下6各胸椎的棘突、全部腰椎的棘突、骶正中嵴及骶嵴的后部，肌纤维斜向外上方，越过肩胛骨，以扁肌腱止于肱骨的结节间沟处。

背阔肌的主要作用是使肱骨作内收、旋内及后伸运动，如背手姿势。当上肢上举固定时，两侧背阔肌收缩可向上牵引躯体，如引体向上运动。

背阔肌主要由胸背神经支配。背阔肌的血液供应主要来自胸背动脉及节段性的肋间后动脉与腰动脉的分支，以肩胛线为界，线的外侧主要由胸背动脉的分支供血，线的内侧则主要由节段性肋间后动脉供血。

3. 肩胛提肌

肩胛提肌为位于斜方肌深面的带状肌。该肌起自上4个颈椎的横突，其肌纤维向下斜行，止于肩胛上角。

肩胛提肌的主要作用是上提肩胛骨，并略使肩胛骨下角内旋，如挑担动作。当肩胛骨固定时，一侧肩胛提肌收缩可使颈部屈向同侧。

4. 竖脊肌

竖脊肌为背肌中最长的肌肉，该肌肉纵列于脊柱全部棘突的两侧。下起自骶骨的背面，向上抵达枕骨与颞骨处，主要由脊神经的后支支配。

（四）背区的连接装置

胸椎之间借韧带、椎间盘及滑膜关节相连。其椎骨间的连结可分为椎体间连结与椎弓间连结。

1. 椎体间连结

与脊柱其他节段椎体之间的连接方式相同，胸椎之间也是借椎间盘、前纵韧带及后纵韧带相连的。

（1）椎间盘（图2-19） 是连结相邻两椎体的纤维软骨盘，成人共有23个椎间盘，而胸背段有11个。椎间盘由外周部的纤维环及中央部的髓核共同构成。纤维环环绕在髓核周围，由多层同心圆排列的纤维软骨环构成。纤维环坚韧，牢固地连结相邻的2个椎体，并保护和限制髓核向外膨出。髓核为柔软而富有弹性的胶状物质。

椎间盘既坚韧又富有弹性，当承受压力时可被压缩，在除去压力后又可复原，因此其具有"弹性垫"样作用，对作用于脊柱的震荡及冲击起到缓冲的作用，并可增加脊柱运动的范围。各节段椎间盘的厚薄不同，腰段最厚，颈段次之，胸段最薄，所以颈、腰椎的活动度较大。

（2）前纵韧带　该韧带位于椎体前面，宽而坚韧（图2-20）。前纵韧带上起自于枕骨大孔的前缘，向下抵达第1或第2骶椎体。其纤维牢固地附于椎体及椎间盘，可防止脊柱过度后伸及椎间盘向前脱出。

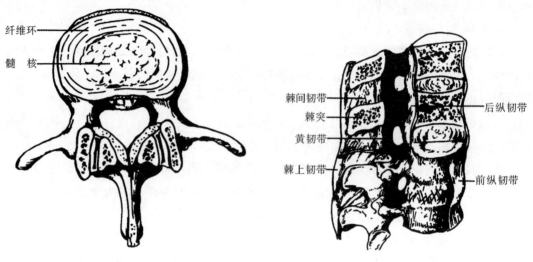

图2-19　椎间盘结构示意图　　　　　　　　图2-20　椎骨旁韧带装置

（3）后纵韧带（图2-20）　该韧带位于椎管的前壁，为附于所有椎体及椎间盘后面的纵长韧带，窄而坚韧。后纵韧带可限制脊柱过度前屈及椎间盘向后突出。

2. 椎弓间连结

椎弓间连结包括椎弓板与各突起间的韧带连结，以及上、下关节突间的滑膜关节连结。

（1）黄韧带（图2-20）　该韧带位于椎管内，为连结相邻两椎弓板间的韧带。其主要由黄色弹性纤维构成，因此得名。黄韧带主要参与椎管的构成，可限制脊柱过度前屈。

（2）棘间韧带（图2-20）　该韧带为连结相邻两棘突间的短韧带，向前与黄韧带相接，向后移行为棘上韧带。棘间韧带可限制脊柱过度前屈。

（3）棘上韧带（图2-20）　该韧带为连结胸、腰、骶椎各棘突间的纵长韧带，前与棘间韧带融合，可限制脊柱前屈。

（4）横突间韧带　该韧带为连结相邻椎骨横突间的韧带。

（5）关节突关节　该关节是由相邻胸椎骨的上、下关节突的关节面构成的微动关节。

（五）深部血管与神经

1. 动脉

胸背区主要由肋间后动脉、胸背动脉及肩胛背动脉等动脉提供血供。肩胛背动脉起自锁骨下动脉，其向外侧穿过（或越过）臂丛，经中斜角肌的前方移行至肩胛提肌的深面，并与同名神经相伴行而转向内下方，在菱形肌的深面下行，主要分布于肩带肌及背肌，并参与形成肩胛动脉网。有时肩胛背动脉可与颈浅动脉共干起自甲状颈干，称为颈横动脉，颈浅动脉即颈横动脉的浅支，肩胛背动脉即其深支。

2. 静脉

脊柱区深部的静脉与相应的动脉伴行。胸背区的静脉主要经肋间后静脉汇入奇静脉，部分汇入锁骨下静脉（或腋静脉）。脊柱区的深静脉可经椎静脉丛，广泛与椎管内外、颅内及盆部等处的深部静脉相交通。

3. 神经

胸背区的神经主要来自脊神经后支、副神经、胸背神经及肩胛背神经。

（1）脊神经后支　该神经节自椎间孔处由脊神经分出后，绕上关节突的外侧向后行进，移行至相邻横突间，分为内侧支（及后内侧支）与外侧支（及后外侧支）。胸神经后支主要分布于胸背区皮肤及深层肌处。脊神经后支呈明显节段性分布，因此手术中将背深肌横断时，不会引起相应肌肉的瘫痪。

（2）副神经　该神经自胸锁乳突肌后缘的中、上 1/3 的交点处斜向外下方移行，经枕三角移行至斜方肌前缘的中、下 1/3 交点处（有时可移行至斜方肌前缘的锁骨附着处以上 2 横指处）的深面进入该肌，副神经的分支支配斜方肌与胸锁乳突肌。

（3）胸背神经　该神经起自臂丛后束，并与同名动脉相伴行，沿肩胛骨的外侧缘下行，胸背神主要支配背阔肌。

（4）肩胛背神经　该神经起自臂丛锁骨的上部，由中斜角肌穿过，并斜向外下方移行至肩胛提肌的深面，再沿肩胛骨的内侧缘下行，并与肩胛背动脉相伴行。肩胛背神经主要支配菱形肌及肩胛提肌。

（六）胸背区骨骼

胸背区骨骼主要为脊柱胸椎部分以及 12 对肋的胸背部分。

1. 椎骨

椎骨系由前方呈短圆柱形的椎体及后方呈板状的椎弓共同构成。

（1）椎体　椎体是椎骨主要的负重部分，其内部为骨松质，表面为薄层骨密质，上、下面较为粗糙，并借椎间盘与邻近的椎骨连接。椎体后面微凹陷，与椎弓共同围成椎孔。各椎骨的椎孔连接起来，构成椎管，椎管内主要容纳脊髓。

（2）椎弓　椎弓为一弓形的骨板。椎弓与椎体的连接部分较狭窄，称为椎弓根。根的上、下缘各有一切迹。相邻椎骨的椎上切迹与椎下切迹共同围成椎间孔。椎间孔内有脊神经及血管通过。两侧的椎弓根向后内侧扩展为宽阔的骨板，称为椎弓板。

自椎弓上发出 1 个棘突、1 对横突及 2 对关节突共 7 个突起。

①棘突　椎弓棘突向后方（胸椎棘突向后下方）伸出，棘突的尖端可于体表触及，为一重要的骨性标志。

②横突　椎弓横突向两侧伸出，椎体的横突与棘突均为肌肉及韧带的附着处。

③关节突　椎弓根与椎弓板结合处分别向上、下方突起，形成上关节突与下关节突。相邻椎骨的上、下关节突共同构成关节突关节。

2. 胸椎的主要特征

胸椎共 12 块。胸椎的椎体由上向下逐渐增大，其横切面呈心形。椎体侧面后份接近椎体上、下缘处，各有一小关节面，分别称为上肋凹与下肋凹（但第 1 胸椎及第 9 以下各胸椎的肋凹并不典型），肋凹与肋骨肋头组成关节。横突末端的前面，有横突肋凹，其与肋结节组成关节。关节突关节面几乎呈冠状位。胸椎的棘突较长，向后下方倾斜，呈叠瓦状排列（图 2 – 21，图 2 – 22）。

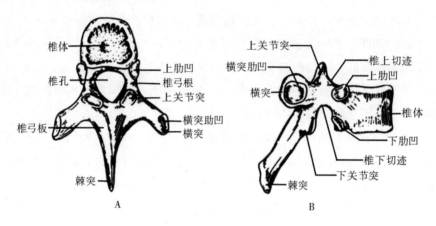

图 2 – 21　胸椎整体观

A. 上面观；B. 侧面观

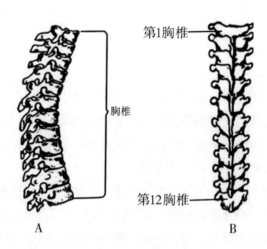

图 2 – 22　脊柱胸背区整体观

A. 侧面观；B. 后面观

3. 胸椎血管

（1）胸椎动脉　$T_1 \sim T_2$ 处主要是由肋颈干所发出的第 $1 \sim 2$ 肋间后动脉与甲状腺下动脉的分支及椎动脉共同供应，而 $T_3 \sim T_{12}$ 主要是由第 $3 \sim 12$ 肋间后动脉供应。肋间后动脉在相应椎体的前外侧发出营养动脉与骨膜动脉，移行至椎骨体、前纵韧带及肋小头关节等处，在每一椎间盘外侧面形成网状吻合，而分布至前纵韧带的小分支则与对侧的同名支相互吻合，并于脊柱两侧形成纵行动脉链。

肋间后动脉后支的脊支发出分支供应胸椎椎体后面。该动脉沿椎间盘后外侧面，经椎间孔的下缘，穿过后纵韧带进入椎管内，并分为升、降两支，二者相互吻合成网，其分支分布至胸椎椎体、后纵韧带及硬膜外组织等处。

脊支也发出分支，以供应椎弓的内面，当进入椎管后，又分布于椎弓板、黄韧带、棘突基部等处。肋间后动脉后支行至椎弓板与横突外侧缘，发出分支至椎弓的外面，并分布于棘突、横突及关节突等处。

（2）胸椎静脉　胸椎静脉系统分为椎外静脉丛与椎管内静脉丛。椎外静脉丛位于椎管的外面，分为前丛与后丛。前丛位于椎体的前面，主要接受椎体静脉的回流；后丛位于椎体后面，主要围绕棘突、横突及关节突的周围。

椎管内静脉丛则位于椎管内的硬膜外腔，主要接受椎骨及脊髓的静脉回流，可分为前、后两组，呈垂直样排列成 4 条纵行静脉，称为前后窦。前组位于椎体与椎间盘的后面，后纵韧带处；后组位于椎弓与黄韧带的前面。椎内、外静脉丛之间相互吻合交通，管腔内无瓣膜，上述静脉主要收集脊柱、脊髓及其邻近肌肉的静脉血，分别汇入椎静脉、肋间后静脉、腰静脉及骶外侧静脉，向上与颅内的枕窦及乙状窦等交通，向下与盆腔等部位的静脉存在广泛吻合。因此，椎静脉丛是沟通上、下腔静脉系与颅内、外静脉的重要通道。

（七）椎管及其内容物

1. 椎管

椎管是由椎骨的椎孔、骶骨的骶管及椎骨之间的骨连接所共同组成的骨性纤维性管道，向上经枕骨大孔与颅腔相通，向下终止于骶管裂孔处。其内主要容纳脊髓、脊髓被膜、马尾、脊神经根、血管、神经、淋巴及结缔组织等。

（1）椎管壁的构成　椎管为骨纤维性管道，其前壁由椎体后面、椎间盘后缘及后纵韧带共同构成；后壁主要为椎弓板、黄韧带及关节突关节；两侧壁为椎弓根与椎间孔。构成椎管壁的任何结构发生病变，如椎骨骨质增生、椎间盘突出及黄韧带变性肥厚等，均可造成椎管腔变形或狭窄，从而压迫其内容物而导致一系列症状。

（2）椎管腔的形态　在横断面上，各段椎管的形态及大小不完全相同。颈段上部近枕骨大孔处，椎管腔近似圆形，往下逐渐转变为三角形，其矢径短，横径长；胸段大致呈椭圆形；腰段椎管上、中部的横断面则由椭圆形逐渐转变为三角形，腰段下部椎管横断面的外侧部逐渐出现侧隐窝，使椎管呈三叶形，以老年人更为明显；骶段椎管呈扁三角形。在椎管中以第 4～6 胸椎最为狭小，其次以第 7 颈椎及第 4 腰椎水平较小。

2. 脊髓被膜与脊膜腔隙

椎管内容物有脊髓、马尾及其被膜等结构。脊髓的上端平对枕骨大孔与脑相连，下端终于第1腰椎的下缘（小儿平对第3腰椎），向下以终丝附着于尾骨的背面。脊髓表面被覆以3层被膜，由外向内依次为硬脊膜、脊髓蛛网膜及软脊膜。各层膜之间及硬脊膜与椎管骨膜间均存在腔隙，由外向内依次为硬膜外隙、硬膜下隙以及蛛网膜下隙。

（1）被膜

①硬脊膜　硬脊膜由致密的结缔组织构成，厚而坚韧，形成一长筒状的硬脊膜囊。其向上紧密地附着于枕骨大孔的边缘，并与硬脑膜相续；向下于第2骶椎水平形成盲端，并借终丝附着于尾骨处。硬脊膜囊内有脊髓及31对脊神经根，每对脊神经根在穿过硬脊膜囊时被其紧密包被，硬脊膜则延续为神经外膜，并与椎间孔周围的结缔组织紧密相连，起到固定的作用。

②脊髓蛛网膜　脊髓蛛网膜薄而半透明，向上与脑蛛网膜相延续，向下平对第2骶椎水平形成一盲端。此膜发出的许多结缔组织小梁与软脊膜相连。

③软脊膜　软脊膜柔软并富含血管，并与脊髓表面紧密相贴。在脊髓的前正中裂与后正中沟处，有软脊膜前纤维索及后纤维隔与其相连；在脊髓的两侧，软脊膜增厚并向外突，形成齿状韧带。

（2）脊膜腔隙

①硬膜外隙　硬膜外隙为位于椎管骨膜与硬脊膜之间的窄隙，其内充填脂肪、椎内静脉丛、窦椎神经，以及淋巴管等，并有脊神经根以及与其相伴行的血管通过，在正常情况下呈负压。临床上进行硬膜外麻醉即将药物注入此隙，以阻滞硬膜外隙内的脊神经根。

硬膜外隙被脊神经根划分为前、后2个间隙。前隙较为窄小，后隙较大，内有脂肪、静脉丛及脊神经根等结构。在正中线上，前隙内有疏松结缔组织连于硬脊膜及后纵韧带之间，后隙有纤维隔连于椎弓板以及硬脊膜的后面。上述结构于颈段及上胸段出现率较高。

②硬膜下隙　在正常人体，硬膜下隙为位于硬脊膜与脊髓蛛网膜之间的潜在腔隙，与脊神经周围的淋巴隙相通，其内含有少量液体。

③蛛网膜下隙　蛛网膜下隙位于脊髓蛛网膜与软脊膜之间的区域。在正常人体，蛛网膜下隙内充满脑脊液，向上经枕骨大孔与颅内蛛网膜下隙相通，向下抵达第2骶椎水平，两侧包裹脊神经根，而形成脊神经周围隙。此隙于第1腰椎至第2骶椎水平扩大形成终池，池内含有腰、骶神经根所构成的马尾与软脊膜向下延伸所形成的终丝。

（3）被膜的血管和神经

①血管　硬脊膜的血供主要来自节段性根动脉。根动脉进入神经根前发出分支分布至硬脊膜。长的分支可供应几个节段，短支通常不会超过本节段。每根动脉均有相应的2条静脉与之相伴行，静脉与动脉之间存在较多的动—静脉吻合。

②神经　硬脊膜的神经主要来自脊神经的脊膜支，也称为窦椎神经。脊膜支自脊神经干发出后，与来自椎旁的交感神经纤维一起，经椎间孔返回至椎管内，分布于硬脊膜、

脊神经根外膜、后纵韧带、动静脉血管表面及椎骨骨膜等。脊膜支含有丰富的感觉神经纤维及交感神经纤维。

3. 脊神经根

（1）行程与分段　脊神经根丝自脊髓离开后，即横行（或斜行）于蛛网膜下隙，汇成脊神经前根与后根，由蛛网膜囊和硬脊膜囊穿过，行于硬膜外隙中。脊神经根在硬脊膜囊以内的一段，称为蛛网膜下隙段；由硬脊膜囊穿出的一段，称为硬膜外段。

（2）脊神经根与脊髓被膜的关系　脊神经根离开脊髓时，被覆以软脊膜，当由脊髓蛛网膜和硬脊膜穿出时，带出此二膜，形成蛛网膜鞘与硬脊膜鞘。此3层被膜向外抵达椎间孔处，并逐渐与脊神经外膜、神经束膜及神经内膜相延续。

（3）脊神经根与椎间孔及椎间盘的关系　脊神经根的硬膜外段较短，其借硬脊膜鞘紧密与椎间孔周围相连，以固定硬脊膜囊，并保护鞘内的神经根不受牵拉。此段在椎间孔处最易受压：椎间孔的上、下壁为椎弓根的上、下切迹，前壁为椎间盘与椎体，后壁为关节突关节。

当发生椎间盘突出时，为了减轻受压脊神经根的刺激，患者常常处于强迫的脊柱侧凸体位。此时，脊柱侧凸方向，取决于椎间盘突出部位及受压脊神经根的关系。当椎间盘突出从内侧压迫脊神经根时，脊柱可弯向患侧。如果椎间盘突出从外侧压迫脊神经根时，脊柱将会弯向健侧。有时，椎间盘突出的患者会出现左右交替性脊柱侧凸现象，其原因可能是突出的椎间盘组织的顶点正巧压迫在脊神经根。无论脊柱侧凸弯向何方，均可缓解突出的椎间盘对脊神经根的压迫。

4. 脊髓的血管

（1）动脉

脊髓的动脉主要有2个来源，分别为起自椎动脉的脊髓前、后动脉及起自节段性动脉（如肋间后动脉等）的根动脉。

①脊髓前动脉　脊髓前动脉起自椎动脉的颅内段，向内下行一小段距离即合并为一干，并沿脊髓的前正中裂下行至脊髓的下端。该动脉沿途发出分支营养脊髓灰质及侧、前索的深部。脊髓前动脉在脊髓下端变细，于脊髓圆锥水平向侧方发出圆锥吻合动脉，并向后与脊髓后动脉相吻合。

②脊髓后动脉　脊髓后动脉起自椎动脉颅内段，斜向后内下，沿后外侧沟下行，有时在下行过程中，两动脉合并为一干行走一段。该动脉沿途发出分支相互吻合成动脉网，以营养脊髓后角的后部及后索。

（2）静脉　脊髓表面有6条纵行的静脉，行于前正中裂、后正中沟及前、后外侧沟内。纵行静脉之间有许多交通支相互吻合，并穿过硬脊膜注入椎内静脉丛。

5. 脊髓节段与椎骨的对应关系

脊神经共31对，每对脊神经借根丝附着于相应的脊髓，该段脊髓亦被称为脊髓节段。因此，脊髓共有31个节段，即颈段8节，胸段12节，腰段5节，骶段5节以及尾段

1 节。

在胚胎早期，脊髓与脊柱等长，每一脊髓节段的高度与其对应的椎骨基本等高，脊神经根均水平向外，经椎间孔穿出椎管。从胚胎第 4 个月开始，脊髓的生长开始慢于脊柱。脊髓上端的位置固定，于枕骨大孔处与脑相连；脊髓下端较脊柱短，新生儿脊髓下端约平对第 3 腰椎，成人脊髓的下端平对第 1 腰椎的下缘。因此，脊髓的节段与椎骨原来的对应关系发生了改变，致使许多神经根丝需在椎管内下行一段后，才可抵达相应的椎间孔，由其穿出（图 2 – 23）。掌握脊髓节段与椎骨的对应关系，对临床测定麻醉平面及病变脊髓的水平有重要意义。

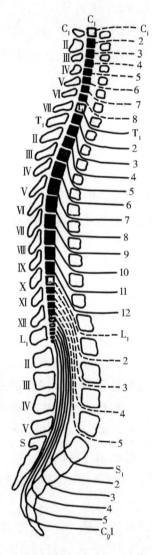

图 2 – 23　脊髓节段与椎骨之间的对应关系

第三节　腰骶尾部针刀应用解剖

一、体表标志及表面解剖

1. 境界与分区

（1）境界

腰骶（尾）部上界为背部的下界，即 T_{12} 棘突、第12肋下缘、第11肋前份的连线，下界以髂嵴后份、髂后上棘、尾骨尖的连线与下肢分界，侧面以腋后线与腹前外侧部分界。

（2）分区

腰骶尾部通常以两侧髂后上棘的连线为界，分为上方的腰区和下方的骶尾区。根据该部解剖特点及临床应用的需要，将其划分为：$T_{12} \sim L_3$ 为上腰部，$L_3 \sim L_5$ 为下腰部，平 L_3 为中腰部，$L_4 \sim S_2$ 为腰骶部，S_3 以下为骶尾部。

2. 体表标志（图2-24）

（1）腰椎棘突　在后正中线上，可以摸到腰椎棘突，其棘突呈水平位，第4腰椎棘突平两侧髂嵴最高点。其上有背阔肌、竖脊肌、横突棘肌、棘上韧带、棘间韧带、腰背筋膜等附着。

（2）骶正中嵴　骶骨背面后正中线上，有一列纵行隆起，即骶正中嵴，由骶椎棘突融合而成。骶正中嵴上有 3~4 个后结节，以第2、3最显著，其附着结构同腰椎棘突。

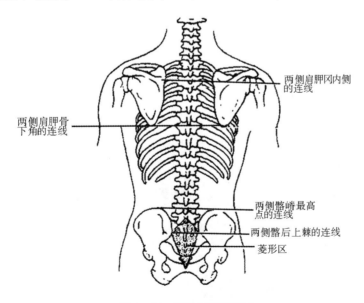

图2-24　脊柱区表面标志

（3）骶中间嵴　在骶正中嵴外侧，有一列不明显的粗线，为关节突愈合的遗迹。有竖脊肌、骶髂后韧带等附着。

（4）骶外侧嵴　为横突愈合的遗迹，在骶中间嵴稍外侧，4个隆起形成一断续的粗线，即骶外侧嵴，其内侧一拇指宽处为骶后孔。其上有腰背筋膜、骶髂后韧带、骶结节韧带等附着。

（5）骶管裂孔　沿骶正中嵴向下，由第4、5腰椎背面的切迹与尾骨围成的孔称为骶管裂孔，是椎管的下口。

（6）骶角　为骶管裂孔两侧向下的突起，是骶管麻醉进针的标志。

（7）尾骨　由4块退化的尾椎融合而成，位于骶骨的下方，肛门后方，有肛尾韧带附着。

（8）髂嵴　为髂骨翼的上缘，是计数椎骨的标志，两侧髂嵴最高点的连线平对 L_4 棘突。

（9）髂后上棘　是髂嵴后端的突起，两侧髂后上棘的连线平 L_2 棘突，其上有骶结节韧带、骶髂后长韧带及多裂肌附着。

（10） L_3 横突　较粗大，在腰部易触及。其上有竖脊肌，腹内、外斜肌及腰方肌等附着。

（11）脊肋角　为竖脊肌外侧缘与第12肋的交角，肾脏位于该角深部。在肾脏疾患时，是肾囊封闭常用的进针部位。

（12）米氏凹　是左右髂后上棘与 L_5 棘突和尾骨尖的连线，凹陷的两侧为髂后上棘，上端平第 L_5 棘突下方，下端为两侧髂后上棘至尾骨尖的连线，称为米氏凹。当腰椎或骶尾椎骨折或骨盆骨折时，米氏凹可变形。

二、腰骶尾部的骨骼与韧带

（一）腰骶尾部的骨骼

腰骶尾部包括5块腰椎、5块骶椎和4~5块尾椎。至成年，5块骶椎愈合成1块骶骨，4~5块尾椎愈合成1块尾骨。

1. 腰椎（图2-25）

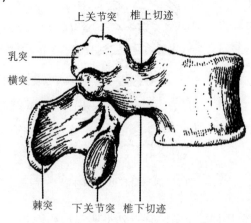

图 2-25　腰椎侧面观

（1）椎体　腰椎椎体因为负重关系在所有脊椎椎骨中，体积最大，$L_1 \sim L_2$椎体的横断面呈肾形，L_3椎体或L_4椎体过度为椭圆形，L_5椎体则成橄榄形。

腰椎椎体从侧面观呈楔形，椎体前缘高度自$L_1 \sim L_5$逐渐递增，而后缘高度则逐渐递减，以适应腰段脊往前凸。椎体由纵向及横向略呈弧形的骨小梁构成，交织成网，以抵抗压应力及拉应力。随着年龄增长，骨质逐渐疏松，单位体积骨量减少，横行骨小梁变细，有的甚至消失，纵行骨小梁增粗，周围皮质变薄。椎体由于长期负荷，可逐渐压缩变扁，呈楔形，髓核也可经软骨板突向椎体，而形成施莫治节；椎间盘退变后，椎体边缘会出现骨质增生。

腰椎椎体横径及矢径自L_1向L_4逐渐增大，与椎体负重自上向下逐渐增加一致，但重力到达L_5下部时，部分经腰骶椎间关节传递至骶髂关节，L_5椎体下部负重小于上部，其下部横、矢径与L_4椎体相应部位也相应变小。每个腰椎的上、下横径及矢径均大于中横矢径；每个腰椎椎体的下横径（除女性L_5外）均大于上横径，每个椎体下矢径（除L_5外）均大于上矢径。各椎体矢径均较横径为小，L_5更小。

（2）椎弓板　腰椎椎弓板较厚，并略向后下倾斜，椎孔在下部比上部大；两侧椎弓板会合成椎弓板夹角，夹角变小可影响椎管的狭窄程度。

（3）椎弓根　腰椎的椎弓根伸向后外，外形呈弧形，与椎板、椎体、关节突融合在一起。其厚度自上而下逐渐递增，L_5约为$L_1 \sim L_2$的1倍。其横断面呈卵圆形，上方有一较浅的椎弓根上切迹，切迹较小，自L_1向下矢径下降，构成椎间孔的下壁，下方有一较深的椎弓根下切迹，切迹较深，椎下切迹较大，上下区别不大，构成椎间孔的上壁。腰椎侧位X线片上，根据椎上切迹矢径的大小，可大致估计侧隐窝的宽窄。

（4）关节突　位于椎管的后外方，椎间孔后方。上关节突由椎弓根发出，向内与上1节腰椎的下关节突相接；下关节突由椎弓板发出，向外由此椎间关节的方向呈矢状位，以利于腰椎的屈伸动作，但向下逐渐呈斜位，至于L_5几乎呈冠状位。腰椎关节突间部又称峡部，其前外侧和后内侧皮质骨之间只有少量骨小梁，较坚固。当身体前屈时发生的剪力，作用于腰骶部的关节突间部时，由于关节突的方向与作用力垂直，相邻2个关节被挤压很紧；如果关节突间部长期承受这种压力，可能发生峡部不连，甚至滑脱，是引起腰痛的原因之一。

（5）横突　横突起源于椎弓根的后部，由椎弓根与椎弓板会合处向外突出。前部代表肋部。腰椎横突较薄，呈带状，与腹壁外形相适应。在上关节突的后缘有一卵圆形隆起，称乳突；横突根部的后下侧有一小结节，为副突。乳突与副突之间可形成浅沟、切迹、孔或管。腰神经后内侧支则由此骨孔或管穿行，骨质增生则可压迫相应神经。

L_3横突最长，其次为L_2和L_4横突，L_5横突最短，并向后方倾斜，L_3横突弯度大，活动多，所以受到的杠杆作用最大，受到的拉应力也最大。其上附着的筋膜、韧带、肌肉承受的拉力也较大，损伤机会也相对较多。

腰椎的横突有众多大小不等的肌肉附着，在相邻横突之间有横突间肌，横突尖端与棘突之间有横突棘肌，横突前侧有腰大肌及腰方肌，L_2横突前尚有膈肌，横突的背侧有竖脊肌，还有腹内、外斜肌和腹横肌，借助腰背筋膜起于$L_1 \sim L_4$横突。腰神经后支自椎间孔发出后，其外侧支穿横夹间韧带骨纤维孔后，沿横突的背面和上面走行，并穿过起于横突的肌肉至其背侧。

（6）棘突　腰椎的棘突由两侧椎板在中线处汇合而成，呈长方形骨板，腰椎的棘突宽并且水平向后。其末端膨大，下方如梨状为多裂肌肌腱附着处。腰椎的棘突有众多肌肉、韧带附着其上，更增加了脊柱的稳定性。相邻棘突间空隙较大，适于穿刺，$L_3 \sim L_5$棘突间是腰椎穿刺或麻醉的常用进针部位。

（7）腰段椎管　各腰椎椎孔连成椎管。$L_1 \sim L_2$呈卵圆形，L_3呈三角形，L_5呈三叶形，其余可呈橄榄形（图2-26）。

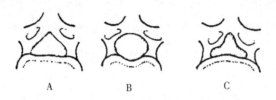

图2-26　椎孔形状

A. 三角形；B. 卵圆形；C. 三叶形

①中央椎管腰段　中央椎管前界为椎体、椎间盘纤维环后面及后纵韧带；后界为椎弓板、棘突基底及黄韧带；两侧为椎弓根；后外侧为关节突。腰椎椎管自$L_1 \sim L_2$间隙以下包含马尾神经根，其被硬脊膜包围的部分形成硬膜囊，各神经根自硬膜鞘袖发出后在椎管内行程的一段骨性结构称为神经根管，以后分别自相应椎间孔穿出。

腰椎椎管的矢径为自椎体后缘中点至棘突基底，后者在$L_1 \sim L_3$相当于上、下关节突尖部的连线，在L_4为此连线向后1mm，在L_5为棘突透明影的前缘向前1mm。腰椎椎管矢径平均为17mm（14～20mm），正常最低值为13～15mm。横径为两侧椎弓根内面连线，平均为24mm（19～29mm），在L_2、L_4最窄。男性椎管横径平均值较女性大1.12mm。

腰椎椎管矢、横径的增减关系与椎体者大致平行，但矢径基本相等，L_5的矢、横径相差约10mm，其矢径与横行之比约为0.62:1。

②腰神经通道　腰神经根自离开硬膜囊后，直至从椎间孔外口穿出，经过一条较窄的骨纤维性管道，统称腰神经通道。此通道既有骨性管壁，又有软组织结构。可分为2段，第1段为神经根管，从硬膜囊穿出点至椎间管内口；第2段为椎间管。此通道的任何部分及其内容发生病变，均可产生腰痛。腰神经根自离开硬膜囊后，前、后2根共用一鞘，或各居于固有的根鞘内。神经根管内宽外窄，前后略扁，如同外为小口的漏斗。神经根斜向前下外、自$L_1 \sim L_5$斜度逐渐增加。第5腰神经的通道约为第1腰神经的2倍。第$L_1 \sim L_5$腰神经根在神经根管与在椎间管内长度的比值，由0.7下降至0.5。

神经根管于神经根走行过程中存在几个间隙，可使神经根受卡压。

①盘黄间隙　即椎间盘与黄韧带之间的间隙，测量数值 L_1 为 4.7mm，L_2 为 3.4mm，L_3 为 2.57mm，L_4 为 1.9mm，$L_{4,5}$ 为 2.5mm。盘黄间隙在椎间管内口较小。在下份腰椎尤为显著，几乎将内口下部封闭。椎间盘有退变时，椎间盘自椎体后方向四周膨出，若同时有黄韧带增厚，向前突出，将使盘黄间隙进一步狭窄。

②椎孔　由椎体后方和椎弓围绕而成，椎孔的形状一般分为卵圆形、三角形和三叶形。一般 $L_1 \sim L_2$ 多呈卵圆形，L_3 多呈三角形，L_5 多呈三叶形，其他尚可呈钟形或橄榄形。

③侧隐窝（图 2-27）　又称为侧椎管，是神经根通过的管道。其前界为椎体的后缘，后面为上关节突前面与椎弓板和根弓根连结处，外面为椎弓根的内面，内侧入口相当于上关节突前线平面，向下外续于椎间孔。侧隐窝狭窄可引起神经根受压，由于 L_5 椎孔呈三叶形，侧隐窝尤为明显，L_5 最易引起侧隐窝狭窄。

a. 上关节突旁沟　腰神经向外经上关节突小面内缘所形成的沟。上关节突小面如呈球形增大，并有内聚，其与椎体后面之间的距离变窄，可使神经根遭受压迫。

b. 椎弓根下沟　椎间盘明显退变缩窄时，可使上一椎体连同椎弓根下降，后者与椎间盘侧方膨出形成一沟，可使通过的神经根发生扭曲。在椎间盘退变瘪陷两侧不对称时，容易发生。

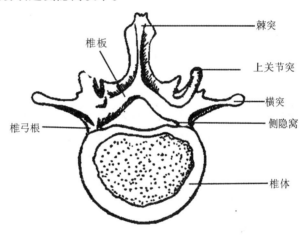

图 2-27　侧隐窝

④椎间孔　即腰神经根出椎管处（图 2-28），实际为一管道。其上、下界为椎弓根，前界为椎体和椎间盘的后外侧面，后界为椎间关节的关节囊，部分为黄韧带外侧缘。椎间孔自上而下逐渐变小。椎间孔是节段性脊神经出椎管及供应椎管内软组织和骨结构血运的血管及神经分支进入的通道。椎间孔要比通过它的所有的结构宽大，剩余空隙被疏松的结缔组织和脂肪填充，来适应这些通过结构的轻度相对运动。

下部腰椎由于椎弓根增宽更为明显，椎间管分为内、外 2 口。内口多呈卵圆形，少数呈肾形、三角形或钥匙眼形；外口多呈钥匙眼形，少数呈角形。腰神经通过椎间管，由内口斜向外口，愈向下愈倾斜，因此腰神经根在椎间管内的长度比椎间管要长。椎间管向前为椎体后面及椎间盘，后为黄韧带及椎间关节，上下分别为椎上、下切迹。上述结构发生病变，如椎间盘退变致使椎间隙变窄，椎间关节位置发生紊乱，以及黄韧带增厚均可使椎间管发生狭窄。

腰神经的前、后 2 根在脊神经节远侧会合，一般位于椎间孔水平。腰神经根由 3 层脊膜包裹，并由蛛网膜形成根袖，硬脊膜包裹第 4、5 腰神经及第 1 骶神经根，延伸距离分别为 6.7mm、7.8mm 和 8.0mm。

椎间管内不仅通过神经根，而且通过静脉丛、窦椎神经、淋巴管及小动脉。椎间管内常有纤维隔，连于椎间盘纤维环与椎间关节之间，将椎间管分为上、下 2 管，上管通过腰神经根、腰动脉椎管内支及椎间静脉上支，而下管通过椎间静脉下支。椎间管外口中上部另有一纤维隔，连于椎间盘纤维环及横突与横突间韧带，将外口分为上、下 2 孔，腰神经经下孔

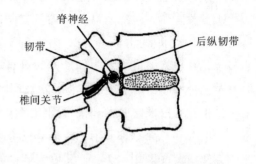

图 2 - 28　椎间孔与脊神经根的关系

通过。在高位腰椎外口，纤维隔位置高且薄，但在低位腰椎，位置低而坚厚，呈膜状，将外口中部大部分封闭。纤维隔作用为分隔脊神经与血管，对管壁较薄的椎间静脉起到保护作用，又不至于压迫神经根。如有外侧型椎间盘突出、骨质增生或转移性肿瘤时，可因纤维隔的存在而加重神经根受压，是脊神经受压的潜在因素。

椎间管外口与神经根的面积相差悬殊，第 1 腰神经根只为同序数椎间管的 1/12，即使第 4、5 腰神经根较粗，亦只为同序数椎间管的 1/5 ~ 1/4，似有较大活动空间。实际上椎间管内、外口下半只留有缝隙，有效空间很小，特别在内口，盘黄间隙较窄者更是如此。另外，由于椎间管内存在纤维隔，神经根被支持固定在一个比较窄小的管道内，且同时有动脉、静脉通过，有效空间更为减少。

下部腰神经根受卡压的因素应有以下 2 个方面：

①第 4、5 腰神经根的特点　a. 较粗；b. 行程长，斜行；c. 脊神经节偏内侧，靠近椎间管内口；d. 神经根与椎间管的面积比值大，而神经根实际活动余地甚小（图 2 - 29）。

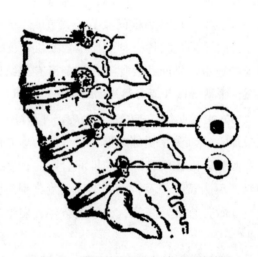

图 2 - 29　腰骶部椎间孔与神经根的关系

②第 4、5 腰神经通道致病的潜在因素　a. 椎管矢、横径均较小，椎管容积最小；b. 侧隐窝明显，矢径最小；c. L_1 及 $L_5 \sim S_1$ 椎间盘最厚，正常即向后有一定程度膨出；d. 黄韧带较厚；e. 盘黄间隙减小；f. 椎间管较长，管内及外口的纤维隔均较薄，支持作用较弱，如神经根坠入椎间管下部，更易遭受卡压。

一个神经根可在不同部位遭受卡压，相邻 2 个神经根受卡压的机制可不同，了解某一神经根的确切受累部位，在治疗上可有针对性地进行减压，使椎弓板切除缩小至最小范围，避免不必要的切除关节突或打开椎间管，防止造成腰椎不稳。引起椎管狭窄的原因很多，主要有以下几个方面：

①骨性椎管由于发育障碍而狭窄。表现为横径和矢径变小、侧隐窝狭窄、椎弓板增厚、椎弓板间角度小等。

②腰椎退行性脊柱炎。表现为椎间盘退行性变，向后膨出。椎体后缘，椎弓板上、下缘骨质增生，特别是关节突增大并靠近中线，从前方、后方及后外方突向椎管，引起三叶状椎管，有可能使腰神经根遭受压迫。

③黄韧带及后纵韧带亦可增厚、钙化、发生皱褶，椎弓板间隙减小，使椎管容积进一步减少。

④某些病理改变，如腰椎滑脱、外伤及椎弓板融合术后亦可引起椎管狭窄。

在发育性狭窄，脊髓造影显示椎管矢径平均为 10mm（5 ～ 14mm），而在退行性狭窄中，其矢径平均为 9.8mm（4 ～ 18mm）。此外，长期应用激素，引起过多脂肪组织充满椎管某一节段，也可致使脊髓或神经根受压。

正常椎管，硬脊膜周围有相当空间允许其与神经鞘活动，而在椎管狭窄时，硬脊膜及其内含马尾神经根被紧紧包裹，一旦椎管容积稍有减少，腰椎从屈曲位至伸展位运动时即受到障碍。站立及行走时，腰椎前凸增加，更防止其移动，神经受到牵扯，必然影响微循环，延迟神经传导，临床上常出现间歇性跛行，行走稍多即疼痛难忍。坐位及蹲位时，腰椎转为轻度后凸，椎管容积稍有增加，血供增加而症状也有所缓解。

2. 骶骨

骶骨呈扁平的三角形，其底向上，尖向下，向后下方弯曲，由 5 个骶椎愈合而成，两侧与髋骨相关节。可分为骶骨底、侧部、背侧面、骨盆面及尖端。

（1）骶骨底　骶骨底（图 2 - 30）向上方，由 S_1 的上部构成。中央有一平坦而粗糙的卵圆形关节面，与 L_5 构成腰骶关节，其前缘向前突出，称为岬，为女性骨盆内测量的重要标志。底的后方，有一个三角形大孔，称为骶管上口，相当于 S_1 孔。孔的外上侧，有突向上方的上关节突，中央有一凹陷的后关节面，一般呈斜位，与 L_5 的下关节突相关节。在上关节突的后外

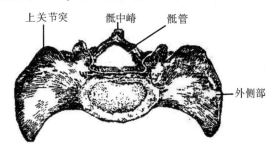

图 2 - 30　骶骨上面观

侧，有一粗糙面，相当于腰椎的乳突。由 S_1 伸向两侧的部分，称为骶翼，此部向下移行于骶骨的外侧部。

（2）侧部　侧部为骶前、后孔外侧的部分，由横突与肋突愈合而成。上部宽而肥厚，下部薄而狭窄。上部有耳状的关节面，称为耳状面，与髂骨相关节。耳状面的后方，骨面粗糙不平，称为骶粗隆，为骶髂骨间韧带及骶髂后韧带的附着部。耳状面下方的骶骨外侧缘粗糙，有骶棘韧带及骶结节韧带附着，其末端形成突起，称为骶骨下外侧角。角的下方有一切迹，由第1尾椎的横突及骶尾外侧韧带围成一孔，有第5骶神经的前支通过。

（3）背侧面　背侧面向后上方，粗糙而凸隆。在正中线上，有 3~4 个结节连结而成的纵形隆起，称为骶正中嵴，为棘突融合的遗迹。骶正中嵴两侧的骨板略为凹陷，由椎弓板相互融合而成。其外侧，有一列不太明显的粗线，称为骶中间嵴，为关节突愈合的遗迹嵴的下端突出，称为骶角，相当于 S_5 的下关节突，与尾骨角相关节。骶骨背面上、下部各有一缺损，名腰骶间隙和骶尾间隙，腰骶间隙高 1cm，宽 2cm。骶尾间隙成 "^"形，居两骶角之间，这个间隙亦叫骶管裂孔或骶管裂隙，为骶管的下口。骶关节嵴的外侧，有 4 个大孔称为骶后孔，与骶前孔相对，但比后者略小，亦借椎间孔与骶管相通，有骶神经的后支及血管通过，临床上常用来行骶神经的阻滞麻醉。

通常第1骶后孔与正中线相距 3cm，第 1~2 及第 2~3 之间均为 2.5cm，第 3~4 之间为 2cm，由第 4 骶后孔至骶骨下缘的距离为 2cm。骶后孔两外侧，有 4 个隆起形成一断续的粗线，称为骶外侧嵴，为横突愈合的遗迹，有肌及韧带附着。

（4）骨盆面　骨盆面（图 2-31、图 2-32）斜向前下方，平滑而凹陷，而于 S_2 则略为突出，中部有 4 条横线，为 5 个骶椎愈合的痕迹。各线的两端均有一孔，称为骶前孔，借椎间孔与骶管相通，有骶神经的前支及血管通过。

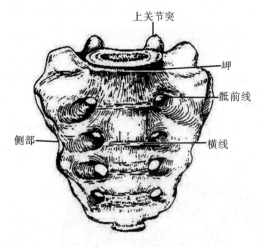

图 2-31　骶骨前面观

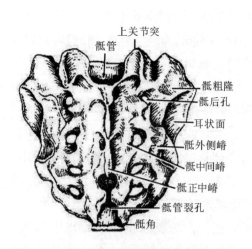

图 2-32　骶骨后面观

（5）尖端 由 S_5 椎体的下部构成，狭小，垂直向下。下面有一横卵圆形的关节面，与尾骨相接，骶管（图 2-33）为椎管下端的延续部分，由各骶椎的椎孔连合而成，纵贯骶骨全长，长度为 64~66.8mm。有上、下 2 口，上口的矢状径为 13.4~14mm，横径为 31mm；下口（骶管裂孔尖端）的矢状径平均为 5mm。骶管骶后的侧壁，有 4 个椎间孔，骶管借此孔与骶前、后孔相通，蛛网膜下隙至 S_1 即终了。骶管容积为 25~28ml。骶管内软组织主要有硬脊膜囊、椎内静脉丛和小动脉、骶神经根和骶神经节、脂肪组织和疏松结缔组织等。

男女骶骨是有差异的：通常男性横径较小，纵径较长，弯曲度较大，耳状面较长；女性骶骨短而宽，横径较大，弯曲度较小，向后倾斜 S_1 椎体较小，耳状面略短。

3. 尾骨

尾骨（图 2-34、图 2-35）为三角形的小骨块，通常是由 4 个尾椎愈合而成。向前下方，上宽下窄。幼年时，尾椎彼此分离，成年后相互愈合。

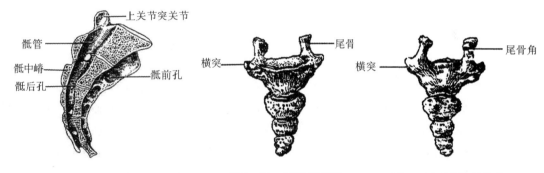

图 2-33　骶管侧面观　　　　图 2-34　尾骨前面观　　　　图 2-35　尾骨后面观

第 1 尾椎最大，有椎体、横突及退化的椎弓。椎体的上面构成尾骨的底部，有一卵圆形关节面，与骶骨尖相关节，其间有纤维软骨盘。关节面的后外侧，有 2 个向上的突起，称为尾骨角，相当于腰椎的椎弓根及上关节突，与骶骨角之间由韧带围成裂孔，相当于最末一对椎间孔，有骶神经通过。横突发育不全，自椎体两侧伸向外下方，与骶骨的下外侧角之间也由韧带围成一孔，有骶神经的前支通过。

第 2 尾椎比第 1 尾椎小，有椎体及横突的遗迹，两侧及后面有微小的结节，为退化的椎弓。第 3 及第 4 尾椎则退化成结节状的小骨块。尾骨上有重要肌肉及韧带附着，后有臀大肌、肛门括约肌附着于尾骨尖端的前方，肛提肌附着于尾骨尖端的后方；骶尾韧带环绕骶尾关节，骶尾前韧带及直肠的一部分附着于尾骨前面。尾骨的两侧有尾骨肌、骶结节韧带及骶棘韧带附着，其尖部有肛门外括约肌腱附着。

（二）腰骶尾部的韧带

腰骶尾部连结有不动关节的韧带连结，多与颈、胸部韧带相延续。关节连结、椎体间椎间盘连结有 3 种形式。

1. 韧带连结

（1）前纵韧带　在椎体前面，位于椎体和椎间盘前方，上端起于底部和第一颈椎前结节，向下经寰椎前结节及各椎体的前面，止于骶椎的上部。韧带的宽窄与厚薄都不相同，于胸椎部及各椎体前面的部分均较窄而略厚，于颈腰两部和椎间盘前面的部分则相反。前纵韧带由3层并列的致密弹性纵行纤维构成，浅层纤维可跨越4～5个椎体，中层纤维跨越2～3个椎体，而深层纤维仅连结相邻的2个椎体。前纵韧带与椎间盘及椎体的上、下缘紧密相连，但与椎体之间则连结疏松。前纵韧带有限制脊柱过度后伸的作用，能帮助防止因体重作用而增加腰部弯曲的趋势。前纵韧带还有防止椎间盘向前突出的作用。

（2）后纵韧带　后纵韧带（图2－36）在椎管内椎体后方，细长而坚韧，起自C_2向下沿各椎体的后面至骶管，与骶尾后深韧带相移行。韧带的宽窄与厚薄各部也不同，于颈椎、上部胸椎及椎间盘的部分较宽，而下部胸椎、腰椎和各椎体的部分则相反。在较宽处，韧带的中部较厚而向两侧延展部较薄，故椎间盘向两侧突出者较多。后纵韧带含浅、深2层纤维，其浅层纤维可跨越3～4个椎体，深层呈"八"字形跨越1个椎间盘连于相邻的两椎体。"八"字弧形边缘部分紧靠椎弓根部，有椎体的静脉通过。后纵韧带有限制脊柱过度前屈的作用。

（3）黄韧带　黄韧带（图2－37）又名弓间韧带，呈膜状，走行于相邻两椎板之间，主要由黄色弹性纤维构成。在上附着于上一椎弓板下缘的前面，向外至下关节突构成椎间关节囊的一部分，再向外附于横突的根部，向下附着于下一椎板上缘的后面及上关节突前下缘的关节囊，其正中部有裂隙，有少许脂肪填充，连结椎骨后静脉丛与椎管内静脉丛的小静脉从中通过。在外侧黄韧带与椎间关节的关节囊相融合，并参与椎间关节囊前部的构成，它的侧缘作成椎间孔的软性后壁。因此，除椎间孔和后方正中线的小裂隙外，黄韧带几乎充满整个椎弓间隙，占据椎管背侧3/4的面积。此韧带由上而下增强，胸椎部的窄而略厚，以腰椎部的最厚，为2～3cm，黄韧带限制脊柱的过度前屈，同时也有维持身体直立姿势的作用。

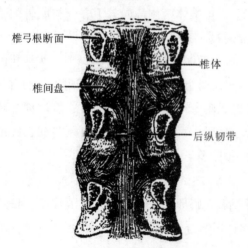

椎弓根断面
椎体
椎间盘
后纵韧带

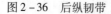

图2－36　后纵韧带

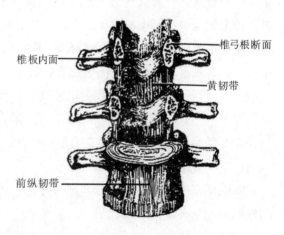

椎弓根断面
椎板内面
黄韧带
前纵韧带

图2－37　黄韧带

（4）棘上韧带　起自 C_7 棘突，细长而坚韧，向下沿各椎骨的棘突尖部，止于骶中嵴；向上移行于项韧带，外侧与背部的腱膜相延续；前方与棘间韧带愈合。各部的宽窄与厚薄不同，其中以 $T_3 \sim T_5$ 的尤为薄弱。腰椎的棘上韧带发育较好，于中线相接而附着于棘突末端的后方及两侧，能限制腰椎过度前屈。其深部纤维与棘突相连，其浅层纤维可跨越 3～4 个椎骨的棘突，中层可跨越 2～3 个。随年龄增长，可出现纤维软骨化并有部分脂肪浸润，或出现囊性变。棘上韧带具有限制脊柱前屈的作用。

（5）棘间韧带　位于棘突间，较薄，不如棘上韧带坚韧，主要由致密排列的胶原纤维构成，杂以少量弹性纤维。沿棘突根部至尖部连结相邻 2 个棘突，前方与黄韧带愈合，后方移行于棘上韧带。

棘间韧带的厚度由胸部至腰部逐渐增加，在腰部最为发达，其纤维方向可与直立时肌肉过度收缩相对抗。在下腰部，棘间韧带有稳定腰椎的作用。

棘间韧带的纤维分 3 层，两侧浅层纤维由上一棘突下缘斜向后下，附着于下一棘突上缘和黄韧带，中层纤维由后上向前下。棘间和棘上韧带均有限制脊柱过度前屈的作用。脊柱前屈超过 90° 时，竖脊肌松弛，仅由韧带维持脊柱姿势。

（6）横突间韧带　位于两相邻的横突之间，其颈椎部常缺如，胸椎部的呈细索状，腰椎部的发育较好。该韧带分内、外两部。在上腰椎横突间隙，外侧部发育不良，仅为薄的筋膜层；在下 2 个腰椎横突间隙，参与构成髂腰韧带；内侧部作腱弓排列，保护脊神经后支和血管，其厚度由上向下逐渐增厚，在 L_5 与 S_1 间，横突间韧带即髂腰韧带的腰骶部。

（7）髂腰韧带　位于 $L_4 \sim L_5$ 横突及髂嵴与骶骨上部前面之间，其纤维相当于腰背筋膜的深层，由 $L_4 \sim L_5$ 横突呈放射状散开。前部纤维附着于髂嵴内唇的后面，偶尔形成一硬的镰刀形纤维束。髂腰韧带为宽而坚强的纤维束，是覆盖盆面腰方肌筋膜的加厚部分。其内侧与横突间韧带和骶髂后短韧带相混，由于 L_5 在髂嵴平面以下，可抵抗身体重量所引起的剪力。这个韧带可限制 L_5 旋转，防止它在骶骨上做前滑动作。当 L_5 横突的位置低于髂嵴水平时，髂腰韧带对 L_5 起着吊带作用。这样，两侧髂腰韧带可以承担部分负重作用。

（8）腰骶韧带　上部与髂腰韧带相连，起自 L_5 椎体与横突，纤维呈扇形，向下附于髂骨和骶骨的盆面，与骶髂前韧带相混。它的内侧锐缘有第 5 腰神经的前支通过。腰骶连结位于腰骶角的顶点，身体的重量很容易使 L_5 向前滑脱。正常时因为关节突关节、椎间盘的存在以及髂腰韧带的维持而得以防止这种倾向。如因外伤或发生变异，这些支持组织变软弱时，可以引起关节不稳。腰骶连结为人体躯干和下肢的桥梁，负重大，活动多，遭受外伤机会较多，有时可发生关节突骨折或腰部急性损伤。90% 多发于骶关节或骶髂关节。

（9）骶尾关节周围的韧带

①骶尾前韧带　位于骶骨及尾骨的前面，是前纵韧带向下的延续部，沿骶骨及尾骨的前面下降。

②骶尾后深韧带　为后纵韧带的延续部，沿 S_5 椎体的后面下降，于 Co_1 的下缘与终丝及骶尾后浅韧带愈合。

③骶尾后浅韧带　为棘上韧带的延续部，自骶管裂孔的边缘，沿尾骨的后面下降。此韧带经过骶管裂孔的上方，几乎完全封闭该孔。骶管麻醉时，刺针通过此韧带后有明显的落空感，提示已进入骶管。

④骶尾外侧韧带　相当于横突间韧带，连结骶骨外侧缘的下端与 Co_1 尾椎横突之间。上方与骶结节韧带愈合，与骶骨外侧缘之间，围成一孔，有第5骶神经的前支通过。

2. 关节连结

（1）关节突关节　又称椎间关节，属于滑膜关节，由上、下相邻关节突的关节面构成。从 $C_2 \sim S_1$，每2个相邻椎骨间左、右各有1个关节突关节。关节面表面覆盖一层透明软骨，关节囊附着于关节软骨周缘。颈椎的关节囊较松弛，胸椎部的紧张，腰椎者则较厚。前方有黄韧带加强，后方为部分棘间韧带加强。关节囊韧带主要为胶原纤维，背侧较薄。在下腰部，关节囊下部有坚强纤维性结构至椎弓板，并部分为棘间韧带所代替，前部几乎全为黄韧带构成。在上腰部，关节囊附着线在关节突边缘的内侧 $1 \sim 2mm$ 处。越向下越靠内，在腰骶部几乎至其内侧 $13mm$。

关节囊滑膜层呈光滑半透明状，贴在纤维层内面，不易分开。滑膜层约 $1/3$ 起自关节软骨边缘，约 $2/3$ 滑膜起点至关节软骨有一定距离。滑膜起点与关节软骨缘间由结缔组织连结，关节腔狭小密闭。滑膜层在相邻关节面之间2层突入形成滑膜皱襞，伸至关节腔内，滑膜皱襞根部连滑膜层。

关节突关节构成椎间孔的后界，不同平面腰椎间盘的后面与关节突的关系有差异。当直立时，在下腰部，特别是 $L_5 \sim S_1$ 或 $L_4 \sim L_5$，椎间盘的后面与下脊柱骨的关节突前面相对，这部分椎间盘正常位于椎间管的下部。

关节突关节由脊神经后内侧支所发关节支支配，内侧支恰在横突根的近侧，继而在上关节突之上，乳突及副突之间，偶被此骨化的乳突副韧带覆盖，发出2个关节支。近侧支小，在关节突下方勾住骨，供应关节小面；另一个比较大的降支行向下内，支配下关节囊的上内侧；还有一附加支，恰在横突间筋膜之前，至上关节小面的上部。如此每个内侧支至少供给同一平面和下一平面的2个椎间关节，而每个椎间关节至少接受2个脊神经后支发出的关节支。关节小面如果肥大或不对称，可使椎间孔相对变小，神经受压，可引起关节小面综合征。

（2）腰骶连结　由 L_5 椎体与骶骨底，以及 L_5 两侧下关节突与 S_1 上关节突的关节面构成。具有关节腔和关节囊，关节面上覆盖有透明软骨，关节面的方向较其他腰椎的关面倾斜，近似额状位，这样就可以防止 L_5 在骶骨上向前滑动，同时在运动上具有较多的灵活性。$L_5 \sim S_1$ 之间的椎间盘较其他腰椎间的椎间盘为厚，前侧较后侧尤厚，以加大腰椎前凸。

腰骶连结周围的韧带大致与其他腰椎间关节相同，前、后纵韧带向下分别止于骶骨的前、后，在椎弓板之间以及棘突之间也有黄韧带、棘间韧带和棘上韧带。此外，尚有髂腰韧带和腰骶韧带，在位置上相当于横突间韧带。

（3）骶尾关节　位于 S_5 椎体与 Co_1 椎体之间，借椎间盘及韧带相连构成。其椎间盘呈卵圆形，薄而较软，前后较厚，两侧较薄，中部常有一小腔。

骶尾关节可有轻微的屈伸运动。肛提肌收缩时，这个关节略微前屈，增大肛门直肠交接处的屈曲度，以控制大便的排出，肛提肌松弛时则微微后伸，则有助大便的排出，但过度后伸可以引起尾骨角的骨折。臀部摔伤可能会扭伤或撕伤骶尾周围韧带，由于坐的动作、排便等可持续地拉伤已经损伤了的韧带，可使损伤成为慢性。骶尾关节亦脆弱，常伴有尾骨半脱位。

（4）尾椎间的连结　幼年时，尾椎间主要借骶尾前韧带和骶尾后深韧带相连；于 $Co_1 \sim Co_2$ 之间可见到明显的椎间盘。随着年龄的增长，尾椎间的连结逐渐骨化融合成骨结合。尾骨韧带是一束纤维组织，由尾骨尖伸至皮肤，在肛门后中线形成一个凹陷。

三、椎间盘

（一）椎间盘的解剖结构

脊柱由 32 块椎骨构成。$C_1 \sim C_2$ 间和骶椎、尾椎间无椎间盘组织，椎间盘仅有 23 个。椎间盘由软骨终板、纤维环和髓核 3 部分构成，通过薄层的透明软骨与椎体相连（图 2 - 38）。

1. 软骨终板

软骨终板与其他软骨细胞一样为圆形细胞。软骨终板在椎体上、下缘各 1 个，位于椎体骺环（骺环在成人为椎体周围的骨皮质骨环）之内，平均厚度 1mm，中心区稍薄，呈半透明状。

软骨终板有很多微孔，是髓核的水分和

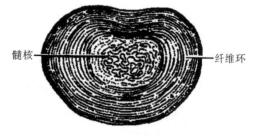

图 2 - 38　椎间盘的切面解剖

代谢产物的通路。婴幼儿软骨终板的上、下面有毛细血管穿过，出生后 8 个月血管开始闭合，到 20 ~ 30 岁完全闭合，在成人时属于无血管组织。这种婴幼儿时特殊微血管的出现，说明在儿童出现椎间盘的血循感染引起。同一椎体的上、下软骨终板面积是不同的。

2. 纤维环

纤维环分为外、中、内 3 层。外层由胶原纤维带构成，内层由纤维软骨带构成。细胞排列与分层的纤维环方向是一致的，各层之间有黏合样物质，彼此之间牢固地结合在一起，而不互相交叉穿插。外层纤维环细胞呈梭形，细胞核呈雪茄形；内层纤维环细胞呈圆形，类似软骨样细胞，不定形的基质增加。纤维环的前侧和两侧部分最厚，约为纤维环后侧部分的 2 倍。虽然后侧部分较薄，但也有 12 层纤维。外层纤维位于 2 个椎体骺环之间。内层纤维位于 2 个椎体软骨终板之间。中、外层纤维环通过 Sharpey 纤维连于骺环。纤维环后侧多为内层纤维，附着在软骨终板上。最内层纤维进入髓核内并与细胞间质相连接，与髓核之间无明显界限。

纤维环前侧部由前纵韧带加强，后侧由后纵韧带加强，由于此部较薄，各层之间黏合样物质亦少，不如前、外侧部分坚实。在纤维环的前侧部分，内、中、外层纤维各自平行斜向两椎体之间，纤维相互交叉重叠呈 30°～60°角。纤维环的后侧部分纤维则以更复杂的分层方式排列。整个纤维环是同心环状多层结构，外周纤维比较垂直，接近软骨终板时几乎呈平行纤维。纤维环的相邻纤维层相交叉排列。纤维连接上下相邻椎体，使脊柱在运动时作为一个整体。纤维环很坚固，紧密附着在软骨终板上，使脊柱保持稳定性。如脊柱外伤时，巨大力量使纤维环广泛撕裂，可引起椎体间脱位。纤维环的特殊排列方向，可以使相邻椎体有轻度活动，但运动到一定限度时，纤维环紧张，又起节制的作用，限制上下两椎体的旋转运动。

3. 髓核

幼儿期的髓核比较软而大，位于椎间盘中央，与椎体无接触。髓核细胞形态各异，细胞核呈椭圆形。细胞可单独 1 个存在，也可 6 个以上为一组。椎体后面的发育较前面快，因此至成年时，髓核位于椎间盘偏后部。髓核占椎间盘横断面的 50%～60% 的面积。幼儿期椎间盘内层纤维环行包绕在脊索细胞的周围；10 岁后脊索细胞消失，仅有软而呈胶冻样的髓核；12 岁时髓核几乎完全由疏松的纤维软骨和大量的胶原物质构成。伴随着年龄增长，胶原物质由纤维软骨逐渐所取代。小儿髓核结构与纤维环分界明显；老年时髓核水分减少，胶原纤维增粗，纤维环与髓核两者分界不明显；成年人髓核由软骨细胞样细胞分散在细胞间质内，此处有比较致密的、分化不好的胶原纤维网状结构。

每层胶原纤维覆以糖氨多糖和硫酸软骨素，使髓核具有与水结合的能力。年龄不同，水的含量也不同，最多可占髓核总量的 75%～90%。细胞间质各种成分结合在一起，形成立体网状胶样结构。在承受压力下，髓核使脊柱均匀地承受负荷。一般正常人的身高一日之间有变化，是与髓核内水分的改变有关。晚间较晨起时矮 1.5～2.4cm。老年时髓核含水量减少，身高变化较少。

椎体的松质骨有丰富的血供，与软骨终板之间无坚质骨相隔。压力的改变可使椎体内的液体进行交换。直立时压力加大，躺下时压力减小，液体营养经软骨终板渗透至髓核。

椎间盘的细胞密度较大多数组织细胞密度低，细胞的分布不均匀。在软骨终板由浅至深，纤维环由外至内，细胞数逐渐减少。软骨终板及外层纤维环细胞最多，特别邻近于椎体海绵质骨处，髓核处细胞最少。软骨终板的细胞密度相当于髓核细胞密度的4倍，纤维环的细胞密度是髓核细胞密度的2倍。椎间盘的软骨终板、纤维环和髓核的细胞和基质各有其特点。在透明软骨盘与髓核间可以清楚地看到界限，而在软骨终板与纤维环之间无明确的界限。

（二）腰椎间盘的神经支配

在纤维环的后部，有很多无髓鞘神经纤维，在后纵韧带也有少量相似的神经纤维，这些神经纤维称为窦椎神经。起源于背根神经的神经节远端，经过椎间孔出椎管后，重新进入椎间孔，下行至硬膜外，分布于此神经起始部下两节段的后纵韧带和椎间盘的后面。椎间盘后外侧部由灰质交通支的分支支配，椎间盘的后侧由灰质交通支的分支和腹侧支的直接分支支配（图2-39）。

椎间盘组织内有神经末梢，是一种比较复杂的有髓鞘和无髓鞘的感受器。围绕在椎间关节囊的周围和纤维环的腹侧面。有许多游离神经纤维和神经网在前、后纵韧带和外层纤维环内。

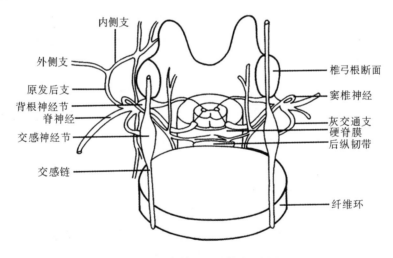

图2-39 窦神经在椎管内的分布

（三）腰椎间盘与邻近重要结构的关系

1. 与软组织的关系

椎间盘侧方与起于腰椎横突的腰大肌相邻，在腰大肌内侧缘有输尿管，紧贴腰椎侧方有交感神经链。腰椎间盘的后方结构与椎体一并构成椎管的前壁。椎间盘纤维环后侧中央部分与后纵韧带相连，两侧无后纵韧带加强，故椎间盘突出多发生在一侧。后侧椎间盘与椎管结构有密切的关系。当腰椎间盘突出时，可以影响椎管内脊椎动静脉的循环，或使神经从椎间孔出椎管。

2. 与血管的关系

椎体和椎间盘的前面是后腹壁的中央部分。前纵韧带由上而下逐渐增宽，附着和覆盖在椎体和椎间盘的前方。膈肌右侧起自于 $L_1 \sim L_3$ 椎体及椎间盘侧方，左侧起自于 $L_1 \sim L_2$ 椎体及椎间盘侧方。椎间盘前侧最重要的结构为中线附近的大动、静脉。腹主动脉与 $L_1 \sim L_3$ 椎间盘相邻，在 L_4 椎体下缘分叉为髂总动脉。左侧髂总动脉在中线偏左与 L_4 椎间盘相邻，髂总静脉与 $L_1 \sim L_4$ 椎间盘相邻。L_5 椎间盘不与上述大动、静脉贴近，但前面有骶中动、静脉通过，两侧有左、右髂总动静脉，并有骶前血管丛位于它的前方。

3. 腰椎间盘、椎间孔与神经根的关系

脊髓的背根神经纤维和腹根神经纤维，在背根神经节的远端处组合在一起，成为混合神经干，经椎间孔出椎管。腰神经背根神经节大部分在椎间孔外，但骶神经背根神经节位于骶管内。腰神经在椎间孔外分为背侧支和腹侧支，背侧支分为内侧支及外侧支。内侧支向后至背部的肌肉，外侧支成为皮神经分布于皮肤。$L_1 \sim L_3$ 脊神经皮神经构成臀上皮神经，$L_4 \sim L_5$ 脊神经则无皮神经发出。腹侧支参与腰骶丛。骶神经的腹侧支和背侧支在骶管内，前者经骶骨的骶前孔进入盆腔，后者经骶后孔出骶管。腰骶神经的腹侧支，有1根或数根分支与交感神经干相连。腹侧支亦发出返支，经椎间孔进入椎管内分布于脊膜上，构成纤细的脊膜分支。

神经根在椎间孔处最易受压。椎间孔的纵径（上下径）较横径（前后径）大。L_4 和 L_5 神经平均直径为 7mm 左右；L_4 椎间孔纵径为 19mm，横径为 7mm；L_5 椎间孔纵径为 12mm，横径为 7mm。当小关节突滑膜肿胀、骨性增生、椎间盘突出等时，均可使椎间孔变狭窄，小于神经根的直径，从而压迫腰骶神经根，引起腰骶神经根受压的相应症状。腰神经根自马尾神经发出，经椎间孔出椎管前在椎管内行走一定的距离。神经根在硬膜的前壁两侧穿出。一般情况下，$L_3 \sim L_4$ 椎间盘突出，压迫 L_4 神经根；$L_4 \sim L_5$ 椎间盘突出，压迫 L_5 神经根；$L_5 \sim S_1$ 椎间盘突出，压迫 S_1 神经根。如腰椎间盘突出较大并且偏于椎管中央部分，则大部分马尾神经受压，单根腰或骶神经根受压症状表现不明显。

四、腰骶尾部软组织

（一）皮肤

腰部皮肤较厚而致密，有较丰富的毛囊和皮质腺，皮下组织内含有许多结缔组织束与皮肤相连，移动性小，皮肤张力线在纵行肌范围为横向，过纵行肌外侧缘后转为稍斜向下方。骶尾部的皮肤厚而有弹性，但在骶骨背面凸出部分皮肤较薄。腰骶尾部皮肤的神经来自第12胸神经和腰骶尾神经后支的分支。

（二）筋膜

1. 浅筋膜

腰骶尾部的浅筋膜是皮下筋膜同相邻区浅筋膜层的连续，致密而厚实，通过结缔组织纤维束与深筋膜相连，其结缔组织纤维分隔形成的小房含大量脂肪。浅筋膜层中有皮神经和皮血管，它们都是小支，发自深层的神经和血管。

2. 深筋膜

深筋膜即固有筋膜，骶尾区的深筋膜薄弱，与骶骨背面骨膜相愈合。深筋膜分浅、深2层，浅层很薄弱，是一层薄的纤维膜，上续胸廓背面的深筋膜浅层，侧方连腹前外侧壁的深筋膜，向下附着于髂嵴，并和臀筋膜延续，内侧方于人体正中平面附至各腰椎棘突、骶中棘和连结各棘突游离端的棘上韧带。腰部深筋膜浅层薄弱，深层较厚，与背部深层筋膜相续，呈腱膜性质，合称胸腰筋膜。

腰背筋膜在胸背部较为薄弱，覆于竖脊肌表面。向上连接于项筋膜，内侧附于胸椎棘突和棘上韧带，外侧附于肋角和肋间筋膜，向下至腰部增厚，并分为前、中、后3层（图2-40）。

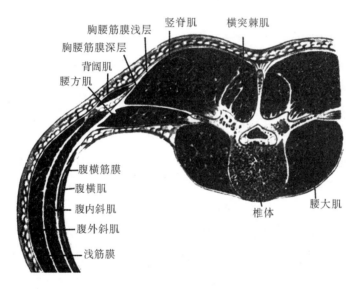

图2-40 胸腰筋膜

（1）前层 又称腰方肌筋膜，覆盖于腰方肌前面，内侧附于腰椎横突尖，向下附于髂腰韧带和髂嵴后份，上部增厚形成内、外侧弓状韧带。前层在腰方肌外侧缘处同腰背筋膜中、后层愈合，形成筋膜板，由此向外侧方，是腹横肌的起始腱膜。

（2）中层 位于竖脊肌与腰方肌之间，内侧附于腰椎横突尖和横突之间韧带，外侧在腰方肌外侧缘与前层愈合，形成腰方肌鞘，向上附于第12肋下缘，向下附于髂嵴，此层上部附于第12肋和L_1横突之间的部分增厚，形成腰肋韧带（图2-41）。此韧带的锐利边缘是胸膜下方返折线的标志。

（3）后层　在竖脊肌表面，与背阔肌和下后锯肌腱膜愈着，向下附着于髂嵴和骶外侧嵴，内侧附于腰椎棘突、棘上韧带和骶正中嵴，外侧在竖脊肌外侧缘与中层愈合，形成竖脊肌鞘，后层与中层联合成一筋膜板续向外侧方，至腰方肌外侧缘前层也加入，共同形成腹横肌及腹内斜肌的腱膜性肌肉起始。腹横肌的起始腱膜比腹内斜肌的筋膜起始宽很多。由上可以看出，腰背筋膜即是间隔各肌的筋膜，也是一些骨骼肌腱膜性肌肉起始的附着部位。腰背筋膜后层在髂后上棘连线以上与竖脊肌总腱间隔以少量疏松结缔组织及脂肪，形成

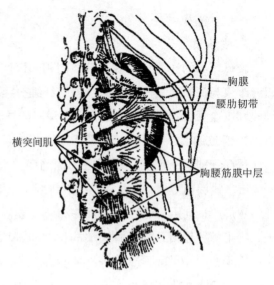

图 2-41　腰肋韧带

腰背筋膜下间隙，腰神经后外侧皮支穿行其中。腰部活动度很大，在剧烈活动中胸腰筋膜可被扭伤。

（三）腰骶尾部肌肉

分布于腰骶尾部的肌肉主要有有背阔肌、下后锯肌、竖脊肌、横突棘肌、腰方肌、腰大肌、腰小肌等。

1. 竖脊肌

竖脊肌又名竖躯干肌，是背肌中最强大的肌肉，此肌下端起于骶骨背面、腰椎棘突、髂嵴后部和腰背筋膜，在腰部开始分为 3 个纵行的肌柱上行，内侧者称为棘肌，中间者叫最长肌，外侧者叫髂肋肌。

（1）棘肌　该肌位于最内侧，紧贴棘突的两侧，较上述二肌薄弱，又分为胸棘肌、颈棘肌和头棘肌。胸棘肌位于胸背面的中部，起自总腱和下部胸椎棘突，肌束一般越过 1~2 个棘突，抵止于上部胸椎棘突；颈棘肌较胸棘肌弱小，位于项部。胸棘肌具有伸脊柱胸段的作用；颈棘肌具有伸脊柱颈段的作用。头棘肌多与头半棘肌合并，止于枕骨下项线。棘肌受脊神经（$T_2 \sim L_1$）后支支配。

（2）最长肌　在髂肋肌的内侧及深侧，自下而上也分为 3 部，即胸最长肌、颈最长肌和头最长肌。除起于总腱外，还起自全部胸椎及 $C_5 \sim C_7$ 横突，止于全部胸椎横突和其附近的肋骨、上部颈椎横突及颞骨乳突。一侧收缩时，使脊柱向同侧屈曲；两侧收缩，则竖直躯干。胸和颈最长肌受脊神经（$C_4 \sim L_5$）后支支配，头最长肌受脊神经（$C_1 \sim L_4$）支配。

（3）髂肋肌　此肌为外侧肌束，自下而上又分为 3 部，即腰髂肋肌、胸髂肋肌和颈髂肋肌，这 3 部肌肉互相重叠。腰髂肋肌起自竖脊肌的总腱，向上分为 6~7 束，肌纤维

图中标注：胸膜　腰肋韧带　横突间肌　胸腰筋膜中层

向上，借许多肌束止于下6个肋骨肋角的下缘。胸髂肋肌及颈髂肋肌均至于上6个肋骨止点的内侧，最后止于 $C_4 \sim C_6$ 横突的后结节。全肌虽然分为3部，但纤维相重叠，外形上没有分开，是1块肌肉。此肌通过肋骨作用于脊柱，一侧收缩时，使躯干向同侧屈曲；两侧收缩时，则竖直躯干。髂肋肌受脊神经（$C_8 \sim L_1$）后支支配。

2. 横突棘肌

横突棘肌由多数斜行的肌束组成，被竖脊肌所覆盖，其肌纤维起自下位椎骨的横突，斜向内上方止于上位椎骨棘突。由浅入深可分为3层，即半棘肌、多裂肌和回旋肌。横突棘肌两侧同时收缩，使脊柱伸直；单侧收缩时，使脊柱转向对侧。

（1）半棘肌　按其止点和分布位置，分为胸半棘肌、颈半棘肌和头半棘肌，胸半棘肌起于下位胸椎横突尖，跨过4~6节脊椎骨，止于上位数个胸椎和下位数个颈椎棘突尖，为脊椎骨旋转肌，受脊神经（$T_1 \sim T_{11}$）后支支配。

（2）多裂肌（图2-42）　位于半棘肌的深面，为多束小的肌性腱束，形状类似半棘肌，但较短，分布于 $S_4 \sim C_2$ 之间。在骶部，起自骶骨后面、髂后上棘及骶髂后韧带；在腰部，起自乳突；在胸部起自横突；在颈部，起自下位4个颈椎的关节突。跨过1~4个椎骨，止于上位数个棘突的下缘。肌束长短不一，浅层者最长，止于上3~4个棘突，中层者止于上2~3个棘突，深层者止于上1个棘突。多裂肌是脊椎的背伸肌，可以加大腰椎前凸，在颈、胸部，尚可以防止脊椎向前滑脱。多裂肌受脊神经（$C_3 \sim S_5$）后支支配。

（3）回旋肌（图2-42）　在多裂肌的深面，连结上、下2个椎骨之间或越过1个椎骨，分颈回旋肌、胸回旋肌和腰回旋肌。为节段性小方形肌，起自各椎骨横突上后部，止于上一椎骨椎弓板下缘及外侧面，直至棘突根部。回旋肌在胸段比较发达，每侧有11个，数目可有变化。回旋肌受脊神经（$T_1 \sim T_{11}$）后支支配。

3. 腰方肌

腰方肌（图2-43）位于腹腔后壁腰椎的两旁，腰背筋膜中层，后邻竖脊肌；前方借腰背筋膜前层与腹横筋膜相隔，为长方形的扁肌，下端较宽。起自髂嵴后部的内唇、髂腰韧带及下方3~4个腰椎横突。肌纤维斜向内上方止于第12肋骨内侧半下缘和上方4个腰椎横突及 T_{12} 椎体。此肌可增强腹后壁，若

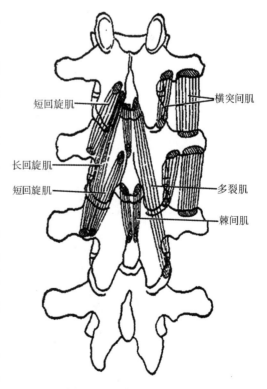

图2-42　多裂肌及回旋肌

两侧收缩时则降低第12肋，还有协助伸脊柱腰段的作用，一侧收缩时使脊柱侧屈，两侧收缩时可以稳定躯干。腰方肌受腰丛（$T_{12} \sim L_3$）支配。

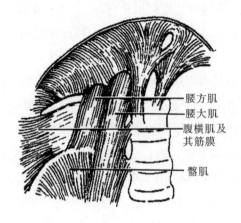

图 2 - 43　腰方肌

4. 腰大肌

腰大肌（图2－44）位于腰椎侧面，脊柱腰段椎体与横突之间的深沟内，呈纺缍状。起自 T_{12} 椎体下缘至 L_5 椎体上缘和椎间盘的侧面，以及全部腰椎横突肌束向下逐渐集中，联合髂肌的内侧部，形成一个肌腱，穿过腹股沟韧带与髋关节囊之间（肌腔隙），贴于髂耻隆起的前面及髋关节囊的前内侧而下行，止于股骨小转子。腰大肌收缩时，可屈曲大腿并旋外，当大腿被固定时，则屈脊柱腰段而使躯干前屈。受腰丛的肌支（T_{12}、$L_1 \sim L_4$）支配。

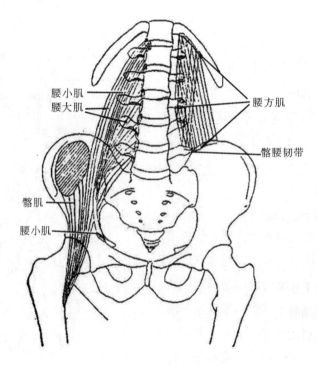

图 2 - 44　腰大肌

腰大肌起始处有一系列腱弓，腱弓与上位腰椎之间的裂隙为腰动脉、腰静脉和腰交感干的交通支的通道。

5. 腰小肌

此肌肌腹很小，呈棱形，肌腱较长，位于腰大肌的前面，上端起自 T_{12} 椎体及 L_1 椎体的侧面，下端止于髂耻隆起，并以腱移行于髂筋膜和耻骨梳韧带。此肌收缩时，使脊柱腰段屈向同侧（与腰大肌共同作用），并紧张髂筋膜；腰小肌受腰丛的肌支（$L_1 \sim L_2$）支配。

6. 肛提肌

肛提肌是位于骨盆底的成对扁肌，向下、向内左右连合成漏斗状，封闭骨盆下口的大部分。两侧肛提肌的前内侧缘之间留有一个三角形的裂隙，即盆膈裂孔。男性有尿道通过，女性有尿道和阴道通过。肛提肌按纤维起止及排列不同，又可分为4部分，由前向后外，依次分述为：耻骨尾骨肌、髂骨尾骨肌、坐骨尾骨肌和肛提肌复合体。

7. 尾骨肌

尾骨肌位于肛提肌后方，紧贴骶棘韧带的上面，起自坐骨棘盆面，向后呈扇形分开，止于尾骨及骶骨下部的侧缘。尾骨肌参与构成盆底，承托盆腔脏器，并对骶骨和尾骨有固定作用。单侧收缩时，可使尾骨向前外侧运动；两侧肌同时收缩，则可使尾骨向前移动。由于骶尾关节在中年以后常常骨化成不动关节，故尾骨肌也因而失去运动关节的作用。由骶神经前支（$S_4 \sim S_5$）支配。附着于骶、尾骨外侧缘的肌肉痉挛性收缩可致尾骨痛。

五、腰骶尾部的血管与神经

（一）腰骶尾部的血管

腰骶尾部血管有肋下动脉和静脉，腰动脉和静脉，髂腰动脉和静脉，骶正中动脉和静脉，骶外侧动脉和静脉及臀上、下动脉和静脉等。

1. 动脉

（1）肋下动脉　左、右肋下动脉起自胸主动脉，越 T_{12} 椎体向外侧行走，经过内脏大、小神经与交感干、胸膜、膈的后方。右肋下动脉行经胸导管和奇静脉支，左肋下动脉从半奇静脉后方通过。继而，左、右肋下动脉越腰肋外侧弓进入腹后壁，伴随肋下神经沿第12肋下缘继续行进，经过腰方肌深面。然后，左、右肋下动脉穿过腹横肌起始腱膜，横过腰上三角上份，进至腹横肌与腹内斜肌之间继续前行，最后同腹壁上动脉、下位肋间后动脉和腰动脉吻合。

肋下动脉起始后不久发出后支。后支通过由肋颈（上方、下方）、椎体（内侧方）和肋横突上韧带（外侧方）围成的间隙后行，分出脊支。脊支经椎间孔进入椎管，分支供应椎骨、脊髓及其被膜，并同邻位和对侧的脊动脉支吻合。分出脊支后，后支伴第12胸神经后支越过横突，也进入腹后壁，分为肌支和皮支。肌支供应腰方肌和竖脊肌，皮支随第12胸神经后支的皮支分布。

（2）腰动脉 腰动脉一般每侧4支，自腹主动脉的背侧壁发出，因腹主动脉位于中线的稍左方，所以左腰动脉较右腰动脉略短。左、右腰动脉发出后，向外横过腰椎体的前面和侧面。腰动脉贴腰椎穿腰大肌腱弓行向后外侧方，经过腰交感干的后方，走行至相邻横突之间，进入腹后壁。右腰动脉在下腔静脉的后方通过，第1、2右腰动脉行经乳糜池和膈肌右脚的后方，左侧的第1腰动脉则经过膈肌左脚之后。此后，左、右腰动脉都在腰大肌和腰丛的后方行向外侧，越过腰方肌。越过腰方肌的方式是：第1～3腰动脉越过肌的后方，第4腰动脉则一般是从前方越过该肌。在腰方肌的外侧缘，腰动脉穿过腹横肌起始腱膜，进至此肌与腹内斜肌之间，相互间以及同下位肋间动脉、肋下动脉、髂腰动脉、旋髂深动脉和腹壁下动脉之间进行吻合。腰动脉同肾动脉之间在肾脂肪囊内的吻合，是肾动脉闭塞时向肾提供侧支循环的重要血管。

各腰动脉在椎间孔的前外侧分为数支，其中以前支、后支和脊支较为恒定。

①前支即腰动脉干的延续。

②脊支较细小，1～4支不等，当腰动脉经过横突之间时发出，经椎间孔入椎管，营养脊髓及其被膜，并与来自其他动脉的脊支吻合。

③后支向后与腰神经后支伴行，经相邻横突之间至腹后壁内侧份肌及皮肤后点的管径同前支相近，甚或更粗，在横突间分为升、降肌支。升肌支沿横突根部下缘转向内侧，分出关节上、下动脉，主支主要分布于竖脊肌的内侧份、多裂肌、横突棘肌、棘突间肌、椎弓及其突起等。降肌支分布于竖脊肌、横突间肌和横突等。将腹后壁内侧份（自后正中线至竖脊肌外侧缘）纵分成内侧半和外侧半时，内侧半小部分由升肌支供血。内侧半的外侧大部分由降肌支供应，而外侧半几乎全部是由腰动脉前支在横突尖附近向后发出的外侧肌支所供养。升、降肌支间吻合丰富，但升降肌支的分支很少同对侧的相应支形成吻合，所以，椎旁肌的血液应是单侧性的。

（3）髂腰动脉 自髂内动脉或髂总动脉发出，行向外侧方，经过闭孔神经与腰骶干之间，继而经过腰大肌的深侧，至小骨盆入口上分为腰支和髂支。

①腰支沿腰大肌背侧上升，除营养腰大肌、腹横肌和腰方肌外，尚发脊支经 L_5 与 S_1 间的椎间孔进入椎管，至马尾及脊髓被膜，并与其他脊支相吻合。

②髂支向外经腰大肌和股神经的后方，然后穿过髂肌，经过髂肌和髂骨之间沿髂嵴至髂前上棘，沿途发1支至髂骨外，并分支营养髂肌及邻近的骨膜，与末位腰动脉、臀上动脉、旋股外侧动脉、旋髂深动脉和闭孔动脉的髂支等吻合。

（4）骶正中动脉 自腹主动脉末端背侧壁发出，在 L_4～L_5、骶骨和尾骨的前面下降，终于尾骨球。其在行进过程中被腹膜覆盖。左髂总静脉和交感神经的腹下丛自其前面经过。其在腰骶部分支如下：

①腰最下动脉向两侧经髂总动脉的后外侧至骶骨外侧部后分支，最后终于髂肌。行进过程中发出背侧支，穿过 L_5 与 S_1 间至臀大肌，与腰动脉和臀上动脉吻合。

②骶外侧支通常为髂内动脉的第 2 分支，为成对的小支，并在骶骨两侧成对下行，向外与髂内动脉的骶外侧动脉吻合。此外，尚发出小的脊支至骶管及骶骨背面。

（5）骶外侧动脉　常由上、下 2 支组成。上支向内经第 1 骶前孔入骶管，发出小支营养骶管内容物，末支出骶后孔营养骶骨背面的皮肤及肌肉，并与臀上动脉吻合。下支较大，斜向内下越过骶丛和闭孔内肌表面，至骶前孔内侧缘与交感神经干之间下降，至尾骨前面与骶正中动脉和对侧同名动脉吻合。沿途发出脊支，从第 2～4 骶前孔进入骶管。其分支和分布同上支。

2. 静脉

腰部静脉多与同名动脉伴行。右肋下静脉同右腰升静脉联合成一干，此干是奇静脉的最大属支，左肋下静脉同左腰升静脉合干后汇入半奇静脉。髂腰静脉注入髂总静脉的末端或者髂内静脉。骶正中静脉为 2 支小静脉，最后合成一干，注入左髂总静脉或左、右髂总静脉的交角处。骶外侧静脉多为 2 支，沿骶骨盆面上升，以横干与骶正中静脉结合共同构成骶前丛。

脊椎有椎外静脉丛和椎管内静脉丛，2 个静脉丛的分布大致与椎管内外动脉丛的供应分布相同。椎外静脉丛还由前组和后组组成，因此腰椎的静脉回流可分为 4 组：前组、后组、椎管内静脉丛和椎间孔——神经根管静脉丛。前组以腰静脉为主，回流椎体前方及外侧穿支的属支，同时回流由节段动脉的后支（肌支和椎板支）供应区的静脉血，最后回流入下腔静脉或髂总静脉。后组以关节间静脉和上关节静脉为主，位于 2 个椎肋沟内。但在棘突间相互交叉吻合，接受脊椎附件的静脉回流，回流入椎间孔静脉丛，最终汇合到腔静脉及奇静脉的腰支和肋间支。椎管内静脉丛具有重要的功能和解剖意义，前内静脉丛有 2 条主要的纵行静脉，亦与穿过椎间孔的椎外静脉相通。椎管内静脉丛的血回流到颅内后颅凹边缘丛和基底丛，能接受盆腔及腹腔的血流，因而成为体循环静脉中的一部分。此静脉丛是一系列无规律的、无静脉瓣的硬膜外静脉窦，静脉被包埋在硬膜外的脂肪内，并受胶原纤维网保护，血管壁薄。

硬膜外静脉丛形成复杂的脊椎静脉丛的一部分。椎管内的静脉丛行走方向主要是垂直方向，一般由 4 条或 4 组纵形静脉组成，前后各 2 条或 2 组，前 2 条主要沿椎体的后面纵行进行，正好位于椎弓根的内侧，在椎体和椎间盘的后外侧和后纵韧带上。后侧静脉与黄韧带相邻偏于正中，前后侧静脉通过与椎体相对的一组静脉环互相交通。前侧静脉丛的某些分支穿过后纵韧带与椎体静脉丛交通。硬膜外静脉丛亦与硬膜内丛相通。硬膜外静脉丛经过椎间孔汇入肋间静脉或腰静脉（图 2－45）。

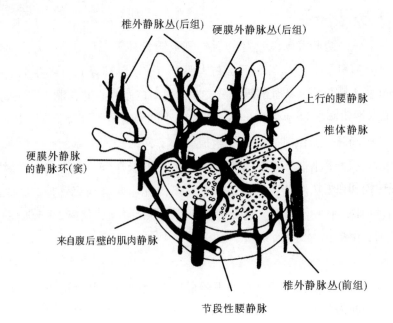

图 2 - 45　腰椎静脉系统

但是，这些静脉窦无瓣膜，因此不能精确地确定它的血流方向，它们最大的特点是根据胸腔及腹腔内的压力变化来调整血液的方向。硬膜外静脉丛起着腔静脉及奇静脉的伴行或辅助作用。硬膜外静脉丛的另一辅助功能是起吸收震荡的作用，在脊柱运动时，能帮助缓冲脊髓的震荡。

（二）腰骶尾部神经

腰骶尾部神经有第 12 胸神经、各腰神经的后支、在腰大肌内的腰丛及其分支，骶、尾神经，以及腰、盆部交感干等。

1. 腰神经的后支

腰神经后支较细，于椎间孔处在脊神经节外侧从脊神经发出后向后行，经上关节突和横突根部上缘之间的骨纤维孔，至横突间韧带内侧缘分为后内、外侧支（图 2 - 46）。

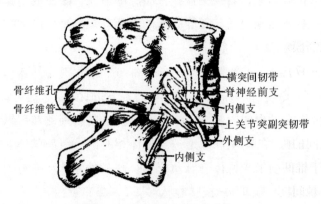

图 2 - 46　脊神经后支及其分支

腰神经后支通过的骨纤维孔位于椎间孔的后外方，开口向后，与椎间孔的方向垂直。其内侧界为下位椎骨上关节突的外侧缘，上外侧界为横突间韧带的内侧缘，下界为下位椎骨横突的上缘。骨纤维孔的体表投影相当于同序数腰椎棘突外侧的下述上、下位点连线上。上位点在第1腰椎平面后正中线外侧2.3cm，下位点在第5腰椎平面后正中线外侧3.2cm。此2点连线同深层的多裂肌间隔一致，可据此作为手术进入腰部骨纤维孔的标志。第1~4腰部骨纤维约与同序数腰椎棘突平齐，第5腰部骨纤维孔则略低于L_5棘突平面。骨纤维孔断面横径小，纵径大，呈长圆形。有时被横行的纤维束分隔成2~3个小管，其内分别有神经和血管通行。

（1）后外侧支　第1~3腰神经后外侧支较粗，出骨纤维孔后斜向下外侧方，在接近下位椎骨横突后面中份处进入竖脊肌，然后自不同部位穿出该肌。第4、5腰神经的后外侧支渐细，且较短，出骨纤维孔后斜向下外侧方，越下位椎骨横突后面的外侧份进入竖脊肌，终为数支。后外侧支在不同部位均有吻合，但以肌内吻合较多见。

如以正中平面为纵坐标，左、右2侧髂嵴最高点连线为横坐标，后外侧支由竖脊肌穿出的位置，则第12胸神经的后外侧支，于L_2~L_3间平面穿出，在髂嵴最高点连线上方1cm左右，距中线60~70mm。第1、2、3腰神经后外侧支在L_3~L_4椎平面穿出，在髂嵴最高点连线下3~10mm，距中线60~70mm。外侧支穿出后，通常贴竖脊肌表面下行一段距离，至下一个棘突平面再穿出腰背筋膜后层。

后外侧支的分支分布于椎间关节连线外侧方的结构，如腰背筋膜、竖脊肌、横突间韧带和髂腰韧带等。此外，第12胸神经的后外侧支及第1~3后外侧支，还分出皮支在竖脊肌内、外经过重新组合，于竖脊肌外侧缘邻近髂嵴处穿出腰背筋膜后层，组成臀上皮神经，越髂嵴抵达臀区皮肤，亦可到达股骨大转子平面。臀上皮神经以3支型最为多见，约占56%，它们在不同平面贯穿包括腰背筋膜后层在内的不同结构浅出，进至臀区。一般说来，自高位到低位，穿出点由外侧向内侧依次排列，即高位穿出者在外侧，低位穿出者居内侧。竖脊肌外侧缘附于髂嵴处向内侧、外侧方各20mm的髂嵴上缘范围，是臀上皮神经越过髂嵴最集中处，93%的臀上皮神经经此处下行。臀上皮神经穿出深筋膜的部位，被筋膜固定，跨过髂嵴后，则行于浅筋膜中，愈向下，位置愈浅。当躯干做旋转运动时，皮肤和浅筋膜等浅层结构活动度大，深层结构活动度小。臀上皮神经的损伤可导致腰腿痛（图2-47）。

（2）后内侧支　腰神经后内侧支自后支分出后，行经横突间韧带内侧缘与下位椎骨上关节突根部外侧缘之间，绕上关节突的外侧缘走向后下内侧方，横过横突的后面，进入乳突与副突之间的骨纤维管。出管后，斜向下内侧方，至椎弓板后面，再向下越过1~3个椎骨，分布于椎间关节连线内侧方的结构（如棘间肌、多裂肌、椎间关节囊、黄韧带、棘上韧带、棘间韧带等）。第5腰神经后内侧支在骶翼的骨沟中分出，转向后内侧下方，经骨纤维管到达骶中嵴侧方，终止于多裂肌等。

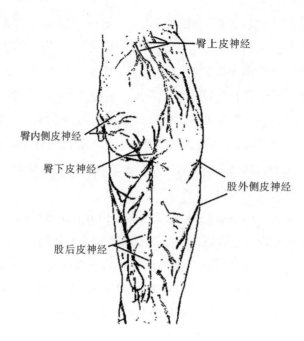

图 2 - 47　臀上皮神经

　　腰神经后内侧支通过的骨纤维管长 5 ~ 6mm，内径为 2.1 ~ 3.9mm，距正中线 2mm 左右，位于腰椎乳突与副突之间的骨沟处，自外上斜向内下，由上、下、前、后 4 壁构成。上壁为乳突，下壁为副突，前壁为乳突副突间沟，后壁为上关节突副突韧带；管的前、上、下壁为骨质，后壁为韧带，有时后壁的韧带骨化，形成完全的骨管。骨纤维管的体表投影在同序数腰椎棘突下外方的上、下位 2 点连线上，其上位点在第 1 腰椎平面后正中线外侧约 2.1cm，下位点在第 5 腰椎平面后正中线旁开约 2.5cm。

　　如此骨纤维管的入口呈裂隙状，或上关节突副突韧带骨化，使骨纤维管变成一个完整的骨管，均易使腰神经后内侧支受挤压而引起腰腿痛。与腰神经后内侧支伴行的血管表面有来自腰交感干的纤维包绕，形成神经丛，也同样会受到挤压。

　　后内侧支在骨纤维管内呈扁圆形，直径为 0.8 ~ 1.3mm。神经及伴行血管周围充满疏松结缔组织。由于后内侧支在走行过程中紧邻椎间关节及横突间韧带，又须通过骨纤维管，故腰椎椎间的关节病变、韧带损伤或骨纤维孔内径的改变，均可能刺激、压迫该神经而引起后正中旁一侧疼痛和压痛，疼痛可放射至椎间关节多裂肌、棘间韧带、棘上韧带和黄韧带等部位。由于后内侧支前段恒定行于下位椎骨上关节突外侧，封闭及手术时，该处可为寻找后内侧支的理想部位。

　　可见，腰神经后支及其分支之间均有广泛吻合，组成腰后丛，1 个内侧支或外侧支常含有附近 2 ~ 3 个脊髓节的纤维成分。腰神经后支及其分出的内、外侧支在各自的行程中，都分别经过骨纤维孔、骨纤维管或穿胸腰筋膜裂隙。在正常情况下，这些孔、管或裂隙有保护通过其内的血管、神经的作用，但由于孔道细小，周围结构弹性减弱，上腰部活动度大等，则易拉伤，或因骨质增生使孔道变窄，压迫通过的血管和神经，而导致腰腿痛。

在横突背面可以找到外侧支,在上关节突的外侧面或其内下方可找到内侧支,在椎间孔处可以找到后支。

2. 腰神经的前支

腰神经的前支,由上而下逐渐变粗大。第1胸神经分支加入腰丛者占50%。第1~4腰神经的前支,大部分组成腰丛。而第4腰神经的小部分与第5腰神经合成腰骶干,参与骶丛的组成。

各腰神经前支在组成腰丛以前,同腰交感干神经节之间连有灰交通支。灰交通支细长,伴腰动脉围绕椎体走行,被腰大肌所遮覆。灰交通支联系2种神经的形式不规则,1个腰交感神经节可以有和2支腰神经前支相连的灰交通支,而1支腰神经前支也可以有灰交通支连于2个腰交感神经节;此外,也可常见于灰交通支连于腰交感干。除灰交通支外,第1、2或第3腰神经前支,都有连至腰交感链的白交通支。每一腰神经可拥有1~5支交通支,1支腰神经可同数个腰交感神经节相连。

(1)腰丛 腰丛(图2-48)由第1~3腰神经前支及第4腰神经前支的大部组成。第1腰神经可能接受第12胸神经束的1束纤维。腰丛位于腰方肌的内侧缘,腰大肌后侧,腰椎横突前侧。

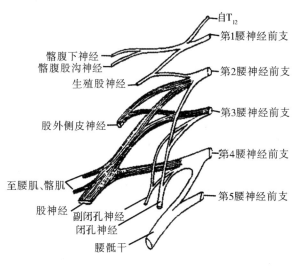

图2-48 腰丛的构成

腰神经前支构成腰丛的方式在不同个体间有差别,一般情况下,第1腰神经前支在第12胸神经发支加入后,分为上、下2支,上支较粗,又分成髂腹股沟神经和髂腹下神经;下支较细,同第2腰神经前支的1支合并形成生殖股神经。第2腰神经前支余部、第3腰神经前支全部和第4腰神经参与腰丛的构成,均分为腹侧支和背侧支。腹侧支联合成闭孔神经,有时,第3、4腰神经前支的腹侧支还另外形成一副闭孔神经。第2、3腰神经的背侧支各分一小部和一大部,二者的大部与第4腰神经的背侧支形成股神经,小部则合并成股外侧皮神经。另外，腰丛还发出肌支。

①髂腹股沟神经 髂腹股沟神经较细小，含有第1腰神经的纤维，常有第12胸神经的纤维加入。髂腹股沟神经出现于腰大肌的外侧缘，与髂腹下神经共干，位于该神经的下侧。沿腰方肌前面，肾的后面，经髂嵴内唇后部的内侧，继沿髂肌前面前进，当其行近髂嵴前部时，则穿腹横肌；又于髂前上棘下侧稍前处，穿腹内斜肌，进入腹股沟管。沿精索的外下侧下降，穿出腹股沟管皮下环至浅筋膜，分布于大腿上部内侧的皮肤。并发支分布于阴茎根部及阴囊部的皮肤，称为阴囊前神经；在女性分布于阴唇的皮肤，称为阴唇前神经。髂腹股沟神经的分支有肌支和交通支。其中肌支分布于该神经所经过的腹壁肌。髂腹股沟神经经腹内斜肌与腹横肌之间时，常与髂腹下神经的前皮支有交通支。髂腹股沟神经可以与髂腹下神经共干，向前行至腹横肌与腹内斜肌之间，2条神经才开始分开。有时髂腹股沟神经缺如，则由髂腹下神经或生殖股神经代替。

②髂腹下神经 髂腹下神经起于第1腰神经，亦有第12胸神经的纤维加入。自腰大肌上部外侧缘突出，斜经肾下部的背侧，在腰方肌的腹侧、髂嵴上方，穿过腹横肌后部的腱膜，经腹横肌与腹内斜肌之间，发出分支。其分支有前皮支、外侧皮支及交通支。

a. 前皮支即腹下支，经腹内斜肌与腹横肌之间，斜向前下方。在髂前上棘内侧约2cm处穿出腹内斜肌，在腹外斜肌腱膜的下侧向内下方行，在腹股沟管皮下环的上侧约3cm处穿出腹外斜肌腱膜，支配耻骨区的皮肤。此支经行于腹横肌与腹内斜肌之间时，发肌支至该两肌。

b. 外侧皮支即髂支，在髂嵴前、中1/3交界处的上侧，于第12胸神经外侧皮支的后侧，穿腹内斜肌及腹外斜肌，下降于浅筋膜层，分布于臀区后外侧皮肤。

c. 交通支髂腹下神经常与肋下神经及髂腹股沟神经之间有交通支。

③生殖股神经 生殖股神经大部分来自第2腰神经，小部分纤维束来自第1腰神经。穿腰大肌，沿其前面下降。于髂总动脉外侧、输尿管后侧分为股支及生殖支2支，即腰腹股沟神经和精索外神经。

a. 腰腹股沟神经沿髂外动脉下降，经腹股沟韧带深侧，在股血管鞘内，沿股动脉外侧达股部；至腹股沟韧带稍下侧，穿股血管鞘前壁及阔筋膜，或自卵圆窝穿出，成为皮神经，分布于股三角部的皮肤。有时在腹股沟下方，发出分支与股外侧皮神经的前支和股神经的皮支交通。

b. 精索外神经于髂外动脉的外侧下降，发出分支至腰大肌。精索外神经下降经腹股沟管腹环，绕腹壁下动脉外侧，入腹股沟管。男性者与精索伴行，支配提睾肌，并分支至阴囊的皮肤；女性者与子宫圆韧带伴行，并分支至大阴唇的皮肤。

④股外侧皮神经 股外侧皮神经来自第2、3腰神经前支的后股。出现于腰大肌外侧缘，斜向外下方，经髂肌前面，在髂前上棘内侧的近旁，穿经腹股沟韧带深侧至股部；

经缝匠肌的前面，或穿过该肌上部，分为前、后2支。先在阔筋膜的深面行走，继穿出阔筋膜，至浅筋膜内。

a. 前支在髂前上棘下侧约10cm处，穿出阔筋膜下降，常分为2支，分布于大腿前外侧，直达膝关节的皮肤。其终末支可与股神经的股前皮神经及隐神经的髌下支，形成髌神经丛。

b. 后支在前支的稍上方，穿出阔筋膜，又发出分支，分布于大腿外侧部的皮肤。

⑤股神经　股神经为腰丛中最大的一支，由第2～4腰神经前支的后股组成。穿腰大肌，在该肌下部外侧缘穿出，在髂筋膜后面，沿髂肌前面下降，经腹股沟韧带深面的肌腔隙至股部，于股三角内，先分为前、后2股，再各分为肌支和皮支。其分支如下：

a. 在腹股沟韧带以上所发的肌支，至髂肌，并发细支至股动脉。

b. 股神经前股的终末支常为2～3支，有至耻骨肌、缝匠肌的肌支及股前皮神经，股前皮神经可分为股中间皮神经及股内侧皮神经2部分。

c. 股神经后股的终末支有6个分支，包括隐神经（即股神经中最长的皮神经），其他为支配股四头肌的肌支和膝关节肌支。

⑥闭孔神经　闭孔神经（图2-49）起于第2～4腰神经前支的前股，来自第3腰神经的纤维最多，第2腰神经的纤维最少。闭孔神经行于腰大肌内侧缘，在髂总动脉后侧、骨盆入口的后部，穿盆筋膜入小骨盆，沿骨盆侧壁，在髂内动脉与输尿管外侧，贴闭孔内肌及其筋膜内侧，经腹膜下组织间，于闭孔血管上侧前进，至闭孔膜的下部，与闭孔血管共同穿闭膜管至股部。在闭膜管内，分为前、后2支。

a. 前支为浅支，于闭孔外肌的前侧下降，经行于短收肌及耻骨肌、长收肌之间。在长收肌下缘有分支与隐神经、股内侧皮神

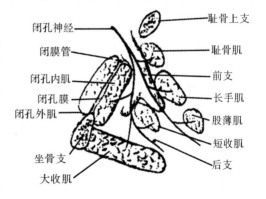

图2-49　闭孔神经的分支情况

经的分支结合，于缝匠肌下侧加入缝匠肌下丛，其行经中发出关节支、肌支、皮支及至股动脉的分支。在近闭孔处发关节支至髋关节；可发出至股薄肌、长收肌及短收肌的肌支；皮支粗细不定，有时缺如，在股中部经股薄肌与长收肌之间穿至浅层，支配肌内侧下2/3的皮肤；至股动脉的分支分布于股动脉下部。

b. 后支为深支，穿闭孔外肌的上部，于短收肌及大收肌之间下降，其分支有肌支和关节支。肌支至闭孔外肌、大收肌的斜纤维部及短收肌。至闭孔外肌的肌支，发自闭膜管内。至短收肌支，当其前支不发支支配时，则由后支发支支配，或前、后支均有分支至该肌。关节支常发一细长的膝关节支，穿大收肌的下部向后行，或穿大收肌被股深动

脉交通支穿行的收肌腱裂孔向后，至腘窝。在腘动脉的深侧，与之并行下降，穿腘窝底的腘斜韧带入膝关节，分布于膝关节囊、交叉韧带及附近结构。

⑦副闭孔神经　副闭孔神经为一小支，起于第 3、4 腰神经前支的前股，沿腰大肌内侧缘下降，跨过耻骨上支，在耻骨肌深侧分成 3 支。一支自耻骨肌的深面进入该肌；一支为关节支，入髋关节；另一支可与闭孔神经的前支连结。有时副闭孔神经为唯一支配耻骨肌的神经。

⑧肌支　至腰小肌的肌支起于第 1 腰神经。至髂肌的肌支，起于第 2、3 腰神经。至腰大肌的肌支，起于第 2、3 腰神经，有时亦起于第 4 腰神经。至腰方肌的肌支，起于第 12 胸神经至第 4 腰神经。

（2）腰骶干　此干由第 4 腰神经前支的一小部和第 5 腰神经前支的全部合成。位于腰大肌深侧，贴近骶翼；经髂总动脉及静脉后侧，至闭孔神经内侧；其与闭孔神经之间，隔以髂腰动脉。下行入骨盆，与第 1、2 骶神经连结，形成骶丛上干。

第 4 腰神经前支常称为分叉神经，此神经分叉成 2 部分，一部分加入腰丛，另一部分加入骶丛。有时这种结构可发生变异，第 3 腰神经前支就成为分叉的神经，即第 3 腰神经前支为参加腰丛的最下位神经，并分出部分纤维进入骶丛；或第 3、4 腰神经前支都分成 2 部分，分别参加腰丛或骶丛，这种结构的腰丛称为上移型，又称前置型；有时第 5 腰神经前支成为分叉的神经，部分纤维加入腰丛，另一部分纤维参加骶丛，这种结构的腰丛称为下移型，也称后置型。这种变异必然引起骶丛结构相应的改变。

3. 骶、尾神经的前支

骶神经的各前支的大小不一，上部者大，愈往下愈小。上 4 对骶神经的前支，经骶前孔入骨盆，第 5 骶神经在骶骨与尾骨之间入骨盆。尾神经的前支最小，自第 1 尾骨残留横突的下侧，弓曲向前入盆腔。骶、尾神经的前支相互结合，形成骶丛和尾丛。

骶丛是由腰骶干、第 1～3 骶神经的前支及第 4 骶神经前支的一部分构成。此丛位于盆腔后壁，梨状肌前面。骶丛略呈三角形，尖向坐骨大孔下部集合，向下移行于坐骨神经。在盆筋膜及髂内动脉多数分支的后侧，输尿管于骶丛前面经过，其间隔以髂内动脉和静脉的分支；右侧骶丛前面可与回肠下段接触，左侧骶丛前面有乙状结肠。臀上动脉及臀下动脉，穿过骶丛自盆腔至臀部。臀上动脉夹在腰骶干及第 1 骶神经之间，或第 1、2 骶神经之间。臀下动脉则夹在第 1 与第 2 骶神经之间，或第 2、3 骶神经之间。骶丛的分支由此丛的前股、后股或前、后股混合发出。骶丛分支有股后皮神经、臀内侧皮神经、梨状肌神经、臀上神经、臀下神经、股方肌神经、闭孔内神经、坐骨神经及阴部神经等。

尾丛主要由第 5 骶神经及尾神经的前支构成，第 4 骶神经前支以一小支加入其中。第 5 骶神经前支自骶管裂孔穿出后，在骶角的下侧绕骶骨外侧转向前，穿尾骨肌到达盆面，与第 4 骶神经前支的降支结合，形成小干，在尾骨肌的盆面下行。尾神经前支经骶管裂孔穿出后，绕尾骨的外侧缘，穿尾骨肌，在该肌盆面与上述第 4、5 骶神经的分支所合成的干相结合，形成尾丛。并自此丛分出肛尾神经，穿骶结节韧带，分布于尾骨附近的皮肤。

4. 骶神经及尾神经的后支

骶神经由上向下逐渐变细。上 4 对骶神经的后支，经骶后孔穿出；而第 5 骶神经后支，在骶尾后韧带之间经骶管裂孔穿出。上 3 对骶神经的后支，其穿出之处被多裂肌覆盖，分为内、外侧支。

（1）外侧支　上 3 对骶神经后支的外侧支相互之间，并与最末腰神经后支的外侧支之间，在骶骨背面结合成袢。自此袢发支至骶结节韧带后面，又形成第 2 对神经袢，再分出 2~3 支皮支，称为臀内侧皮神经，穿臀大肌及深筋膜，达浅筋膜内，分布于自髂后上棘至尾骨尖端的臀部内侧皮肤。其浅层的分支可与腰神经后支交通。

（2）内侧支　内侧支细小，终于多裂肌。

第 4、5 骶神经的后支则无分支。其相互间，并与第 3 骶神经后支及尾神经相结合形成袢，并发出分支分布于尾骨部的皮肤。

尾神经的后支在骶管内与前支分开后，经骶管裂孔并穿过骶管下部的韧带外出。该神经的后支亦无分叉，与最末骶神经后支结合形成袢，并自袢发出分支分布于尾骨部的皮肤。

5. 腰交感神经干

腰部交感神经干位于腹膜后的腹膜外组织内，在脊柱的前外侧，沿腰大肌的内侧缘下行，亦有交感干被此肌内侧缘覆盖。腰部交感干的位置接近正中线，其上端经膈的内侧腰肋弓，与胸交感干相连；下端经髂总血管后侧入盆腔，与交感干的盆部相连结。腰动脉及静脉一般在其后面。右侧腰交感干沿下腔静脉外侧下降或部分被此静脉覆盖，左侧则在腹主动脉外侧。两侧交感干均与上述血管旁的淋巴管及淋巴结相接触。

腰神经节较小，形态不规则，呈卵圆形或扁平状，一般有 4 个。左、右两侧神经节的大小、数目以及交通支的大小常不对称。节间支较粗，常为 2~3 支者，左、右侧神经节之间还有横支相连结，此横支经过主动脉及下腔静脉的后侧。腰神经节分支有内脏支、血管支及灰交通支等。

（1）内脏支　一般有 4 支，自腰神经节或节间支发出。第 1 腰内脏神经为起自第 1 腰神经节的细支，一部分连结于腹腔丛或肠系膜间丛（即腹主动脉丛）的上部，另一部分连结于肾丛；第 2 腰内脏神经起自第 2 腰神经节或第 2、3 腰神经节，神经干较粗，连结于肠系膜间丛的下部；第 3 腰内脏神经以 2~3 小根起自第 2、3 腰神经节或节间支，经髂总血管的前面，连结上腹下丛的上部；第 4 腰内脏神经起自第 4 腰神经节，为腰内脏神经中的最小支，经髂总血管之后侧，连结上腹下丛的下部或腹下神经。

（2）血管支　各腰神经节均发支至腹主动脉丛，自此向下连于髂总动脉丛。还有自第3、4腰内脏神经发细支至髂总动脉，并包围动脉形成丛，延续于髂内、外动脉丛。髂外动脉丛还接受生殖股神经来的小支。此外，许多节后纤维，自腰神经节经灰交通支至腰神经，穿经股神经，随股神经分支分布。股动脉除近侧接受髂外丛的小支外，该动脉其余部分及其分支，尚接受股神经肌支、皮支及隐神经来的缩血管纤维。穿经闭孔神经的节后纤维分布至闭孔动脉，动脉的近侧部，接受闭孔神经后支、闭孔神经膝盖节支及隐神经来的小支；腘动脉的其余部分，接受胫神经及其关节支来的小支。

（3）交通支 各腰神经均具灰交通支，并且1支腰神经可具有2个灰交通支，或1支灰交通支分叉连结邻近的2支腰神经。有时可有1支腰神经接受多数灰交通支，最多者可达5条。节前纤维所形成的白交通支，只见于第1、2腰神经，有时第3、4腰神经也可存在。在腰部交通支内或在腰神经前根内常可见中间神经节。

此外，腰神经节还发出分支分布于椎骨及其韧带。

6. 盆骶尾部交感神经干

在盆部，交感神经干是由骶部和尾部相合而成，此部的交感神经干位于骶骨前侧，骶前孔的内侧。上与腰部连结，下端在尾骨前侧，左、右交感干会合，终于单一的尾神经节，又称奇神经节。

在骶部，交感神经干一般有4个神经节，尾部体积较小，只有1个尾神经节。神经节之间以节间支串联成干。两侧骶交感神经节之间也有横支相连。

骶部的交感神经节，称骶神经节，无白交通支，其节前纤维可经下3个胸神经和上2个腰神经的白交通支至交感干；在干内下行至骶神经节，交换神经元。各神经节均有灰交通支至骶、尾神经。

骶神经节有如下分支：

（1）内脏支

①自第1、2骶神经常发细支参加盆神经丛（即下腹下丛）或腹下神经。

②自连结2侧交感干的袢上发细支分布于尾骨球。

③少数有直接的小支，至骨盆入口处的输尿管及直肠的后面。

（2）血管支

①至骶中动脉，形成骶中动脉丛。

②第1、2骶神经节发出节后纤维，以小支间接地经下腹下丛及腹下神经的分支，或经骶丛的分支至髂内动脉。小部分是直接至髂内动脉。

③经臀上、下神经及阴部神经的交感纤维至其相伴行的动脉。

④经坐骨神经的交感纤维分布至腘动脉及其以下的下肢动脉。

支配下肢动脉的交感神经节前纤维，来自脊髓胸下部的3个节段及腰上部2或3个节段，经白交通支达胸下部及腰上部的交感干神经节换元；少数纤维沿交感干下行至骶部上2或3个神经节内换元。自胸下部及腰上部神经节换元的节后纤维，经股神经分布至股动脉及其分支。自骶上部2~3个神经节换元的节后纤维，大部分经灰交通支集中于第1骶神经，然后经坐骨神经及胫神经，分布于腘动脉及其以下的下肢动脉，胫后动脉近侧部，接受腘肌支分出的小支，而该动脉主要是接受胫神经及其股支来的小支。腓动脉接受胫神经及拇长屈肌支来的小支。胫前动脉近侧部接受来自腘肌支或胫骨后肌支的小支；而该动脉的主要神经支配，是来自腓深神经或其至胫骨前肌支的小支。足底动脉接受胫神经的分支，而此动脉的远侧部，接受足底内侧及外侧神经的小支。足背动脉接受腓深神经的小支。

第三章

脊柱生物力学

第一节 脊柱的生理和生物力学特点

人体脊柱是一个"稳定"的轴，脊柱被稳定在一个静态平衡的功能位置或被稳定在一个能发挥良好功能的动态平衡的功能位置。

一、脊柱生理特性

整个脊柱在生理状态下，成人长约 70cm，女性和老人稍短。从前面观呈一条直线，从侧面观则有 4 个曲度，分别是：颈前凸：$C_1 \sim T_2$；胸后凸：$T_3 \sim T_{12}$；腰前凸：$L_1 \sim L_5$；骶后凸：位于骶骨。根据尸体标本的测量结果，胸椎后凸的正常范围为 20°～40°，腰椎前凸的正常范围为 40°～60°。脊柱各段的曲度，大体上都有一定的范围。一般来说腰椎前凸程度女性较男性大，常用右手的人，上段脊柱轻微向右侧突，下段脊柱则轻微向左侧突，常用左手者则相反。老年人由于椎间盘脱水及退行性改变，使其脊柱的颈前凸及腰前凸逐渐消失，而使胸后凸逐渐加重，即成老年性驼背。脊柱与骨盆结合处成 45°～60°，脊柱承担的重力可经骨盆传到双下肢，如此可减轻脊髓的震荡。

二、脊柱生物力学

（一）脊柱的共轭现象

脊柱活动的另一特点是具有共轭现象，或者称为耦合现象。所谓共轭现象是指同时发生在同一轴向上的平移和旋转活动，或指沿一个方向完成旋转或平移活动的同时伴有沿此轴向的旋转或平移运动的现象。如脊柱发生侧屈的同时必然伴有脊柱的旋转。在脊柱生物力学中，通常将与外载荷方向相同的脊柱运动称为主运动，把其他方向的运动称为耦合运动。如当脊柱承受轴向旋转力偶时，脊柱的轴向旋转运动称为主运动，而伴随的前屈或后伸及侧弯运动称为耦合运动。耦合作用意义相当重要，意味着一个脊柱运动单位出现异常运动，可能其他邻近的运动单位也会出现异常运动。

脊柱的活动不仅仅是单方向的，而是多方向活动的耦合，不同方向移位运动之间、不同角度运动以及移位运动与角度运动之间均可出现耦合。

正常情况下，脊柱在各方向上的运功均有其固定的共轭运动。腰椎存在着多种共轭运动形式，其中最明显的一种是侧屈活动（Z 轴旋转）和屈伸活动（X 轴旋转）之间的共轭。另外还有侧屈活动与轴向旋转活动（Y轴旋转）之间的共轭、平移运动与轴向旋转之间的共轭两种形式，其中前者的共轭关系与颈椎和上胸椎相反，主要为棘突转向凹侧。

病理情况下，共轭运动的方式和运动量均可能发生改变。如脊柱侧凸的患者不仅表现为明显的脊柱侧凸畸形（X轴旋转），同时大多数还伴有轴向旋转畸形（Y轴旋转）。

（二）脊柱的瞬时旋转轴

脊柱相邻两椎体在平面运动的每一瞬间均有一旋转中心，即瞬时旋转中心。数个连续的瞬时旋转中心构成瞬心轨迹。通常采用瞬时旋转轴（instaneous axis of rotation，IAR）来表示瞬时旋转中心。我们可以用瞬时旋转轴的位置和旋转量来完整描述平面运动。当脊柱发生前屈时，其IAR位于椎体终板的中部，而每一种脊柱运动都有不同的IAR，每一种运动又是由平移和旋转组成，这些运动产生不同的IAR，且互相关联。

三、负重脊柱生物力学

人体脊柱在负重、运动中的生物力学可以用简单的杠杆原理去认识和研究。用公式表现出来就是：力×力臂＝重×重臂。在一般情况下，无论是直立奔跑、端坐或睡眠，脊柱总是受动力学负荷或静力学负荷的交替作用或两者相加。在背、抬、搬、扛等负重的情况下，脊柱所承受的负荷很大，尤其处在应力集中部位的腰骶部受力最大。例如，人在搬东西时，支点恰好落在第5腰椎间盘的后部，从这个支点到背部竖脊肌的距离为短杠杆，即力臂。上肢及躯干在身体前部构成一个较长的杠杆为重臂，两者的比例约为1∶15。由此知道竖脊肌收缩的拉力起码要大于所搬重物的15倍。以上是运用简单的杠杆原理来分析弯腰取物时受力情况，这种机械的运算只能粗略地说明问题，与实际情况并不一致。因为人在弯腰时，重臂、力臂都不像杠杆那样笔直，而是与地面呈一定夹角。脊柱在弯曲中可使重臂缩短，使竖脊肌的拉力及支点所承受的压力缩小。要想比较精确地知道竖脊肌的拉力及椎间盘所承受的压力各是多少，可以用三角函数的方法计算出来。

当人体站立位伸手臂持重时，物体距离躯干中轴线人愈远，愈会增加背肌所承受的力量，在物体重量不变的情况下，竖脊肌收缩力愈大，则背肌所承受的力较小，也就会减轻背肌的疲劳。若从地面举起重物，正确的姿势是屈膝屈髋，以伸膝用力，要避免背肌用力，不正确的姿势则是直膝弯腰，以背肌的收缩来提起重物，使背肌的负担明显加重。搬运重物时半屈双膝，使物体接近身体，则可减轻背肌的负担；反之，直膝弯腰搬运重物，物体重心离躯干轴线远，当然会加重背肌的负担。因此，合理的劳动姿势非常重要。

四、椎间盘生物力学特点

1. 受压特性

椎间盘的纤维环与终板成30°角，每层纤维环之间互成120°，故椎间盘可承受较大的压力而不破裂，但压力加大常常引起软骨板和椎体的破裂或骨折。尸体椎间盘试验表明：在椎体坍塌之前，椎间盘从未被压碎。值得注意的是，单独的压缩力不能造成椎间盘的不可逆损害，一个完整的椎间盘标本在实验中从未出现被压突出情况。实验证实，施加极大压缩载荷而使椎间盘产生永久性变形时，仍然不会出现髓核突出。在单纯的压缩载荷下，首先发生终板骨折，这时椎间盘内物质将进入椎体形成 Schmorl 结节。当椎体有骨质疏松时，在较小载荷下即可造成终板和软骨下骨的广泛塌陷。

2. 受扭转特性

实验证实，脊柱屈曲加旋转时受力是损伤椎间盘的主要原因。有学者发现，正常椎间盘扭转16°才会发生损伤，而退行性变的椎间盘扭转14.5°即可发生损伤。另有学者通过试验发现扭转可致纤维环中斜行纤维的破裂，但终板无骨折。纤维环容易遭受扭转损伤的原因为：纤维环两相邻纤维束相互交叉，扭转时只有一半纤维抵抗扭矩，而且当旋转中心位于椎间盘内时，外层纤维的剪应力大于内层纤维，故外层纤维可首先被拉断。

3. 受剪特性

实验证明，要有 $260N/mm^2$ 的平面剪力才能使椎间盘破裂，而在临床上极少见到如此大的剪力。

4. 疲劳的耐受

据测量，脊柱前屈位的轴心压力反复1000次，可引起椎间盘破裂。这说明它的疲劳耐受度是很小的。由于椎间盘的生物修复和再生能力很低，所以它的疲劳特性十分重要，但这方面的研究很少。有学者通过试验发现，在较小的轴向负载下，仅在200次前屈5°循环运动后椎间盘即可出现破坏，1000次循环后完全破坏，这说明至少在体外试验中椎间盘的疲劳性能很差。

5. 蠕变现象

椎间盘为黏弹性物质，具有蠕变现象。蠕变现象是指物体受载后，即使载荷不变，该受力体仍将随受载时间的延续而持续变形。载荷越大，变形越大，蠕变的速度也越快。试验发现，与退变椎间盘相比，正常椎间盘蠕变慢，达到最终变形时需要的时间长。这表明退变椎间盘的黏弹性丧失，其吸收震荡和将载荷均匀分布于整个终板的能力减弱。

6. 滞后现象

滞后现象为物体反复承载和卸载时能量丧失的一种现象。人们跳跃时，椎间盘即凭借其滞后作用而吸收震荡能量，而且载荷越大，滞后作用也越大，从而具有防止损伤的功能。滞后现象与施加的载荷、年龄及脊柱节段有关。年轻人椎间盘的滞后作用最大，老年人的椎间盘因变性而降低了对水的亲和能力，以致弹性降低，逐步丧失储存能量和分布应力的能力，抗载能力也因此减弱。

五、椎体及椎间关节生物力学

1. 椎体

一般来说，椎体的强度随年龄增长而降低，特别超过 40 岁以后可发生明显的降低。这是由于骨量随年龄增大而减少的缘故。Bell 等人确定了椎体强度与骨量之间的关系，椎体的骨组织减少 25% 时，其强度减弱 50%。这说明椎体骨量的减少可导致椎体强度的明显减弱。

在大多数生理情况下，压缩载荷主要由椎体承担，载荷从椎体上方的软骨终板通过椎体的皮质骨和松质骨传递到椎体下方的终板。椎体 2 种成分对压缩载荷的承受比例：40 岁以前时为皮质骨 45%，松质骨 55%；40 岁以后皮质骨承担 65%，松质骨 35%。这种强度的消长说明，随着年龄的改变，椎体的韧性在不断降低而脆性在不断增高。实验证明，椎体的松质骨可以承受很大的压缩载荷，松质骨在压缩载荷下破坏前的变形高达 9.5%，而皮质骨小于 2%。这说明椎体损伤首先发生皮质骨骨折，如载荷继续增大，才出现松质骨破坏。

在压缩载荷下，首先破坏的结构是终板。一般说来，下腰椎的强度较上腰椎大，然而年龄对此影响很大。小于 40 岁时，椎体能承受 8000N 的压缩载荷，40~60 岁时为该值的 55%，60 岁以后为该值的 45%。

2. 椎间关节

椎间关节又称为后关节或骨突关节，由相邻上位椎骨的下关节突与下位椎骨的上关节突的关节面构成。在一个完整的脊柱运动节段加载试验中，椎间关节大约承担 18% 的载荷。椎间关节有 4 个轴线的运动，即水平轴线的上下挤压或分离运动；横轴线的前屈后伸运动；矢状轴线的矢状侧弯运动及垂直轴线的旋转运动。由于脊柱各部位椎间关节面的朝向不同，因而各部脊柱具有不同的运动功能。其中胸椎关节面与水平面成 60° 角，与额状面成 20° 角，允许侧屈、旋转和少许屈伸运动。

对运动节段不同结构的抗扭转作用进行的比较研究发现，椎间盘和前、后纵韧带与两侧小关节及其关节囊韧带的抗扭转作用相等，各占 45%，剩余 10% 的抗扭强度由棘间韧带提供。

关节突除引导节段运动外，还承受压缩、拉伸、剪切、扭转等不同类型的负荷，其承受负荷的多少因脊柱的不同运动而变化。后伸时关节突的负荷最大，占总负荷的 30%（另外 70% 由椎间盘负荷）；前屈并旋转时关节突的负载也较大。

六、韧带肌肉及肋骨生物力学

1. 韧带

脊柱韧带的主要成分为胶原纤维和弹力纤维，呈单轴结构，承担脊柱的大部分张力载荷，可以有效地抵抗张力。韧带大多数纤维排列几乎平行，故其功能多较为专一，往往只承受一个方向的负荷。脊柱韧带的功能主要是为相邻脊椎提供恰当的生理活动，同时也可产生所谓"预应力"以维持脊柱的稳定。脊柱离体标本在牵拉负荷作用下仍保持一定的椎间盘内压，这种预应力在相当程度上来源于韧带的张力，以黄韧带最为突出。所有韧带均具有抗牵张力的作用，但在压缩力作用下疲劳很快。韧带强度与韧带的截面积密切相关。实验研究发现，韧带的疲劳曲线呈典型的三相改变。在初始相，施加轴向载荷就很容易牵拉韧带，此相是韧带的中性区，阻力很小就可以出现形变；接着随着载荷增大，韧带出现变形的阻力也增大，此相为弹性区；最后，在第三相，随着载荷增大，韧带迅速出现变形，此相发生临近破坏之前。另一点必须考虑韧带与骨的界面，界面部的破坏由这2种结构的相对强度决定。在严重骨质疏松患者，骨质破坏比韧带破坏更容易出现。

脊柱的韧带承担脊柱的大部分牵张载荷，它们的作用方式如橡皮筋，当载荷方向与纤维方向一致时，韧带承载能力最强。当脊柱运动节段承受不同的力和力矩时，相应的韧带被拉伸，并对运动节段起稳定作用。脊柱韧带有很多功能：①韧带的存在既允许两椎体间有充分的生理活动，又能保持一定姿势，并使维持姿势的能量消耗降至最低程度；②通过将脊柱运动限制在恰当的生理范围内以及吸收能量，对脊柱提供保护；③在高载荷、高速度加载外力作用下，通过限制位移、吸收能量来保护脊髓免受损伤。上述功能特别是能量吸收能力，随年龄的增长而减退。

一般认为，前纵韧带甚为坚强，与后纵韧带一起能够阻止脊柱过度后伸，但限制轴向旋转、侧屈的作用不明显。小关节囊韧带在抵抗扭转和侧屈时起作用。棘间韧带对控制节段运动的作用不明显，而棘上韧带具有制约屈曲活动的功能。研究发现，棘上韧带具有很高的抗破坏强度，此韧带在脊柱稳定性方面发挥重大的作用。横突间韧带在侧屈时承受最大应力。在所有脊柱韧带中，黄韧带在静息时的张力最大，单纯切除黄韧带不会引起脊柱不稳定，但动态运动条件下尤其是屈曲和后伸时，其确切的作用尚不清楚。有一点可以明确，脊柱不稳定会促进黄韧带的退变及骨化。

对脊柱的前纵韧带、后纵韧带、黄韧带、关节囊韧带及棘间韧带进行的破坏性试验显示，前纵韧带和小关节囊最强，棘间韧带和后纵韧带最弱。刚度最大的结构是后纵韧带，棘上韧带有最大的破坏前变形量，而前纵韧带和后纵韧带的破坏变形最小。

2. 肌肉

没有肌肉的脊柱为一极不稳定的结构，椎旁肌在维持脊柱直立姿势中起重要作用。在休息和活动时，没有完整的椎旁肌作用，脊柱动态的稳定性就无法保持。肌力是保持体位的必需条件。神经和肌肉的协同作用产生脊柱的活动。主动肌引发和进行活动，而拮抗肌控制和调节活动。

放松站立时，椎体后部肌肉的活动性很小，特别是颈、腰段。这时腹肌有轻度的活动，但不与背肌活动同时进行，腰大肌也有某些活动。支持躯体重量的脊柱在中立位具有内在的不稳性，躯体重心在水平面的移动，要求对侧有一有效的肌肉活动以维持平衡。

因此，躯体重心在前、后、侧方的移位分别需要有背肌、腹肌和腰大肌的活动来保持平衡。

脊柱前屈运动包括脊柱与骨盆两部分的运动，开始60°运动由腰椎运动节段完成，此后25°屈曲由髋关节提供。躯干由屈曲位伸展时，其顺序与上述相反，先是骨盆后倾，然后伸直脊柱。

腹肌和腰肌可使脊柱的屈曲开始启动，然后躯干上部的重量使屈曲进一步增加。随着屈曲亦即力矩的增加，竖脊肌的活动逐渐增强，以控制这种屈曲活动，而髋部肌肉可有效地控制骨盆前倾。脊柱完全屈曲时，竖脊肌不再发挥作用，被伸长而绷紧的脊柱后部韧带使向前的弯曲获得被动性平衡。

在后伸的开始和结束时，背肌显示有较强活动，而在中间阶段，背肌的活动很弱，而腹肌的活动随着后伸运动逐渐增加，以控制和调节后伸动作。但做极度或强制性后伸动作时，需要伸肌的活动。

脊柱侧屈时竖脊肌及腹肌都产生动力，并由对侧肌肉加以调节。在腰椎完成轴向旋转活动时，两侧的背肌和腹肌均产生活动，同侧和对侧肌肉产生协同作用。

3. 肋骨

肋骨框架主要具有3种生物力学功能：①肋椎关节及其周围韧带的存在，加强了脊柱对位移的抵抗能力和能量吸收能力；②使脊柱在前方和侧方免受直接打击；③明显增加惯性矩，使胸段脊柱对抗旋转的能力大大加强。

有研究证实，肋椎关节对胸段脊柱的稳定起重要作用。因此，临床如发现有肋椎关节破坏，应考虑脊柱是否还有承担正常生理载荷的能力。

七、脊髓生物力学

脊髓位于骨性椎管中，受到骨性椎管的保护，并受脊膜、齿状韧带、脑脊液及脊神经根等软组织支持和保护。脊髓借齿状韧带附于硬脊膜囊。脊柱完全屈曲时，脊髓、神经根及齿状韧带均处于生理性牵张状态。后者由于向下倾斜，所受张力分解为轴向和横向2个分力。轴向分力与脊髓所受张力相平衡，可减少脊髓被牵拉；两侧的横向分力则相互平衡，可保持脊髓位于椎管近中线处。硬膜外脂肪和脑脊液通过吸收能量和减少摩擦亦可对脊髓提供保护。齿状韧带、神经根及脑脊液等均具有最大限度防止脊髓与骨性椎管的碰撞和减震作用。

脊髓为一具有特殊力学特性的结构，其生物力学特性对其自身有重要的保护作用。脊髓无软脊膜包裹时，其特性犹如半流体性黏聚体。去除其周围的神经根、齿状韧带等各种结构，将脊髓悬吊起来，其长度可因其自身重量而延长10%。此时如使其进一步延长，可突然出现非弹性阻力。脊髓的载荷－位移曲线有2个明显的不同阶段：第1阶段，很小的拉伸力即可产生很大的位移，造成变化的力小于0.01N，脊髓折叠或展开，此阶段的极大伸缩性代表了脊髓的结构特性；第2阶段，相对较大的力只造成较小的位移，此时脊髓的展开或折叠已达极限，脊髓组织直接承受外力，在断裂前可维持 20 ~ 30N，此阶段代表了脊髓的组织特性。2 个阶段之间的转变为突变，脊髓受压时，开始很小的力即可形成明显的短缩变形，随后其弹性阻力渐增，直到塌陷。与脊髓受拉应力时的不同点在前、后 2 期之间无明显的突变。

脊柱在不同方向上活动时，椎管的长度和有效横截面积也随之改变。颈段椎管屈曲时伸长，前缘增加不多，后缘增加最多；而伸直时缩短，后缘缩短最多。脊柱前屈时，颈段椎管长度可增加约 28mm；中立位时，脊髓和脊膜有轻微张力。脊柱屈曲时延长变为扁平，其横切面稍微减少，脊髓变为紧张并前移；坐位或站位时，重力亦使脊髓前移。

脊髓的折叠与展开机制可满足脊柱从完全伸直到完全屈曲所需的 70% ~ 75% 的长度变化，其余的叫生理活动的极限部分，由脊髓本身的弹性形变来完成。脊髓在长度改变的同时，伴有横截面积的变化，横截面积于受压时增大而拉伸时减小。当脊髓由完全屈曲转为完全伸直时，其截面从接近圆形变为椭圆。屈曲头颈时可伴脊髓被牵拉延长，以 $C_3 ~ C_6$ 脊髓节段最明显。

第二节　颈椎生物力学

脊柱有 3 个基本的生物力学功能：①将头和躯干的重力及弯矩传递给骨盆，即承载功能；②保证了人体头、躯干和骨盆间充分的生理活动，即运动功能；③保护脊髓免遭外力损伤，即保护功能。椎体、椎间盘及前、后纵韧带主要提供脊柱的支持功能，以及吸收对脊柱的冲击能量；运动主要依靠椎间关节复合体来完成；躯干肌及韧带也提供脊柱的稳定性以及维持身体姿势。正常脊柱的功能必须依靠脊柱结构、稳定性、柔韧性之间的相互作用以及肌肉的强度和耐力。这些相互之间协调关系一旦受到破坏就会出现脊柱的疾患。

颈椎共 7 块，通过椎间盘和韧带连接在一起。从正面看，它是正直的、对称的；从侧方看，有一定的生理弧度，即颈曲向前。这种正常的生理弧度增加了颈椎的适应性及吸收冲击的能力，同时，也有利于维持椎间关节的强度及稳定性。

一、椎骨的生物力学特性

（一）椎体

椎体是脊柱的主要负载成分。早期的生物力学研究是对椎体抗压强度的测试。一般说来，椎体的抗压强度随着年龄的增长而降低，特别是在 40 岁以后，发生明显的降低。近年的研究表明，骨的矿物质含量与骨的强度有着极其密切的关系。更进一步的研究是将椎体分离成皮质骨壳、松质骨核及终板来测试。

1. 皮质骨壳

有实验证明，完整椎体的强度随着年龄的增加而减低，从 20 ~ 40 岁，椎体强度的降低率很高，40 岁以后，强度改变不大。在 40 岁以前，皮质骨壳承载 45%，而松质骨核承载 55%；40 岁以后，皮质骨壳承载 65%，而松质骨核承载 35%。这可说明，随着年龄的改变，椎体的韧性在不断降低而脆性在不断增高。这可能是老年人骨质疏松，椎体容易发生压缩骨折的主要原因。

2. 松质骨核

在对椎体松质骨强度测试中，其载荷变形曲线显示了 3 种破坏形式：Ⅰ型显示最大载荷以后强度降低，占 13%；Ⅱ型在最大载荷以后可以维持其强度，占 49%；Ⅲ型在断裂点以后强度升高，占 38%。又有实验证明，椎体的松质骨核可以承受很大的压缩载荷，在断裂前其变形率可高达 9.5%，而相应的皮质骨壳的变形还不足 2%。从而说明椎体损伤首先发生皮质骨断裂，而不是松质骨的显微骨折。

3. 终板

终板在脊柱的正常生理活动中承受着很大的压力。当椎体因压缩而破坏时，首先破坏的结构是终板。其骨折形式有 3 种：中心型、周围型及全骨板骨折型。

一般情况下，椎间盘最易出现中心型骨折，压缩载荷使髓核产生液压力，该压力使纤维环的外层纤维拉伸并使终板中心承受压缩载荷，因应力与弯矩成正比，终板中心的弯矩最大，所以最可能首先骨折；当椎间盘退变时，髓核不能产生足够的液压，压缩载荷大部分传递到下一椎体的周围，以致终板四周骨折，而中心变形很小；载荷极高时，常导致整个终板骨折。终板及其附近骨松质的骨折可影响其本身的通透性，从而破坏椎间盘髓核的营养供给，即使骨折愈合后通透性亦仍然受到妨碍，从而导致椎间盘的退变。

（二）椎弓

到目前为止，对有关椎弓生物力学特性的研究不多。有实验表明，椎弓大部分断裂发生在椎弓根和椎弓峡部。采用三维有限元方法分析亦证实这 2 个部位均为应力集中区域。椎弓根的强度与性别及椎间盘的蜕变与否关系不大，但随着年龄的增长而减退。

（三）关节突

下颈椎的小关节面与冠状面平行，与水平面呈 45°，允许颈椎发生前屈、后伸、侧弯和旋转运动。关节突除引导节段运动外，还承受压缩、拉伸、剪切、扭转等不同类型的负荷，其承受负荷的多少因脊柱的不同运动而变化。后伸时关节突的负荷最大，前屈并旋转时关节突的负载亦较大。

在一个完整的脊柱运动节段加载试验中，关节突关节大约承担 18% 的载荷。在脊柱从后伸到前屈的全过程中，关节突关节承担的载荷从 33% 下降到 0。在极度前屈时，关节突不承担载荷，但关节囊韧带受拉。在扭转试验中发现，椎间盘、前后纵韧带与关节突关节囊、韧带各承担 45% 的扭转载荷，余下的 10% 则由椎间韧带承担。

二、颈部的运动学

生物力学和运动学是在脊柱研究中经常应用的名词。运动学是指对脊柱在没有承担外部载荷的情况下运动的研究；生物力学是指对载荷与生物系统的机械反应之间关系的研究。标准的术语和传统的检测系统对于准确地定义脊柱的运动学和生物力学是必要的。

脊柱有角度运动和线性运动 2 种不同特点的运动形式，即旋转和平移。这 2 种运动形式对于理解脊柱的正常和病理行为非常重要。每种运动通过笛卡尔三维座标系统中相互关联的 X、Y 和 Z 轴加以描述（图 3-1）。临床上，把绕 X 轴的旋转叫做屈伸运动，绕 Y 轴的旋转叫做轴向旋转，绕 Z 轴的旋转叫做侧屈，而多数的平移运动称半脱位。脊柱各种形式的运动是相互关联的。

（一）颈部生物力学柔韧性实验

在尸体标本上进行的柔韧性实验所获得的数据，能综合反映不同运动节段间骨关节和韧带连接共同的生物

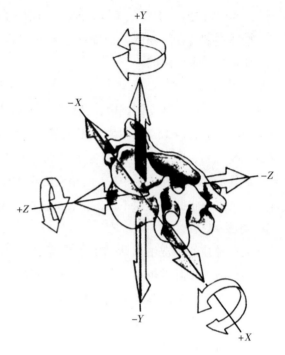

图 3-1　脊柱运动的迪卡尔三维坐标系统
X 轴为横轴，Z 轴为前后轴，Y 轴为纵轴；
箭头表示椎体可在 6 个方向自由运动

力学性能。实验一般应用 2 个或 2 个以上青壮年的尸体脊柱标本，通过 X 线透视和人体解剖排除病理性改变。除去标本上所有的肌肉组织，保留完整的韧带、关节囊和骨组织，密封后，40℃低温冰箱保存。实验前将标本逐级解冻，在节段脊柱标本上施加扭转力、线性力或复合载荷，测量脊柱的运动情况。在同一个柔韧性实验中，可以同时测量 1 个或几个运动节段。相邻的 2 个椎体称为一个运动节段。每个关节的测量值反映上位椎体相对于相邻的下位椎体的运动情况。通过载荷-形变反应来分析柔度、刚度、运动范围（range of motion，ROM）、旋转、平移、中性区（neutral zone，NZ）、弹性区（elastic zone，EZ）和旋转轴等参数。这些生物力学参数值在每一个椎体水平不同，各有特点，几个参数综合分析可以判断脊柱的稳定性。

（二）颈部的载荷变形反应

载荷-变形曲线能描述颈部独特运动行为，这些曲线描述了施加载荷与角度位移和线性平移的关系，定性地表现颈部关节独特的生物力学性质。从这些曲线中可以提取出许多参数进行定性和定量分析。从载荷-变形曲线中可以测量柔度、刚度、运动范围、中性区和弹性区等重要的参数。

柔度和刚度系数在弹性区内测量，将生理运动范围分为中性区和弹性区。这些单独的指数比运动范围更能敏感地衡量损伤和稳定。病理状况对弹性区和中性区的影响不同，但运动范围可以不变，它们对理解脊柱的稳定性很重要。

（1）柔度 是指单位载荷下的形变量，是对标本固有"松弛性"的检测，可以从载荷－变形曲线倾斜度的倒数计算出。标本的柔度在整个运动范围内并不是不变的，柔度从载荷－变形曲线的相对陡峭的线性部分（或弹性区）测量出。

（2）刚度 与柔度相对，它是标本对单位位移增量的抵抗力。

（3）运动范围 是指运动的中立位或休息位与生理运动极限位之间的位移。脊柱维持某空间位置时，关节承受最小的压力和需要最小的肌张力，称该位置为中立位。中立位或休息位位于双侧中性区的中点。

（4）中性区 是运动范围中韧带处于松弛状态和较小的外力产生较大的椎体位移的位置，在载荷－变形曲线上是指载荷接近于零的部分。

（5）弹性区 是载荷－变形曲线中运动范围边缘的陡峭部分。这时韧带被拉长，刚度增加，产生对进一步运动的抵抗力。

（三）颈部的运动特点

颈部具有三维空间内 6 个自由度的运动，即沿横轴（ X 轴）的前屈和后伸；纵轴（ Y 轴）的顺、逆时针旋转；矢状轴（ Z 轴）的左、右侧屈（图 3－1）。颈部不同水平的运动特点取决于椎体和颅底的几何形状、关节面的形状和韧带的排列。

1. 颈部的耦合运动

耦合运动是指继发于主运动并与主运动同时发生的次要运动。例如，寰椎在轴向旋转（主运动）时伴有明显的沿 Y 轴的耦合位移运动（次要运动），即寰椎在绕枢椎作轴向旋转时，寰椎前部发生了平移，而颈椎在旋转运动时伴有侧屈耦合运动。继发的耦合运动通常小于主运动，但有时相当大。耦合运动形式可以在每一个运动节段测量。可用来区分脊柱的稳定与否。耦合运动可以用寰枢和寰枕关节的运动形式来描述。耦合运动的方向通常与主运动的方向相反，例如寰椎向左侧的轴向旋转伴随向右的耦合侧屈运动。颈部不同的姿势影响其耦合运动时旋转的方向。例如，当颈椎处于中立或伸展位时，寰椎的左侧屈运动伴有向右的旋转耦合运动；而当颈椎处于屈曲位时，寰椎的左侧屈运动却伴有向左的旋转耦合运动。

2. 颈部的旋转轴

颈部的旋转轴包括瞬时旋转轴和运动螺旋轴。

（1）瞬时旋转轴 即椎体在一个特定时刻旋转时，在一个平面所围绕旋转的点。可用来区分正常的与损伤的、不稳定的脊柱，是反映脊柱运动行为的一个重要参数。瞬时旋转轴可以在脊柱的柔韧性检测中测量，仅仅在单一平面旋转时使用该名词。

（2）螺旋运动瞬时轴 是椎体在一个特定时间和空间旋转时围绕的轴或线，而不是在一个平面的一个点，为瞬时旋转轴的三维空间类似物。螺旋运动瞬时轴存在 6 个方向的自由度，如果椎体围绕此轴旋转的同时也沿此轴滑动，螺旋运动瞬时轴则能更形象地反映椎体的运动。椎体从空间的一个位置运动到另一个位置时，可通过详细描述螺旋运动瞬时轴的方向、旋转角度和沿着该轴移动的距离来具体描述。

瞬时旋转轴代表瞬时运动螺旋轴在某一平面的交叉点。脊柱旋转运动的许多个瞬间的瞬时旋转轴的点或螺旋运动瞬时轴的线的集合，能够帮助评价脊柱的稳定。如果脊柱关节的运动是没有滑动的纯旋转运动，则所有瞬间轨迹的瞬时轴应当是一致的；如果在旋转的同时伴有滑动，这些点或线的分布范围就扩大了；如果螺旋运动瞬时轴的线的方向平行，则脊柱的运动是纯粹的旋转；如果螺旋运动瞬时轴的线的方向发生了相当大的变化，则关节是不稳定的。

3. 寰枕关节的运动特点

寰枕关节和寰枢关节均没有椎间盘。寰枕关节由枕髁与寰椎的上关节凹构成。球窝状的寰枕关节相比颈椎的其他水平，具有较大的屈伸活动，而它在轴向旋转和侧屈运动具有很大的刚性。

寰枕关节的弓形解剖形状决定寰枕关节只能作屈伸运动而不能作旋转运动。此关节的屈曲运动受寰椎前弓和齿突尖骨性结构接触的限制，而伸展运动则受覆膜的制约。寰枕关节的稳定性很大程度上是由其关节面形状提供的，而其关节囊的力学性能也是维持该关节稳定的因素。其关节面形状和关节囊的弹性随发育而逐渐变化：儿童时期，寰枕关节面呈水平位，关节囊的弹性大，则儿童寰枕关节不稳定。随着年龄的增长，寰枕关节面逐渐发育成接近垂直位，其关节囊逐渐失去弹性，故成人的寰枕关节逐渐趋向稳定。此外，翼状韧带和齿突尖韧带是稳定寰枕关节的重要结构，这些韧带甚为坚强，可以防止寰椎和枕骨在枢椎上的移位。

4. 寰枢关节的运动特点

寰枢关节的运动由 2 组关节控制，为寰枢外侧关节和寰枢正中关节。寰枢外侧关节近似平面关节，关节面相对水平面有 20° 的外倾；寰枢正中关节，属车轴关节，这种结构特点允许寰枢关节可以在较大的范围内以齿突为轴心作轴位旋转运动，寰枢关节的稳定性主要由中间以齿突为中心的车轴关节提供。该关节是整个脊柱中旋转范围最大的节段，占整个颈椎旋转运动范围的一半以上，双侧的旋转运动范围可达 80° 或更大。寰枢关节两侧块的关节面为两面凸形，其关节囊较松弛，因此，此关节的活动范围大，侧块关节及其关节囊对稳定性的影响较小。寰枢关节和寰枕关节的侧屈运动比下颈椎部分要小，均为 8° 左右。

第三节　腰骶部生物力学

一、腰椎的运动学

腰骶部的生物力学主要涉及到腰椎和椎间盘，临床上发生最多的也就是这些部位的退行性病变。根据结构与功能相适应的原则，要求动作灵活，活动范围大的结构必须轻巧、灵便；而负重量大的结构必须稳定、牢固。而人体 $L_4 \sim L_5$ 承担了全身体重的 80% 左右，对于直立行走的人类来说，腰椎除了稳定、牢固的同时，也必须能够灵活的适应人的各种活动。

人体脊柱的活动非常复杂，与颈椎、胸椎不同的是，腰椎需要承受很大的载荷，因此腰椎的稳定性就显得非常重要。除此之外，腰椎还具有屈伸、扭转侧弯等多方面的运动功能。人体腰椎和骨盆的运动构成了躯干的活动。

脊柱的运动学特性主要取决于其关节表面的几何形状和关节间软组织的力学性能。脊柱的活动靠主动肌与拮抗肌的共同作用而产生，而单个活动节段的活动范围并不是很大，正是由于脊柱是由很多个活动阶段组成，所以整体而言其活动幅度就加大了。

脊柱的阶段运动幅度称为脊柱运动范围。在脊柱生物力学中，将运动范围划分为2个区：中性区和弹性区。其中，中性区代表前屈和后伸，左侧弯和右侧弯；弹性区则表示从零载荷至最大载荷的脊柱运动范围。

根据 White 和 Panjabi（1978 年）的研究，脊柱的屈伸活动范围在上胸段为 4°，中胸段为 12°；而腰椎屈伸活动范围自上而下呈进行性增大，至腰骶段可达 20°。侧屈活动范围以下胸段最大，达 8°~9°，而腰骶段仅有 3°，上胸段和其他腰段则均为 6°。轴向旋转范围以上胸段最大，达 9°，向下逐渐减小，至下腰段由于脊柱活动的复杂性，临床上难以测定单个活动节段的活动范围，数值很小仅为 2°，但在腰骶段又增至 5°。

腰椎活动节段的屈伸活动范围从上至下逐渐增大，而侧弯范围除腰骶关节大致相等外，轴向旋转范围又以腰骶关节为最大，但总的来看明显小于屈伸和侧弯，这主要是由关节突的关节面方向所决定的。腰椎关节突关节的关节面与横截面几乎成 90°角，与冠状面成 45°角（图 3 - 2）。此种排列方式使腰椎几乎不能轴向旋转，而只能作屈伸和侧弯活动。

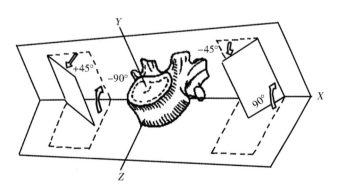

图 3 - 2　腰椎关节图关节面的方向示意图

在脊柱的运动分析中，一般将椎骨视为不变形体，亦称刚体，将椎间盘、韧带看成是可以伸缩的可变形体。脊柱节阶段运动就是相邻上下两椎骨间的相对运动，属于三维运动，一共有 6 个自由运动度，需要用 6 个独立变量来描述，其中 X 轴为冠状轴，沿此轴出现前屈后伸和左右侧向平移；Y 轴为纵轴，沿此轴出现纵向压缩、轴向牵张和顺、逆时针旋转；Z 轴为矢状轴，沿此轴出现左右侧屈及前后平移，此 3 轴相互垂直。

早在 1930 年，Calve 和 Galland 提出腰椎屈伸运动时，其 IAR 位于椎间盘的中心；也有人认为作前屈活动时，IAR 位于椎间盘的前部区域。还有一些研究者认为，腰椎作屈伸活动时，其 IAR 虽然有时位于椎间盘内，但大多数情况下位于椎间盘之外。是目前多数学者认同的 IAR 位置（图 3 - 3）。当腰椎左侧屈时，IAR 位于椎间盘右侧；而右侧屈时，IAR 位于椎间盘左侧；轴向旋转的 IAR 位于后部髓核和纤维环区域。IAR 的位移形式与椎盘退变之间无明显关系。

目前，对于腰椎 IAR 位置的研究已经日益引起了国内外学者的重视，是因为如果能找到腰椎正常与异常 IAR 的不同，那么就能研究解释腰椎疼痛和形态学变化的起因，并使 IAR 定位成为一种疾病诊断和临床研究的有效方法。例如，正常椎间盘在矢状面和冠状面上的 IAR 都分布在一个相对集中的区域内。然而，当椎间盘发生退变时，IAR 的分布呈明显的离散趋势，这样就可能通过 IAR 的异常轨迹

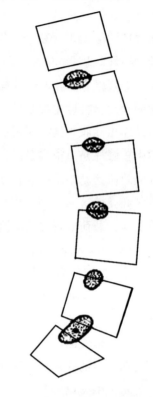

图 3 - 3　正常腰椎瞬时旋转轴位置示意图

来对椎间盘退变和其他疾病做出诊断。但只有在活体测量技术达到一定精确度和具有可重复性之后，才能使其成为一种可用于临床的诊断技术。Seligman（1984 年）在实验中采用电子计算机计数技术来测定 IAR，使准确度大大提高，并指出 IAR 轨迹的改变是退变性腰椎间盘病变的早期特征之一，同时还发现腰椎后部结构被破坏后 IAR 向前方移动。

二、腰椎的运动力学

腰椎的运动力学包括静力学和动力学两方面的内容。腰椎的静力学主要是对平衡状态下的腰椎载荷和不同体位时腰椎载荷的静力学分析；而动力学则主要分析运动过程中作用于腰椎的载荷。

由肌肉的活动、韧带及自身的体重所提供的内在张力以及外部载荷产生了整个脊柱的载荷。一方面，韧带、椎间盘及椎骨将所承受的载荷传向临近部位，并通过变形将能量储存；另一方面，在保持身体平衡的同时，通过肌肉的收缩也给脊柱施加了一定量的载荷。腰椎是脊柱的主要承载部位，并且是疼痛的好发区。

（一）腰椎的静力学

腰椎的静力学主要涉及平衡状态下的载荷以及不同体位时受到的影响。

1. 腰椎的生理曲度

脊柱处于静力状态时呈现出生理弯曲，表现在：胚胎和婴幼儿脊柱的生理曲度为后凸；直至出生后 13 个月，腰椎后凸消失；到 3 岁以后腰椎又形成继发前凸；8 岁时腰椎前凸已比较明显；10 岁时则与成人的曲度基本相同，此时原脊椎的原发后凸仅在胸椎和骶尾椎保存，以平衡脊柱的生理前凸。自此人体的生理曲度由侧面观表现为 4 个曲度，即颈椎前凸、腰椎前凸和胸椎、骶尾椎后凸。根据尸体标本的测量结果，腰椎生理前凸在未受到承载时平均曲度为 40°左右。活体测量时还发现充分前屈可使曲度降为 0°，而充分后伸腰椎可使曲度达到 80°。

脊柱曲度的生物力学意义在于增加脊柱抵抗纵向压缩载荷的能力，这一抵抗能力与脊柱曲度值的平方成正相关，可表示为 $R = N^2 + 1$。其中 R 为有曲度脊柱的抵抗能力，N 为脊柱的曲度。当脊柱曲度 $N = 0$ 时，$R = 1$；$N = 1$ 时，$R = 2$；$N = 2$ 时，$R = 5$；$N = 3$ 时，$R = 10$。

人体的腰椎曲度为第 3 个曲度，即 $N = 3$，据此计算可推算出腰椎所能承受的压缩载荷为腰椎平面以上体重的 10 倍。

脊柱的曲度还可用 Delmas 指数表示，Delmas 指数 = 脊柱高度/脊柱长度 × 100。正常 Delmas 指数为 94，称动力型脊柱；当脊柱曲度小时，Delmas 指数大于 96，称静力型脊柱。

2. 站立的不同姿势及维持因素

据研究，去肌肉的尸体脊柱在所承受的轴向压缩载荷超过 20N 时就会发生弯曲。位于腰椎后方的肌肉有竖脊肌、棘间肌、横突间肌等，前方主要有腹外斜肌、腹内斜肌、腹横肌和腹直肌等。这些肌肉为人体的站立提供了外源性支持。

人体直立时腰部的肌肉活动较弱，仅腹部肌肉有轻微活动，躯干的重力线通常在第 4 腰椎的腹侧通过。这说明重力线通常位于脊柱所有活动节段 X 轴的腹侧，从而使活动节段获得向前的弯矩。然而站立并不意味着绝对静止，重力线的任何移位都将产生弯矩，因而需要肌肉的间歇活动来维持。

骨盆的倾斜度改变也影响腰椎前凸的程度，从而影响肌肉的活动。当骨盆前倾增大时腰椎前凸加大；反之，骨盆后倾时腰椎前凸减小。随着骨盆的倾斜度的增大可使背肌活动增加，而骨盆倾斜度的减小可使背肌活动减弱。

3. 不同姿势时腰椎载荷具有十分明显的影响

当放松直立时，L_3 平面承载约为该平面以上体重的 1.7 倍，有人测得 $L_3 \sim L_4$ 椎间盘内压高达总体重的 60%；而当身体前屈时，由于向前弯矩的增加，使腰椎承载也随之增大。当人保持背端坐姿势而无靠背时，腰椎承载将超过放松直立时；有靠背坐时，腰椎承载则比无靠背时减低，这主要是由于靠背承受了一部分身体上部的重量。当人体仰卧时腰椎承载最小，这时体重所产生的载荷几乎消失，但肌肉仍能产生一些载荷；如行重力牵引又可进一步减轻载荷。当伸膝仰卧位，腰肌的紧张牵拉可对腰椎施加一定的压缩载荷；当垫高下肢以维持膝髋关节屈曲位时，腰肌松弛，载荷减轻。施加牵引可进一步减轻载荷，与下肢伸直腰肌紧张的情况下进行牵引相比，屈髋、屈膝位牵引力更能均匀有效地分布于整个腰椎。

在习惯于蹲坐的人群中，腰椎间盘的退变非常少见。关节突关节在直立时承受了大部分剪切载荷，当椎间盘发生退变后关节突关节的承载作用就更加明显。腰椎前屈可使关节突关节承受压缩载荷减小，甚至不承受压缩载荷而只承受剪切载荷，使其退变过程得以延缓。纤维环后部最容易发生退变和损伤，腰椎前屈可使纤维环后部的应力减小，纤维环前部虽然在腰椎前屈时应力达到最大，但由于这一部分较厚且刚度较大，发生椎间盘内压也随腰椎前屈而增加了 0.5 倍，但是尚不至于造成损伤。

腰椎间盘是人体中最大的无血管结构，其营养供给来自椎体的血管通过软骨终板的渗透和纤维环周围的血管。随脊柱受载增加，髓核内的液体通过软骨终板被排出，而受载减小时液体被吸入髓核。

腰椎前屈时可将髓核内更多的水分排出，从而加强液体的变换，同时液体更容易向纤维环的后部弥散，因而有利于营养的供给。

（二）腰椎的动力学

腰椎的动力学主要涉及运动过程中作用于腰椎的载荷。无论是慢步还是较大强度的体力劳动，几乎所有的身体活动都会增加腰椎的载荷。在慢步行走或随意转体时可中度增加载荷。而在作一些训练活动时则可较明显地增加载荷。Cappozzo（1984 年）发现，以不同速度行走时，$L_3 \sim L_4$ 活动节段所承受的压缩载荷可达到体重的 0.2～2.5 倍。当脚离地的一刹那，载荷可达到最大，并与行走速度呈正相关。

1. 提物和携物是外界对脊柱施加载荷的最常见方式

完成这些动作时影响腰椎载荷大小的因素主要有：①物体至腰椎运动中心的距离，即重物力臂的长度；②身体上部重量的力臂长度；③物体的重量。减小腰椎载荷的最有效方法就是将所要提起的物体尽量靠近身体，这样可使物体与体重的力臂尽量缩短。

当身体前屈提物时，不仅物体重量所产生的力而且身体上部所产生的力均会在椎间盘上形成弯矩，进而导致腰椎载荷增大，这一向前的弯矩比直立时的弯矩要大。但有人认为腰椎的曲度的改变主要影响载荷的分布，而对载荷的大小并无明显影响。如果提物时载荷较大，由于纤维环前部的非线性特点，其刚度将明显提高，从而防止了因椎间盘内压过高所致较薄弱的软骨终板发生骨折，所以腰椎前屈反而使提物，尤其是反复提物活动的安全范围增大。

如前所述，采用作图法可以计算出提物时作用于腰椎某一点的载荷，但计算出的数值往往不够准确。按照计算结果，运动员举重时腰椎的载荷显然已超出椎体的骨折临界范围，因此人体中必定存在某些能够使腰椎载荷减轻的因素。一些作者根据腹内压的测量提出腹内支持作用可减轻腰椎载荷，特别是因竖脊肌收缩而产生的载荷。

2. 腰背肌及腹肌锻炼对腰椎载荷的影响

脊柱的运动是由多个肌群协同控制的。腰背肌、腹肌乃至下肢肌等都可影响腰椎的负荷与运动。因此，锻炼对腰椎载荷的影响是引人注目的动力学课题。此时腰椎载荷可达到很高，这样如何能使训练有效，同时又避免因腰椎载荷过大而导致损伤就显得非常重要。

在俯卧位时背部弯成弓形的大小增强竖脊肌的活动，但当脊柱处于各种极端位置时，其载荷对于脊柱结构所产生的应力要大于在中央处加载时。因此，应当避免这种过伸位。在作加强竖脊肌的训练时，最好是使椎体在最初就得保持较为平衡的位置。

双侧直腿抬高通常用于腹肌的训练，但这种方法常常使腰肌的椎体部分活动加强而将腰椎拉向前凸，腹肌则较少得到活动。做仰卧起坐训练时，将髋、膝屈曲以限制腰肌活动虽能有效地活动腹肌，但也大大增加了对腰椎间盘的压力。正确的方法应是：作卷体动作时仅头与肩抬起而腰部不活动，此时腰椎的载荷要低于完全坐起时。如将两臂上举过头或两手抱于颈后则产生的力矩较大，这是因为身体上部的重心离开活动中心更远的缘故。

三、椎间盘的生物力学

在压缩载荷作用下所得到的椎间盘的载荷－变形曲线呈"S"形，表明椎间盘在低载荷时主要提供脊柱的柔韧性，并随负荷的增加使其刚度增大；在高载荷时则提供脊柱的稳定性。研究表明，即使给予很高的压缩载荷也仅会造成椎间盘的永久变形，而不会造成纤维环的破裂和髓核突出，甚至在椎间盘后外侧作一纵行切口，也不会发生椎间盘的突出。在椎间盘承受载荷时，纤维环向前膨出最为明显，同等载荷条件下，退变的椎间盘纤维环膨出程度大于正常的椎间盘膨出程度。当加大压缩负荷直至超过限度，最先发生破坏的始终是椎体，而与椎间盘正常与否无关。这说明椎间盘突出，是由几种载荷类型综合作用的结果，而非单纯压缩载荷造成的。

腰椎的形变随载荷不同而有所变化，其屈伸运动范围从上至下是逐渐增加的，其中 $L_5 \sim S_1$ 节段屈伸运动最大。有学者研究发现，椎间盘在压力载荷下的形变大多发生于前方，而在前屈状态下，椎间盘内的髓核向后发生位移。除 $L_5 \sim S_1$ 节段的侧弯运动和轴向旋转运动较小以外，腰椎节段的侧弯运动和轴向旋转运动是相近的。$L_4 \sim L_5$ 和 $L_5 \sim S_1$ 节段承受的载荷最大，运动的幅度也最大。因此，临床上腰椎间盘突出大多发生在下段腰椎（$L_4 \sim L_5$ 和 $L_5 \sim S_1$）的位置。这与其独特的生物力学机制密切的相关。

屈曲或后伸活动时出现前后方向上的位移是构成腰椎运动的一个重要组成部分，常用于确定腰椎不稳。Pearcy 根据立体影像学的研究，认为腰椎正常的前向平移为 2mm。Posner 根据体外研究，建议把 2.8mm 作为正常前向平移的上限。在所有节段，后伸时平均后向平移为 1mm。Pearcy 观察到屈伸运动时耦合 2° 的轴向旋转运动和 3° 的侧弯运动，尤其是侧弯运动与屈伸运动的耦合更为显著。另外，侧弯运动伴有轴向旋转运动，且棘突移向同侧，这与颈椎、上位胸椎的棘突移向是相反的。

骨松质在被破坏前可压缩 9.5%，而骨皮质仅有 2%，这说明骨皮质在压缩负荷作用下更容易发生骨折。因此，在压缩载荷下，骨皮质首先骨折。如载荷继续增大，才出现骨松质破坏。

骨髓的存在有助于增加骨松质的抗压强度和吸收能量的能力，在较高的动力性载荷下，这种作用更有意义。骨松质能量吸收的机制是骨小梁间隙减小。因此，椎体内骨松质的功能不仅是与骨皮质外壳一起分担载荷，而且在高速加载时，是抵抗动力性载荷的主要因素。有研究表明，上腰椎的静、动态强度分别为 6.7kN 和 10.8kN，下腰椎的静、动态强度分别为 9.2kN 和 12.8kN，说明上、下腰椎椎体的强度有显著差异，椎体的动态强度高于静态强度。

在压缩载荷下，首先破坏的结构是终板。在静止状态下，在 40 岁以前，腰椎椎体可承受大约 800kg 的压缩应力，40 ~ 60 岁时降低至 55%，60 岁以后则进一步降低到 45%。当椎体因压缩而破坏时，终板总是首当其冲，其骨折形式可分为 3 种类型：中央型骨折、边缘型骨折和全终板骨折。正常情况下椎间盘最易出现中央型骨折，压缩载荷使髓核产生液压力，该压力使纤维环的外层纤维拉伸并使终板中心承受压缩载荷，因应力与弯矩成正比，终板中心的弯矩最大，所以最可能首先骨折。载荷极高时导致整个终板骨折。终板及其附近骨松质的骨折可影响其本身的通透性，从而破坏椎间盘髓核的营养供给，即使骨折愈合后通透性亦仍然受到妨碍，从而导致椎间盘的退变。而这一薄弱区域也可能被髓核穿过向椎体内凸入，形成所谓 Schmorl 结节。当椎间盘退变时，髓核不能产生足够的液压，压缩载荷大部分传递到下一椎体的周围，以致终板四周骨折，而中心变形很小。

弯曲载荷对椎间盘有着明显的影响。腰椎的节段运动可以使椎间盘的部分承受拉伸载荷。例如当脊柱弯曲时，脊柱的一侧承受拉伸，另一侧承受压缩。因此，弯曲载荷在椎间盘产生拉伸和压缩应力，各作用于椎间盘的一半。Roaf（1960 年）观察到纤维环的膨出多半发生在脊柱弯曲的凸侧，前屈时向前膨出，后伸时向后膨出。研究表明，椎间盘的拉伸刚度小于压缩刚度，椎间盘的损伤亦不是单纯压缩载荷可以造成的，而是由弯曲载荷、扭转载荷等多种载荷综合作用的结果。

1973 年，Farfan 等人提出扭转负荷是造成椎间盘损伤的主要原因之一。其研究发现，损害发生的扭转角在 14.5° ~ 16°。扭转是引起椎间盘损伤诸负荷中的最主要类型，扭转载荷在椎间盘的水平面和竖直面上产生剪切应力，其应力大小与距旋转轴的距离成正比。

在椎骨 - 椎间盘 - 椎骨的轴向扭转试验中发现，通过对扭转载荷与扭转角度的记录，绘制出载荷 - 角度曲线，呈明显的"S"形，并可将曲线划分为 3 个节段：初始节段的扭角范围为 0° ~ 3°，只需很小的扭矩即可产生，此时发生的损伤称为椎间盘的微损伤；在随后的 3° ~ 12°扭角范围内，其扭矩与扭角存在着线性关系；扭转 20°左右时，扭矩达到最大，椎骨 - 椎间盘 - 椎骨试件破坏。一般而言，较大的椎间盘能够承受较大的扭矩，圆形的椎间盘要比椭圆形的承受强度要高。

椎间盘纤维环的组织解剖学特点决定了纤维环对抗扭转负荷的能力较弱，纤维环层间纤维相互交叉，其内外层纤维与椎间盘水平面约成30°夹角。因此，当椎间盘承受扭转载荷时仅有其中一部分纤维；程度要比承受压缩载荷与拉伸载荷低得多。同样，外层纤维所受扭力要大于内层纤维，因而也就更容易发生断裂。有研究表明，当施加的扭矩增加到10~30N/m，相当于对压紧的关节突关节施加250~500N的力时，损伤就会发生。正常腰椎节段最大扭矩为80.3N/m，而单纯腰椎间盘的最大扭矩为45.1N/m，破坏形式为椎间盘破裂、椎体和关节突骨折。研究还发现，正常椎间盘的破坏扭矩要比退变椎间盘的大25%。

椎间盘在受到扭转负荷时，其外围部分产生相应的剪应力，并且剪应力的大小是从中央向外围逐渐增加的。所以，据此分析椎间盘的外围部分所产生的剪应力是最高的。当力沿水平方向作用于脊柱功能单位时，脊柱节段承受剪力，椎间盘内剪切应力也为水平方向。Warkolf（1976年）对腰椎间盘的水平剪切刚度做了测定，测得其水平剪切刚度大约为260N/mm²，这一数值表示在正常腰椎节段上产生不正常的水平移位需要很大的力，进一步证实临床上纤维环的破坏不是纯剪切力造成的，而可能是弯曲、扭转和拉伸复合作用的结果。另外，有学者报道腹肌协同收缩，可以增加70%的剪力。

椎间盘在承担载荷时还具有黏弹特性，主要表现为松弛和蠕变现象。所谓蠕变系指在一段时间内在负荷持续作用下所导致的持续变形，也就是变形程度因时间而变化。而应力松弛或负荷松弛则指材料承受负荷后变形达一定程度时应力或负荷随时间而减低。

椎间盘的黏弹特性可吸收载荷能量并使载荷均匀分布，使其自身能够有效地缓冲和传递载荷。载荷量越大，所产生的变形就越大，蠕变率也就越高。已有研究发现，腰椎的前屈范围在正常情况下傍晚要比早晨大5°左右，而通过在新鲜的尸体腰椎活动节段上施加前屈蠕变载荷以模拟一天的活动时发现，椎间盘的前屈范围加大，表明其抵抗前屈的能力明显减弱。这提示前屈载荷对椎间盘所产生的应力在早晨比其他时间大得多，腰椎也因此更容易受到损伤。

椎间盘的退行性改变对其自身的黏弹性有着非常明显的影响。当椎间盘发生退变后，蠕变率与初始松弛率均增加，达到平衡所需时间也相应缩短，达到平衡时的负荷也将减低。这说明椎间盘发生退行性改变后吸收和缓冲载荷能量及传递载荷的功能都相应减弱。

另外，椎间盘的黏弹特性还表现为具有滞后特性。滞后系指黏弹性材料在加负与卸负过程中的能量丢失现象。卸负后负荷－变形曲线如低于加负时，则表示有滞后现象出现。通过滞后这一过程，椎间盘可有效地吸收能量，而且载荷越大，滞后作用也越大，从而具有防止损伤的功能。椎间盘的滞后程度还与年龄、负荷量及节段有关。椎间盘变性后，水分减少，以致弹性降低，逐步丧失储存能量和分布应力的能力，抗载能力也因此减弱。当椎间盘第2次承载时，其滞后作用减小，这可能是椎间盘抵抗重复载荷能力很低的原因之一。

四、椎弓根和关节突的生物力学

力学实验表明，椎弓的破坏多发生于椎弓根和椎弓峡部，采用三维有限元方法分析亦证实这2个部位均为应力集中区域。但椎弓根部的损伤临床上非常少见，多数椎弓峡部裂患者亦无明显外伤，故目前多数意见认为腰椎椎弓峡部裂实质上系由局部应力异常增高所导致的疲劳骨折。脊柱节段的活动类型取决于椎间小关节面的取向，而小关节面取向在整个脊柱上有一定的变化。下颈椎的小关节面与冠状面平行，与水平面呈45°，允许颈椎发生前屈、后伸、侧弯和旋转运动；胸椎的小关节面与冠状面呈20°，与水平面呈60°，允许侧弯、旋转和一定程度的屈伸；腰椎小关节面与水平面垂直，与冠状面呈45°，允许前屈、后伸和侧弯，但限制旋转运动。

关节突除引导节段运动外，还承受压缩、拉伸、剪切、扭转等不同类型的负荷，其承受负荷的多少因脊柱的不同运动而变化。后伸时关节突的负荷最大，占总负荷的30%（另外70%由椎间盘负荷）。前屈并旋转时关节突的负载也较大。以往腰椎关节突关节承受压缩负荷的作用常被忽视，但据椎间盘内压测定结果，关节突关节所承受的压缩负荷占腰椎总负荷的18%。

关节突关节承受拉伸负荷主要发生在腰椎前屈时，当腰椎前屈至最大限度时所产生的拉伸负荷有39%由关节突关节来承受。此时上、下关节突可相对滑动5~7mm，关节囊所受拉力为600N左右，而正常青年人关节囊的极限拉伸负荷一般在1000N以上，大约相当于人体重量的2倍。

当腰椎承受剪切负荷时，关节突关节大约承受了总负荷的1/3，其余2/3则由椎间盘承受。但由于椎间盘的黏弹性受负后发生蠕变和松弛，这样几乎所有的剪切负荷均由关节突关节承受，而附着于椎弓后方的肌肉收缩使上、下关节突相互靠拢，又在关节面上产生了较大的作用力。还有人认为关节突关节只承受向后的剪切力，而在承受向前的剪切负荷时不起主要作用。

腰椎关节突关节的轴向旋转范围很小，在1°左右。实验表明，当轴向旋转范围超过1°~3°时即可造成关节突关节的破坏。因此有人提出，限制腰椎的轴向旋转活动是腰椎关节突关节的主要功能。

第四节　生物力学在脊柱相关疾病发生发展中的作用

一、人体内正常的力学状态对人生命活动的意义

人体内的正常力学状态，是人的生命活动不可缺少的因素。比如，没有心脏的搏动和血管的收缩与舒张（拉力和张力），血液就不能循环；没有关节的运动和肌肉的收缩与舒张（压力和拉力），人体就不能活动；没有消化系统各器官的蠕动（拉力和张力），人就不能吃饭和消化；没有泌尿系统各器官的收缩和舒张（张力和拉力），小便就不能存留和排出，就变成了所谓自流膀胱；没有神经系统的正常兴奋和抑制（主要是拉力辅助以

张力），人体的一切生命活动将混乱不堪等等。

人体受着地球引力的影响，这是众所周知的，而对于人体内存在的错综复杂的力学现象，了解的就不是很清楚。通过对人体弓弦力学解剖系统的了解和学习，使我们知道，人体是一个复杂的力学结构生命体。在正常情况下，这个力学系统对于人体的生命活动来说，是相对平衡的。为什么要提出"生命"和"活动"2个概念？因为人体内的力学平衡不同于机械类的力学平衡，它要时时受到"生命"和"活动"的制约和影响，也就是说人体内的力学平衡是建立在"生命"和"活动"基础上的，如果它影响了"生命"和"活动"，单纯力学平衡在人体内就是力学不平衡了。不仅如此，在人体内出现了这种力学不平衡的时候，人体将立即调动自我调节功能，对抗这种力不平衡状态对"生命"和"活动"的影响，以保证人体的"生命"和"活动"不受损害，为了说清这个问题还是需要从临床研究开始。

从上述可知，人体内的正常力学状态对人的生命活动来说，是不可忽视的重要因素。对这样一个重要的因素，在研究人体的生理、病理时，都必须时时考虑到。过去恰恰就在这样一个重要问题上忽略了很多，大多数在人体内可见组织器官（包括细胞）的自身功能上下工夫，而在"力"这样一个不可见的，在显微镜下也不可见的但又是客观存在着的对生命活动起重要作用的因素，在研究具体问题时忽略了，因而使我们走了很多弯路。就拿研究骨质增生疾病病因来说，在研究增生骨质的化学成分、细胞学的变化等方面下了极大的工夫，据说全世界在研究这方面问题上每年投入上百亿美元，用了数十年的时间，仍然没有找到骨质增生的真正病因，这就是由于忽略了"力"在人体生理、病理中的重大作用。当认清了"力"在人体生理、病理中的重大作用之后，抛开了原来的研究方法，很快就找到了骨质增生的真正病因是人体内的力学平衡失调所引起，并在临床实践中取得了成果，从而深刻意识到"观念"对科学研究的重大意义。

二、人体生命活动对异常力学状态的适应和调节

世界上一切事物都有两面性，有正面的作用，也就有负面的作用，力也是如此。当人体内的力学状态发生异常时，人的生命活动就会产生不良的影响，即组织结构和生理功能就会发生改变、破坏，甚至引起严重的疾病。所谓异常就是"力"的作用点、"力"的方向、"力"的大小，相对于正常的力学状态发生了改变。但人是有生命的活体，当组织结构的力学状态发生改变，对人的生命活动产生影响甚至破坏时，人体就会发挥自己生命的本能，对影响或者破坏生命活动的力学状态进行调整或对抗，使这种影响和破坏的程度尽量的降低或者是消失。只有当这种影响和破坏的程度完全超越了人体自身的调整和对抗的能力以外，人体的这种自身调节和对抗的能力才无法发挥作用，这时人体的生命活动必将遭受严重的破坏甚至死亡。

人体对异常力学状态及其所引起的破坏可产生3种不同的自我调节方式：第一种，如果人体内的异常力学状态是在人体的自身调节范围以内的，机体对影响和破坏的组织结

构和生理功能进行自我纠正，使人体的组织结构和生理功能恢复正常，这样既不会造成疾病也不会产生新的病理变化而造成另一种疾病，这是最佳的结果。一般来说，大部分人体内的异常力学状态是在自身调节范围以内的，因而不引起任何症状和疾病。第二种，当人体的异常力学状态超过自身的调节范围，人体就调动一切因素和这种异常力学状态进行对抗，对抗的方式有修复被异常力学状态所破坏的组织结构（如粘连、瘢痕和挛缩），或加强被破坏组织结构的强度（如增生、硬化、骨化和钙化），使异常力学状态不能对人体进行更严重的损伤和继续损伤，或重建有相似功能的组织结构来代替已被损伤组织结构的功能，以维持生命活动的正常进行。这是在没有纠正异常力学状态的情况下的自身保护调节，但是这种调节容易形成新的病理因素，形成新的疾病，如慢性软组织损伤所形成的粘连，瘢痕和挛缩，以及各种软组织硬化、钙化、骨化所形成的骨质增生都是这种对抗性调节的结果。当异常的力学状态对人体的组织结构的破坏超过了自我对抗能力时，人体就无能为力了，结果就严重了。第三种，当异常力学状态对人体的组织结构和生理功能产生影响或较大强度的破坏，以上2种调节方法已经无效时，人体被迫采取的调节方式，即使其适应的调节方式，也是人体避免进一步损伤的一种调节。这也可以说是人体对异常力学状态所造成的破坏无能力纠正的一种对策，这和对抗性的自我保护机制（增生、硬化、钙化、骨化）是不同的另一种自我调节机制。这种调节只能保持生命重要器官的结构和生理功能不被破坏，而牺牲了部分组织和器官的结构和功能。如小儿髋关节半脱位长期得不到正确治疗和纠正，直至长大成人，伴随终生，人体就通过适应性的调节功能使髋臼变形、股骨头变形，股骨头外侧肌肉硬化和钙化，来保持髋关节的伸曲功能和人的行走能力，但是人虽能够行走，却是跛行，髋关节虽能伸曲，但达不到正常角度（特别是外旋、外展），髋部外股骨粗隆外凸畸形等。

了解人体对异常力学状态的各种调节，对临床和科研都是极为重要的。从上面叙述就可以明白那些组织结构和生理功能的异常改变，如组织结构的增生、硬化、钙化甚至是骨化所形成的骨质增生是人体自我调节的结果，在研究骨质增生的病因及病理机制时就有了方向，就不会再陷于过去那种茫然无措，就增生（硬化、钙化、骨化）研究增生，劳而无功的尴尬境地了。过去对这方面的理解不够，对一些疾病制定了一些非常不恰当的治疗方案，使这些疾病治疗后还不如治疗前，甚至造成终身残疾或死亡；对一些疾病的病因病理的研究花费了大量的人力和物力，而收效甚微。

尽管几十年来医学界就力学因素对人体的影响进行了广泛深入的研究，并获得了许多定量性的研究成果，然而运用力学因素的影响来认识人类某些疑难病的病因不是很多。事实上，有部分疑难病发生的真正病因就是力学因素，过去只认识到力学因素能够对人体造成损伤，是一些损伤性疾病的病因，而且大多数都局限在明显可见的损伤范围内，而对那些隐藏在背后的力学因素所造成的疾病及其病理变化则知之甚少，所以使这一部分疾病的病因问题一直不能解决，当然也就没有恰当的治疗方法，使这部分疾病成了疑难病。要解决这个问题，首先要搞清力学因素和人体的生理学关系，不能孤立地看到力对人体的影响，而忽略了人体对不正常的力的状态的反作用，这个反作用就是用来对抗不正常的力学状态，使之不能对人体造成伤害和进一步伤害。明确了这个问题，这类的所谓疑难病的病因就容易找到了。针刀医学正是从这个角度，发现了疑难病的真正病因，比如骨折增生的病因、骨化生肌炎的病因、慢性内脏疾病的病因等等，运用生物力学知识，认识人体力学解剖系统的结构与功能，采用最为合理的保护和治疗措施，减少创伤疾患的发生，提供科学实用的治疗方法。

这一问题的解决，从表面上说是注重力学因素，实际上是注重了生理学因素。如果力学因素作用在一个无生理学特性的木头上，就不会有上面的病因学问题。

所谓力学因素在部分疑难病的发生发展中的新认识，就是建立在对针刀医学生理学新的理论基础之上的。

三、恢复人体力平衡是针刀治疗疾病的根本目标

西医学认为，细胞是构成生命的最基本单位。人体由多种细胞构成，功能相似的细胞形成组织，不同组织再构成各种器官，进而组成系统，系统中各组织器官通过神经、分泌、免疫系统调节及血液有机的联系在一起，最终形成一套完整的、代谢旺盛的、相对平衡的人体生态环境体系。

细胞外液是细胞生存和活动的液体环境，称为机体的内环境。在正常生理情况下，内环境的各种物理、化学性质是保持相对稳定的，称为内环境的稳态。内环境的稳态不是固定不变的静止状态，而是处于动态平衡状态。表现为内环境的理化性质只在很小的范围发生变动，例如，体温维持在 37℃ 左右，血浆 pH 维持在 7.35 ~ 7.45，血糖平衡等。内环境稳态的维持有赖于各器官，尤其是内脏器官功能状态的稳定、机体各种调节机制的正常以及血液的纽带作用。内环境的平衡是细胞维持正常生理功能的必要条件，也是机体维持正常生命活动的必要条件。

中医学早在《黄帝内经》中就提出"平衡医学"的观点："阴平阳秘，精神乃治。"中医学还指出人体是一个整体，机体和脏腑间的盈亏平衡是保持人体健康的关键。

可以看出，平衡包括量的平衡和结构的平衡。量的平衡是指量的相等和量的一定比例的保持。如以上所述，细胞内液或细胞外液中阴阳离子的相等，酸碱的一定比例；中医学所强调的阴阳力量的均等或阴阳保持适当的比例。结构的平衡是指机体内部各种因素、各个部分之间互相适应和协调，互相补充。人体结构可分为整体结构和局部结构，它们分别反映了人体整体和人体各组成部分的组织形式。结构的平衡与否，直接关系到人体生命的存亡。平衡的结构是人体生存和机体稳定的必要前提。人体结构平衡可区分为 2 种不同情况，一是人体具有特定的内部结构，这一结构对于该机体来说是唯一的，不容许结构上的任何变异；二是人体内部结构可以容许有一定范围的不同。同一个体随着年龄的增长机体内部结构要发生不同程度的变化，也就是人体内部结构可以容许一定范围的内的不同。但是，它必须在人体生理变化所允许的规定范围内，如果超出了这个范

围，就会导致结构平衡的破坏。量的平衡是结构平衡的基础，量的平衡直接影响着结构平衡；结构平衡影响着量的平衡，一定结构要求一定的量，在不同结构中要求一定的量的比例。

平衡是相对的、暂时的，也是有条件的，它受一定条件的制约，必须建立在人体生理变化所允许的规定范围内。平衡又受各种因素的影响，包括内环境和外环境。内环境是人体生存的体内因素，而外环境是人体生存的体外因素。但由于机体的自我调节功能，一般情况下能恢复平衡，保持正常的功能和结构。但是如果人体某一方面或某一部分出现了严重的不平衡，得不到有效的纠正，人就可能死亡。就像一座大厦出现轻微的倾斜（轻度的不平衡），立即采取有效措施进行维修纠正这不平衡状态，大厦就可以依然耸立；如果一座大厦出现严重的倾斜（重度的不平衡）又无法加以纠正，大厦就会倒塌而不复存在。

总之，世界上的事物都是相通的，我们的人体和地球一样存在着"生态系统"，大量砍伐树木一旦造成生态平衡破坏，就会形成沙漠化、干旱和泥石流等自然灾害。同样，当人体的"生态系统"被打破而导致人体失衡时，机体也将引起连锁反应，产生病变，一切疾病就相应产生，衰老也会加速。因此，维持人体平衡是保持健康的根本。

人体是一个封闭性的力学系统，在正常情况下，这个力学系统对于人体的生命活动来说，是相对平衡的。为什么要提出"生命"和"活动"2个概念？因为人体内的力学平衡不同于机械类的力学平衡，它要时时受到"生命"和"活动"的制约和影响，也就是说人体内的力学平衡是建立在"生命"和"活动"的基础上的，如果它影响了"生命"和"活动"，单纯力学平衡在人体内就是力学不平衡了。不仅如此，在人体内出现了这种力学不平衡的时候，人体将立即调动自我调节功能，对抗这种力不平衡状态对"生命"和"活动"的影响，以保证人体的"生命"和"活动"不受损害。

平衡是保存一切事物的根本条件，而疾病的发生就是机体的不同部分、不同部位或整体失去了平衡。如内环境稳态失衡可导致疾病。如温度、酸碱度等的偏高或偏低，会影响酶的活性，使细胞代谢紊乱；营养不良、淋巴回流受阻、肾炎等都会引起组织水肿；大量出汗时，体液过多丢失，引起乏力、低血压、心率加快、四肢发冷等。高血压、冠心病、糖尿病、心脑血管病、衰老以及恶性肿瘤等现代文明病的发病率逐年增高，其原因就是人体内环境被破坏导致整体平衡状态失衡。中医所说的"盈则满，满则溢"，如脑出血等；同样，"亏则虚，虚则损，损则病"，如眩晕、贫血、腰痛、心悸、哮喘等。这些症候大多因为脏腑亏虚引起的。

因此，保持机体健康与治疗疾病的核心就是全面调节人体机能平衡，促进新陈代谢，激发自我整合康复水平。治疗疾病所采取的一切手段就是为了纠正各种各样的不平衡状况，使之恢复平衡。如中医的治疗大法就是调节阴阳平衡。同样，在西医方面，如机体发生酸中毒、电解质失衡，就是通过输液、注入相应的药物纠正电解质失衡。但目前很多治疗的手段不仅没有恢复平衡，反而产生了新的不平衡。

慢性软组织损伤、骨质增生及慢性内脏疾病的根本原因是人体内的力平衡失调所致。软组织损伤后，人体通过粘连、瘢痕和挛缩进行自我修复和自我调节，当超过人体代偿力学，发生在四肢骨关节就会形成骨质增生、骨关节移位；发生在脊柱、胸廓、骨盆就会牵拉固定内脏的韧带、筋膜，导致相关内脏错位，导致内脏的功能紊乱而引发临床表现。针刀通过松解软组织的粘连和瘢痕，分散了局部集中的应力，为人体恢复力平衡创造了条件，从而治愈疾病。

平衡既然是正常生理状态的一大属性，针刀医学的一切治疗手段都是建立在这样的观点上而设计出来的，也就是旨在恢复人体生理状态的平衡。通过30多年的实践，证明它是行之有效的。这也是为什么针刀医学治病往往能达到根治、近于一劳永逸效果的原因。事实上其他医疗学科不管是针灸、药品、手法、手术，只要是治疗效果达到上述标准者，都有意识或无意识地恢复人体的某一种形式的平衡。推而广之，平衡应成为一切临床研究的追求目标。要做到这一点，医生不仅要有丰富的医学专业知识，而且要有包括哲学在内的社会科学专业知识。当今世界一切比较有名的医科大学都设立社会科学专业学科就是这个道理。如果没有社会科学的专业知识，而只有医学专业知识，不仅在临床研究上像一只迷途的羔羊，乱蹦乱闯，而且在医学的理论研究上也将陷于思路狭窄、容易盲从的境地，很难取得大的理论进展。

把"平衡"这样一个哲学的概念，应用到医学的研究上，不仅能够抓住生理、病理和临床上的一些实质性问题，而且可以开阔思路。也因此可以理解为什么过去医学上应该达到某种水平而没有达到，它的症结在哪里？同时也使我们从宏观上、整体上把握住医学的理论研究和临床研究的方向。有些有识之士十几年前就给针刀医学的特点做出了定论，他们认为，概括起来针刀医学的核心就是"平衡"两个字。这实在是真知灼见。

第四章

脊柱相关疾病病因病理学理论

第一节 脊柱慢性软组织损伤病因病理学理论

一、脊柱慢性软组织损伤的概述

（一）针刀医学对人体的分类（综合分类法）

针刀医学根据人体组织的物理性能及外部物理形态，将人体分为刚体（硬组织）、柔体（软组织）和流体（人体的各种体液）。硬组织指骨组织；软组织包括肌肉、韧带、筋膜、关节囊、滑囊、腱鞘等运动系统的软组织、内脏器官以及神经、血管、大脑、小脑、延髓、脊髓等；流体包括血液、淋巴液、各种组织液。根据人体各部位的软组织和硬组织的形态结构和功能不同，将人体软组织和硬组织分为脊柱弓弦力学解剖系统，四肢弓弦力学解剖系统、脊－肢弓弦力学解剖系统和内脏弓弦力学解剖系统。这4个系统相互制约、相互联系、共同完成人体的力学功能，维持人体的力学平衡。

（二）针刀医学对慢性软组织损伤的认识

针刀医学认为慢性软组织损伤这一概念的内涵是各系统软组织急性损伤后，在人体自我修复和自我调节过程中所出现的失代偿现象，即慢性软组织损伤。它的外延是一种迁延难愈的慢性疾病。所以要研究慢性软组织损伤疾病的病因病理，首先要研究软组织损伤后，人体的自我修复和自我调节过程及其结果，才有可能找到所有慢性软组织损伤的真正病因。

（三）脊柱软慢性软组织损伤疾病的概念

针刀医学将除硬组织（骨组织）之外的一切组织损伤称软组织损伤。软组织损伤后，在人体自我修复和自我调节过程中所出现的失代偿现象，即慢性软组织损伤，包括脊柱弓弦力学解剖系统损伤、四肢弓弦力学解剖系统损伤、脊－肢弓弦力学解剖系统损伤和内脏弓弦力学解剖系统损伤。脊柱慢性软组织损伤属于脊柱弓弦力学解剖系统损伤。

二、脊柱慢性软组织损伤的范围

过去对慢性软组织损伤疾病的范围认识不足，认为慢性软组织损伤就是运动系统组织器官的损伤。其实这种认识是极不完整的。脊柱慢性软组织损伤疾病不仅是指以上这些组织器官受到损害而导致的疾病，还包括脊柱的神经、血管、周围韧带、筋膜等。这些组织既然是软组织，那么它们的损伤性疾病就应该是软组织损伤疾病，由此导致的慢性疾病，就属于慢性软组织损伤的范围。

不是要把原来认为不是软组织损伤范围的疾病，一定说成是慢性软组织损伤的疾病，而是因为上述组织均属于软组织，当它们受到各种损伤以后，导致的一些严重慢性病与通常所说的慢性软组织损伤疾病的病因病理完全一致。正因为过去没有认识到这一点，才使一些顽固损伤性疾病的病因病理难以认识，从而也就找不到有力而有效的治疗方法。这一观点的改变至关重要，它会使我们重新认识这类疾病的本质，而不会被临床错综复杂的现象所迷惑，因而也就能够找到针对性极强的治疗措施，使绝大部分顽固的慢性病得到根治，为成千上万的患者解除痛苦。

三、脊柱软组织损伤的形式

损伤就是指人体组织受到程度不同的破坏，如破裂、断裂、变形、坏死、循环通道堵塞、缺损等。造成脊柱损伤的形式大约有如下 8 种：

1. 暴力损伤

指脊柱受到外来的跌、打、碰、撞、挤、压、拉等所造成的损伤。

2. 积累性损伤

指脊柱受到的一种较轻微的持续性的反复的牵拉、挤压而造成的损伤。这种损伤通过长时间的积累，超过人体的自我恢复代偿能力，就成为一种积累性损伤疾病。

3. 情绪性损伤

由于情绪过分激动造成脊柱血管膨胀、肌肉强烈收缩或痉挛，导致血管壁损伤、肌纤维断裂；或者情绪过分抑制，造成脊柱血液循环减慢，使之在某部位梗死，导致的损伤。

4. 隐蔽性损伤

这种损伤大部分不为患者所察觉，比如在一些娱乐性活动中或偶然的较轻微的跌、打、碰、撞，所造成的损伤。当时有疼痛感受，但并没在意，过了一段时间后发觉疼痛，患者往往忽略损伤史，而容易被误诊为其他疾病。

5. 疲劳性损伤

指人长时间超负荷工作所造成的损伤。如长期伏案工作造成颈椎、腰椎等有关部位的损伤就属于疲劳性损伤。

6. 手术性损伤

指脊柱外科手术的开展所造成的损伤。外科手术是为了治病的，但它所造成的损伤也是不可避免的，外科手术必须破坏切开正常的组织结构才能达到病变就位，手术切口也要通过瘢痕组织才能愈合。所以，外科手术除了治病的意义之外，手术同样对人体造成一种新的损伤。

7. 病损性损伤后遗症

指由某种疾病造成软组织损伤的结果。如类风湿关节炎引起关节周围的软组织炎性反应，渗出、水肿，最终导致软组织粘连、瘢痕和挛缩，骨关节变形。

8. 环境性损伤

指天气高温、严寒、超高温作业、火热灼伤等所造成的损伤。高温可以引起血管暴涨、破裂；严寒可引起软组织痉挛、挛缩（都可以造成牵拉性损伤），并会引起血液、体液潴留、堵塞；火热灼伤造成组织坏死、大量渗出，阻塞循环通道。

以上所列举的造成脊柱软组织损伤的8种形式，只有暴力性损伤、积累性损伤是过去医学上研究软组织损伤所指的范围，其余都被放到其他的疾病研究之中，这不能不说是一种失误。因为以上所举各种形式的损伤对脊柱软组织破坏的性质都是一样的，更为重要的是从组织形态学上来说，它们的病理变化的过程几乎是相同的，而且这些损伤过了急性期之后，都会导致一个新的疾病的致病因素。人体在哪里损伤，人体的自我调节机制就在哪里发挥作用，进行自我修复。在自我修复的过程中，导致四大新的病理因素——粘连、瘢痕、挛缩、堵塞（包括微循环阻塞、淋巴管阻塞、体液通道阻塞等等）的产生。这些新的病理因素就导致了新的疾病，即常说的慢性软组织损伤疾病。从这个病名不难理解，这些病都是慢性病，就是群众所说的"好不了，也死不了"的病。不过过去所说的慢性软组织损伤疾病，都是指运动系统的肌肉、韧带、筋膜、腱鞘、滑囊、关节囊等软组织的慢性疾病，远远没有认识到大多数内脏器官的顽固性慢性病和运动系统的慢性软组织损伤疾病具有相同的病理因素。正因为如此，到目前为止对许多属于慢性软组织损伤的内脏病，还处于无能为力的状态。当然，在慢性软组织损伤新的病因病理学理论出现之前，对运动系统慢性软组织损伤疾病也是无能为力的。正是因为研究了运动系统慢性软组织损伤疾病的病因病理，并在实践中取得了出乎意料的疗效之后，才使我们进一步发现许多严重的慢性内脏病的发病机制和运动系统慢性软组织损伤疾病是相同的，这会给治疗这类慢性内脏病找到根本的出路。

以上所列8种软组织损伤的形式，本身就包括了内脏的软组织损伤，从而使我们能够清楚认识到这类内脏病的根本病因是软组织损伤之后，在自我修复过程中产生的新的病理因素（粘连、瘢痕、堵塞、挛缩）造成的。

四、脊柱慢性软组织损伤的病因

关于慢性软组织损伤，多少年来人类在不断的探讨它的病因，并提出了各种理论，这些理论都从不同角度揭示了慢性软组织损伤病理变化过程，为进一步研究慢性软组织损伤的病因提供了条件，但是都没有从根本上解决慢性软组织损伤病因问题。问题就在于把这些本来属于慢性软组织损伤病理变化过程中的一种现象，误认为是病因，使得我们的临床专家以"这种现象"当作"病因"，制定出各种各样的治疗方案都不能取得满意的疗效。

（一）中西医学对慢性软组织损伤病因学的认识

关于慢性软组织损伤病因的各种学说颇多，在国内外比较有影响的有以下几种：

1. 无菌性炎症学说

任何刺激作用于机体，只要有适当的强度和时间，并超越了机体的防御能力都可引起炎症。一般致炎因子有如下 4 类。①生物性因子：致病微生物，如细菌、病毒、立克次体、真菌、螺旋体、寄生虫等。②物理性因子：高温、低温、放射线，以及各种机械损伤。③化学性因子：包括酸、碱等腐蚀性化学物质和战争毒气。④过敏性因子：如花粉、皮毛、鱼、虾及其他粉尘可作为过敏原引起变态反应性炎症。此外，某些感染后，抗原抗体复合物亦可引起炎症。

慢性软组织损伤的炎症反应，致炎因子当然主要是非生物因子，亦即由非细菌之类的致炎因子所致，故称为无菌性炎症。

慢性软组织损伤所引起的无菌性炎症多为慢性的，一般在急性发作期才有局部疼痛加剧现象。其炎症的局部症状，在体表表现不突出，也不易看到，因为血管充血、氧合血红蛋白增多而呈现的红色，只在表皮下的慢性软组织损伤疾病的急性发作期才可偶尔见到，轻度者病灶处皮肤可见红晕，只有在触诊时才可触知块状、条索状肿物；热也是在触诊时才偶可触知。最主要的局部症状为痛（或麻、酸、胀），功能障碍也表现最为明显。

炎症的转归，有愈复、转变为慢性、扩散 3 种情况。慢性软组织损伤都是损伤后没有完全愈复，变为不完全愈复，成为经久不愈的慢性疾病。也就是说慢性软组织损伤主要病理病机是慢性无菌性炎症。

无菌性炎症学说给治疗该疾病提供的理论依据就是要努力使这种无菌性炎症彻底消除，即可治愈该类疾病。从上述理论的叙述，可说是客观而清楚的。但临床实践证明，在慢性软组织损伤的急性发作期，其效果明显，但难以根除；不在急性发作期，几乎是无效的。这是所有从事慢性软组织损伤疾病治疗的临床医生都深有体会的。

2. 闸门学说

闸门学说即闸门控制学说，这是 1965 年 Melzack 和 Wall 在特异学说和型式学说的基础上，为疼痛控制所提出的。其基本论点是：粗纤维和细纤维的传导都能激活脊髓后角上行的脑传递细胞（T 细胞），但又同时与后角的胶质细胞（SG 细胞）形成突触联系。当粗纤维传导时，兴奋 SG 细胞，使该细胞释放抑制递质，以突触前方式抑制 T 细胞的传导，形成闸门关闭效应；而细纤维传达则抑制 SG 细胞，使其失去 T 细胞的突触前抑制，形成闸门开放效应。另外，粗纤维传导之初，疼痛信号在进入闸门以前先经背索向高位中枢投射（快痛），中枢的调控机制再通过下行的控制系统作用于脊髓的闸门系统，也形成关闭效应。细纤维的传导使闸门开放，形成慢性钝痛并持续增强。

3. 激发中心学说

激发中心学说是近 20 年来，国外在研究慢性软组织损伤疾病的病理机制中提出的一种学说。该学说认为慢性软组织损伤疾病的一些顽固性痛点处有一个疼痛的激发中心，这个激发中心是该种疼痛的根源，如果设法把这个激发中心破坏，疼痛就可消失。那么这个激发中心的内在原因是什么？它的组织学、形态学、生物化学和生理学基础是什么？目前只是借助于现代仪器测知，疼痛部位有一个激发疼痛的疼痛源。

4. 筋膜间室综合征学说

筋间室综合征（osteofascial compartment syndrome，OCS）是一个外来语，"compartment"的英文原意为"隔室"，"隔间"，如译成间隔综合征，则易于和解剖学上的"间隔"相混淆，（因为解剖学上一般将肢体内分隔肌肉群的筋膜板称为"间隔"）而造成误解，所以在我国统一命名为"筋膜间室综合征"，以表明病变发生在筋膜内的组织上。

此理论认为在肢体中，在骨和筋膜形成的间室内，因各种原因造成组织压升高，由于间室容量受筋膜的限制，压力不能扩散而不断升高，致使血管受压损伤，血液循环受阻，供应肌肉、神经组织的血流量减少，严重者发展为缺血坏死，最终导致这些组织功能损害，由此而产生一系列证候群，统称为"筋膜间室综合征"。

各种致病因素，急性损伤（如骨折、严重软组织撕裂和挫伤、血管损伤或手术误伤等）和慢性损伤（如软组织劳损、肌肉疲劳、某些出血性、神经性疾病、药物刺激、肾性或医源性原因等）均可导致本病的发生。但其病理变化产生了一个共同的结果，即筋膜包围的间室内组织压不断增高，以致压迫血管，妨碍血液循环，肌肉和神经因此而缺血，甚至坏死。

5. 骨性纤维管卡压综合征学说

对慢性软组织损伤病理的研究发现，四肢许多骨性纤维管的狭窄卡压，可以引起错综复杂的临床症状。如骨间掌侧神经卡压综合征、肘管综合征、腕管综合征、踝管综合征、跗骨窦综合征等，都属骨性纤维管综合征范围。这一发现使我们认识到，途经这些纤维管的神经、血管、肌肉循行部位出现错综复杂的临床症状，其根源在于这些骨性纤维管受伤后变得狭窄，卡压了经过的神经、血管、肌肉。但对狭窄的由来及其在动态下的病理变化，还需进一步研究。

6. 痹症学说

慢性软组织损伤性疾病属于中医痹症范围。《灵枢·贼风》云："若有所堕坠，恶血在内而不去，卒然喜怒不节……寒温不时，腠理闭而不通，其开而遇风寒，则血气凝结，与故邪相袭，则为寒痹。"

痹者，闭也，闭塞不通之义。外伤日久，再"寒温不时"，则"气血凝结，与故邪相袭"，闭而不通而为痹，这是讲暴力外伤后遗的软组织损伤疾病。对于劳损引起者，经文也有阐述，《素问·宣明五气篇》云："五劳所伤，久视伤血，久卧伤气，久坐伤肉，久立伤骨，久行伤筋，是谓五劳所伤。"所谓血、肉、筋都指软组织，所谓"久"就是时间长久，时间久而伤，即现代所说之劳损，亦即慢性软组织损伤。

关于痹症的临床症状，《素问·痹论》中说："痹，或痛，或不痛，或不仁"。又说："痛者寒气多也，有寒故痛也；其不通不仁者，病久入深，荣卫之行涩，经络时疏，故不通，皮肤不营故为不仁。"不仁，就是知觉不灵、麻木之意，与慢性软组织损伤的痛、麻症状完全一致。

当然，中医学所言之"痹"不是单指目前常说的慢性软组织损伤疾病，包括范围较广，有筋痹、骨痹、皮痹、脉痹、肌痹等多种疾病。

"痹"是不通的意思，是气血运行郁滞而导致功能紊乱的病理概念；也是气血郁滞后产生局部疼痛和感觉迟钝、麻木不仁、运动障碍、无力、挛缩等症状的总称。清代医家沈金鳌在《杂病源流犀烛》一书中，对"痹"的说明更加清楚："痹者，闭也，三气杂至，壅蔽经络，血气不行，不能随时祛散，故久而为痹。或遍身或四肢挛急而痛者，病久入深也。"

对于慢性软组织损伤这一类疾病，在中医学"痹"症病理学的理论指导下，千百年来用"温通辛散、活血化瘀"等方法进行治疗，虽费时费药，但取得了一定的效果。

7. 筋出槽学说

皮肤、皮下组织、肌肉、肌腱、筋膜、韧带、关节囊、滑液囊以及神经、血管等在中医学中统称为筋，西医学中称为软组织。筋出槽，就是说这些软组织在损伤后离开原来的正常位置，故中医学有筋转、筋歪、筋走、筋翻等具体名称。软组织损伤的各种疾病，中医学统称为"伤筋"，筋出槽为其重要的病理变化。

筋出槽学说，是中医学在软组织损伤疾病病理方面的一大独特贡献，对临床治疗具有积极而有效的指导作用，对急性软组织损伤疾病的完全性愈复具有重要作用。有一些急性软组织损伤未能完全性愈复，变为慢性软组织损伤疾病，一部分就是由于在治疗急性软组织损伤时，未能将筋转、筋歪、筋走、筋翻等病理变化纠正而造成的。当然急性软组织损伤不是都有筋转、筋歪、筋走、筋翻这一筋出槽问题，还有其他如筋断、筋柔、筋粗等问题。

急性损伤的筋出槽未纠正，变为慢性筋出槽问题依然存在，并且都会因自我修复、血肿机化而被固定下来。那么，到了慢性期筋出槽问题还是不是主要病理因素？筋翻、筋歪、筋转等问题是否有办法解决？慢性软组织损伤包括的另一类积累性劳损所引起的疾病，就很少有筋出槽的问题？筋出槽的病理学说能否给慢性软组织损伤的治疗提供有效的理论依据？又有何方法解决？这都是值得深思的问题。

8. 气滞血瘀学说

中医学对慢性软组织损伤所表现的疼痛，认为主要是由于"气滞血瘀"所引起，即所谓"不通则痛"。因为慢性软组织损伤疾病，显著的肿胀都不明显，皮肤颜色大都正常。不像急性损伤那样，伤肿严重，病情严峻急迫，疼痛剧烈，而是慢慢隐痛，亦有的时发时止，休息后减轻，劳作后加重，此即为气血凝滞、流通不畅使然。

这种对慢性软组织损伤的病理认识是有一定道理的。中医所讲的"气"，即现代所说的能量动力之类和呼吸之气。"血"，即血液，血流。损伤日久，局部和整体能量均受损耗，且加疼痛，动力无从发挥；损伤时络破血溢，日久不能恢复，局部组织变性，甚至有无菌性炎症反应，局部血液被阻，病变部位缺氧缺血，当然就是气滞血瘀了。

9. 肌筋紧张学说

近年来，中国学者通过对慢性软组织损伤的病理作深入的观察和研究，根据中医学的有关理论，提出了可与气滞血瘀理论相媲美的肌筋紧张学说，并提出和"不通则痛"相对应的"不松则痛"的论断。这一病理观点，无疑更加接近慢性软组织损伤病理的本质，所以带给临床更多的启迪和指导。损伤日久，在局部发生一连串生物物理学和生物化学变化，在自我修复过程中，局部缺氧缺血，软组织挛缩。中医学就有"大筋变短，小筋变粗"的说法。

这一学说的提出，对慢性软组织损伤的病理研究来说确是一大进步，它揭示了慢性软组织损伤疾病中一个重要的病理变化。

前文所述的9种病因学说，都是从静态的组织学、形态学、生物物理学和生物化学的角度对慢性软组织损伤的病理机制来研究的，没有从人体解剖组织的力学功能和力学关系进行研究，主要针对某些运动系统软组织损伤的组织形态结构的及有效成分变化进行研究，所以得出的结果共性小，差异性大。同时，没有将内脏等组织列为软组织的范畴，所以，更谈不上研究慢性内脏疾病与软组织关系。

比如，说它是无菌性炎症，将无菌性炎症解决了，治疗后吸收了，病情也好转了，甚至恢复了正常工作，但不久又复发了；说它是"痹"症，气滞血瘀，用药疏通气血，时或有效，时或无效；说它是中枢传导路有闸门控制人体的痛觉，膜电位的生物电流有变化，用电子治疗仪进行调整，疼痛可顿时减轻或消失，可是离开电子治疗仪器不久，疼痛又会依然如故；说它是筋膜间室内压升高，何以休息时就不升高，活动一段时间就升高了；说它是骨纤维管卡压，休息时就好转，活动后就复发或加剧；说它是筋出槽，出槽日久，还能归槽吗？归之很难，休息可缓解，活动后加剧和复发；说它有一个激发中心，将这个中心挖掉很难，甚至不可能，一活动就加剧。

依据以上这些病理学说，发明相应的治疗措施，大都有效，尽管有的收效很慢，说明这些有关慢性软组织损伤的病理学说都是科学的、客观的、不可否认的。唯一的问题，就是疗效难以巩固，甚至无法巩固。无法巩固最根本的问题，就是人体运动造成的。人要劳动，要完成生活自理，要进行体育活动。就在一个"动"字上使我们毫无办法，无能为力，十分沮丧。

综上所述，由于慢性软组织损伤的病因和病理机制模糊，所以对慢性软组织损伤的治疗就成为治疗学上一个老大难的问题，就是因为对该类疾病的主要病理机制还未全面搞清楚的缘故。现代骨伤科教科书《中国骨伤科学》指出：软组织损伤常就诊于骨伤科，但其发病机制和病理形态的改变，知道的很少，应列入骨伤科病理学的研究范围。《黄家驷外科学》上有类似的提示。

（二）针刀医学对慢性软组织损伤病因学的认识

慢性软组织损伤是人体对软组织损伤的自我修复和自我代偿的结果。当人体某一软组织受到异常应力的作用后，首先在病变部位造成局部的出血、渗出，人体会通过自身的调节系统，利用粘连、瘢痕对损伤部位进行修复。如果这种修复在人体的代偿范围内，人体的力学平衡状态未被打破，则不会引起相关的临床表现。如果这种修复超过人体代偿所能承受的最大代偿范围，就会导致人体的力学平衡失调，从而引起相应的临床症状。

因此，针刀医学认为各种原因引起人体相关弓弦力学系统解剖结构的形态变化，导致弓弦力学解剖系统的力平衡失调是导致慢性软组织损伤性疾病的根本原因。

五、脊柱弓弦力学系统

一副完整的弓箭由弓、弦和箭三部分组成，弓与弦的连结处称之为弓弦结合部，一副完整弓弦的力学构架是在弦的牵拉条件下，使弓按照弦的拉力形成一个闭合的静态力学系统。弦相当于物理学的柔体物质，主要承受拉力的影响；弓相当于物理学的刚体物质，主要承受压力的影响。射箭时的力学构架是在弦的拉力作用下，使弓随弦的拉力方向产生形变，最后将箭射出（图4-1）。

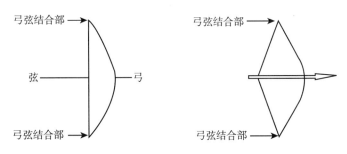

图4-1　弓弦组成示意图

人体骨与骨之间借结缔组织、软骨和骨相连接。骨连接的形成有两类：直接连接和间接连接。直接骨连接是指骨与骨之间借助韧带、软骨或骨直接相连，如椎弓间的黄韧带连接，前臂骨之间的骨间膜和颅骨之间的缝等；间接连接是指骨与骨之间由结缔组织相连接，这种骨连接又称滑关节或者关节，这种骨连接中间留有空隙，因而可以进行广泛的运动。针刀医学研究发现，人类在逐渐进化过程中，人体骨连接方式类似弓箭形状的力学连接，作者将其命名为人体弓弦力学解剖系统。通过这个系统，人体能够保持正常的姿势，完成各种运动生理功能。

（一）定义

人体弓弦力学解剖系统是以骨骼为弓，以连接骨骼的关节囊、韧带、肌肉、筋膜为弦，完成人体运动功能的力学解剖系统。

（二）分类

人体弓弦力学解剖系统的组成部分可分为单关节弓弦力学解剖系统、四肢弓弦力学解剖系统、脊柱弓弦力学解剖系统、脊-肢弓弦力学解剖系统及内脏弓弦力学解剖系统。

四肢弓弦力学解剖系统、脊柱弓弦力学解剖系统、脊-肢弓弦力学解剖系统、内脏弓弦力学解剖系统，它们都是由单关节弓弦力学解剖系统组成的。这4个系统既是独立的力学解剖结构，完成各自系统内的力学传导，维持各自系统内的力学平衡，同时，各系统之间又相互渗透、相互作用，使人体成为一个完整的力学解剖系统。比如，脊柱弓弦力学解剖系统的弓是脊柱骨骼，弦是与之相连接的软组织（关节囊、韧带、肌肉、筋膜），它的功能是维持脊柱的力学平衡；四肢弓弦力学解剖系统的弓是四肢骨骼，弦是与之相连接的软组织（关节囊、韧带、肌肉、筋膜），它的功能是维持四肢的力学平衡；脊－肢弓弦力学解剖系统的弓是头颈部骨、肩胛骨、髋骨、肱骨、股骨，弦是与之引连接的软组织，它的功能是通过软组织将头颈部弓弦力学解剖系统与四肢弓弦力学解剖系统连接起来，从而使头颈部与四肢的力能够相互传导、相互制约，维持头颈部和四肢的力学平衡；内脏弓弦力学解剖系统的弓是头颈部、胸廓、骨盆，弦是连接各个内脏的韧带、筋膜、肌肉，它的功能是维持内脏的平衡位置，从而保证各内脏器官的正常生理功能。而内脏弓弦力学解剖系统与脊柱弓弦力学解剖系统及脊－肢弓弦力学解剖系统紧密相关。因为脊柱弓弦力学解剖系统、脊－肢弓弦力学解剖系统、内脏弓弦力学解剖系统都有一个共同的弓——脊柱，所以，脊柱弓弦力学解剖系统是否正常，不仅与脊柱弓弦系统本身有关系，还与脊－肢弓弦力学解剖系统及内脏弓弦力学解剖系统有直接关系。脊柱的力学异常，除了引起脊柱本身的病变以外，还会引起内脏的病变。

根据其解剖和功能不同，4个弓弦力学解剖系统中的每个弓弦力学解剖系统又分解出子系统。如四肢弓弦力学解剖系统分为肘关节弓弦力学解剖子系统、腕关节弓弦力学解剖子系统、手部关节弓弦力学解剖子系统、膝关节弓弦力学解剖子系统、踝关节弓弦力学解剖子系统、足部关节弓弦力学解剖子系统；脊柱弓弦力学解剖系统分为头颈段弓弦力学解剖子系统、胸段弓弦力学解剖子系统、腰段弓弦力学解剖子系统、骶尾段弓弦力学解剖子系统；脊－肢弓弦力学解剖系统分为肩关节弓弦力学解剖子系统和髋关节弓弦力学解剖子系统等。

（三）单关节弓弦力学解剖系统

单关节弓弦力学解剖系统是包括一个骨连接的解剖结构（图4-2）。由静态弓弦力学解剖单元、动态弓弦力学解剖单元和辅助装置3个部分组成。静态弓弦力学解剖单元（静态单元）是维持人体正常姿势的力学解剖结构；动态弓弦力学解剖单元（动态单元）

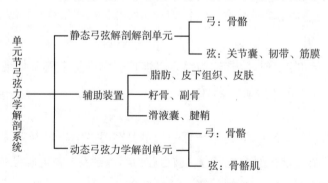

图4-2 单关节弓弦力学解剖系统的组成构架示意图

是以肌肉为动力，使人体骨关节产生主动运动的力学解剖结构。动静态单元共用一个弓（骨骼），只是弦不同，静态单元的弦是关节囊、韧带、筋膜，动态单元的弦是骨骼肌。故静态单元是动态单元的基础，维持人体静态力学平衡，如站姿、坐姿、卧姿，动态单元是静态单元表现形式，维持人体主动运动功能。两者相互作用，不可分割。静中有动，动中有静，动静结合，平衡功能。辅助装置是包括 2 个部分：一是保证人体弓弦力力学解剖系统发挥正常功能的解剖结构，如脂肪、皮下组织、皮肤等；二是辅助特定部位的弓弦力学解剖系统发挥正常功能的解剖结构，如籽骨、副骨、滑液囊及腱鞘等。

单关节弓弦力学解剖系统由静态弓弦力学解剖单元、动态弓弦力学解剖单元、辅助装置构成。

1. 静态弓弦力学解剖单元

骨与骨之间以致密结缔组织形成的关节囊及韧带连接方式称为关节连接。关节连接是人体保持姿势及运动功能的基本单位，是一个典型的静态弓弦力学解剖单元。一个静态弓弦力学解剖单元由弓和弦两部分组成，弓为连续关节两端的骨骼，弦为附着在两骨骼之间的关节囊、韧带或/和筋膜，关节囊、韧带或/和筋膜在骨骼的附着处称为弓弦结合部（图 4-3）。

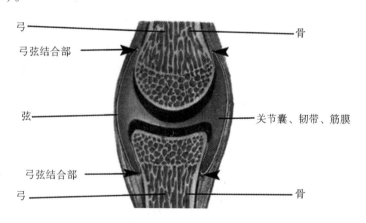

图 4-3 静态弓弦力学解剖单元示意图

由于关节囊、韧带及筋膜本身没有主动收缩功能，它们的作用是保持关节正常的对合面，同时又维持关节稳定性，所以，静态弓弦力学解剖单元的作用是维持人体正常姿势的固定装置。

2. 动态弓弦力学解剖单元

一个动态弓弦力学解剖单元由静态弓弦力学解剖单元加上相应弓上的骨骼肌两部分组成。骨骼肌在骨面的附着处称为弓弦结合部（图 4-4）。

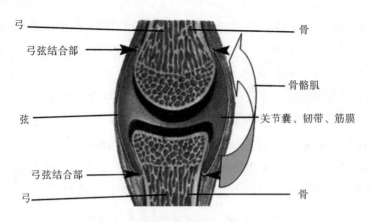

弓 —— 骨
弓弦结合部
弦
弓弦结合部
弓 —— 骨
骨骼肌
关节囊、韧带、筋膜

图 4 - 4   动态弓弦力学解剖单元示意图

由于动态弓弦力学解剖单元以肌肉为动力，以骨骼为杠杆，是骨杠杆系统的力学解剖结构。骨骼肌有主动收缩功能，所以，动态弓弦力学解剖单元是骨关节产生主动运动的力学解剖学基础。

3. 辅助装置

要完成人体运动功能，只有弓弦结构是不够的，还必须有保护弓弦力学解剖结构发挥正常功能的组织，包括皮肤、皮下组织、脂肪、籽骨、副骨、滑液囊及腱鞘等。

（1）皮肤   皮肤指身体表面的组织，覆盖全身，是人体最大的器官，它使体内各种组织和器官免受物理性、机械性、化学性和病原微生物性的侵袭。皮肤除了承担着保护身体、排汗和感觉冷热功能外，还是最为敏感的压力感受器，对维持人体内外的力学平衡非常重要。在人体弓弦力学解剖系统中，营养支配皮肤的神经血管均行经于软组织（弦）如肌肉、筋膜中，所以，如果软组织（弦）产生粘连、瘢痕和挛缩，就会影响皮肤的营养和血管，引起一系列皮肤的疾病。针刀通过调节弦的力学平衡治愈皮肤病的案例就充分说明了这一点。比如，痤疮（青春痘），是一种损容性的皮肤疾病，累及毛囊及皮脂腺，易反复发作。皮损主要发生于暴露部位，面部、前胸和背部。西医研究认为，痤疮的发生与雄激素过度分泌、皮脂分泌增加、毛囊导管角化过度、痤疮丙酸杆菌感染、环境因素、遗传因素及皮脂膜破坏有关。所以应用激素治疗本病，但激素是一把双刃剑，在治病的同时，又可引起其他的并发症和后遗症。针刀整体松解颈项部软组织及面部筋膜、肌肉的粘连和瘢痕，改善了皮肤营养和神经支配功能，没有应用任何药物就可以在短时间内治愈痤疮。

（2）皮下组织   从广义来讲，皮下组织是指脊椎动物真皮的深层，从狭义来讲是指真皮与其下方骨骼、肌肉之间的脂肪结缔组织。皮下组织是从真皮下部延续而来，由疏松的结缔组织及脂肪小叶构成。皮下脂肪层是储藏能量的仓库，又是热的良好绝缘体，此外还可缓冲外来的冲击，保护内脏器官。除脂肪外，皮下组织也含有丰富的血管、淋巴管、神经、汗腺和毛囊。在人体弓弦力学解剖系统中，皮下组织将筋膜与皮肤分隔开来，一方面，人体深层软组织（肌肉、韧带）通过深筋膜的约束以维持圆形或者类似圆形，最大限度避免外力的损伤；另一方面，将皮肤与筋膜分隔以后，使皮肤可以独立完成它自身的功能，如保持弹性、分泌和排泄功能等。

（3）脂肪　除了我们已熟知的功能如供给能量、人体内三大组成部分（蛋白质、脂肪、碳水化合物）之一、维持人体体温以外，针刀医学研究发现，脂肪的另一个重要功能是分隔，即将两层不同结构、不同功能的弦（软组织）分开，使它们能够完成各自的功能而又不会相互影响。比如，伸膝是膝关节的主要功能之一。髌韧带起于髌骨下极，止于胫骨粗隆，它是固定髌骨的重要解剖结构，主要受纵向牵拉力的影响；膝关节前侧滑膜是膝关节囊的组成部分，其作用是分泌滑液，维持关节的润滑，保证关节的全方位运动功能，它主要受到关节滑液张力的影响。从解剖层次上，髌韧带位于浅层。膝关节前侧滑膜位于深层。由于它们所受到的力学大小不同、方向不同、作用点不同，如果没有脂肪将它们分开，必然会引起髌韧带与膝关节前侧滑膜的摩擦，最终导致两者粘连、瘢痕，影响膝关节的功能。脂肪的这一功能保证了在同一部位不同结构、不同方向的软组织同时完成不同的生理功能。

（4）籽骨（副骨）　籽骨（副骨）的来源一直没有搞清楚，由于籽骨的形状类似于植物所结的种子，所以用籽来形容。对它的功能更是知之甚少。对副骨的描述是人体内额外长出来的小骨，再无下文。其实，籽骨（副骨）是人体弓弦力学解剖系统的辅助装置。它是人类进化过程中为了生存以及适应自然界的变化所形成的一个力学解剖结构。恩格斯说："形态学的现象和生理学的现象，形态和机能是互相制约的。"形态结构是组织器官机能活动的物质基础，机能变化是导致组织器官形态结构发展的重要因素。比如，髌骨是人体中最大的籽骨。它的形成和发展是人体从爬行动物发展成为直立状态的结果。爬行动物的四肢关节平衡支撑身体重量，但发展到直立状态的人类，人体躯干的重量通过头颈部、髋关节、膝关节到踝足，可见，人体的重量主要是通过下肢骨关节承担的。膝关节是一个平面关节，它的功能主要是伸膝和屈膝。膝关节的活动度超过了90°达140°。在伸屈膝关节过程中，股四头肌是抵抗重量的最重要结构。当膝关节运动从0°到90°时，股四头肌腱与股骨髁前部的摩擦很小；当膝关节活动超过90°时，股四头肌腱与股骨髁的摩擦最大，股四头肌腱与股骨髁不断的摩擦，必然引起膝关节关节的力平衡失调。长此以往，就会导致股四头肌腱的断裂。前面已经讲过，人体是一个复杂的力学结构生命体。故当肌腱与股骨的力平衡失调超过了人体的代偿限度，人体就会通过粘连、瘢痕和挛缩来加强股四头肌腱的力量；如果还不能代偿，人体就会通过硬化、钙化、骨化来对抗这种力平衡失调。髌骨就是人体代偿的产物。髌骨的形成使膝关节活动超过90°时，不再是肌腱与股骨的摩擦，而是髌骨与股骨髁的摩擦。同时，髌骨的形成将股四头肌由一个动态弓弦力学解剖单元，变成了股四头肌动态弓弦力学解剖单元和髌韧带静态弓弦力学解剖单元2个力学单元。这样，伸膝的力也就从一个弓弦力学解剖单元变成了2个，以适应膝关节的功能。这种新的力学环境说明了结构与机能的有机结合，证明了人体具有巨大的自我修复和自我调节能力，能够根据力学的变化，生成相应的解剖结构。副骨的形成也是如此。

（5）滑液囊　滑液囊在一些肌肉起止点和骨面之间，生成的结缔组织小囊，壁薄，内含滑液，可减缓肌腱与骨面的摩擦。这个细微的解剖结构没有得到足够的重视，医生常常是因为滑囊炎将其切除，导致不必要的后遗症和并发症。滑液囊是人体弓弦力学解剖系统中的润滑结构。由于弓（骨骼）和弦（软组织）的组织结构不同，故弓弦结合部（软组织在骨面的起止点）是应力集中部，人体为了防止弓与弦的摩擦，就在弓弦结合部形成了分泌滑液的滑囊。根据生物力学原理，哪个部位受到的摩擦应力大，人体就会在该处设置防摩擦装置，故膝关节的滑液囊最多。

（6）腱鞘　包于某些长肌腱表面，多位于腱通过活动范围较大的关节外。腱鞘由外层的腱纤维鞘和内层的腱滑膜鞘共同组成。腱滑膜鞘呈双层套管状，分内、外两层。内层紧包于肌腱的表面；外层紧贴于腱纤维鞘的内面。内、外层之间含有少量的滑液，可起约束肌腱的作用，并可减少肌腱在运动时的摩擦。

单关节弓弦力学解剖系统的功能有2个，一是保证各骨连接的正常位置，二是完成各骨连接的运动功能。尤其是关节的运动功能。人体进化为直立行走，其关节连接的形状和关节受力方式也发生了变化。骨骼本身不能产生运动，关节是将骨骼连接起来的一种高度进化模式。只有骨骼肌收缩，才能带动关节的运动，从而完成关节运动。正常的关节是运动的基础，肌肉收缩是运动的动力。我们的骨骼肌都是超关节附着，即肌肉的2个附着点之间至少有1个以上的关节，肌肉收缩会使这些关节产生位移，完成特定的运动功能。静态弓弦力学解剖单元保证关节的正常位置，动态弓弦力学解剖单元使关节产生运动。所以将关节作为弓弦力学解剖系统的基本运动单位。

人体各部位的力学性能不同，所以构成了众多的形状不同、功能不同的单关节弓弦力学解剖系统。主要有4个，即四肢弓弦力学解剖系统、脊柱弓弦力学解剖系统、脊－肢弓弦力学解剖系统和内脏弓弦力学解剖系统（图4－5）。

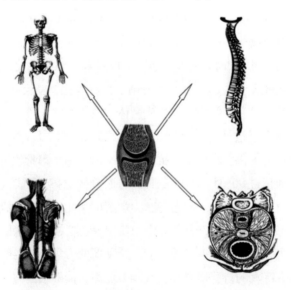

图4－5　人体四大弓弦力学解剖系统示意图

六、脊柱慢性软组织损伤的病理机制——网眼理论

（一）网眼理论的定义

慢性软组织损伤不是一个点的病变，而是以人体弓弦力学解剖系统为基础，形成以点成线、以线成面、以面成体的立体网络状的一个病理构架。我们可以将它形象地比喻为一张渔网，渔网的各个结点就是弓弦结合部，是软组织在骨骼的附着点，是粘连、瘢痕和挛缩最集中、病变最重的部位，是慢性软组织损伤病变的关键部位；连结各个结点网线就是弦（软组织）的行经路线。

由于软组织的附着部位不同，同一个骨骼又有多个软组织的附着，而这些软组织的行经路线也是各不相同，所以就形成了以软组织在骨骼的附着点为结点，以软组织的路线为网线的立体网络状病理构架。

慢性软组织损伤是人体对软组织损伤的自我修复和自我代偿的结果。当人体某一软组织受到异常应力的作用后，首先在病变部位造成局部的出血、渗出，人体会通过自身的调节系统，利用粘连、瘢痕对损伤部位进行修复。如果这种修复在人体所能承受的代偿范围内，人体就恢复正常的力学平衡状态，不引发临床表现；如果人体不能通过粘连、瘢痕和挛缩对抗异常应力，就会引起软组织挛缩，导致这个软组织的力平衡失调。由于同一骨平面有多个软组织的附着，一个软组织损伤后，就会引起周围软组织的粘连和瘢痕，导致周围软组织的受力与异常。而同一骨平面所附着的软组织的行经路线各不相同，又会引起这些多个软组织的粘连、瘢痕和挛缩，从而形成一个以点成线、以线成面、以面成体的网络状病理构架。

慢性软组织损伤病理构架的网眼理论为研究慢性软组织损伤提供了形态病理学论据，为提出针刀治愈率，降低复发率提供了形态解剖学基础。理解和掌握慢性软组织损伤的病理构架理论——网眼理论，首先要弄清创伤的修复愈合方式，粘连、瘢痕、挛缩和堵塞，才能理解慢性软组织损伤的本质及其病理构架。

（二）现代创伤愈合的方式

1. 炎症反应期

软组织损伤后，局部迅速发生炎症反应，可持续 3～5 日。此过程中最主要的病理反应是凝血和免疫反应。凝血过程中，引发血小板被激活、聚集，并释出多种生物因子，如促进细胞增殖的血小板源性生长因子、转化生长因子，这些因子和血小板释放的花生四烯酸、血小板激活的补体 C5 片段等共同具有诱导吞噬细胞的趋化作用，血小板源性内皮细胞生长因子在炎症反应期后参与肉芽毛细血管的形成，增加血管通透性，使中性粒细胞、单核细胞游离出血管，并在趋化物的作用下到达损伤部位。免疫反应首先是中性粒细胞、单核/巨噬细胞的作用，中性粒细胞首先进入损伤组织，并分泌血小板活化因子和一些趋化物质，在各种生长因子和趋化物的联合作用下，随之单核细胞到达损伤部位，并转化为巨噬细胞。上述中性粒细胞和单核/巨噬细胞均具有很强的清除坏死组织、病原

体的功能。单核/巨噬细胞是炎症阶段的主要分泌细胞,它可以分泌许多生长因子和刺激因子。这些因子为炎症后期的细胞增殖分化期打好了坚实的基础。同时,巨噬细胞还可影响生长因子和细胞间的相互作用,没有巨噬细胞,它们将不易发挥作用。淋巴细胞和肥大细胞也参与炎症反应期,它们对血管反应、组织再生修复能力等均有影响。

2. 细胞增殖分化期

此期的特征性表现是通过修复细胞的增殖分化活动来修复组织缺损。对表浅损伤的修复主要是通过上皮细胞的增殖、迁移并覆盖创面完成;对于深部其他软组织损伤则需要通过肉芽组织形成的方式来进行修复。肉芽组织的主要成分是成纤维细胞、巨噬细胞、丰富的毛细血管和丰富的细胞间基质。在普通软组织中,成纤维细胞是主要的修复细胞。肉芽组织内的血供来源于内皮细胞的增殖分化和毛细血管的形成,先是内皮细胞在多肽生长因子的趋化下迁移至伤处,在一些生物因子的刺激下开始细胞增殖,当内皮细胞增殖到一定数目时,在血管生成素等血管活性物质的作用下,分化成血管内皮细胞,并彼此相连形成贯通的血管。

3. 组织的修复重建期

肉芽组织形成后,伤口将收缩。而后,体表损伤由再生上皮覆盖或瘢痕形成;深部损伤则形成肉芽组织达到损伤的暂时愈合。在普通的软组织损伤中,再经过组织重建,即肉芽组织转变为正常的结缔组织,成纤维细胞转变为纤维细胞,从而实现损伤组织的最终愈合。

(三)慢性软组织损伤的本质

慢性软组织损伤后,人体通过自我修复、自我调节过程对受损软组织进行修复和重建,其修复重建方式有 3 种:一是损伤组织完全修复,即组织的形态、功能完全恢复正常,与原来组织无任何区别;二是损伤组织大部分修复,维持其基本形态,但有粘连或瘢痕或者挛缩形成,其功能可能正常或有所减弱;三是损伤组织自身无修复能力,必须通过纤维组织的粘连、瘢痕和挛缩进行修复,其形态和功能都与原组织不同或完全不同,成为一种无功能或为有碍正常功能的组织。了解创伤愈合和过程,正确认识粘连、瘢痕和挛缩及堵塞的本质,对针刀治疗此类疾病具有重要临床指导作用。

1. 粘连的本质

粘连是部分软组织损伤或手术后组织愈合时必然经过的修复过程,它是人体自我修复的一种生理功能。但是,任何事物都有两面性,当急、慢性损伤后,组织的修复不能达到完全再生、复原,而在受伤害的组织中形成粘连、瘢痕或(和)挛缩,且这种粘连和瘢痕影响了组织、器官的功能,压迫神经、血管等,就会产生相关组织、器官的功能障碍,从而引发一系列临床症状。此时,粘连就超过了人体本身修复的生理功能,而成为慢性软组织损伤中的病理因素。粘连的表现形式有以下几种:

(1)肌束膜间的粘连 正常状态下,每块肌肉收缩时并非所有的肌纤维全部同时参与活动,而是部分舒张,部分收缩,这样交替运动才能保持肌张力。如果肌内部损伤,肌束间发生粘连，肌束间便会产生感觉或运动障碍，在肌内可产生条索或结节之类的病变，这种情况多发生在单一的肌肉组织肌腹部损伤。

（2）肌外膜之间的粘连　即相邻的肌肉外膜之间的粘连。如果2块肌肉的肌纤维方向相同，而且是协同肌之间的粘连，可能不产生明显的运动障碍，也就不会引起较重症状；如果2块肌肉的肌纤维走行方向不同，当一块肌肉收缩时，这种粘连影响到收缩肌肉本身及相邻肌肉的运动，妨碍其正常功能，临床上可检查到压痛、条索、结节等改变，如肱二头肌短头与喙肱肌之间的粘连

（3）肌腱之间的粘连　如桡骨茎突部肌腱炎引起拇长展肌与拇短伸肌之间的粘连。

（4）腱周结构之间的粘连　腱周结构包括腱周围疏松结缔组织、滑液囊、脂肪垫或软骨垫等组织。它是保护腱末端的组织结构，当肌腱末端受到损伤时，因出血、渗出、水肿等无菌性炎症而产生腱末端与腱周结构的紧密粘连。这种粘连可发生在腱与自身的腱周结构之间，也可发生于2个相邻的腱周围结构之间。

（5）韧带与关节囊的粘连　关节囊周围有许多韧带相连，有的与关节囊呈愈着状态，密不可分，成为一体，而另一部分则多是相对独立、层次分明的。它们各自有独立的运动轨迹，当它们损伤之后，关节囊与韧带之间、韧带与韧带之间，会产生粘连。如踝关节创伤性关节炎，就是由于外伤引起踝关节囊与三角韧带及腓跟韧带的粘连等。

（6）肌腱、韧带与附着骨之间的粘连　肌腱和韧带均附着于骨面上，有的肌腱行于骨纤维管道中，在肌腱、韧带的游离部损伤时，肌腱和韧带的起止点及骨纤维管会产生粘连，影响关节运动，造成关节运动障碍，产生一系列症状。

（7）骨间的粘连　即骨与骨之间连接的筋膜、韧带和纤维组织之间的粘连，如胫腓骨间膜的粘连、尺桡骨间膜的粘连、腕关节内部韧带连接处的粘连等。

（8）神经与周围软组织的粘连　神经与周围软组织发生粘连或神经行经线路周围的软组织因为粘连对神经产生卡压，如神经卡压综合征、颈椎病、腰椎间盘突出症、腰椎管狭窄症、梨状肌综合征等疾病的症状、体征就是由此而引起的。

2. 瘢痕的本质

通过西医病理学的知识，知道损伤后组织的自我修复要经过炎症反应期、细胞增殖分化期和组织修复重建期才能完成。在急性炎症反应期和细胞增殖分化期后，损伤处会产生肉芽组织，其成分为大量的纤维母细胞，这些细胞分泌原胶原蛋白，在局部形成胶原纤维，最终，纤维母细胞转变为纤维细胞。随着胶原纤维大量增加，毛细血管和纤维细胞则减少，随之，肉芽组织变为致密的瘢痕组织。3周后胶原纤维分解作用逐渐增强，3个月后则分解、吸收作用明显增生，可使瘢痕在一定程度上缩小变软。在软组织（肌肉、肌腱、韧带、关节囊、腱周结构、神经、血管等）损伤的自我修复过程中，肌肉、肌腱纤维及关节囊等组织往往再生不全，代之以结缔组织修复占主导的地位。于是，出现的瘢痕也不能完全吸收。从病理学的角度看，瘢痕大都是结缔组织玻璃样变性。病变处呈半透明、灰白色、质坚韧，纤维细胞明显减少，胶原纤维组织增粗，甚至形成均匀

一致的玻璃样物。当这种瘢痕没有影响到损伤组织本身或者损伤周围的组织、器官的功能时，它是人体的一种自我修复的过程。然而，如果瘢痕过大、过多，造成了组织器官的功能障碍时，使相关弓弦力学系统力平衡失调，从而成为一种病理因素。这时，就需要针刀治疗了。

3. 挛缩的本质

挛缩是软组织损伤后的另一种自我修复形式。软组织损伤以后，引起粘连和瘢痕，以代偿组织、器官的部分功能。如果损伤较重，粘连和瘢痕不足以代偿受损组织的功能时，特别是骨关节周围的慢性软组织损伤，由于关节周围应力集中，受损组织就会变厚、变硬、变短，以弥补骨关节的运动功能需要，这就是挛缩。瘢痕是挛缩的基础，挛缩是粘连、瘢痕的结果。它们都因为使相关弓弦力学系统力平衡失调，从而成为一种病理因素。

4. 堵塞的本质

针刀医学对堵塞的解释是软组织损伤后，正常组织代谢紊乱，微循环障碍，局部缺血缺氧，在损伤的修复过程中所形成的粘连、瘢痕、挛缩，使血管数量进一步减少，血流量锐减，导致局部血供明显减少，代谢产物堆积，影响组织器官的修复，使相关弓弦力学系统力平衡失调，从而成为一种病理因素。

综上所述，通过对慢性软组织损伤的病理构架分析，我们可以得出以下结论：

①慢性软组织损伤是一种人体自我代偿性疾病，是人体在修复损伤软组织过程中所形成的病理变化。人体的自我修复、自我代偿是内因，损伤是外因，外因必须通过内因才能起作用。针刀的作用只是一种帮助人体进行自我修复、自我代偿。针刀治疗是一种恢复人体弓弦力学解剖系统的力平衡。

②粘连、瘢痕和挛缩的组织学基础有一个共同的特点，它们的结构都是纤维结缔组织，这是为什么呢？这是因为纤维结缔组织是软组织中力学性能最强的组织。由此可以看出，人体对外部损伤的修复和调节方式是一种力学的调节方式，意在加强人体对异常应力损害的对抗能力。如果纤维结缔组织都不能代偿异常的力学损害，人体就会通过硬化、钙化、骨化来代偿，这就是骨质增生的机制。

③慢性软组织损伤的病理过程是以点－线－面－体的形式所形成的立体网络状病理构架。它的病理构架形成的形态学基础是人体弓弦力学系统。慢性软组织损伤后，该软组织起止点即弓弦结合部的粘连、瘢痕、挛缩和堵塞，就会影响在此处附着的其他软组织，通过这些组织的行经路线，即弦的走行路线向周围发展辐射，最终在损伤组织内部、损伤组织周围、损伤部位与相邻组织之间形成立体网状的粘连、瘢痕，导致弓弦力学系统形态结构异常，影响了相关弓弦力学系统的功能。

④内脏弓弦力学解剖系统的力平衡失调是引起慢性内脏疾病的重要原因。

七、脊柱慢性软组织损伤病因病理学理论对针刀治疗的指导作用

汉章先生通过对慢性软组织损伤类疾病及骨质增生疾病的病因病理学研究得出了动

态平衡失调是引起慢性软组织损伤的根本病因，力平衡失调是引起骨质增生的根本病因，针刀通过切开瘢痕、分离粘连与挛缩、疏通堵塞，从而恢复动态平衡，恢复力平衡，使疾病得以治愈。也就是说慢性软组织损伤和骨质增生的病因病理是人体软组织和骨关节的运动功能受到限制。但针刀治疗与功能平衡的关系是什么？针刀治疗如何调节平衡？病变的粘连瘢痕在什么部位？疼痛点或者压痛点就是粘连、瘢痕和挛缩的主要部位吗？针刀是通过什么方式促进局部微循环的？针刀治疗脊柱相关疾病的机制是什么？一种疾病的针刀治疗点如何把握？多少个治疗点是正确的？一种疾病针刀治疗的疗程如何确定？在同一部位反复多次做针刀有没有限度？究其原因，其根本问题在于平衡只是一个功能概念，针刀治疗与功能平衡之间缺乏一个物质基础，没有这个基础，针刀疗法就变成了一种无序化过程，一种无法规范的盲目操作。想扎几针就扎几针，哪里疼痛就扎哪里。

在针刀医学原理及第一版针刀医学基础理论著作中，将针刀术视为盲视闭合性手术。对照《新华字典》上对盲的解释：盲就是瞎，看不见东西，对事物不能辨认。而针刀切割和分离的的是人体的解剖结构。如果将针刀闭合性手术定性为盲视手术，就会给人一种针刀是在人体内瞎扎乱捣的感觉，那么谁还敢接受针刀呢？这就导致了学术界和针刀医生都无法理解针刀治疗部位与疾病的内在联系，直接影响了针刀医学的纵深发展，限制了针刀医学与中医、西医界的学术交流，严重阻碍了针刀医学产业化进程。搞清楚人体弓弦力学系统受损是引起慢性软组织损伤的根本原因，以及慢性软组织损伤的病理构架以后，针刀治疗的解剖部位及范围就迎刃而解了，针刀治疗就从盲视手术变为非直视手术，就能做到有的放矢，准确治疗，从源头上解决了针刀安全性的问题，对针刀医学的发展具有重要的现实意义和深远的历史意义。

综上所述，可以得出以下结论：

①根据慢性软组织损伤的网眼理论，针刀整体治疗也应通过点、线、面、体进行整体治疗，破坏疾病的整体病理构架。针刀治疗最终目的是恢复弓弦力学解剖系统力平衡失调，而不是仅以止痛作为治疗的目标。

②网眼理论将中医宏观整体的理念与西医微观局部的理念有机结合起来，既从总体上去理解疾病的发生发展，又从具体的病变点对疾病进行量化分析，对于制定针刀治疗慢性软组织损伤性疾病的整体思路、确定针刀治疗的部位、针刀疗程以及针刀术后手法操作都具有积极的临床指导意义。

③慢性软组织损伤的病理构架所提出的网眼理论，将针刀治疗从"以痛为俞"的病变点治疗提高到对疾病的病理构架治疗的高度上来，将治疗目的明确为扶正调平，显著提高了针刀治疗疾病的治愈率，降低了针刀治疗疾病的复发率。

网眼理论是在人体弓弦力学系统的基础上，通过对慢性软组织损伤和骨质增生的病因病理学理论的认识和总结所提出的慢性软组织损伤的整体构架理论。这个理论对于制定针刀治疗慢性软组织损伤性疾病和骨质增生症的整体思路、确定针刀治疗的部位、针刀疗程的长短、使用针刀的数量、针刀术后手法操作都具有积极的临床指导意义。

第二节 脊柱骨质增生病因病理学理论

一、骨质增生概述

（一）西医学对骨质增生的认识

关于骨质增生病因学的研究在世界范围内已有半个多世纪的历史，比较被公认的理论认为骨质增生的病因是退行性变（即骨质老化）。因为这种理论不能给临床提供治疗的帮助，人成年后随着年龄的增长，衰老是不可避免的，也是不可逆转的，即老化是不可逆转的。所以退行性变的理论，把骨质增生定位为一种不可逆转的疾病。另外，退行性变的理论也不能完满的解释许多临床现象，许多20多岁的人就患了骨质增生，20多岁的人怎么就老化了呢？所以，世界医学界同仁不断地探索骨质增生的真正病因，有的从骨化学方面进行研究，对增生的骨质进行化学分析，结果发现增生的骨质和人体正常的骨质的化学成分完全一样；有的从骨内压方面进行研究，用现代先进的仪器设备对骨质增生部位的内压进行测量，结果也未发现异常；还有许多专家对骨质增生的病因进行了各种各样的研究探索，最终都毫无结果。因此，骨质增生的病因成了一个世界之谜。由于骨质增生的病因搞不清楚，所以骨质增生所造成的疾病，也就成为一种无法治愈的疾病，有的人把它比喻为不死人的"癌症"。

（二）中医对骨质增生的认识

骨质增生属中医的"痹证"范畴，亦称"骨痹"。《素问·长刺节论》："病在骨，骨重不可举，骨髓酸痛，寒气至，名曰骨痹。"中医认为本病的发生发展与肝肾亏虚、外伤与劳损、感受风寒湿邪、痰湿内阻、瘀血阻络等有关。肝肾亏虚：中医认为"肾主藏精，主骨生髓"，若肾精充足则机体强健，骨骼外形及内部结构正常，且可耐劳累及一般伤损。而"肝主藏血，主筋束骨利关节"，肝血充足则筋脉流利强劲，静可保护诸骨，充养骨髓；动则约束诸骨，免致过度活动，防止脱位。若肾精亏虚，肝血不足，则骨髓发育异常，更兼筋肉不坚，荣养乏源。久之关节在反复的活动过程中，可渐渐地受到损害而过早过快地出现退变。外伤与劳损：一时性承受超强度的外力，包括扭、挫、撞、跌等，或长时间承受超强度的外力劳损，如特定状态下采取不正确姿势持续紧张地劳作等，都可造成关节的急性或慢性损伤，以发生在颈、腰段、脊柱及髋、膝、踝等负重关节较多。当这些外力作用于上述部位时，可引起受力最集中的关节局部发生气血逆乱，严重的导致筋损骨伤、血流不循常道而溢于脉外形成瘀血凝滞，导致关节骨骼结构受损，失去滋养，久之，退行性疾病便会出现。外感风寒湿邪：感受风寒、着凉、久居潮湿之地、冒雨涉水等，外邪乘隙侵犯肌表经络，客于关节、筋骨，可引起气血运行阻滞，经脉阻痹，筋骨失养，渐成骨痹。痰湿内阻："肥人多痰湿"，故体胖之人易患本病，肥胖之体，多阳虚湿盛，湿聚成痰，随经流注于关节部位；又体胖之人可加重关节之负重，二者均可造成关节局部血运不畅、筋骨失养，久则成痹。

（三）针刀医学对骨质增生病因病理的认识

过去的研究忽略了"力"在人体内的重大作用，更忽略了"力"在骨质增生发生当中的重大作用。针刀医学从人体力学解剖结构入手，提出了人体内存在一个以骨连接为中心的力学传导系统——人体弓弦力学解剖系统。通过研究人体弓弦力学解剖系统的力学特性，以及关节面软骨细胞和软组织的附着点处在持续长时间的高应力作用下的变化过程，发现一切骨质增生的真正原因是骨关节周围软组织的高应力所造成的，骨质增生是软组织损伤所造成的骨关节力平衡失调。所以提出了骨质增生的根本原因是"骨关节力平衡失调"，是慢性软组织损伤在骨关节的特殊表现形式的新理论。并且研究了人体内不同的异常力学状态（压力、拉力、张力）所造成骨质增生的不同情况，同时证明这些骨质增生的特点都是符合力学规律的（即力的三要素，作用点、方向、大小），这就全面地揭开了骨质增生病因的本质是"骨关节力学平衡失调"所致。这一理论的建立，不仅揭开了骨质增生病因病理学之谜，更重要的是找到了治疗骨质增生疾病的根本出路，那就是恢复人体内骨关节周围软组织力学平衡。针刀医学全面系统地阐述了恢复人体内骨关节周围软组织的力学平衡的方法和治疗原则，并且创造了一整套的治疗各种部位骨质增生的具体操作方法，已使数以百万计的骨质增生病患者恢复了健康状态。

二、人体对脊柱异常力学状态的调节和适应

（一）人体的异常力学状态表现方式

人体内正常的力学状态对人体的生命活动具有重大的意义。但是，任何事物都有两面性。当人体内的力学状态发生异常时，"力"对人的生命活动就会产生不良影响，甚至引起严重的疾病。人体的异常力学状态表现方式为"力"的作用点、"力"的方向、"力"的大小的改变。

通过人体弓弦力学解剖系统，使我们认识到，人体的力学传导是通过骨连接进行传导的。不管是直接骨连接还是间接骨连接，它们的功能都是进行力的传导。所以，单关节弓弦力学解剖系统就是人体内最小的力学传导系统。后者是一个密闭的力学解剖系统。它同时传导3种力，即压应力、拉应力和张应力。

（二）人体对异常应力的自我调节方式

人是有生命的活体，人体内一切组织结构的力学状态都是为生命活动服务的，当这些组织结构的力学状态发生改变时，就会对人的生命活动产生影响甚至破坏，人体就会发挥自己生命的本能，对影响或者破坏生命活动的力学状态进行调整或对抗，使这种影响和破坏的程度尽量的降低或者消失。只有当这种影响和破坏的程度完全超越了人体自身的调整和对抗的能力以外，人体的这种自身调节和对抗的能力才无法发挥作用，这时人体的生命活动必将遭受严重的破坏甚至死亡。

下面以关节为例，阐述人体对异常的应力的调节过程。在一个关节中，同时受到张

应力、压应力和拉应力的共同影响（图4-6）。三者之间既有区别，又有联系，不可分割。构成关节的骨骼主要承受压应力，关节周围的软组织（关节囊、韧带、筋膜）主要承受拉应力，关节内的滑液主要承受张应力。正常情况下，3个力相互平衡，相互渗透，相互制约，它们共同维持正常的关节位置及关节的运动功能。一旦其中的一个应力发生改变，就会影响关节的整体力学环境，最终导致3个应力平衡失调，引起关节功能障碍。

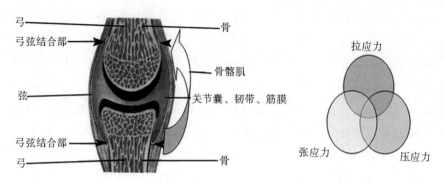

图4-6 关节力学结构示意图

绝大多数情况下，关节的损害都是从软组织开始的。根据人体弓弦力学解剖系统理论分析，弓弦结合部及弦的行经路线是应力的集中点，是最容易损伤的。临床上也是如此，外力首先损伤软组织，如肌肉、韧带、筋膜、关节囊，造成关节软组织的拉力平衡失调，出现局部软组织损伤出血、水肿、功能障碍，代谢产物堆积等。人体在损伤的同时就会自我修复和自我调节，首先动员体内凝血机制止血，同时在局部产生炎症样改变，最终通过粘连、瘢痕和挛缩形成纤维结缔组织代偿软组织所丧失的力量。如果是轻微损伤，粘连、瘢痕和挛缩的纤维组织就会转变成为正常组织，恢复软组织的拉力平衡，短时间内完全恢复正常。如果损伤重，就会遗留部分粘连、瘢痕和挛缩的组织，软组织的拉力平衡不能恢复，随着病情的发展，在弓弦结合部（软组织在骨骼的附着处）的粘连、瘢痕和挛缩组织逐渐增加。当这些纤维结缔组织达到一定的面积和体积，超过人体自身的代偿和调节能力时，就会牵拉关节两端的骨骼，导致关节间隙变窄。此时就不单单是软组织的问题了，关节间隙的变窄，会使骨骼承受更大的压力，如果人体不对其进行调节，就会引起关节面的破坏，导致关节强直。此时人体动员另一种力学调节方式，即通过分泌大量滑液，达到润滑关节软骨的目的，在临床上，就会表现为关节积液。但大量的滑液又会产生巨大的张力，使周围的软组织承受更大的拉力，粘连、瘢痕和挛缩进一步加重。由于人体的代偿和调节能力是有限的，当超过人体的代偿能力和调节能力，人体就会通过将软组织变硬，甚至骨化来代偿，如果还不能代偿和调节异常应力，就会发生关节强直，以牺牲关节功能的代价来维持人体的生命活动。

综上所述，人体对异常力学损伤有3种调节方式。

第一种，将被异常力学状态所影响和破坏的组织结构和生理功能通过自我调节功能进行纠正，使人体的组织结构和生理功能恢复正常，这样既不会造成疾病也不会产生新的病理变化而造成另一种疾病，这是最佳的结果。

第二种，对被异常力学状态所影响和破坏的组织结构和生理功能，进行对抗性的调节，即用增生、硬化、钙化、骨化和组织重建来对抗被异常力学状态所破坏的组织结构和生理功能，并阻止这种异常力学状态的继续影响和破坏作用，这是在没有纠正异常力学状态的情况下的自身保护性调节。如人们在劳动时，双手握镐柄，时间长了，手掌接触镐柄的部位就会长出老茧，老茧是什么？是角质。这角质就是人体代偿作用的结果，手掌通过角质增生的方式来抵抗磨擦。否则，手掌这些部位表皮就会让镐柄磨破。但是这种调节容易造成新的病理因素，形成新的疾病。如骨质增生、肌肉增生和各种软组织硬化、钙化、骨化都是这种对抗性调节的结果。

第三种，当异常的力学状态对人体的组织结构和生理功能产生影响和较大强度的破坏时，以上两种调节方法已经无效，人体则被迫采取第3种调节方法，即使其适应的调节方法。这种适应性的调节方法中间也有时夹杂着对抗性的调节，可以理解为人体的一种无可奈何的选择。因为这种调节只能保持一部分组织结构和生理功能不被破坏，但另一部分组织结构和生理功能将被破坏。

（三）人体对异常的力学状态的适应

当异常的力学状态对人体的组织结构和生理功能产生影响或较大强度的破坏，人体的自我调节功能长时间不能使其纠正时，人体则发挥另一种调节功能，使其逐渐适应，这也是人体避免进一步损伤的一种调节，这种调节可使人体相应的组织器官相对的保留一部分生命活动中必需的功能，这也可以说是人体对异常力学状态所造成的破坏无能力纠正时的一种对策。

比如，肱骨大结节骨质增生以及三角肌钙化等，均是人体为了适应这种异常应力，通过钙化和骨化代偿的结果。其根本原因仍在软组织，而并非是骨组织自身出了问题，所以无论是针刀的诊断还是治疗都应该从软组织入手，而不是将增生的骨组织切除。

了解了人体对异常力学状态的适应性调节，对临床和科研都是重要的。因为懂得适应性调节这个道理，就能够知道那些组织结构和生理功能的异常改变是人体自我适应性调节的结果，就知道该怎样处理了，而不会盲目地蛮干。在进行科学研究的时候，懂得了人体有自身适应性调节的生理功能，就知道从何入手来研究有关问题，而不会走弯路。

过去恰恰就因为不懂人体有自我适应性调节的生理功能，对一些疾病制订了一些非常不恰当的治疗方案，使这些疾病治疗后还不如治疗前，甚至造成终身残废或死亡。对一些疾病进行病因病理的研究时花费了大量的人力、物力，而收效甚微。

三、脊柱骨质增生的病因

骨质增生或称为骨刺，为临床常见的疾病。对它的发病原因，普遍说法都是退行性变，所谓退行性变就是骨骼老化退变。但是这一理论有好多临床现象无法解释，如许多年轻人腰椎、颈椎、踝关节、肩关节等部位都可能有骨质增生现象，这怎么能是老化退变呢？又如许多患风湿和类风湿关节炎的患者，他们的关节常有骨质增生，这也和老化退变联系不起来。如果把骨质增生或骨刺作为一种疾病，那么有好多中年人骨质增生很严重，但并无临床症状，这也无法解释。

那么骨质增生的根本原因到底是什么呢？通过多年的大量临床观察，并运用生物力学原理对骨性关节炎的病因进行研究，发现临床的脊柱骨质增生，大多都与以下几种软组织损伤或者疾病有关。

（一）软组织损伤与骨质增生的关系

1. 关节附近有软组织损伤和挛缩

关于关节附近有软组织损伤，这种损伤大都是慢性的，或急性损伤后的慢性期。慢性软组织损伤中肌肉、韧带挛缩是常见的一种病理变化。挛缩的肌肉、韧带长期处于紧张状态，长时间的紧张状态，使得它们受到超常拉力的牵拉，引起肌肉或韧带损伤，甚至少量的肌纤维将被拉伤拉断。每块肌肉或韧带在被牵拉状态下，两端的肌腱及其附着点处是应力最集中的地方，所以在肌肉长期被紧张牵拉的过程中，两端的肌腱及其附着点就有可能被拉伤。这时候人体的代偿机制为了加强肌腱和附着点处的强度，避免它们被损伤，就将大量的钙质和磷输送到这儿来，就形成了骨刺或肌肉钙化、骨化。

2. 关节扭伤后遗症

关节扭伤，即中医所说之骨错缝。首先是关节周围软组织（包括肌肉、韧带、筋膜、关节囊）的损伤，如果未得到恰当治疗，必然造成关节内的力平衡失调，进而引起关节错位。

（1）关节的形态结构　从关节的形态结构可观察到人体任何一个关节都不是平面相连，关节面都是凹凸不平的，但相对的关节面都很吻合。就像每个人的上下牙齿一样，很少是平面相接触的，大多是长短不齐，厚薄不一前后倾斜的，但是一咬合的时候，都是很吻合的，如不吻合，就不能咀嚼东西。而且正常情况下，关节所承受的压力仅在很小的范围内变化，分布于关节面每一个单位面积上的压力也相对稳定。

（2）关节错缝　当关节骨错缝后，关节就不那么吻合了，有些地方负重增加，有些地方负重减少，甚至不负重了，然而关节承受的压力并没有变，甚至还有增大，负重区受力的量就大幅度增加。关节面的每一部分所能承受的最大压力是一个常数，不能承受增加部分的压力。按压强定律公式知道，压力不变，受力面积越小，压强越大。骨错缝以后，关节内的受力面减少了，压力没有变，受力部分的压强增高了，关节软骨不能承受，必将有大量的软骨细胞被压坏、压死。所以，关节错缝移位不需很大的距离，只要移动 0.5mm 以上的距离，就足以造成以上的结果。如将任何一个人的下颌骨向任何方向移动 0.5mm，上下两组牙齿就不能吻合。关节错缝与这个道理是一样的。

（3）骨关节周围软组织损伤　引起关节力平衡失调的原因是骨关节周围软组织损伤。外力首先损伤软组织，然后引起骨组织的损伤。这里需要说明的是，除了巨大的直接暴力快速对人体的损伤可直接导致骨折、脱位外，绝大部分损伤都是从软组织损伤开始的。

软组织损伤后，人体通过粘连、瘢痕和挛缩进行代偿和调节。在调节过程中，骨关节周围软组织的粘连和瘢痕就会引起关节的位置发生改变，导致关节错位。如果超过其代偿限度，人体会通过硬化、钙化、骨化这3种自我调节的方式来代偿异常应力，钙化、骨化在影像学上就表现为骨质增生（骨刺）。Wolff 定律也支持这个观点。Wolff 定律指出，骨骼的生长会受到力学刺激影响而改变其结构，用之则强，废用则弱。

以上从各个方面、各个角度的分析论证，能得到这样的结论：扭伤的关节，发生骨质增生或骨刺是"骨关节力平衡失调"引起的，也就是说，骨质增生或骨刺发生的根本原因是"力平衡失调"。用这个理论可以圆满解释临床上所有骨质增生和骨刺这一病理现象。

3. 骨刺生长部位是软组织的附着点

一个孤立的骨刺生长部位，必定是某一肌肉和韧带的附着点处。如跟骨骨刺总是位于跟骨结节上跖长韧带和跖腱膜的附着点上，根据上述观点，马上可以认定这一肌肉韧带必然是挛缩变性，处在紧张的牵拉状态。采取治疗措施将肌肉和韧带的紧张牵拉状态一解除，症状即可消失。治愈后，经长时间观察，骨刺也自然变钝，变小。

4. 脊柱骨质增生

发生在颈、胸、腰椎的骨质增生是不是退行性变呢？也不是，仍然是个力学问题。

人体的重量需要骨组织来承担，但力学的传导则必须通过软组织（肌肉、韧带、筋膜、关节囊）来进行。人是一个复杂的力学结构生命体。既是生命，就会随着时间的推移，逐渐衰老。而人体的组织尤其是承担体重的脊柱骨组织与其周围的软组织长期持续受到重力的影响，脊柱周围的软组织会首先产生疲劳性损伤和积累性损伤，人体通过对异常应力的3种自我调节（见第四节），最终产生骨质增生，而骨质增生的部位也是弓弦结合部（软组织在骨组织的附着处）。因为根据人体弓弦力学解剖系统，弓弦结合部是应力集中的部位。

一般来说，脊柱骨质增生都没有临床症状。一方面是因为脊柱的关节多，力学传导的方式也相应很多，而骨质增生的过程是一个很漫长的过程，在这个过程中，人体已经适应了这种异常的环境；另一方面是因为骨质增生已经代偿了异常的应力，所以没有临床表现。如果超过了人体的代偿和调节能力，就是病态了。它的特点是，骨质增生可以出现在颈、胸、腰段任何脊柱节段。

（二）疾病与骨质增生的关系

类风湿关节炎或风湿性关节炎，关节周围常常有骨质增生出现。这两种病如果得不到正确的治疗，关节周围的软组织就会由于炎性渗出、水肿、坏死，同样导致关节内3种力学平衡失调，最后引起骨质增生。可见，疾病所引起的骨质增生的原因仍然是"力平衡失调"，而不是关节炎疾病的本身。

（三）骨质增生的病因是骨关节力平衡失调

通过对人体力学解剖结构和人体对异常应力的调节机制的研究，以及对以上软组织损伤及疾病在临床上所出现骨质增生现象的分析都表明，不管情况千变万化，得出的结论都是一个："骨关节力平衡失调"是骨质增生的根本原因。搞清了这样一个根本病因，对于从根本上解决这类疾病所采取的治疗措施关系极大。可以根据这个根本病因研究出正确的治疗措施，使这一大类疾病的治疗问题迎刃而解。骨质增生有症状的称为骨质增生性疾病，是临床上需要积极治疗的范围；而没有症状的就不是骨质增生性疾病，也就没有必要去治疗它。

（四）骨质增生的本质

1. 骨质增生是人体力平衡失调的结果

力有 3 个要素：大小、方向、作用点。这 3 个要素缺一都不称之为力，没有无方向的力，没有无作用点的力，也没有无大小及没有"量"的力。力是矢"量"，它不同于一般的"量"。因此，在用 F 来表示力的时候，都在 F 的上面加上一个小箭头，即 $\vec{F}$。如牛顿第一定律 F = ma，当它表示力的时候，即写成 $\vec{F} = m\vec{a}$。骨质增生是有方向。大小和作用点的。骨质增生的作用点：均发生在弓弦结合部（软组织在骨骼的附着处）；骨质增生的纵轴方向：沿着弦的行经路线生长；骨质增生的大小：根据人体自身的条件（性别、年龄、身高、胖瘦等）不同。所受外力损伤的程度不同。部位不同，骨质增生的大小、形状也是不同的。如鹰嘴形、钳夹形、圆锥形等等各种不同的形状。

2. 骨质增生是人体代偿的产物

骨质增生的本质是骨关节周围软组织的应力异常后，人体通过粘连、瘢痕和挛缩这种代偿方式已不能对抗异常的应力情况下，启动的第二套代偿调节机制。其病理基础是弓弦结合部的软组织的力平衡失调，病理发展过程是硬化→钙化→骨化。

3. 骨质增生是慢性软组织损伤在骨关节的特殊表现方式

骨质增生不是由于骨骼本身退变或者缺钙的结果，而是慢性软组织损伤在骨关节的特殊表现方式。由此可见，骨质增生（骨赘）是为适应损伤后软组织所产生的异常应力改变而发生的，它既是生理的，又可转为病理的；它既可以使增生部位增加稳定性，但也可能成为对周围神经、血管等重要器官产生刺激和压迫的因素。而当消除骨关节周围软组织的异常高应力时，骨质增生则可缩小或甚至吸收。

四、脊柱骨质增生的病理机制

（一）骨质增生的病理阶段

骨质增生形成的过程分为 3 个阶段：硬化、钙化和骨化。

1. 硬化

当骨关节周围软组织损伤后，人体通过粘连、瘢痕和挛缩都不能对抗异常应力时，就会通过将软组织的结构变硬对抗这种力，这就是硬化阶段。

2. 钙化

当软组织的硬化仍然抵抗不了这种持续的强大的拉力，人体就将采取进一步的对抗措施，进一步加强软组织的强度，以求不被进一步损伤，就把大量的钙质输送到该软组织应力最集中的地方，使软组织钙化，此处的软组织的强度就进一步加强了，这就是软组织对抗超过正常拉力的钙化阶段。

3. 骨化

当钙化都对抗不了这种日益加强的拉力，人体就会在应力最集中的部位，使已经钙化的软组织骨化。这就是软组织对抗超过正常拉力的骨化阶段，也就是第三阶段。

（二）骨质增生的病理过程

人体在骨关节周围软组织损伤后，首先通过粘连、瘢痕和挛缩对损伤软组织进行自我修复的代偿，当异常力学状态已超过人体的代偿限度，无法纠正时，人体就会就采取对抗性调节的对策。这种对抗性调节也有3个阶段：第一阶段，当软组织受到超过正常的拉力影响时，人体首先的对抗措施是让受害的软组织本身增生大量的强度大、弹性小的新的肌肉纤维，使该软组织变粗（肌肉）、变窄（筋膜、韧带）、变短（也就是挛缩），使这种超常的拉力不能再继续拉伤该软组织，这就是软组织的硬化阶段。第二阶段，如果这种对抗措施仍然抵抗不了这种持续的强大的拉力，人体就将采取进一步的对抗措施，进一步加强软组织的强度，以求不被进一步损伤，就把大量的钙质输送到该软组织应力最集中的地方，使软组织钙化，此处的软组织的强度就进一步加强了，这就是软组织对抗超过正常拉力的钙化阶段。第三阶段，如果这种对抗措施仍然对抗不了这种日益加强的超常拉力，人体就要采取更进一步的对抗措施，在应力最集中的部位生成许多新的骨细胞，并调动一切有关因素使骨细胞迅速分裂，使该处软组织骨化，这就是软组织对抗超过正常拉力的骨化阶段。

五、脊柱骨质增生病因病理学理论对针刀治疗的指导作用

由于目前临床上是以退变理论为指导，认为疼痛是骨质增生本身造成的，所以对骨质增生的治疗主要是针对骨质增生本身的局部治疗。如理疗及药物止痛、开放性手术切除骨刺等，但疗程长，后遗症多，疗效有限。

针刀医学关于骨质增生的病因病理学理论明确了骨质增生的发生发展规律，为针刀治疗奠定了形态病理学基础。针刀治疗就是通过松解相关弓弦结合部的粘连、瘢痕，达到调节骨关节的力平衡的目的。

根据针刀医学慢性软组织损伤的理论及骨质增生的理论，在弓弦结合部及弦的应力集中部位形成粘连、瘢痕，如果应力持续存在，人体就会通过颈项痛来警示，这时并没有出现钙化或骨化，但患者已有临床表现。如果还不加以重视，随着受损的程度不断严重，人体就会启动另一种修复和调节方式对异常应力集中部位进行代偿，即硬化、钙化、骨化，也就是我们在临床上看到的项韧带钙化，最终导致项韧带的骨化。

了解人体对软组织受到超常拉力时进行对抗调节的3个阶段，对于临床的诊断和治疗是极有意义的。当看到软组织硬化时，就知道这是人体进行对抗调节的开始阶段；当看

到软组织钙化时，就知道这是人体进行对抗调节的中间阶段；当看到软组织骨化时，就知道这是人体进行对抗调节的最后阶段。这使在治疗时能采取一个恰到好处的治疗方法，既不会治疗过分，也不会治疗不及，既将病治好又不会给人体造成不必要的损伤。

在针刀的治疗中，对于不同的阶段，方法也不尽相同，但治疗的宗旨是相同的，均是对软组织进行松解，而非针对增生的骨组织，并且松解的部位大同小异，也都是其应力集中点。不同就在于，病情轻，则针刀松解的部位相对较少、针刀相对较小、手法相对较轻；病情重，则针刀松解的部位相对较多、针刀相对较大、手法相对较重。具体的操作在此不再赘述。总之，方法均为目的服务，而针刀治疗的目的就是在于松解彻底，恢复力学平衡。

第三节　针刀治疗理论与经筋理论的关系

一、经筋理论概述

《灵枢·经筋》对十二经筋进行了详细的描述。"肌肉解利"是经筋的生理常态，经筋病主要表现为筋急、筋纵和特殊经筋病3个方面，其中筋急为病多表现为十二经筋的痹证，以经筋牵掣、拘挛、疼痛、转筋、强直、关节运动障碍为主要特征。一般的观点认为经筋包括神经和肌、腱、腱围结构、筋膜、韧带、关节囊等软组织，筋急为病多为软组织损害。经筋病按病位划分，可分为经筋所过局部的经筋本身病候与内脏病候。《灵枢·经筋》首先提及手足六筋病—经筋所过部位支转筋痛的局部病候，其中阴器扭痛、舌卷、耳中鸣痛等亦属于经筋所过的局部病症。此外，在手三阴筋病中还出现了胸痛息贲、胁急吐血、伏梁唾血脓等内脏病候。

二、针刀治疗理论与经筋理论的关系

通过对经筋理论的深入探讨以及临床经验的总结，针刀医学提出软组织在人体内占有重要地位，以软组织改变为切入点横向看待疾病的发生和发展，并以针刀软组织松解术为手段治疗疾病。针刀医学认为，软组织纤维化、增生、肥厚等多种原因可引起软组织的力学发生变化，如长度缩短、相对运动受限、张力增高或者腔隙内压增高等异常改变等，这些异常力学改变能够参与或者导致某些疾病的发病过程。软组织异常力学改变能够对局部和外周产生影响。①对局部的影响：过高的软组织张力或腔隙内压，造成局部组织慢性缺血性损害而引起疼痛。②对外周的影响：这些异常性质改变也能通过影响病变软组织附近的神经、血管、骨关节、特殊器官等参与某些疾病的发病过程，并且通过对病变软组织的微创松解可以解除其对神经、血管、骨关节等组织器官的影响，达到治疗疾病的目的。越来越多的研究显示，软组织改变可参与某些疾病的发病过程。例如，纤维化的软组织带来的缺血和牵张刺激使局部神经末梢敏感性增高，是软组织压痛点和痛性结节形成的原因之一；周围神经卡压综合征的重要原因之一就是软组织改变，可通过针刀手术切开减压治疗；牵系学说认为椎动脉型颈椎病的发病机制与椎动脉周围的纤维粘连带有关，由于反复的急、慢性损伤形成的颈椎周围软组织粘连，可导致颈椎错位，引起椎动脉扭曲，产生相关的临床症状，也可采取针刀手术松解颈段粘连；髌外侧支持带挛缩可改变髌股关节力线，与髌股关节骨性关节炎关系密切，针刀手术同样可以切开外侧支持带松解手术达到治疗目的。

三、针刀松解部位的选择与"以痛为腧"的关系

《灵枢·经筋》强调"以痛为腧"，即在疼痛点、痛性结节或者条索点进行治疗，收到良好的效果。可见"以痛为腧"是治疗经筋病的基本原则之一，但"以痛为腧"的治疗有效率高，而治愈率低的现象普遍存在，而且由于经筋的解剖定位不清，极大地阻碍了经筋理论的发展和临床应用。针刀医学在研究经筋理论的基础上，提出了疾病的形成不是一个点的问题，而是通过人体弓弦力学解剖系统在病变部位形成以点成线、以线成面、以面成体的立体网络状的病理构架。痛点治疗只是治疗点之一，更重要的要破坏疾病的病理解剖构架才能治愈疾病。

四、针刀治疗与经筋刺法的关系

（一）针刀治疗与经筋刺法的关系

针刀治疗是采用针刀将病变的软组织切开松解，使病变软组织减张减压或延长长度，破坏疾病的病理构架，解除其对血管、神经、骨关节的影响。针刺治疗经筋病的方法可分为火针治疗、单针多向刺、多针刺3类。《灵枢·经筋》反复提到"燔针劫刺，以知为数，以痛为腧"，指出经筋挛急疼痛可用火针治疗。一般认为火针治疗具有针和灸的双重作用，可振阳气、通经络、行气血、散风寒。火针治疗有软组织松解作用：第一，火针直径较粗，甚至有三头火针，因此火针治疗形成的伤口较大，软组织松解效果比毫针好；第二，高温具有扩大伤口和止血作用，因为外科手术用的电刀就是通过高频电流对组织加热，实现对组织的分离和凝固，从而起到切割和止血的作用。多针刺是在病变局部用多支毫针刺入，一般认为可增强刺激，促使针感放散传导。《灵枢·官针》记载有傍针刺、齐刺、扬刺等刺法，是治疗经筋病的常用手法。一般认为单针多向刺可扩大刺激范围，加强针感，有关刺法为恢刺法、分刺法、合谷刺法等。

针刀与针灸治疗的相同点在于两者都是作用于人体软组织。针刀与针灸治疗的不同点：针灸治疗以得气为主，达到疏经通络的目的；而针刀治疗点是明确的人体解剖结构。针灸是以点的刺激治疗病变；针刀是以短线切割切开、松解病变软组织。在针法和刀法操作方面也不一样，针灸可以以针灸尖为圆心作顺向或者反向的捻转，达到补泻目的；而针刀不行，因为针刀刃的作用是切割，针刀刀法操作必须与重要神经血管走行方向一致，不能随意捻转，否则就可能切断神经血管，造成医疗事故。针灸的合谷刺法通过一

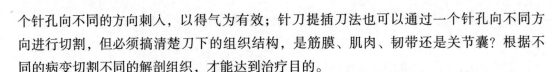

个针孔向不同的方向刺入，以得气为有效；针刀提插刀法也可以通过一个针孔向不同方向进行切割，但必须搞清楚刀下的组织结构，是筋膜、肌肉、韧带还是关节囊？根据不同的病变切割不同的解剖组织，才能达到治疗目的。

（二）针刀治疗是对经筋病刺法的发展

针刀治疗是对上述经筋病刺法的发展。首先，针刀治疗将经筋理论中的病变定位从"以痛为腧"的病变点治疗提升到对疾病病理构架治疗的高度上来。其次，针刀治疗以人体解剖结构为基础，将针灸针刺法中某些模糊的概念进行了解剖学的量化。如《针灸大成·火针》："切忌太深，恐伤经络，太浅不能去病，惟消息取中耳"。何为太浅？何为太深？到达什么层次为适中？与人体的解剖关系是什么？针刀治疗是在人体弓弦力学解剖系统的基础上，对疾病进行准确定位，并确定针刀需要松解的人体解剖结构，根据病情，对病变部位的不同软组织，如筋膜、韧带、肌肉、关节囊、滑囊等分别进行松解或者切割。这对进一步研究经筋经理提供了解剖形态学基础。

综上所述，如果说针刀医学有什么创造性、突破性的建树，那是在吸收老一辈专家开辟的中医现代化道路的结晶成果基础上的必然结果。针刀医学的主要内容之一，就是将中医学现代化，而且是从基础理论方面使之现代化。

由此，针刀医学关于中医现代化的研究并不是笔者心血来潮，而是历史的要求，时代的必然，要将中医现代化也不是笔者妄自空想，而是有它客观的条件作基础的。也就是说，针刀医学关于中医现代化的研究，是在中医现代化有其历史必然趋势的背景下，并有充分的现实性的条件下开始和成形的。

第二篇

针刀医学影像诊断

第五章 脊柱影像检查的优选原则

脊柱相关疾病是指颈、胸、腰椎的骨、关节、椎间盘及椎周软组织病变而发生脊椎关节错位、韧带钙化或骨质增生、椎旁软组织肿胀、痉挛、粘连等，对其周围的神经、血管产生刺激或压迫，导致内脏自主神经功能紊乱，通过特殊的传导途径诱发内脏系统相应症状、体征的脊源性综合征。究其病因，即是脊柱失稳，导致脊柱小关节错缝，影响了信息传导的通路，从而出现临床症状。因此，脊柱的影像学就是观察相应脊柱节段的结构是否失稳，如小关节错位、椎间盘变性、周围韧带钙化、椎体骨质增生等，X线平片就能清晰地反映这些病理改变。

X线摄片术是一种操作简单、应用广泛、相对廉价的检查技术，因骨组织含有大量钙盐，密度高，与周围软组织有良好的对比，而骨本身的骨皮质、骨松质和骨髓腔之间也有足够的对比度，使得骨关节成像清晰。此外，其X线的空间分辨力比CT、MRI或超声等断层成像技术高，能显示骨和关节细微的骨质结构，因此小关节的错位、椎间盘的变性、椎体移位均可以观察到。这一点明显优于其他影像学检查。X线平片不仅可用来发现病变，明确病变的病理范围和程度，而且对很多疾病可以做出定性诊断。X线平片显示的骨骼精细图像在诊断关节炎上尤为重要。另外，普通的X线平片设备和检查费用相对比较低，检查过程方便，患者易于接受，从而至今仍是首选的影像检查方法。

CT图像是真正意义的数字断层图像，显示的是人体某个断层的组织密度分布图，不能反映整个椎体或椎体之间的位移变化。MRI是依靠组织内部的T_1、T_2弛豫时间和质子密度的不同，并以不同灰阶的形式显示为黑白图像，在骨骼系统主要显示骨髓病变，但是在显示骨化、钙化及脊柱稳定性方面不及CT和X线平片。因此，针对脊柱相关疾病的病因病机，本章重点介绍脊柱相关疾病的X线诊断。

临床医生应熟悉各种检查方法的适应证、禁忌证和优缺点，根据临床初步诊断，严格掌握适应证，选择最合适的检查方法，以免重复检查给患者带来不必要的痛苦。鉴于X线检查对脊柱相关疾病有诊断效果，临床上对一部分脊柱相关疾病可以根据X线表现直接做出诊断，如脊柱畸形变异、骨折、骨质破坏、骨质疏松、椎体滑脱等。一些疾病可以根据X线表现，提示某些方面的异常，通过推理做出间接诊断或进一步检查，如椎体间隙变窄、软组织钙化等。一些疾病在平片上表现特征明确，如骨感染、良性肿瘤及肿瘤样病变。另外，还可以利用X线检查对疾病的治疗效果进行评价。

第一节　颈部正常 X 线表现

正常颈椎，除寰、枢椎外均有椎体、椎弓根、椎板、横突、上下关节突、关节突峡部和棘突等结构。从正位方向看，颈椎应是一直线，自上而下基本等大，棘突位于中央，横突位于椎体两侧，棘突和横突之间可以显示椎板和椎弓前后面，于椎弓断面上下可见关节突。此外，在正常颈椎侧位 X 线上，可显示非常明显的 4 条弧线，即椎体前缘、椎体后缘、关节突和棘突基底部。寰椎由前、后弓和侧块所构成，前弓的前面有前结节，后内侧面有齿凹，与枢椎齿状突形成关节。侧块位于寰椎两侧，上面椭圆形关节窝与枕骨髁构成枕寰关节，下面圆形、略凹陷关节窝与枢椎构成寰枢外侧关节。寰椎后弓相当于椎弓，其后面有后结节。枢椎椎体向上有一呈圆柱状的齿状突，齿状突前面与寰椎前弓形成关节，后面与寰椎横韧带相接。$C_{3\sim7}$排列规则，形状相似。相邻两椎体的后外侧构成钩椎关节，即 Lushka 关节。椎间孔于颈椎斜位投照时显示最清楚，呈卵圆形，上下径大于前后径，C_3、C_4 椎间孔稍小，其下方层面椎间孔则略为增大。C_7 颈椎因其棘突长而粗大故又称为隆椎，其棘突通常无分叉。由于隆椎在体表易于触及，因此常被作为计算胸椎棘突的解剖标志（图 6-1 ~ 图 6-4）。

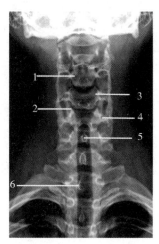

图 6-1　颈椎正位

1. C_3椎体；2. 钩椎关节；3. 上关节突；

4. 横突；5. 棘突；6. T_1椎体

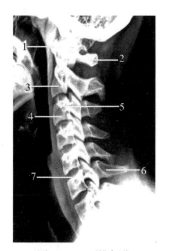

图 6-2　颈椎侧位

1. 寰椎前弓；2. 后弓；3. 枢椎；4. C_3椎体；

5. 横突；6. 棘突；7. C_5 ~ C_6 椎间盘

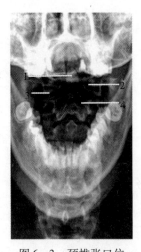

图 6-3 颈椎张口位

1. 枢椎齿状突；2. 寰椎侧块；

3. 寰枢关节间隙；4. C_2 椎体

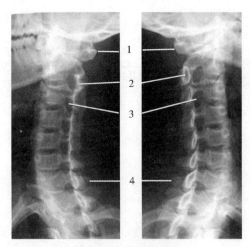

图 6-4 颈椎双斜位

1. 寰椎后弓；2. C_2 椎弓板；

3. C_3、C_4 椎间孔；4. C_7 棘突

第二节 颈部异常 X 线表现

1. 颈部正位片的阅片内容

（1）棘突连线是否是一条直线 如有偏歪，提示钩椎关节有旋转移位，但还必须参看横突有无变短，如同一椎体棘突偏离中线，横突又变短，才可认为该椎体有旋转移位（图 6-5）。

（2）钩椎关节是否双侧对称 见图 6-6。

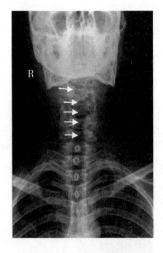

图 6-5 颈椎正位

箭头示棘突连线偏歪

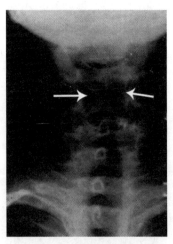

图 6-6 颈椎正位

箭头示 C_3 ~ C_4 双侧 Luschka 关节

不对称，间隙左窄右宽，有矢状轴旋转

（3）两侧横突间距离是否等宽 如相邻横突间的距离变长，说明该横突间肌肉和韧带处于弛缓状态，或另一侧相对应的小肌肉、小韧带挛缩。同时说明该相邻椎体有侧方

旋转移位（图6-7）。

（4）椎间隙左右、前后是否等宽　椎间隙变窄，说明椎间盘突出退变、上下椎体的仰旋或俯旋移位、侧方移位；椎间隙特别宽，说明钩椎关节可能有前后方移位和侧方移位。可参照侧位片椎体前上、下角连线曲张情况和椎体上、下角连线情况确诊（图6-8）。

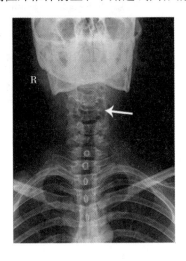

图6-7　颈椎正位

1. 颈椎椎体双侧横突间距明显不对称；

2. 左侧数个钩椎关节间隙变窄

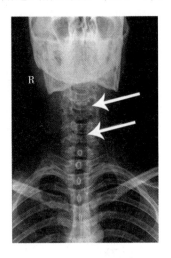

图6-8　颈椎正位

箭头示钩椎关节间隙明显不对称，椎间隙变窄

（5）骨质有无增生改变　韧带、肌肉、关节囊的附着区增生，则说明该软组织处于长期的挛缩状态。此部位如果没有软组织附着而是某骨关节面的部位，说明该处长时间应力较高（图6-9）。

（6）韧带有无钙化表现　主要是横突间韧带钙化（图6-10）。

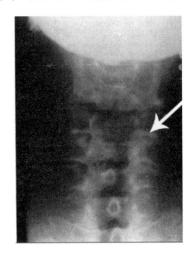

图6-9　颈椎正位

箭头示椎体边缘增生，小关节面硬

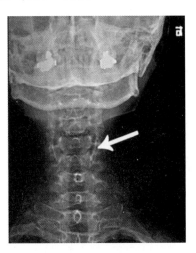

图6-10　颈椎正位

箭头示横突间韧带钙化

（7）颈椎有无侧弯改变　如有侧弯说明中斜角肌和前斜角肌在 C_1、C_2、C_3 同侧横突附着之肌束挛缩或痉挛（图6-11）。

2. 颈部侧位片的阅片内容

（1）生理曲度　生理曲度消失、变直或反张，说明颈椎的前纵韧带挛缩，后纵韧带张力很大，如长时间得不到纠正，必导致后纵韧带骨化。在生理曲度消失或反张的情况下，如果发现椎体后下角和下位椎体的后上角错位，在整个椎体上、下角的连线前方者说明该椎体前移位，后方者说明该椎体后移位。椎体间水平位移（horizontal displacement，HD）≥3.5mm，即可认为颈椎不稳（图6-12）。

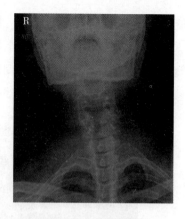

图6-11　颈椎正位
此影像显示颈椎侧弯

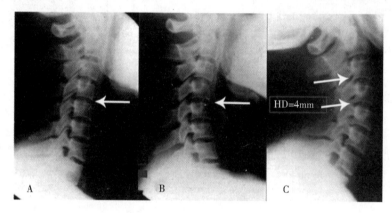

图6-12　颈椎侧位
A. 颈椎生理曲度变直；B. 颈椎反弓；C. 颈椎生理曲度加大

（2）颈椎棘突间的距离　如果某2个棘突间的距离相当靠近，或者已靠到一起（即所谓吻性棘突），除了少数情况是先天畸形之外，大多数是上位椎体的仰旋移位，或下位椎体俯旋移位（图6-13）。

（3）前后缘弧线　椎体前缘的连线一般是一个弧线，如果某个椎体前缘在弧线的后侧，说明该椎体向后方移位；如果某个椎体前缘在弧线的前方，说明该椎体向前方移位。如果整个颈椎的生理曲度消失，变直或反张则另当别论（图6-14）。

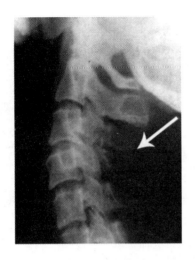

图 6 – 13　颈椎侧位

箭头示吻性棘突

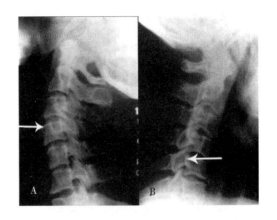

图 6 – 14　颈椎侧位

A. 箭头示椎体前移位；B. 箭头示椎体后移位

（4）韧带是否有钙化　主要是颈项韧带钙化、后纵韧带钙化（图 6 – 15）。

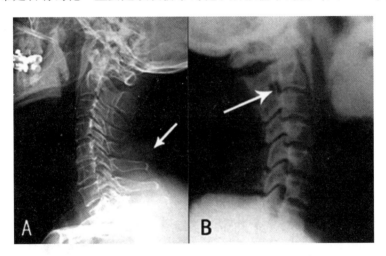

图 6 – 15　颈椎侧位

A. 箭头示项韧带钙化；B. 箭头后纵韧带钙化

（5）后关节突间隙有无变化　在 $C_2 \sim C_6$ 之间，如果后关节突间隙变大，就是在下位椎体关节突的上缘出现一近于三角形的黑暗区，说明该关节突关节半脱位（图 6 – 16）。

（6）是否有骨质增生或骨赘生成　图 6 – 17。

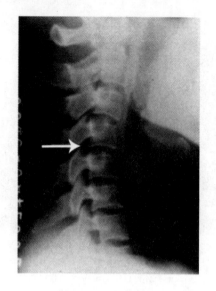

图 6 - 16　颈椎侧位

箭头示关节突关节半脱位

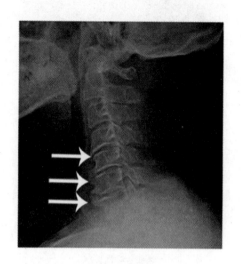

图 6 - 17　颈椎侧位

箭头示骨赘生成

（7）环椎前弓与齿状突间隙是否正常　正常 AO 间距成人 <4mm，X 线侧位未见骨折征象，根据 AO 间距增大诊断为横韧带损伤伴前脱位（图 6 - 18）。

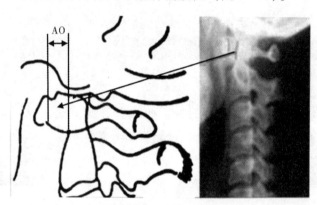

图 6 - 18　颈椎侧位

箭头示 AO 间距增大

（8）小关节间隙　颈椎的小关节间隙在侧位片上显示都是一条斜向后下方的线，如果出现双道线，说明颈椎后关节错位（图 6 - 19）。

（9）寰椎有无偏斜移位　侧位片上显示寰椎双线影，即 "O" 形影，说明寰椎偏斜移位（图 6 - 20）。

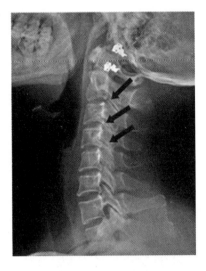

图 6 – 19　颈椎侧位

箭头示双突双边征

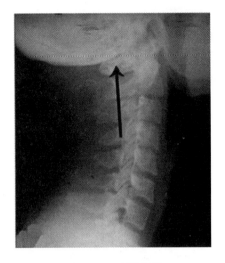

图 6 – 20　颈椎侧位

箭头示寰椎双线影，即 "O" 形影

（10）椎体骨质结构有无改变　见图 6 – 21。

（11）颈椎椎管矢状径改变　椎体矢状径是椎体前缘中点至椎体后缘连线的垂直线，其数据视椎节不同而异。正常人在 $C_4 \sim C_7$ 段为 $18 \sim 22mm$；椎管矢状径为椎体后缘中点到椎板连线中点的最短距离，正常人 $C_4 \sim C_7$ 段为 $15 \sim 18mm$，而 $C_1 \sim C_3$ 段明显为宽，为 $17 \sim 22mm$。判定椎管狭窄与否可采用绝对值法，即 <10mm 者为绝对狭窄，$10.1 \sim 12mm$ 者为相对狭窄，$12.1 \sim 14mm$ 为临界椎管，>14mm 属正常范围。由于人体身材之差异和 X 线片放大系数不一，故亦可采取比值法，公式如下：$\dfrac{mm}{mm}$ ＝椎管比值（Pavlov 比值），两者正常之比值应在 0.75 以上，低于 0.75 者则为椎管狭窄（图 6 – 22）。

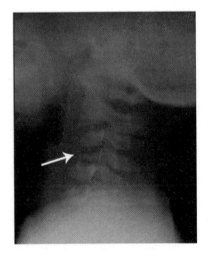

图 6 – 21　颈椎侧位

箭头示颈椎结核所致的骨质破坏

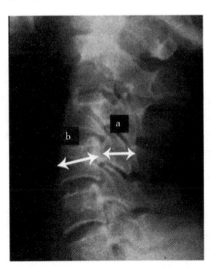

图 6 – 22　颈椎侧位

Pavlov 比值 <0.75，Pavlov 比值 ＝ a/b

3. 颈部张口位片的阅片内容

颈部张口位片的阅片内容包括：①C₃椎体；②钩椎关节；③上关节突；④横突；⑤棘突；⑥T₁椎体（图6-23）。

（1）寰枢关节间隙是否对称（图6-24）。

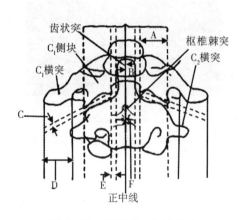

图6-23 颈椎张口位示意图

A. 寰椎侧块长度；B. 枢椎齿突半径；
C. 寰椎横突尖；D. 寰椎横突长度；

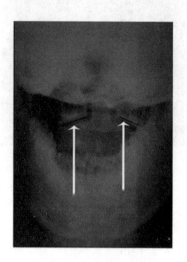

图6-24 颈椎张口位

箭头示双侧寰枢关节不对称

（2）寰齿关节间隙是否对称（图6-25）。

（3）枢椎棘突是否偏歪（图6-26）。

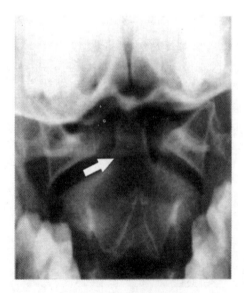

图6-25 颈椎张口位

箭头示寰齿间隙不对称，齿突右切迹消失提示齿突骨折

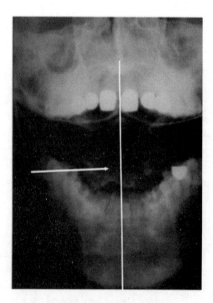

图6-26 颈椎张口位

箭头示枢椎棘突偏歪

4. 颈部双斜位片的阅片内容

椎间孔：如果某侧某一椎间孔变小，说明该侧小关节错位，如椎间孔内缘参差不齐，也说明小关节错位；如某侧某一椎间孔变扁，说明相邻 2 个椎体有侧方旋转移位，一般上位椎体向同侧旋，下位椎体向对侧旋；如果某一个椎间孔特别的大，说明椎体向同侧后外方移位，在 C_1 和 C_2 之间不存在此种情况（图 6-27）。

5. 颈椎过伸、过屈位片的阅片内容

寰枕间距：寰椎的后弓和枕骨距离特别靠近，再摄颈椎的前屈位，寰椎的后弓和枕骨距离仍然较近（<6mm），说明寰枕筋膜挛缩（图 6-28）。

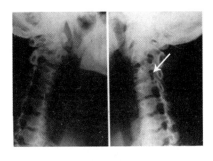

图 6-27　颈椎双斜位

箭头示 $C_3 \sim C_4$ 右侧椎间孔变小

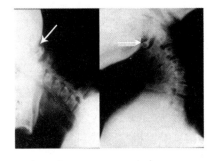

图 6-28　颈椎过伸过屈位

箭头示过伸位及过屈位均显示寰枕间隙狭窄

第七章

背部X线检查

第一节　背部正常 X 线表现

1. 胸椎正位片 X 线表现

胸椎椎体呈四方形，自上而下排成一直线，椎间隙上下缘相互平行，邻近的椎间隙大致相同。在每块椎骨上能见到 1 对横突、2 对关节突和 1 个棘突。胸椎横突自上而下逐渐变短，在正位像上与肋骨相重叠故而显示不清。胸椎两旁有 12 对肋骨，每根肋骨的肋结节与横突肋凹构成肋横突关节（第 11、12 肋骨无肋结节），肋小头与胸椎椎体的肋凹构成肋椎关节。椎弓根呈长卵圆形影，约 3mm×5mm，两侧对称。棘突居中，呈卵圆形或水滴状。关节突的关节面呈冠状位，关节间隙不能显示。沿胸椎之左侧由 T_4～T_{10} 或 T_{11} 可见一条致密白线，称胸椎旁线，是左肺内缘后部胸膜的反折线，其宽度可随呼吸及降主动脉宽度改变，正常在 1cm 左右，最宽可达 1.5cm。此线可因脊椎病变而出现增宽凸出，如脊柱结核及骨髓炎的早期脓液聚集在椎旁，使其略凸出；胸椎肿瘤、扁平椎等均可致胸椎旁线局限凸出；新鲜骨折因血肿常致胸椎旁线凸出；部分强直性脊椎炎可有胸椎旁线增宽，有人提出可能为早期征象。胸椎之右侧偶见椎旁线，出现率约 23%，多数限于 T_{11}、T_{12} 水平（图 7-1、图 7-2）。

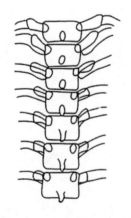

图 7-1　胸椎结构示意图

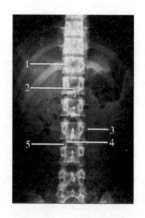

图 7-2　正常脊柱（腰椎正位）X 线平片
1. 椎弓根；2. 脊突；3. 横突；4. 下关节突；5. 上关节突

2. 胸椎侧位片 X 线表现

全部胸椎连贯成一生理性后凸的自然弧线，以 T_7 处最突出。如椎体呈四方形，T_{12} 及 L_1 椎体的前部低，后部高，其侧位像亦呈楔形，则并非为压缩性骨折。椎体下缘后部由于受椎间盘影响，呈轻度凹陷。可显示椎小关节间隙，椎间孔近似圆形，比腰椎的孔小。棘突较长，斜向后下方，相邻棘突依次如叠瓦状覆盖，椎间隙的显示也优于正位片（图 7 – 3）。

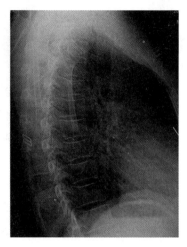

图 7 – 3　正常脊柱侧位片

第二节　背部异常 X 线表现

1. 脊柱侧弯

脊柱侧弯诊断和评价的主要手段是 X 线平片，它不仅可以确定侧弯的类型、部位，测量侧弯的弯度、椎体旋转度，有助于判断病因，还可以对骨骼发育程度进行评价，同时也可以通过 X 线平片确定关键椎体，进行术前设计，指导手术方案的制定。X 线平片对判断术后假关节形成、内固定有无失败、是否存在术后失代偿，同样具有重要价值。脊柱侧弯的评估常需全脊柱摄影（多需后处理软件辅助完成）和一些特殊摄影体位。

正位片脊柱呈直线垂直于地面，髂嵴形态两侧对称。椎体形态、两侧横突大小形态无异常，两侧椎弓根对称，棘突居中，椎体两侧缘连线光滑，棘突连线或两侧椎弓根连线与之平行。椎间隙等宽，两侧腰大肌影对称（图 7 – 4）。

胸廓畸形，左侧肋骨聚拢（箭头），多椎体旋转明显，脊椎骨结构无改变，侧突的弯曲度呈均匀改变全脊柱侧位片可观察椎体和椎间隙形态，同时还可显示 4 个生理弯曲，分别为颈椎前弯曲、胸椎后弯曲、腰椎前弯曲和骶椎后弯曲。腰椎前弯曲在每个人并不一致，女性弯曲度大于男性，老年人椎间盘退变后颈椎及腰椎前弯曲减小。（图 7 – 5）。

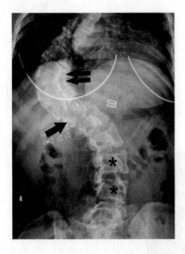

图 7-4 特发性脊柱侧弯 X 线平片

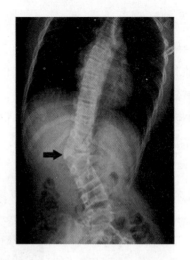

图 7-5 先天性脊柱侧弯 X 线平片

腰椎先天性发育障碍伴侧弯畸形，半椎体

2. 脊柱结核

X 线片上以骨质破坏和椎间隙狭窄为主。对可疑病例需重复摄片或采用其他检查。中心型的骨质破坏集中在椎体中央，在侧位片比较清楚。很快出现椎体压缩成楔形，前窄后宽。也可以侵犯至椎间盘，累及邻近椎体。边缘型的骨质破坏集中在椎体的上缘或下缘，很快侵犯至椎间盘，表现为椎体终板的破坏和进行性椎间隙狭窄，并累及邻近 2 个椎体。边缘型的骨质破坏与楔形压缩不及中心型明显，故脊柱后凸不重。胸椎正位片上可见椎旁增宽软组织影，可为球状、梭状或筒状，一般并不对称。在腰椎正位片上，腰大肌脓肿表现为一侧腰大肌阴影模糊，或腰大肌阴影增宽、饱满或局限性隆起，脓肿甚至可流注至臀部及股三角区。在慢性病例可见多量钙化阴影（图 7-6、图 7-7）。

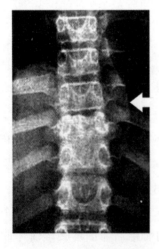

图 7-6 脊柱结核致椎旁冷脓疡

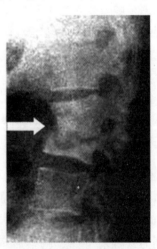

图 7-7 脊柱结核致楔形样改变

3. 胸椎骨质增生

胸椎骨质增生即俗称为骨刺，又称骨赘。是由于构成关节的软骨、椎间盘、韧带等软组织变性、退化，关节边缘形成骨刺、滑膜肥厚等变化，而出现骨破坏，引起继发性的骨质增生，导致关节变形，当受到异常载荷时，引起疼痛、活动受限等症状的一种疾病。X 线可见椎间隙狭窄，关节硬化变形，关节边缘骨赘，变形或关节半脱位（图 7-8）。

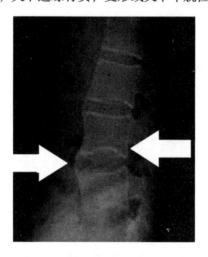

图 7-8　胸椎骨质增生及骨桥形成

4. 胸椎小关节紊乱症

胸椎小关节紊乱症系指胸椎小关节外力作用下发生解剖位置的改变，表现为关节囊滑膜嵌顿而形成的不全脱位，且不能自行复位而导致的疼痛和功能受限等症状的一种病症。临床又称为胸椎错缝、胸椎小关节错缝、胸椎小关节脱位、胸椎小关节滑膜嵌顿、胸椎小关节功能紊乱等（图 7-9、图 7-10）。

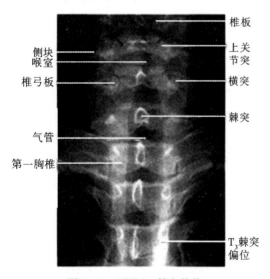

图 7-9　可见 T$_3$ 棘突偏位

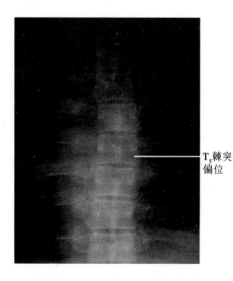

图 7-10　可见 T$_5$ 棘突偏位

第八章 腰部X线检查

第一节 腰部正常 X 线表现

腰椎椎体正、侧、斜位均呈长方形，内为骨松质，呈网状高密度影，外为骨密质，呈线状光滑高密度影，上、下缘称终板。椎弓由椎弓根、椎弓板、上下关节突、横突和棘突组成，正位似蝴蝶状，侧位似海马状，斜位似小狗样。椎弓与椎体还组成椎孔、椎管和椎间孔。椎间隙是椎间盘的投影，为相邻椎体终板之间的半透明间隙。自下胸椎起椎间隙有向下逐渐增宽的趋势，至 $L_5 \sim S_1$ 间隙又变窄。观察椎间隙以侧位最好；观察腰椎旁的腰大肌以正位片最佳，呈灰色的中等密度影。从正位观察，椎骨排列呈纵形柱状，正常是一条直线，位于椎体的中间，自上而下，腰椎骨体积递渐增大。腰椎的关节突间隙从内下略斜向外上方，两侧对称，椎体内有纵行的骨小梁影像。在椎体阴影内，左右各有一椭圆形之椎弓根断面影（图 8-1），相邻椎体间的透亮间隙称椎间隙，其宽度大致相同。在腰椎的正中线上呈上、下排列的有如水滴状影像为棘突。上部腰椎的棘突比较下倾，其远端可与下位椎体之上缘重叠，下部腰椎的棘突比较平直，其投影多在本椎体的范围内，同时两侧横突正常多在同一水平线。在侧位 X 线片上，腰椎呈前凸弧形排列，以 L_4 前凸最为明显，距弧弦中点为 $18 \sim 25mm$，各椎体之间的后缘连线从上而下应随脊柱生理弯曲而呈自然的弧形连续曲线。椎间隙宽度一般为 $8 \sim 15mm$，以 $L_4 \sim L_5$ 椎间隙为最宽，$L_5 \sim S_1$ 椎间隙最窄，通常为 $5 \sim 10mm$。椎间隙的前后宽度通常为前宽后窄（图 8-2），邻椎骨两切迹之间构成椎间孔。在斜位 X 线片上，腰椎体仍为扁方形，在椎体的中央部有一致密圈为近片侧椎弓根的断面影，由该影向前伸出之宽条状模糊影系近片侧之横突，由该影向上突起之锥形骨块影为近片侧之上关节突。由椎弓根向后下延伸之宽带状阴影为近片侧椎板，由此椎板影向下伸突之指状骨影为近片侧之下关节突，与下位椎骨的上关节突构成关节突关节，其关节间隙较正侧位片所见均清晰。腰椎椎板的外上部即上、下关节突间部，称为峡部，是峡部裂的好发部位，斜位片是显示峡部的最佳体位（图 8-3）。

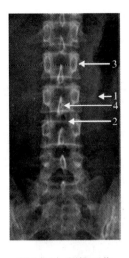

图 8-1 腰椎正位

1. 横突; 2. 终板;

3. 椎弓根; 4. 棘突

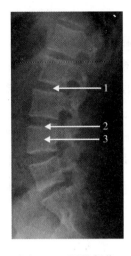

图 8-2 腰椎侧位

1. 椎间隙; 2. 终板; 3. 椎体

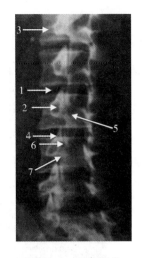

图 8-3 腰椎斜位

1. 椎间隙; 2. 椎弓根; 3. 横突;

4. 上关节突; 5. 椎弓板; 6. 关节

突关节; 7. 椎弓峡部

第二节　腰部异常 X 线表现

1. 腰部正位片的阅片内容

（1）棘突连线是否是一条直线　如某一椎体棘突偏离中线，有两种情况，一种可能是该椎体有轻度旋转移位，另一可能是先天畸形（图 8-4）。

（2）关节突间隙是否双侧对称　正常腰椎的关节突间隙从内下略斜向外上方，两侧对称。当一侧关节突间隙消失，说明此关节突关节有轻度的向前错位；如两侧关节突间隙全消失，说明椎体有旋转移位或关节滑脱嵌顿（图 8-5）。

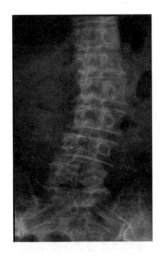

图 8-4 腰椎正位

如图所示棘突连线偏歪

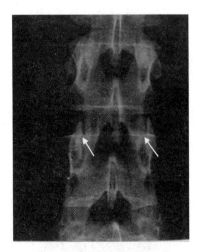

图 8-5 颈椎正位

箭头示关节突间隙关节不对称

（3）椎体上、下缘是否是一条直线　如某个椎体底面有 2 条线，上边 1 条线是椎体的前缘，下边 1 条线是椎体的后缘，则说明此椎体有俯旋移位；如椎体的上面呈 2 条线，上边 1 条线为椎体的前缘，下边 1 条线为椎体的后缘，则说明此椎体有仰旋移位（图 8-6）。

（4）椎间隙左右是否等宽　腰段椎间隙有向下逐渐增宽的趋势，如果椎间隙明显变窄，可能为：①椎间盘周围的软组织（肌肉、韧带）严重粘连、挛缩，且张力较大；②椎间盘结构向椎体周边或某一侧逸出（图 8-7）。如腰椎间隙明显增宽，一是上位椎体俯旋；二是下位椎体仰旋，或者是上位椎体俯旋，同时下位椎体仰旋。如果整个腰椎间隙和后关节突间隙都显示雾状模糊，说明已是强直性脊柱炎中晚期。

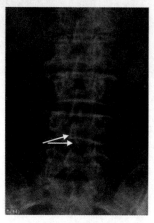

图 8-6　腰椎正位

箭头示椎体下缘双边

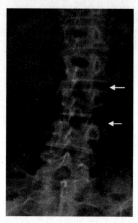

图 8-7　腰椎正位

箭头示椎间隙明显不对称，分别为椎间隙变窄、椎间隙增宽

（5）骨质有无增生改变　如果椎体或小关节骨质密度增高，边缘呈唇样或骨赘样等骨质增生改变，说明附着该部位的韧带等软组织长期处于张力较高状态（图 8-8）。

（6）韧带有无钙化表现　如果在腰椎正中间有一白色的钙化带，说明腰椎棘间韧带长期处于挛缩紧张状态（图 8-9）。

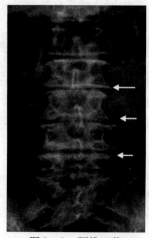

图 8-8　腰椎正位

示椎体边缘增生，部分呈骨桥样改

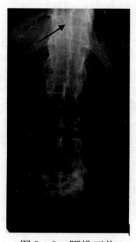

图 8-9　腰椎正位

箭头示腰椎棘间韧带钙化

（7）腰椎有无侧弯改变　如有侧弯说明凹侧腰段竖脊肌挛缩或痉挛（图8－10）。

（8）腰椎横突是否平行　如L₅两侧横突不在同一水平线上，一高一低，说明低的一侧髂腰韧带挛缩（图8－11）。

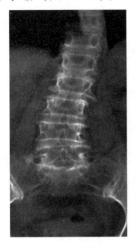

图8－10　腰椎正位

图示腰椎侧弯

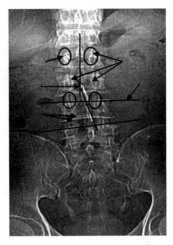

图8－11　腰椎正位

箭头示腰椎两侧横突不在同一水平相线

2. 腰部侧位片的阅片内容

（1）前缘上、下角连线　腰椎前缘的上下角的连线是向前凸的一条弧线。如某个椎体前缘超过弧线向前，说明此椎体向前移位；如某椎体前缘向后离开此线，说明此椎体向后移位；如某椎体上角向前超过此线，下角向后离开此线，说明此椎体俯旋移位。反之，如果某椎体下角向前超过此线，上角向后离开此线，则说明此椎体仰旋移位（图8－12）。

（2）腰椎骨质有无增生　观察椎体有无骨质增生表现。如椎体前缘出现唇样增生，说明此椎间盘长时间向前突出；如果已形成骨桥，说明此椎间盘向前突出的时间更长，此段前纵韧带已完全骨化（图8－13）。

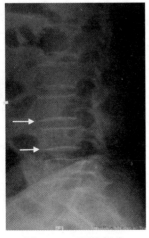

图8－12　腰椎侧位

箭头示椎体向前俯仰移位

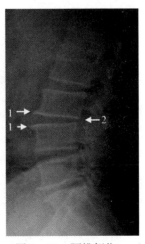

图8－13　腰椎侧位

1. 腰椎唇样骨质增生；2. L₃/L₄椎间隙后变窄，后纵韧带钙化

（3）椎间隙前后角是否平行　如上位椎体的后下角，下位椎体的后上角特别靠近或完全靠在一起，说明此段后纵韧带已经严重挛缩，长时间挛缩后，可出现后纵韧带钙化。在腰骶关节，如果骶骨和 L_5 向前成角过大，说明腰骶部软组织（包括肌肉、韧带）都已严重挛缩（图 8 – 14）。

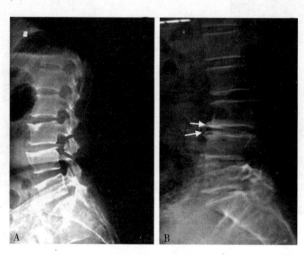

图 8 – 14　腰椎侧位

A. 后纵韧带挛缩；B. 前纵韧带挛缩

（4）有无峡部裂　如有椎弓峡部裂则提示有腰椎滑脱，侧位片是观察和评估滑脱程度最佳的位置（图 8 – 15）。

（5）Schmorl 结节　椎间盘、椎体软骨终板发生退变后，髓核可通过破裂的纤维环和软骨终领裂隙突入椎体内，在椎体的上缘或下缘形成半圆形骨质缺损影。Schmorl 结节可同时出现于单个或多个椎体边缘（图 8 – 16）。

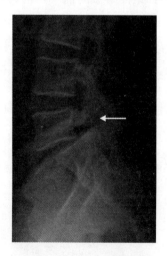

图 8 – 15　腰椎侧位片

箭头示 L_5 椎弓峡部裂，伴 L_5 椎体向前滑脱

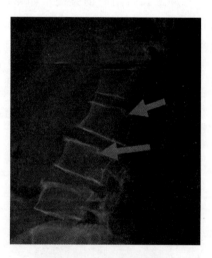

图 8 – 16　腰椎侧位片

箭头示 Schmorl 结节

（6）腰椎的先天畸形　移行椎和融合椎：移行椎最常见的是腰椎骶化或骶椎腰化；2个或2个以上的椎体互相融合，称为融合椎体，多见于腰椎。椎体畸形包含半椎体畸形和蝴蝶椎（图8-17）。

3. 腰部斜位片的阅片内容

斜位为观察峡部裂的最佳投照位置，一般采取向左后/右后斜40°～45°，可清晰显示出关节突间部缺损的直接征象。峡部裂者可在"狗颈部"显示一环形透亮带，宛如"狗颈"上戴着项圈（图8-18）。骨缺损的边缘不规整或硬化增白，在其间隙内或周围可存有数量不等、大小不一的游离骨块。有时因关节失稳错位或投照角度的缘故，相邻的上下关节突可与缺损部相重合，以致将其部分裂隙掩盖。

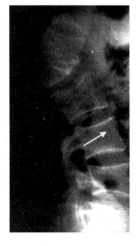

图8-17　腰椎半椎体畸形

箭头示 L_1 椎体前1/3缺如，后2/3形成一三角形

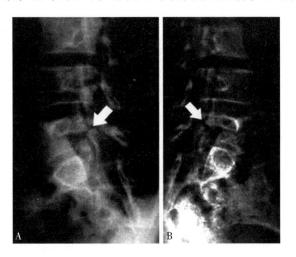

图8-18　腰椎双斜位

A. 腰椎右斜位片；B. 腰椎左斜位片，箭头示 L_5 峡部裂"项圈"征

第三篇

针刀操作技术

第九章 针刀术前准备

第一节 针刀手术室的设置

针刀是一种闭合性手术，与普通手术一样，必须在无菌手术室进行，国家对手术室有严格的规定。但由于针刀是一个新生事物，且投入少，疗效好，所以几乎所有专业的临床医生都有学习针刀的，有外科、骨科、内科、儿科、中医科、针灸科、推拿按摩科、神经内科、皮肤科等，还有一些医技人员。但是，大家对针刀手术的无菌观念不强，学习针刀的医生对针刀手术器械也缺乏严格的消毒，仅在消毒液中做短时间的浸泡，即重复使用，这样难以达到杀灭肝炎、HIV 等病毒的消毒效果，极容易造成伤口感染，也容易染上肝炎和 HIV 等经血液传播的疾病。

有条件的医院应建立针刀专用手术室，一般医院要开展针刀，也必须有单独的针刀手术间。手术室基本条件包括：手术区域应划分为非限制区、半限制区和限制区，区域间标志明确，手术室用房及设施要求必须符合有关规定。为了防止手术室空间存在的飞沫和尘埃所带有的致病菌，应尽可能净化手术室空气。

1. 空间消毒法

（1）紫外线消毒法 多用悬吊紫外线灯管（电压 220V，波长 253.7mm，功率 30W），距离 1m 处，强度 $>70\mu W/cm^2$，每立方米空间用量 $>115W/m^3$，照射时间 >30 分钟。室温宜在 $20\sim35℃$，湿度 $<60\%$。需有消毒效果监测记录。

（2）化学气体熏蒸法

①乳酸熏蒸法 每 $100m^3$ 空间用乳酸 12ml 加等量的水，加热后所产生的气体能杀灭空气中细菌。加热后手术间要封闭 $4\sim6$ 小时。

②福尔马林（甲醛）熏蒸法 用 40% 甲醛 $4ml/m^3$ 加水 $2ml/m^3$ 与高锰酸钾 $2g/m^3$ 混合，通过化学反应产生气体能杀灭空气中细菌。手术间封闭 $12\sim24$ 小时。

除了定期空间消毒法外，尽量限制进入手术室的人员数；手术室的工作人员必须按规定更换着装和戴口罩；患者的衣物不得带入手术室；用湿法清除室内墙地和物品的尘埃等。

2. 手术管理制度

（1）严格手术审批制度 正确掌握手术指征，大型针刀手术由中级职称以上医师决定。

（2）术前完善各项常规检查 如血常规检查、尿常规检查、凝血功能检查，对中老年人应做心电图、肝肾功能检查等。

（3）手术室常用急救药品　如中枢神经兴奋剂、强心剂、升压药、镇静药、止血药、阿托品、地塞米松、氨茶碱、静脉注射液、碳酸氢钠等。

（4）手术室基本器械配置　应配有麻醉机、呼吸机、万能手术床、无影灯、气管插管、人工呼吸设备等。

第二节　针刀手术的无菌操作

（1）手术环境　建立针刀治疗室，室内紫外线空气消毒60分钟，治疗台上的床单要经常换洗、消毒，每日工作结束时，彻底洗刷地面，每周彻底大扫除1次。

（2）手术用品消毒　小针刀、骨科锤、手套、洞巾、纱布、外固定器、穿刺针等需高压蒸气消毒。

（3）医生、护士术前必须洗手　用普通肥皂先洗1遍，再用洗手刷沾肥皂水交替刷洗双手，特别注意指甲缘、甲沟和指蹼。继以清水冲洗。

（4）术野皮肤充分消毒　选好治疗点，用记号笔在皮肤上做一记号。用0.75%碘伏在记号上横画一下使记号不致脱落，以记号为中心开始逐渐向周围5cm以上涂擦，在由周围返回中心之后，覆盖无菌小洞巾，使进针点正对洞巾的洞口中央。

（5）医生、护士着装　手术时医生、护士应穿干净的白大衣、戴帽子和口罩，医生要戴无菌手套。若做中大型针刀手术，如关节强直的纠正、股骨头缺血性坏死、骨折畸形愈合的折骨术，则要求医生、护士均穿无菌手术衣，戴无菌手套，患者术后常规服用抗生素3天预防感染。

（6）术中递送器械要求　术中护士递送针刀等手术用具时，均应严格按照无菌操作规程进行。不可在手术人员的背后传递针刀及其他用具。

（7）针刀的使用　一支针刀只能在一个治疗点使用，不可在多个治疗点进行治疗，以防不同部位交叉感染。连续给不同患者做针刀治疗时，应更换无菌手套。

（8）对参观人员的要求　参观针刀操作的人员不可太靠近术者或站得太高，也不可随意在室内走动，以减少污染的机会。

（9）术后注意事项　术毕，迅速用创可贴覆盖针孔，若同一部位有多个针孔，可用无菌纱布覆盖、包扎。嘱患者3天内不可在施术部位擦洗，3天后可除去包扎。

第三节　患者的体位选择

1. 仰卧位

患者平卧于治疗床上，项部加软枕，头后仰，此体位适用于针刀电生理线路的调节，如针刀功能失调性子宫出血（图9-1）。

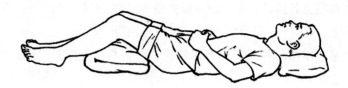

图9-1 仰卧位

2. 俯卧位

患者俯卧在治疗床上，此体位适用于松解颈椎、胸椎、腰椎、骶椎的病变（图9-2）。

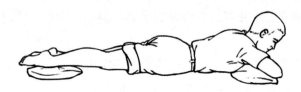

图9-2 俯卧位

3. 侧卧位

患者侧卧于治疗床上，下肢屈曲，此体位适用于侧半身的电生理线路的调节（图9-3）。

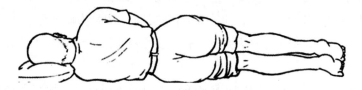

图9-3 侧卧位

第四节 脊柱针刀手术的麻醉方式

关于针刀闭合性手术前是否需要配合麻醉，一直存在着争论。一些学者认为，针刀手术前进行局部麻醉后，针刀进入体内，刀下就没有"感觉"了，针刀手术就无法进行，而且认为针刀手术时间短，不需要麻醉；另一些学者认为，针刀手术属于闭合性手术，而且需要分次手术，不是一次完成，虽然针刀针刃只有0.8mm，但刺入皮肤时患者痛感强烈，需要做局部麻醉，方可实施针刀手术。

一般而言，针刀手术应该在麻醉下进行。首先，针刀闭合性手术不是针灸刺激，它是根据人体的局部解剖，对病变部位实施的一种精确松解手术，虽然是以针灸的方式进入体内，但针刀刺入皮肤只是针刀手术入路的第一步，针刀不是去寻找中医针灸的酸、麻、胀感，而是要对具体病变组织进行松解、分离和切割，通过纵行疏通、横行剥离、通透剥离、铲剥等针刀手术方法，达到剥离粘连、切开瘢痕、松解挛缩、疏通堵塞的目的。如果没有麻醉配合，患者难以耐受整个手术过程，而且针刀手术是分次进行的，即使是第1次患者能够承受，第2次、第3次也难以承受。其次，随着针刀医学的发展，针刀治疗疾病的适应证在不断扩大，比如，针刀治疗强直性脊柱炎脊–肢畸形、类风湿关节炎、膝关节骨性关节炎关节强直等众多临床疑难病症，如果没有良好的麻醉配合，是不可能完成此类复杂而精确的针刀手术的。

针刀手术的麻醉可选择以下几种方式：

（1）局部浸润麻醉　由针刀手术者完成局部麻醉。选用1%利多卡因，一次总量不超过400mg。适用于单一的、局部的慢性软组织损伤的患者及部分骨质增生的患者，如颈椎病、腰椎间盘突出症、腰椎管狭窄症等。

（2）神经阻滞麻醉　需请麻醉科医生实施麻醉。适用于强直性脊柱炎、类风湿关节炎、骨性关节炎、创伤性关节炎引起的上、下肢关节强直，肢体的外伤、手术后的瘢痕松解，股骨头缺血性坏死等。

（3）全身麻醉　需请麻醉科医生实施麻醉。适用于强直性脊柱炎、类风湿关节炎所引起脊–肢联合畸形等。

第十章　针刀操作方法

第一节　持针刀方法

持针刀方法正确是针刀操作准确的重要保证。针刀不同于一般的针灸针和手术刀，针刀是一种闭合性的手术器械，在人体内可以根据治疗要求随时转动方向，而且对各种疾病的治疗刺入深度都有不同的规定。因此，正确的持针刀方法要求能够掌握方向，并控制刺入的深度。

以医者的右手食指和拇指捏住针刀柄，因为针刀柄是扁平的，并且和针刀刃在同一个平面内，针刀柄的方向即是刀口线的方向，所以可用拇指和食指来控制刀口线的方向。针刀柄扁平呈葫芦状，比较宽阔，方便拇、食指的捏持，便于用力将针刀刺入相应深度。中指托住针刀体，置于针刀体的中上部位。如果把针刀总体作为一个杠杆，中指就是杠杆的支点，便于针刀体根据治疗需要改变进针刀角度。无名指和小指置于施术部位的皮肤上，作为针刀体刺入时的一个支撑点，以控制针刀刺入的深度。在针刀刺入皮肤的瞬间，无名指和小指的支撑力和拇、食指的刺入力的方向是相反的，以防止针刀在刺入皮肤的瞬间，因惯性作用而刺入过深（图10－1）。另一种持针刀方法是在刺入较深部位时使用长型号针刀，其基本持针刀方法和前者相同，只是要用左手拇、食指捏紧针刀体下部，一方面起扶持作用，另一方面起控制作用，防止在右手刺入针刀时，由于针刀体过长而发生针刀体弓形变，引起方向改变（图10－2）。

以上两种是常用的持针刀方法，适用于大部分的针刀治疗。治疗特殊部位时，根据具体情况持针刀方法也应有所变化。

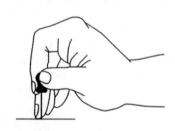

图10－1　单手持针刀法

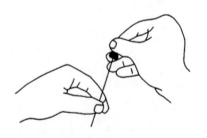

图10－2　夹持进针刀法

第二节 进针刀四步规程

1. 定点

在确定病变部位和精确掌握该处的解剖结构后，在进针部位用记号笔做一记号，局部0.75%碘伏消毒后，覆盖上无菌小洞巾。

2. 定向

使刀口线和大血管、神经及肌肉纤维走向平行，将刀口压在进针点上。

3. 加压分离

在完成第2步后，右手拇、食指捏住针柄，其余3指托住针体，稍加压力不使刺破皮肤，使进针点处形成一个长形凹陷，刀口线和重要血管、神经以及肌肉纤维走向平行，神经和血管就会被分离在刀刃两侧。

4. 刺入

当继续加压，感到一种坚硬感时，说明刀口下皮肤已被推挤到接近骨质，稍一加压，即穿过皮肤。此时进针点处凹陷基本消失，神经和血管即膨起在针体两侧，此时可根据需要施行手术方法进行治疗。

所谓四步规程，就是针刀进针时，必须遵循的4个步骤，每一步都有丰富的内容（图10-3）。定点就是定进针点，定点的正确与否，直接关系到治疗效果。定点是基于对病因病理的精确诊断，对进针部位解剖结构立体的微观掌握。定向是在精确掌握进针部位的解剖结

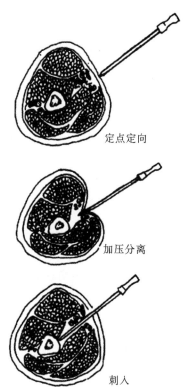

定点定向

加压分离

刺入

图10-3 针刀进针四步规程

构前提下，采取各种手术入路确保手术安全进行，有效地避开神经、血管和重要脏器。加压分离，是在浅层部位有效避开神经、血管的一种方法。在前3步的基础上，才能开始第4步的刺入。刺入时，以右手拇、食指捏住针刀柄，其余3指作支撑，压在进针点附近的皮肤上，防止刀锋刺入过深，而损伤深部重要神经、血管和脏器，或者深度超过病灶，损伤正常组织。

第三节 脊柱常用针刀手术入路

1. 针刀入皮法

按照针刀四步进针规程，当定好点，将刀口线放好以后（刀口线和施术部位的神经血管走行方向平行，无神经血管处和肌肉纤维的走行方向平行），给刀锋加一适当压力，不使

刺破皮肤，使体表形成一长形凹陷，这时刀锋下的神经、血管都被推挤在刀刃两侧，再刺入皮肤进入体内，借肌肉皮肤的弹性，肌肉和皮肤膨隆起来，长形凹陷消失，浅层的神经血管也随之膨隆在针体两侧，这一方法可有效地避开浅层的神经、血管，将针刀刺入体内。

2. 按骨突标志的手术入路

骨突标志是在人体体表都可以精确触知的骨性突起，依据这些骨性突起，除了可以给部分病变组织定位外，也是手术入路的重要参考。骨突一般都是肌肉和韧带的起止点，也是慢性软组织损伤的好发部位。

第四节　脊柱常用针刀刀法

1. 纵行疏通法

针刀刀口线与重要神经、血管走行一致，针刀体以皮肤为圆心，刀刃端在体内沿刀口线方向做纵向运动。主要以刀刃及接近刀锋的部分刀体为作用部位。其运动距离以厘米为单位，范围根据病情而定，进刀至剥离处组织，实际上已经切开了粘连等病变组织，如果疏通阻力过大，可以沿着肌或腱等病变组织的纤维走行方向切开，则可顺利进行纵行疏通（图 10 - 4）。

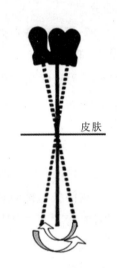

图 10 - 4　针刀纵行疏通剥离法示意图

2. 横行剥离法

横行剥离法是在纵行疏通法的基础上进行的，针刀刀口线与重要神经、血管走行一致，针刀体以皮肤为圆心，刀刃端在体内垂直刀口线方向做横向运动。横行剥离使粘连、瘢痕等组织在纵向松解的基础上进一步加大其松解度，其运动距离以厘米为单位，范围根据病情而定（图 10 - 5）。

纵行疏通法与横行剥离法是针刀手术操作的最基本和最常用的刀法。临床上常将纵行疏通法与横行剥离法相结合使用，简称纵疏横剥法，纵疏横剥 1 次为 1 刀。

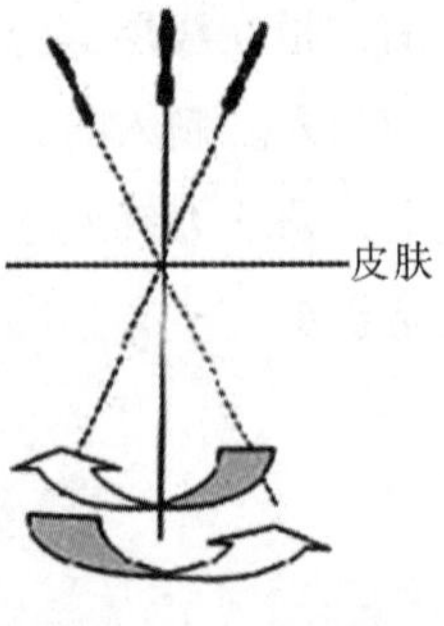

3. 提插切开法

针刀刀口线与重要神经、血管方向一致，刀刃到达病变部位以后，切开第 1 刀，然后当针刀提至病变组织外，再向下插入，切开第 2 刀，一般提插 3 ~ 5 刀为宜（图 10 - 6）。适用于粘连面大、粘连重的病变。如切开挛缩的肌腱、韧带、关节囊等。

图 10 - 5　针刀横形剥离法示意图

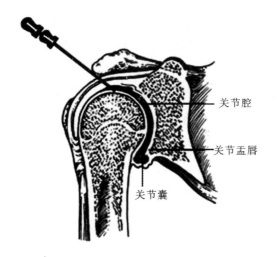

关节腔

关节盂唇

关节囊

图 10 - 6　肩关节针刀松解术

4. 骨面铲剥法

针刀到达骨面，刀刃沿骨面或者骨嵴切开与骨面连接的软组织的方法称为铲剥法。此法适用于骨质表面或者骨质边缘的软组织（肌肉起止点、韧带及筋膜的骨附着点）病变。

5. 电生理线路接通法

适用于因电生理线路紊乱或短路引起的各种疾病。从病变的电生理线路的两端经皮刺入，让 2 支针刀的刀刃反复接触（务使 2 针刀在同一条直线上），一般选择 2~3 条这样的直线进行上述操作，操作完毕出针。

第五节　脊柱常用针刀术后手法

（一）针刀术后手法的原理

针刀手法学是以西医学的解剖学、病理学为基础，经过几十年的临床反复实践形成的精细入微、疗效可靠的一整套手法治疗学体系。针刀手法是针对针刀术后对残余的粘连和瘢痕进行徒手松解的治疗手段。根据网眼理论，针刀松解病变的关键点（软组织的起止点和顽固性压痛点等），针刀手法则是在针刀手术破坏整个病理构架的结点的基础上，进一步撕开局部的粘连和瘢痕。

（二）针刀手法的 3 个标准

针刀手法要达到的 3 个标准为稳、准、巧。

1. 稳

所谓稳就是针刀医学手法的每一个操作的设计，都以安全为第一，避免因手法设计的错误，而导致后遗症和并发症（由于不遵照针刀手法规定的操作规程而造成的事故，与手法设计的本身无关），增加患者痛苦。如第三腰椎横突综合征针刀术后的手法设计就体现了安全第一，稳为先的原则。针刀术后，患者立于墙边，背部靠墙，医生一手托住患侧腹部令其弯腰，另一手压住患者背部。当患者弯腰至最大限度时，突然用力压背部 1 次，然后让患者做腰部过伸动作，既能撕开 L_3 横突的粘连、瘢痕，又不损伤附近的组织。

2. 准

所谓准就是针刀手法的每一个操作，都能够作用到病变部位，不管是间接的还是直接的，尽量避免健康组织受到力的刺激，即使为了手法操作的科学性和精确性而通过某些健康组织来传递力的作用，也不能使健康组织受到损害性的刺激。

3. 巧

所谓巧是指针刀手法要达到操作巧妙、用力轻柔的目的。从手法学上来说，巧是贯穿始终的一个主题，没有巧无法达到无损伤、无痛苦而又立竿见影的效果。怎么才能达到巧呢？巧来源于对生理、病理、解剖学的熟悉和对力学知识、几何知识的灵活运用。

第六节　脊柱疾病针刀治疗适应证及禁忌证

1. 脊柱相关疾病针刀治疗的适应证

针刀医学的适应证范围比较广泛，经过大量的临床应用，对其疗效卓越、安全可靠的各种疾病进行规范性的研究，形成了针刀医学庞大的治疗体系，现就其比较成熟的适应证，分述如下：

（1）脊柱相关的内科疾病。

（2）脊柱相关的五官科疾病。

（3）脊柱相关的妇科疾病。

（4）脊柱椎骨相关疾病。

（5）脊柱相关的软组织损伤疾病。

2. 脊柱相关疾病针刀治疗的禁忌证

（1）一切严重内脏病的发作期。

（2）施术部位有皮肤感染、肌肉坏死者。

（3）施术部位有红肿、灼热，或在深部有脓肿者。

（4）施术部位有重要神经、血管，或重要脏器而施术时无法避开者。

（5）患有血友病者或其他出血倾向者。

（6）体质极度虚弱者，在身体有所恢复后再施行针刀手术。

（7）血压较高，且情绪紧张者。

在以上 7 种情况下，虽有针刀治疗的适应指征，也不可施行针刀手术。

第七节　针刀操作注意事项

1. 准确选择适应证，严格掌握禁忌证

要按以上所述适应证、禁忌证，对每一患者，每一疾病的不同情况（个体差异和疾病的不同阶段）精心选择。这是取得较好疗效、避免失误的根本。

2. 刻苦学习解剖

要深入了解和熟练掌握针刀施术处的解剖特点，动态改变，主要血管、神经的体表投影，体表标志和体内标志。

3. 严格无菌操作

针刀是闭合性手术，虽然它的创面很小，但是一旦感染却也很难处理，一则深，二则可能是关节腔。因此，要求所有物品必须达到高压灭菌的要求。消毒要正规，操作要符合无菌规范。

4. 防止晕针刀

晕针刀者并不少见。其表现与针灸、注射等发生的晕厥现象无任何区别，其程度有轻有重，重者可有失语、惊厥，甚至有暂时性意识丧失。对此，在术前，应做好患者思想工作，以患者的现身说法最有效。对体弱、饮食睡眠不佳、过度疲劳、情绪不稳定的患者应推迟针刀术。在预防晕针刀方面，最重要的是选好体位，值得推崇的是卧位方式。不管是仰卧、俯卧、侧卧位，既使有上述晕针刀的表现，也不会发生晕倒，而只需在此体位上稍加调整，便可进行必要的处理，避免发生晕针刀时，手忙脚乱，贻误抢救时机。

5. 防止断针

金属同人一样也会疲劳，日久也会断裂。在针刀操作时首先要用无菌敷料先擦拭针柄，使针柄干燥无液体附着，便于手指捏拿。然后，擦拭针体和刃，看针刀体直不直，活动一下，看体柄有否松动。当擦过刀刃时，则可感到刀刃是否已钝，有无倦刃。所有这一切，仅在几秒钟之内。但只要形成习惯，便会减少许多麻烦。在针刀操作时，要用柔和的力做各种剥离，而不是做强硬的剥离，更不能耍弄什么花样，有如舞蹈一般，结果拔针时折断。在操作时，只要认认真真，稳稳当当，垂直拔出，针刀是不会折断的。

当针刀折断时，也不必惊慌。首先判断针刀断于何处，距皮面的距离有多少，能否试着压迫皮肤，使断在皮内的针刀体露出皮外，便可用止血钳钳住拔出。如果上法无效，就要先做放射线透视定位，外科切开取出。

6. 注意术后出血

针刀再小也是刀，只要切破血管就会出血。一般说，只要认真按照定点原则定点，加压分离后再刺入的方式进针刀，大血管基本可以避开；在软组织中深入时，不是过猛，也不会有大的损伤；如果针刀真正到达体内标志的骨点、骨面后再做各种剥离手法，那就会更少引起大出血，因为剥离的是粘连、瘢痕，切开的是韧带、肌腱、关节囊、滑液囊等物，这些组织血供均较少、大血管也不在此处。所以说，针刀做的愈是到位，愈不易出现出血和血肿。相反，针刀在软组织中（皮下除外）做剥离，则愈易产生出血和血肿。一般小血肿可以自行吸收。在肢体深部的大血肿，则要紧急处置或请专科处置，不得延误。所以说，针刀术后一定要严密观察肢体的感觉运动等情况，在门诊的患者要观察 0.5~1 小时后再回家，以确保安全。

第十一章

脊柱区针刀术后处理

第一节 脊柱区针刀术后常规处理

（一）全身情况的观察

针刀手术后，尤其是强直性脊柱炎等严重病变的针刀手术后，应注意观察患者生命体征变化，如出现生命体征异常变化，随时通知医生，及时处理。

（二）预防感染

1. 针刀术后立即用创可贴覆盖针眼，防止针眼感染，72小时后去除创可贴。

2. 术后用抗生素常规预防感染3天。

第二节 针刀意外情况的处理

（一）晕针刀

晕针刀是指在针刀治疗过程中或治疗后半小时左右，患者出现头昏、心慌、恶心、肢冷汗出、意识淡漠等症状的现象。西医学认为晕针多为"晕厥"现象，是由于针刀的强烈刺激使迷走神经兴奋，导致周围血管扩张、心率减慢、血压下降，从而引起脑部短暂的（或一过性）供血不足而出现的缺血反应。

晕针刀本身不会给机体带来器质性损害，如果在晕针出现早期（患者反应迟钝，表情呆滞或头晕、恶心、心慌等）及时采取应对措施，一般可避免发生严重晕针现象。据统计，在接受针刀治疗患者中，晕针的发生率为1%~3%，男女之比约为1∶1.9。

1. 发生原因

（1）体质因素 有些患者属于过敏性体质，血管、神经功能不稳定，多有晕厥史或肌肉注射后的类似晕针史，采用针刀治疗时很容易出现晕针现象。在饥饿、过度疲劳、大汗、泄泻、大出血后，患者正气明显不足，此时接受针刀治疗亦容易导致晕针。

（2）精神因素 恐惧、精神过于紧张是不可忽视的原因。特别是对针刀不了解、怕针的患者。对针刀治疗过程中出现的正常针感（酸、胀、痛）和发出的响声，如针刀在骨面剥离的"嚓嚓"声，切割硬结的"咯吱、咯吱"声，切割筋膜的"嘣、嘣"声往往使患者情绪紧张加剧。

（3）体位因素 正坐位、俯坐位、仰靠坐位等体位下针刀治疗时，晕针发生率较高；

卧位治疗时晕针发生率较低。

（4）刺激部位　在肩背部、四肢末端部位治疗时，针刀剥离刺激量大，针感强，易出现晕针。

（5）环境因素　严冬酷暑、天气变化、气压明显降低时，针刀治疗易致晕针。

2. 临床表现

（1）轻度晕针　轻微头痛、头晕，上腹及全身不适，胸闷，泛恶，精神倦怠，打呵欠，站起时有些摇晃或有短暂意识丧失。

（2）重度晕针　突然昏厥或摔倒，面色苍白，大汗淋漓，四肢厥冷，口唇乌紫，双目上视，大小便失禁，脉细微。

（3）治疗后表现　通过正确处理，患者精神渐渐恢复，可觉周身乏力，甚至有虚脱感，头部不适，反应迟钝，口干，轻微恶心。

3. 处理方法

（1）立即停止治疗，将未起的针刀一并迅速拔出，用创可贴保护针孔。

（2）扶患者，去枕平卧，抬高双下肢，松开衣带，盖上薄被，打开门窗。

（3）症轻者，静卧片刻，或给予温开水送服即可恢复。

（4）症重者，在上述处理的基础上，点按或针刺人中、合谷、内关穴，必要时温灸关元、气海，一般 2～3 分钟即可恢复。

（5）如果上述处理仍不能使患者苏醒，应给予吸氧或做人工呼吸、静脉推注 50% 葡萄糖 10ml 或采取其他急救措施。

4. 预防

（1）初次接受针刀治疗的患者要先做好解释工作，打消其顾虑。

（2）选择舒适持久的体位，一般都可采取卧位治疗。

（3）治疗前应询问病史、过去史，对有晕针史的患者及心脏病、高血压病患者，治疗时应格外注意。

（4）选择治疗点要精、少，操作手法要稳、准、轻、巧。

（5）患者在大饥、大饱、大醉、大渴、疲劳、过度紧张、大病初愈或天气恶劣时，暂不宜做针刀治疗。

（6）对个别痛觉敏感部位，如手、足部、膝关节部，或操作起来较复杂、较费时间的部位，可根据情况用 0.5%～1% 利多卡因局麻。必要时也可配合全麻、硬膜外麻醉等。

（7）对体质较弱、术中反应强烈、术后又感疲乏者，应让患者在候诊室休息 15～30 分钟，待恢复正常后再离开，以防患者在外面突然晕倒。

（二）断针刀

在针刀手术操作过程中，针刀突然折断没入皮下或深部组织里，是较常见的针刀意外之一。

1. 发生原因

（1）针具质量不好，韧性较差。

（2）针刀反复多次使用，在应力集中处也易发生疲劳性断裂。针刀操作中借用杠杆原理，以中指或环指做支点，手指接触针刀处是针刀体受剪力最大的部位，也是用力过猛容易造成弯针的部位，所以也是断针易发部位，而此处多露在皮肤之外。

（3）长期使用消毒液造成针身有腐蚀锈损，或因长期放置而发生氧化反应，致使针刀体生锈，或术后不及时清洁刀具，针刀体上附有血迹而发生锈蚀，操作前又疏于检查。

（4）患者精神过于紧张，肌肉强烈收缩，或针刀松解时针感过于强烈，患者不能耐受而突然大幅度改变体位。

（5）发生滞针针刀插入骨间隙，刺入较硬较大的变性软组织中，治疗部位肌肉紧张痉挛时，仍强行大幅度摆动针刀体或猛拔强抽。

2. 临床现象

针刀体折断，残端留在患者体内，或部分针刀体露在皮肤外面，或全部残端陷没在皮肤、肌肉之内。

3. 处理方法

（1）术者一定要保持冷静，切勿惊慌失措。嘱患者不要紧张，切勿乱动或暂时不要告诉患者针断体内。保持原来体位，以免使针刀体残端向肌肉深层陷入。

（2）若断端尚留在皮肤之外一部位，应迅速用手指捏紧慢慢拔出。

（3）若残端与皮肤相平或稍低，但仍能看到残端时，可用左手拇、食指下压针孔两侧皮肤，使断端突出皮外，然后用手指或镊子夹持断端拔出体外。

（4）针刀断端完全没入皮肤下面，若断端下面是坚硬的骨面，可从针孔两侧用力下压，借骨面做底将断端顶出皮肤。或断端下面是软组织，可用手指将该部捏住将断端向上托出。

（5）若针刀断在腰部，因肌肉较丰厚，深部又是肾脏，加压易造成断端移位而损伤内脏。若能确定断针位置，应迅速用左手绷紧皮肤，用2%利多卡因在断端体表投影点注射0.5cm左右大小的皮丘及深部局麻。手术刀切开0.5cm小口，用刀尖轻拨断端，断针多可自切口露出。若断针依然不外露，可用小镊子探入皮肤内夹出。

（6）若断针部分很短，埋入人体深部，在体表无法触及和感知，必须采用外科手术探查取出。手术宜就地进行，不宜搬动移位。必要时，可借助X线照射定位。

4. 预防

（1）术前要认真检查针具有无锈蚀、裂纹，左手垫小纱布捋一下针刀体，并捏住针刀体摆动一下试验其钢性和韧性。不合格的针刀不宜使用。

（2）术前应叮嘱患者，针刀操作时绝不可随意改变体位，尽量采取舒适耐久的姿势。

（3）针刀刺入深部或骨关节内治疗应避免用力过猛，操作时如阻力过大时，绝不可强力摆动。滞针、弯针时，也不可强行拔针。

（4）医者应熟练手法，常练指力，掌握用针技巧，做到操作手法稳、准、轻、巧。

（5）术后应立即仔细清洁针刀，洗去血污等，除去不合格针刀，一般情况下针刀使用2年应报废。

（三）出血

针刀刺入体内寻找病变部位，切割、剥离病变组织，而细小的毛细血管无处不在，出血是不可避免的。但刺破大血管或较大血管引起大出血或造成深部血肿的现象屡见不鲜，不能不引起临床工作者的高度重视。

1. 发生原因

（1）对施术部位血管分布情况了解不够，或对血管分布情况的个体差异估计不足而盲目下刀。

（2）在血管比较丰富的地方施术不按四步进针规程操作，也不问患者感受，强行操作，一味追求快。

（3）血管本身病变，如动脉硬化使血管壁弹性下降，壁内因附着粥样硬化物而致肌层受到破坏，管壁变脆，受到突然的刺激容易破裂。

（4）血液本身病变，如有些患者血小板减少，凝血时间延长，血管破裂后，出血不易停止。凝血功能障碍（如缺少凝血因子）的患者，一旦出血，常规止血方法难以遏制。

（5）某些肌肉丰厚处，深部血管刺破后不易发现，针刀术后又行手法治疗或在针孔处再行拔罐，造成血肿或较大量出血。

2. 临床表现

（1）表浅血管损伤　针刀起出，针孔迅速涌出色泽鲜红的血液，多为刺中浅部较小动脉血管。若是刺中浅部小静脉血管，针孔溢出的血多是紫红色且发黑、发暗。有的血液不流出针刀孔而瘀积在皮下形成青色瘀斑，或局部肿胀，活动时疼痛。

（2）肌层血管损伤　针刀治疗刺伤四肢深层的血管后多造成血肿。损伤较严重，血管较大者，则出血量也会较大，使血肿非常明显，致局部神经、组织受压而引起症状，可表现局部疼痛、麻木、活动受限。

（3）大血管破裂出血　由于不熟悉脊柱解剖，或者不知道针刀的刀口线方向，可能切断血管，引起严重的医疗事故。

3. 处理方法

（1）表浅血管出血　用消毒干棉球压迫止血。手足、头面、后枕部等小血管丰富处，针刀松解后，无论出血与否，都应常规按压针孔1分钟。若少量出血导致皮下青紫瘀斑者，不必特殊处理，一般可自行消退。

（2）较深部位血肿　局部肿胀疼痛明显或仍继续加重，可先做局部冷敷止血或肌注酚磺乙胺。24小时后，局部热敷、理疗、按摩、外擦活血化瘀药物等以加速瘀血的消退和吸收。

（3）脊柱大血管破裂出血　需立即进行外科手术探查，若出现休克，则先做抗休克治疗。

4. 预防

（1）熟练掌握治疗局部精细、立体的解剖知识，弄清周围血管运行的确切位置及体表投影。

（2）严格按照四步进针规程操作，施术过程中密切观察患者反应，认真体会针下感觉。若针下有弹性阻力感，患者有身体抖动、避让反应，并诉针下刺痛，应将针刀稍提起，略改变一下进针方向再刺入。

（3）术前应耐心询问病情，了解患者出凝血情况。若是女性，应询问是否在月经期，平素月经量是否较多，有无血小板减少症、血友病等。必要时，先做出凝血时间检验。

（4）术中操作切忌粗暴，应中病则止。若手术部位在骨面，松解时针刀刀刃应避免离开骨面，更不可大幅度提插。值得说明的是针刀松解部位少量的渗血有利于病变组织修复的，它既可以营养被松解的病变组织，又可以调节治疗部位生理化学的平衡，同时又可改善局部血液循环状态等。

（四）周围神经损伤

临床上治疗时，针刀多在神经、血管周围进行操作，如对各种神经卡压综合征的治疗。但因在针刀技术培训时，已经特别强调针刀治疗的基础是精细、立体、动态的解剖知识，针刀临床医生对神经的分布、走向等情况一般都掌握较好，所以针刀损伤周围神经的案例并不很多。只有少数因针刀操作不规范，术后手法过于粗暴而出现神经损伤的，大多数也只引起强烈的刺激反应，遗留后遗症者极少。

1. 发生原因

（1）解剖知识不全面，立体概念差，没有充分考虑人体生理变异。

（2）手术部位采用局麻，特别是在肌肉丰厚处，如在腰、臀部治疗时针刀刺中神经干，患者没有避让反应或避让反应不明显而被忽视。

（3）盲目追求快针、强刺激，采用重手法操作而致损伤。

（4）针刀术后，用手法矫形时过于粗暴，夹板固定太紧、时间太久。尤其是在全麻或腰麻情况下，针刀、手法操作易造成损伤，如关节强直的矫形。

2. 临床表现

（1）在针刀进针、松解过程中，突然有触电感，或出现沿外周神经向末梢或逆行向上放散的一种麻木感。若有损伤，多在术后1日左右出现异常反应。

（2）轻者可无其他症状，较重者可同时伴有该神经支配区内的麻木、疼痛、温度觉改变或功能障碍。

①正中神经损伤　表现为手握力减弱，拇指不能对指对掌；拇、食指处于伸直位，不能屈曲，中指屈曲受限；后期大鱼际肌及前臂屈肌萎缩，呈猿手畸形；手掌桡侧半皮肤感觉缺失。

②尺神经损伤　表现为拇指处于外展位，不能内收；呈爪状畸形，环、小指最明显；

手掌尺侧半皮肤感觉缺失；骨间肌、小鱼际肌萎缩；手指内收、外展受限，夹纸试验阳性；Forment 试验阳性，拇内收肌麻痹。

③桡神经损伤　表现为腕下垂，腕关节不能背伸；拇指不能外展，拇指间关节不能伸直或过伸；掌指关节不能伸直；手背桡侧皮肤感觉减退或缺失；高位损伤时肘关节不能伸直；前臂外侧及上臂后侧的伸肌群及肱桡肌萎缩。

④腋神经损伤　表现为肩关节不能外展；肩三角肌麻痹和萎缩；肩外侧感觉缺失。

⑤肌皮神经损伤　表现为不能用二头肌屈肘，前臂不能旋后；二头肌腱反射丧失，屈肌萎缩；前臂桡侧感觉缺失。

3. 处理方法

（1）出现神经刺激损伤现象，应立即停止针刀操作。若患者疼痛、麻木明显，可局部先行以麻药、类固醇类药、维生素 B 族药等配伍封闭。

（2）24 小时后，给予热敷、理疗、口服中药，按照神经分布区行针灸治疗。

（3）局部轻揉按摩，在医生指导下加强功能锻炼。

（4）对保守治疗无效的患者，应作开放手术探查。

4. 预防

（1）严格按照四步进针规程操作，尤其要确定刀口线与重要神经血管方向一致。病变部位较深者，治疗时宜摸索进针，若刺中条索状坚韧组织，患者有触电感沿神经分布路线放射时，应迅速提起针刀，稍移动针刀位置后再进针。

（2）在神经干或其主要分支循行路线上治疗时，不宜针刀术后向手术部位注射药物，如普鲁卡因、氢化可的松、酒精等，否则可能导致周围神经损害。

（3）术前要检查针具是否带钩、毛糙、卷刃，如发现有上述情况应立即更换。

（4）术后手法治疗一定不要粗暴，特别是在腰麻或全麻下手法矫形，患者没有应有的避让反应等，最易造成损伤。

（5）针刀操作时忌大幅度提插。但需注意的是，刺伤神经出现的反应与刺中经络引起的循经感传现象有着明显的区别，不可混淆。刺伤神经出现的反应是沿神经分布线路放射，有触电感。其传导速度异常迅速，并伴有麻木感。刺中经络或松解神经周围变性软组织时，患者的感觉则是酸胀、沉重感，偶尔也有麻酥酥感，其传导线路是沿经络线路，其传导速度缓慢，术后有舒适感。

第四篇

针刀临床治疗

第十二章 五官科相关疾病

第一节 颈性失明

【概述】

颈性失明是一段时间内视力极度下降甚至全盲，眼科检查无特殊病理性改变的慢性眼部疾病。针刀医学认为它是由于颈部软组织慢性损伤或劳损后，导致颈项部及眼眶周围的弓弦力学系统力平衡失调，影响颈部交感神经、椎动脉，并进一步导致眼眶周围软组织微循环障碍，最终导致视力减退或全盲。根据针刀医学影像学可在颈椎 X 线平片见到寰椎、枢椎有移位。

【针刀应用解剖】

参见第二章第一节项部针刀应用解剖的相关内容。

【病因病理】

中医学认为目为五脏之精华，为肝之窍。早在《内经》中就详述了目与气血、肌、筋、骨之间的关系，并提出气血入脑出项的生理过程。如原文所载的生理病理关系："五脏六腑之精气，皆上注于目而为之睛，睛之窠为眼，骨之精为瞳子，筋之精为黑眼，血之精为其络，气之精为白眼，肌肉之精为约束，筋骨血气之精而与脉并为系，上入于脑，后出于项"。而后《诸病源候论》进一步提出气血在视觉活动中的重要性，以及人体的情志活动对于视觉的影响。"夫目者，五脏六腑阴阳精气，皆上注于目。若为血气充实，则视瞻分明；血气虚竭，则风邪所侵，令目暗不明"。"姿乐伤魂，魂通于目，损于肝，则目暗"。历代医家经过不断地升华和提炼，又提出了"五轮学说"，进一步阐述了目与脏腑之间的密切关系。在临床中由于久病虚损、出血过多或者是脾胃虚弱，化生气血的功能减退，肝血不能荣筋养目，致使视力减退或全盲。

西医学将失明或视力下降根据起病的形式和病程的长短分为一过性、突然或逐渐；一过性视力丧失是指视力丧失在 24 小时以内自行恢复正常。它常见于视盘水肿，一过性缺血发作；椎基底动脉供血不足；体位性低血压；精神刺激性黑矇；视网膜中央动脉痉挛；癔症；过度疲劳；偏头疼。另外，视网膜中央静脉阻塞、缺血性视神经病变、青光眼、血压突然变化、中枢神经系统病变等病变也可导致一过性视力丧失。视网膜动脉或静脉阻塞、缺血性视神经病变、玻璃体积血、视网膜脱离、视神经炎（通常伴有眼球运动疼）等常见于突然视力下降并伴有眼疼。急性闭角型青光眼、葡萄膜炎、角膜炎症及水肿等病症出现视力下降不伴有眼疼。逐渐视力下降不伴有眼疼常见于白内障、屈光不正、开角型青光眼、慢性视网膜疾病等疾病。视力下降、但眼底检查未见异常则见于球后视神经炎、视锥细胞变性、Stargardt 病、中毒性或肿瘤所致的视神经病变、视杆细胞性全色盲、弱视、癔症等。

针刀医学认为，人体的椎动脉穿行于上 6 位颈椎的横突孔内，椎动脉供应枕叶视中枢和椎动脉供应脑干。颈上交感神经节发出的节后纤维分布于眼部和颈动脉，调节眼循环和瞳孔扩大肌、眼睑肌。外伤、劳损等各种原因导致颈项部弓弦力学系统的弦，如颈后部的项韧带、棘间韧带等慢性劳损，在弓弦结合部或弦的行径路线形成瘢痕、粘连、挛缩，进一步影响颈项部后侧如椎枕肌（头上斜肌、头下斜肌、头后大直肌和头后小直肌）的力平衡失调。椎枕肌等后侧弓弦力学系统的力平衡失调，进一步会影响弓及颈椎椎体和附属结构，如寰枢关节会出现轻度的移位，影响椎动脉从而出现轻度的狭窄和痉挛，影响眼部周围器官、组织的血液供应，导致视力减退甚至于全盲。

【临床表现】

（1）眼部无任何器质性改变，表现为单纯性视力极度下降甚至全盲。

（2）体格检查示：颈部后群肌肉、软组织紧张；触诊第一颈椎横突双侧位置不对称。

（3）用针刀医学影像学诊断读片法发现颈椎 X 线平片寰椎、枢椎有明显移位。

【诊断要点】

根据临床表现、针刀影像学诊断读片法可见颈椎 X 线平片寰、枢椎有移位并排除其他致盲疾病，即可诊断为颈性失明。

【针刀治疗】

（一）治疗原则

根据针刀医学关于脊柱区带病因学、慢性软组织损伤病因病理学理论及软组织操作病理构架的网眼理论，主要纠正上段颈椎的微小错位，整体调节上颈段的软组织损伤，应用小"T"型针刀松解术加手术整复，达到治疗目的。

（二）操作方法

1. 第 1 次针刀松解上段颈部的慢性软组织损伤

（1）体位　俯卧低头位。

（2）体表定位（图 12－1）

①横线为 7 个点，中点为枕外粗隆，在上项线上向两侧旁开 2.5cm 为 2 个点，再向外旁开 2.5cm 为 2 个点。两侧乳突为 2 个点。这 7 点为项韧带、头后大直肌、头后小直肌、头上斜肌、胸锁乳突肌、头夹肌及头最长肌的止点。

②竖线为 2 个点，即寰椎后结节和枢椎棘突，分别为头后大直肌、头后小直肌及头下斜肌等软组织的起点。

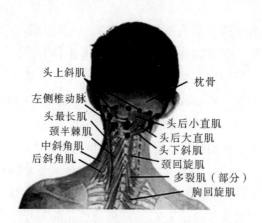

图 12 - 1　小 "T" 形针刀术体表定位示意图

（3）消毒　在施术部位，用活力碘消毒 2 遍，然后铺无菌洞巾，使治疗点正对洞巾中间。

（4）麻醉　用 1% 利多卡因局部浸润麻醉，每个治疗点注药 1ml。

（5）刀具　使用 Ⅰ 型 4 号直形针刀。

（6）针刀操作图 12 - 2、图 12 - 3。

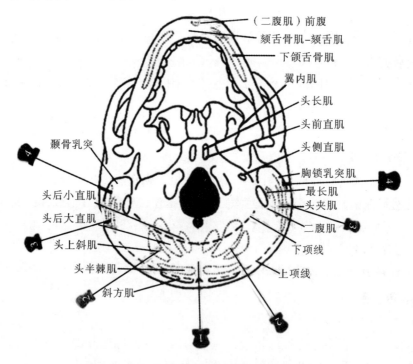

图 12 - 2　小 "T" 形针刀术松解示意图（1）

①横线第 1 支针刀松解项韧带止点、斜方肌起点、头半棘肌止点　术者刺手持针刀，刀口线与人体纵轴一致，刀体向脚侧倾斜 45°，与枕骨垂直，押手拇指贴在上项线枕外粗隆的头皮上，从押手拇指的背侧进针刀，针刀到达上项线骨面后，调转刀

口线90°，铲剥2～3刀，范围不超过0.5cm，然后提针刀于皮下组织，向左右呈45°角分别达上项线下1cm，铲剥2～3刀，范围不超过0.5cm，以松解斜方肌起点和头半棘肌止点。

②横线两侧第2支针刀进针点　从第1支针刀进针点分别向左右旁开2.5cm定2个点，为两侧的第2支针刀进针点。松解头后大直肌、头后小直肌以及头上斜肌的止点。术者刺手持针刀，刀口线与人体纵轴一致，刀体与人体矢状轴呈45°角，并脚侧倾斜45°，与枕骨垂直，押手拇指贴在上项线进针刀点上，从押手拇指的背侧进针刀，针刀到达上项线骨面后，调转刀口线90°，铲剥2～3刀，范围不超过1cm。

③横线两侧第3支针刀进针点　从第2支针刀进针点分别向左右再旁开2.5cm定2个点，为两侧的第3支针刀进针点，松解头夹肌止点、胸锁乳突肌止点、头最长肌止点。术者刺手持针刀，刀口线与人体纵轴一致，刀体向脚侧倾斜45°，与枕骨垂直，押手拇指贴在上项线进针刀点上，从押手拇指的背侧进针刀，针刀到达上项线骨面后，再向下刺入达下项线，调转刀口线90°，铲剥2～3刀，范围不超过1cm。

④横线两侧第4支针刀进针点　以两侧乳突为进针刀点，松解胸锁乳突肌止点、头最长肌止点。术者刺手持针刀，刀口线与人体纵轴一致，刀体向脚侧倾斜45°，与枕骨垂直，押手拇指贴在乳突尖部，从押手拇指的背侧进针刀，针刀到达乳突骨面后，调转刀口线90°，铲剥2～3刀，范围不超过1cm。

⑤竖线第1支针刀　在寰椎后结节用针刀松解头后小直肌起点，刀口线与人体纵轴一致，刀体向头侧倾斜45°，与寰椎后结节呈60°角，针刀直达寰椎后结节，在骨面上提插2～3刀。

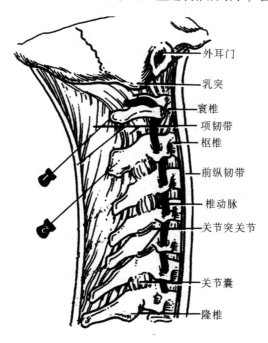

图12－3　小"T"形针刀术松解示意图（2）

⑥竖线第2支针刀　从枢椎棘突进针刀，松解头后大直肌起点、头下斜肌起点。刀口线与人体纵轴一致，刀体向头侧倾斜45°，与枢椎棘突呈60°角，针刀直达枢椎棘突顶点骨面，纵疏横剥2~3刀，范围不超过0.5cm，以松解头后大直肌的起点。然后稍退针刀，再从枢椎棘突两侧刺入，深度不超过0.5cm，提插2刀，以松解头下斜肌的起点。再退针刀于棘突顶点的上缘，将针刀体逐渐向脚侧倾斜与颈椎棘突走行方向一致，调转刀口线90°，沿棘突上缘向内切2刀，切开棘间韧带，范围不超过0.5cm。

（7）注意事项（图12-4）　针刀进针时，刀体向头侧倾斜45°，与枢椎棘突呈60°角，针刀直达枢椎棘突顶点骨面，对棘突顶点的病变进行松解。要进入棘间，松解棘间韧带，必须退针刀于棘突顶点的上缘，将针刀体逐渐向脚侧倾斜与颈椎棘突走行方向一致，才能进入棘突间，切棘间韧带的范围限制在0.5cm以内，不会切入椎管。如超过此范围，针刀的危险性明显加大。

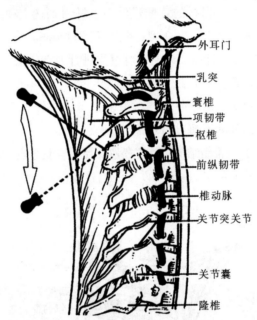

图12-4　针刀体角度变化示意图

2. 第2次针刀松解寰枢椎软组织附着点。

（1）体位　俯卧低头位。

（2）体表定位（图12-5）　以乳突为参照点，在乳突下方后摸到的骨突部即为寰椎横突。以枢椎棘突为参照点，确定枢椎横突尖。

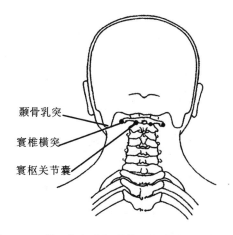

图 12 - 5　针刀松解寰枢椎软组织附着点的体表定位

（3）消毒　在施术部位，用活力碘消毒 2 遍，然后铺无菌洞巾，使治疗点正对洞巾中间。

（4）麻醉　用 1% 利多卡因局部浸润麻醉，每个治疗点注药 1ml。

（5）刀具　使用 I 型 4 号直形针刀。

（6）针刀操作

①寰椎横突点的针刀松解　针刀松解头上斜肌起点和头下斜肌止点。先摸到乳突，在乳突的后下方摸到的骨突部就是寰椎横突。术者刺手持针刀，刀口线与人体纵轴一致，刀体先向头侧倾斜 45°，与寰椎横突呈 60° 角，针刀从正侧面乳突下进针，针刀经过皮肤、皮下组织、头最长肌、胸锁乳突肌后部直达寰椎横突尖骨面，然后针刀体逐渐向脚侧倾斜与寰椎横突平行，在骨面上铲剥 2 刀，范围不超过 0.1cm（图 12 - 6、图 12 - 7）。

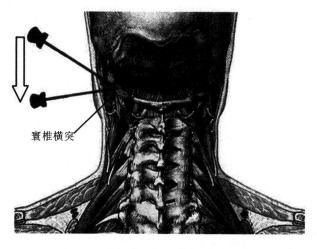

图 12 - 6　寰椎横突针刀松解示意图（1）

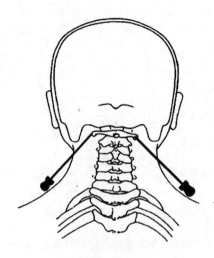

图 12-7　寰椎横突针刀松解示意图（2）

②枢椎关节囊的针刀松解　针刀松解关节囊韧带，先在俯卧低头位确定枢椎棘突，在枢椎棘突顶部旁开 1.5cm，作为进针刀点。术者刺手持针刀，刀口线与人体纵轴一致，刀体先向头侧倾斜 45°，与枢椎棘突呈 45°角，针刀经过皮肤、皮下组织、颈后部肌肉到达寰枢关节骨面，然后针刀体逐渐向脚侧倾斜与寰枢关节面平行，在寰枢关节囊间隙横向铲剥 2 刀，范围不超过 0.1cm（图 12-8、图 12-9）。

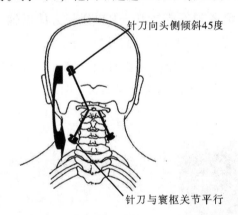

针刀向头侧倾斜45度

针刀与寰枢关节平行

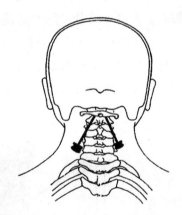

图 12-8　枢椎关节囊的针刀松解示意图（1）　　　图 12-9　枢椎关节囊的针刀松解示意图（2）

③注意事项　此部位的针刀操作，针刀进针时，刀体先向头侧倾斜 45°，到达骨面，针刀不会进入椎管和横突孔，但此时针刀刀法无法进行。所以，在有骨面作参照物的情况下，将针刀体逐渐向脚侧倾斜与寰椎横突平行，就可以进行针刀的铲剥了。横突尖到横突孔的距离在 2mm 以上，所以，范围不超过 0.1cm，不会进入横突孔。

【针刀术后手法治疗】

针刀术后，嘱患者俯卧位，一助手牵拉肩部，术者正对患者头项，右肘关节屈曲并托住患者下颌，左手前臂尺侧压在患者枕骨，随颈部的活动施按揉法。用力不能过大，以免造成新的损伤。最后，提拿两侧肩部，并从患者肩至前臂反复揉搓数次。

【针刀术后康复治疗】

（一）目的

针刀整体松解术后康复治疗的目的是进一步促进眼部血液循环，加速眼部的新陈代谢，有利于疾病的早期修复。

（二）原则

颈性失明针刀术后48～72小时可选用下列疗法进行康复治疗。

（三）方法

1. 针灸推拿疗法

（1）针刺疗法

处方：睛明、球后、太阳、风池、颈夹脊、太冲、光明。

操作：眼周浅刺，隔日1次，10次为1个疗程。

（2）推拿疗法

处方：在项部施以揉、㨰、叩等手法。

操作：患者取坐位，头稍低。术者立于其后，先以扶、揉、㨰、叩法松解颈部痉挛的肌肉，使皮肤潮红，有热感。弹拨条索状物4～5次，最后术者以右肘夹住患者下颌，左手置于患者枕后，拇指按压偏歪的棘突上，同时用力拔伸牵引1分钟后，于旋转颈部至侧旋的尽头处，用力轻巧地一扳，此时可闻及清脆咔嚓声，左拇指下感到有物移动，偏歪的棘突已复位。轻揉颈肩部使肌肉放松，结束手法。

2. 现代物理疗法

（1）直流电疗法

处方：正光穴（眶上缘内1/4与外3/4交界处）、风池、大椎、内关、心俞、肝俞、胆俞、肾俞、中脘、期门、颈夹脊。

操作：将晶体管医疗仪通电置于穴位上，电源为直流9伏干电池，电流<5mA，以患者能耐为度。隔日1次，10次为1个疗程。

（2）激光疗法

处方：睛明、承泣、光明、太阳。

操作：运用小功率 He - Ne 激光照射。波长6328埃，激光管功率15mW，治疗功率0.4～0.7mW，光斑直径1.1mm，每穴照射2分钟，每日1次，6次为1个疗程。

（3）磁场疗法

处方：患眼处。

操作：①静磁法，应用200～600高斯钡铁氧体磁片，以橡皮膏贴在太阳穴处，如无皮肤过敏反应可持续贴敷1个月。②旋磁法：采用713-5型磁疗机，表面磁场强度400高斯，转数2000转/分钟，磁头紧贴闭合的失明眼睑上照射，每次15分钟，每日1次。

3. 现代康复疗法

坐式牵引手法旋转复位法。

患者取坐位，用四头带旋吊法牵引 12 小时，开始牵引质量由 4kg 起，0.5 小时后重 6～7kg（视患者病情和耐受力而定），坐式牵引后用手法治疗。医者位于患者后面，先将颈部软组织沿颈中心及两侧反复运用捏、提、搓、拿等法约 4 分钟，待颈部肌肉松弛后，根据 X 光片示患椎位置，再试行手法旋转复位患椎。每 3 天 1 次。

第二节　上睑下垂

【概述】

上睑下垂是指上睑部分或全部不能提起所造成的下垂状态，即在向前方注视时上睑缘遮盖角膜上部超过角膜的 1/5，轻者不遮盖瞳孔，只影响外观，重者部分或全部遮盖瞳孔，则妨碍视觉的功能。中医学称眼睑下垂为"睑废"，多由于脾肾双亏或者是外伤后气血不和所致。现代医学认为"上睑下垂"是指上睑的提上睑肌和 Muller 平滑肌的功能不全或丧失所致。针刀医学则从生物力学的角度认识到"上睑下垂"的实质就是眼眶周围的弓弦力学机构异常，导致局部形成了粘连、瘢痕和挛缩。

【针刀应用解剖】

参照本章第一节针刀应用解剖的相关内容。

【病因病理】

中医学认为目为肝之窍，并在《灵枢·大惑论》中说："五脏六腑之精气，皆上注于目而为之精。"后世医家据此发展成为"五轮"学说，并将眼胞归属于脾，称为"肉轮"，脾主肌肉，肌肉之精为约束。眼睑下垂分为双侧和单侧两种情况，其发病原因又有先天和后天的区别。脾为后天之本，主运化、统血，有输布水谷精微的作用，也是气血生化之源；肾为先天之本，具有储存、封藏人身精气的作用。因此，先天性睑废属于先天不足，脾肾双亏，表现为双侧眼睑下垂；后天性睑废，因发病原因不同主要有虚实两个方面，因脾胃为气血生化之源，有统摄血液的作用，如脾虚气弱，眼睑部自然抬举无力，从而表现为双侧眼睑下垂。如外伤后局部气血不和，脉络失于宣通，则单侧眼睑下垂，或双睑下垂不一。

西医学将上睑下垂的病因分为先天性或获得性两种。先天性为常染色体显性遗传，导致动眼神经核或提上睑肌的发育不良。获得性是因动眼神经麻痹、提上睑肌损伤、交感神经疾病、重症肌无力及机械性开睑运动障碍。如上睑的炎性肿胀或新生物。这些因素都造成上睑向下，使睑缘位于瞳孔缘以下，严重时可完全遮挡瞳孔。

针刀医学认为眼部的弓弦力学系统由静态弓弦力学单元和动态弓弦力学单元及辅助装置（滑囊、脂肪及皮肤）3 个部分组成。在正常的生理状态下眼眶部动、静态弓弦力学系统根据生物力学的原理进行着各种协调的活动，包括眼睑的屈伸。由于各种原因导致眼眶周围慢性软组织的损伤，在提上睑肌和 Muller 平滑肌周围以及支配相应肌肉的动眼神经和交感神经周围弓弦结合部形成粘连、瘢痕、挛缩等病变，最终导致动眼神经和交感神经麻痹、提上睑肌受损、眼外肌麻痹导致后天性眼睑下垂。

【临床表现】

（1）先天性眼睑下垂　常为双侧，但两侧不一定对称。单侧下垂常伴有眼球上转运动障碍；双睑下垂较明显的患者眼睑皮肤平滑、薄且无皱纹，牵拉眉毛向上呈弓形凸起，以此提高上睑位置，或患者仰头视物。

（2）获得性眼睑下垂　多有外伤等其他相关病史或伴随症状。如动眼神经麻痹可能伴有其他眼外肌麻痹；提上睑肌损伤有外伤史；交感神经损害有 Horner 综合征；上睑下垂具有晨轻夜重的特点，注射新斯的明后可减轻首先考虑重症肌无力的可能。

【诊断要点】

根据病史、体征和临床表现可明确诊断。

（1）有明确病史　如动眼神经麻痹可能伴有眼外肌麻痹；提上睑肌损伤有外伤史；交感神经损伤有 Horner 综合征；重症肌无力具有晨轻夜重的特点，注射新斯的明后明显减轻。

（2）体征和临床表现　见上。

【针刀治疗】

（一）治疗原则

根据针刀医学关于脊柱区带病因学、慢性软组织损伤病因病理学理论及软组织操作病理构架的网眼理论，主要纠正上段颈椎的微小错位，整体调节上颈段的软组织损伤，应用小"T"形针刀松解术加手术整复，达到治疗目的。

（二）操作方法

1. 第 1 次松解参照颈性失明针刀治疗中的小"T"形针刀松解术进行。

2. 第 2 次针刀调节眼周相关弦的粘连和瘢痕。

（1）体位　仰卧位。

（2）体表定位　眼周组织。

（3）消毒　在施术部位，用活力碘消毒 2 遍，然后铺无菌洞巾，使治疗点正对洞巾中间。

（4）麻醉　用 1% 利多卡因局部浸润麻醉，每个治疗点注药 1ml。

（5）刀具　使用 I 型 4 号直形针刀。

（6）针刀松解术

①以指将眼球推于外侧固定，在眉头内侧端凹陷处，用针刀向眼眶内缘斜刺 0.5~1 寸，刀口线与肌纤维平行，刺入后缓慢纵行剥离 2~3 刀，拔后易出血，贴创可贴，指压局部数分钟（图 12－10）。

②针刀调节眶上缘弦的粘连和瘢痕，在眼部眉中点，眶上缘进针刀，刀口线与眼轮

匪肌肌纤维平行，针体与该处皮肤平面垂直，沿眶上缘达骨面，快速纵行剥离再横行剥离2~3刀，范围5mm（图12-11）。

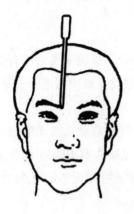

图12-10 从眼眶内缘处进针刀

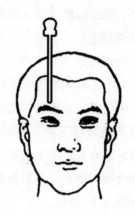

图12-11 从眶上缘进针刀

③由眉毛中点向前发际引一直线，将此线分3等分，在上1/3正对瞳孔处斜向下刺入针刀0.5寸，刀口线与身体纵轴平行，先纵行再横行剥离2~3刀（图12-12）。

【针刀术后手法治疗】

第1次针刀术后用骨关节错位型颈椎病手法整复治疗，第2次针刀术后行局部指压分拨手法。

【针刀术后康复治疗】

（一）目的

上睑下垂针刀术后康复治疗的目的是为了促进局部血液循环，加快局部的新陈代谢，以利于组织的早期修复。

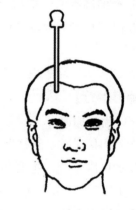

图12-12 从眉毛中点至前发际
上1/3正对瞳孔处进针刀

（二）原则

上睑下垂针刀术后48~72小时后可选用下列疗法进行康复治疗。

（三）方法

1. 针灸推拿疗法

（1）针刺疗法

处方：攒竹透睛明、鱼腰透丝竹空、太阳透瞳子髎，并配用足三里、三阴交。

操作：足三里、三阴交用补法。每日或隔日1次，10次为1个疗程。

（2）灸法

处方：百会、涌泉。

操作：取0.2cm厚的姜片置百会（头顶部正中）穴上，取艾绒一小撮于姜片上灸15

分钟，再灸涌泉穴（脚心处）15 分钟，每日 2 次，10 次为 1 个疗程。

（3）耳针疗法

取穴：耳背静脉、耳尖、脾、肾上腺、眼、脾、胃、肝、肾上腺。

操作：中度刺激 10～15 分钟，3～5 日为 1 个疗程。

2. 现代物理疗法

（1）直流电疗法

处方：攒竹、丝竹空、睛明、鱼腰、阳白、球后、太阳。

操作：运用针刺通电法或皮肤片状电极通电法，用中等强度刺激，选用疏密波，每次 15～20 分钟，每日 1 次，10 次为 1 个疗程。

（2）神经干电刺激疗法

处方：眶上神经与面神经刺激点。

操作：取眶上神经与面神经刺激点（位于耳上迹与眼外角连线中点，即面神经的分布点），电刺激神经干。眶上神经接负极，面神经接正极，每次 20 分钟左右，隔日 1 次，10 次为 1 个疗程，间隔 5 日，再行第 2 疗程。

3. 现代康复疗法

中药离子导入法

处方：生地 20g，赤芍 9g，丹参 9g，荆防各 9g，川芎 6g，桃红 6g，苏木 6g，刘寄奴 10g。

操作：将上述中药加水煎至 200ml，以白芷粉或冰片为透达剂。用 LD-1 型离子导入仪，导入眉弓、太阳穴、上眼睑。时间 40 分钟，电流强度根据患者耐受程度调整。

第三节　颈源性鼻炎

【概述】

颈源性鼻炎是由于颈椎上段软组织损伤、枕筋膜挛缩、小关节错位，刺激压迫了颈交感神经，使交感神经和副交感神经发生功能紊乱，引起患者头痛头晕、鼻塞流涕、鼻部发痒、喷嚏、鼻黏膜肿胀等症状，称为颈源性鼻炎。

【针刀应用解剖】

参见第二章第一节项部针刀应用解剖的相关内容。

【病因病理】

当 C_1～C_3 由于急性损伤或慢性劳损而发生横突前错位或侧摆式错位时，引起交感神经纤维或副交感神经纤维的刺激或压迫而出现神经兴奋或抑制，使所支配的器官功能发生障碍。上位颈椎错位或枕筋膜劳损硬化可并发颈源性鼻炎，当颈椎错位纠正以后，或枕筋膜损伤痊愈后，颈源性鼻炎也可随之而愈。此类患者常于低头或仰头工作时出现流涕、打喷嚏等症状而诱发。由于体位改变使神经受刺激或解除刺激，故症状可突然发生亦可突然停止。若神经纤维受颈椎错位压迫时间较长，其支配的器官成为"致敏器官"而使过敏反应加重。只要纠正错位的颈椎，解除对神经的压迫，过敏性疾病就有可能达临床自愈。

【临床表现】

本病多见于 20～35 岁的青壮年人，以长期屈颈伏案工作者多见。患者多伴有颈部肌肉紧张或颈部僵硬、疼痛、活动受限、颈椎病症状。自觉头痛头晕，鼻部不适，鼻部发痒、发酸，喷嚏，流清鼻涕，继而发生鼻塞，部分患者伴有咽部不适、咳嗽等。鼻部症状多与颈部症状轻重一致。常有头痛、头晕，颈、肩、背部疼痛，视物模糊，流泪，心慌、胸闷、气短，耳鸣、听力下降等。

【诊断要点】

（1）多见于 20～35 岁的青壮年人，以长期屈颈伏案工作者多见。

（2）患者多伴有颈部肌肉紧张或颈部僵硬、疼痛、活动受限、颈椎病症状。触诊可发现 C_1 横突不对称，C_2～C_4 棘突偏歪甚至后关节隆起、压痛，前中斜角肌有硬结压痛。

（3）鼻部症状多与颈部症状轻重一致。

（4）鼻部检查，早期有鼻黏膜充血（发红）水肿，病程较长者常伴有鼻黏膜发白。

（5）脊柱三指触诊可见颈椎上段棘突偏歪，枕筋膜硬化，C_1～C_2 棘突旁、C_2～C_3 后关节囊压痛明显，并可触及筋膜结节伴弹响声。

（6）按摩纠正棘突偏歪，临床症状可以缓解，可作为鉴别诊断。

（7）X 线片张口位片：寰椎双侧的侧块不对称；寰齿侧间隙及寰枢关节间隙左右不对称；枢椎棘突偏歪。侧位片：寰椎呈仰倾式或旋转式错位；C_1～C_2、C_2～C_3 棘突偏歪；小关节囊双影征。

【针刀治疗】

（一）治疗原则

根据针刀医学关于脊柱区带病因学、慢性软组织损伤病因病理学理论及软组织操作病理构架的网眼理论，主要纠正颈椎上段微小错位，整体调节上颈段的软组织损伤，应用小"T"型针刀松解术加手术整复，达到治疗目的。

（二）操作方法

1. 第 1 次松解参照颈性失明针刀治疗中的小"T"型针刀松解术进行。

2. 第 2 次针刀松解为鼻腔内松解（图 12－13）。

（1）体位 仰卧位。

（2）体表定位 鼻腔黏膜。

（3）消毒 在施术部位，用活力碘消毒 2 遍，然后铺无菌洞巾，使治疗点正对洞巾中间。

（4）麻醉 用 1% 利多卡因局部浸润麻醉，每个治疗点注药 1ml。

（5）刀具 使用 I 型 4 号直形针刀。

（6）针刀松解术

①针刀由一侧鼻孔进入，沿鼻腔内侧壁刺穿黏膜，紧贴鼻中隔软骨做黏膜下纵疏横剥2~3刀，范围5mm。松解对侧鼻腔内侧壁，方法相同。

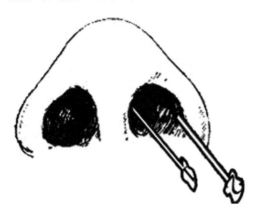

图12-13　过敏性鼻炎第一次针刀松解——鼻腔内松解

②针刀由一侧鼻孔进入，沿鼻腔外侧壁刺入中鼻甲，紧贴中鼻甲骨质表面做黏膜下纵疏横剥2~3刀，范围5mm。松解对侧鼻腔外侧壁，方法相同。

3. 第3次针刀松解相关的病变弓弦结合部

①从前发际正中点直上1寸，即为进针刀点（图12-14），刀口线与身体横轴平行，针刀体与该处颅骨切线平行刺入0.3~0.4寸，纵行剥离2~3刀，然后调整针刀体与皮肤垂直，进针刀达骨面，纵疏横剥2~3刀，调转刀口线90°分别向上、下铲剥2~3刀，范围1cm。

②在面部，两眉毛内侧端联线的中点处入针刀，刀口线与额肌纤维平行，从上向下沿皮横刺入0.5~1寸，纵行剥离2~3刀，然后进针刀达骨面，纵疏横剥2~3刀，调转刀口线90°分别向左、右铲剥2~3刀，范围1cm。应防止针刀滑向外下方，以免伤及眼球（图12-15）。

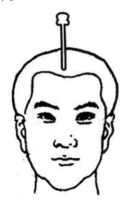

图12-14　从前发际正中点直上1寸进针刀

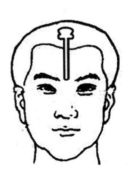

图12-15　从两眉毛内侧端连线的中点处进针刀

【针刀术后手法治疗】

局部治疗术后用手在鼻腔外侧按压 1 分钟。

【针刀术后康复治疗】

(一) 目的

颈源性鼻炎针刀整体松解术后康复治疗的目的是进一步调节鼻腔内外及周围的弓弦力学系统的力平衡，促进局部血液循环，加速局部的新陈代谢，有利于损伤组织的早期修复。

(二) 原则

颈源性鼻炎针刀术后 48～72 小时后可选用下列疗法进行康复治疗。

(三) 方法

针灸推拿疗法

(1) 针刺疗法

处方：印堂、素髎、迎香、地仓、承浆、颧髎。

操作：取坐位，轻度捻转进针，以产生酸、麻感为度。留针 30 分钟，隔日 1 次，10 次为 1 个疗程。

(2) 耳针疗法

处方：鼻、肺、肾上腺、内分泌。

操作：用毫针浅刺，手法宜强刺激。留针 15～30 分钟，间歇行针，重症者可延至 1 小时，隔日 1 次，10 次为 1 个疗程。

(3) 三棱针刺血疗法

处方：素髎、少商、阿是穴（鼻翼部小结节处）。

操作：局部常规消毒，在素髎、阿是穴等处用三棱针点刺放血数滴，少商用三棱针点刺出血。隔日 1 次，10 次为 1 个疗程。

第四节　颈源性牙痛

【概述】

颈源性牙痛，是由于颈椎上段软组织损伤、小关节错位，刺激压迫了颈丛神经累及了支配咀嚼肌的下颌神经及面部肌肉的三叉神经交通支，而引起的牙痛。

【针刀应用解剖】

牙齿是人体中最坚硬的器官，分为牙冠、牙颈和牙根三部分。又分为牙釉质（珐琅质）、牙本质（象牙质）、牙髓（神经腺）等。牙齿是具有一定形态的高度钙化的组织，有咀嚼、帮助发音和保持面部外形的功能。人的一生总共有 2 副牙齿，即乳牙和恒牙。乳牙是人的第一副牙齿，共 20 颗，从出生后 6 个月左右开始萌出，到 3 岁时基本长齐。恒牙是人的第二副牙齿，共 32 颗，从 6 岁左右乳牙就开始逐渐脱落，恒牙开始萌出，取代乳牙。除了第三磨牙外，其余的 28 颗一般在 12 岁左右就全部萌出。第三磨牙萌出的时间较晚，在 18 ~ 30 岁萌出。有的终生不萌出或部分萌出（全部共 4 颗）。恒牙是人的最后一副牙齿，恒牙脱落后，脱落的部位将不再有牙齿萌生。

【病因病理】

外伤、慢性劳损或感受风寒湿邪等因素可使颈椎内外力平衡失调，颈生理曲度改变、颈椎关节突关节错位及颈椎周围软组织痉挛或炎症等。在颈椎发生退行性变化时尤易出现力平衡失调。力平衡失调时可导致颈神经受刺激。由于颈丛的分支枕小神经、耳大神经与支配咀嚼肌的下颌神经及支配面部的三叉神经有交通支的联系，一旦由于颈椎的退变使颈丛受到激惹，除了其支配部位出现相应的枕部疼痛、耳鸣、耳堵塞感外，还可影响下颌神经及三叉神经，引起所支配的颞下颌关节及牙齿周围疼痛而出现牙痛症状。

【临床表现】

本病多见于 20 ~ 35 岁长期伏案的青壮年人，主要症状为牙齿周围疼痛、颞颌关节部位疼痛及张口咀嚼时疼痛加重。当头颈部受寒冷刺激时牙痛症状也随之加剧。牙痛可伴有一侧的颈部疼痛，严重者还可出现鼻塞、耳聋、耳鸣等症状。颞下颌关节的张口位片、斜位 X 线片检查，可排除颞下颌关节炎和骨关节破坏、强直等疾病。口腔五官科检查与急性化脓性上颌窦炎、急性化脓性颌骨骨髓炎、牙髓炎、牙周炎、急性化脓性中耳炎等鉴别。

【诊断要点】

（1）多见于 20 ~ 35 岁长期伏案的青壮年人。

（2）主要症状为牙齿周围及颞颌关节部位疼痛，张口咀嚼时疼痛加重。

（3）牙痛可伴有一侧的颈部疼痛，严重者还可出现鼻塞、耳聋、耳鸣等症状。

（4）局部检查可见患侧颞下颌关节周围压痛，张口受限或患侧牙周压痛。

（5）脊柱三指触诊法于患侧第 1 颈椎横突与第 2 颈椎关节突关节处，枕骨隆突外侧可触及到肌筋膜结节、压痛。

（6）X 线正位片可见两侧钩椎关节间隙不对称，关节致密、增生，明显骨赘以及椎间隙狭窄，寰枢间沟及寰齿间隙左右不等宽。侧位片可见颈椎生理曲度变直或反张，椎间隙变窄，双突征，或椎问孔改变以及韧带钙化等。

【针刀治疗】

（一）治疗原则

依据针刀医学关于慢性软组织损伤理论进行针刀松解。

（二）操作方法

（1）体位　仰卧位。

（2）体表定位　面部患牙疼痛点。

（3）消毒　在施术部位，用活力碘消毒 2 遍，然后铺无菌洞巾，使治疗点正对洞巾中间。

（4）麻醉　用1%利多卡因局部浸润麻醉，每个治疗点注药1ml。

（5）刀具　使用Ⅰ型4号直形针刀。

（6）针刀松解术　在面部触及患牙根部疼痛点，避开神经血管进针刀，刀口线与牙纵轴垂直，刺到牙根的骨性组织后，针刀沿牙根滑动，达到牙根末端，沿牙纵轴切开1～2刀（图12-16）。

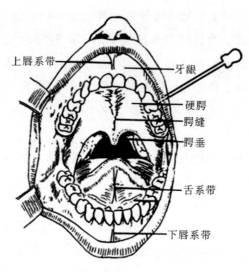

上唇系带
牙龈
硬腭
腭缝
腭垂
舌系带
下唇系带

图12-16　牙髓炎局部治疗示意图

【针刀术后手法治疗】

无需手法治疗。

【针刀术后康复治疗】

（一）目的

颈源性牙痛针刀整体松解术后康复治疗的目的是进一步调节面部及口腔的弓弦力学系统的力平衡，促进局部血液循环，加速局部的新陈代谢，有利于损伤组织的早期修复。

（二）原则

颈源性牙痛针刀术后48～72小时可选用下列疗法进行康复治疗。

（三）方法

物理疗法

处方：激光穴位照射。主穴取合谷、下关、颊车、阿是、牙痛穴。上颌牙配四白，下颌牙配承浆，牙痛剧烈者加丝竹空穴。

操作：照射功率250～300mW，每日1次，10次为1个疗程。

第五节　颈源性耳鸣

【概述】

颈源性耳鸣是由于颈椎上段软组织损伤，枕筋膜劳损、挛缩、小关节错位，刺激压迫枕神经而引起耳鸣耳聋综合征，称之为颈源性耳鸣耳聋。

【针刀应用解剖】

耳由外耳、中耳和内耳 3 个部分组成。外耳包括了耳的外部软骨结构（耳郭）和耳道。

耳道呈不规则的弯曲，长约 2.5cm，直径约为 8mm。耳道的生理弯曲有效阻止水和异物侵入耳道。耳道的外部相对较软，而里端是较硬的骨性结构。耳道终止于鼓膜。耳道的内壁有很多腺体，分泌耵聍。外耳的作用是定位、采集、传导和放大声音。同时，它也是保护中耳的天然屏障。

中耳是指位于鼓膜后的含气空腔。中耳通过咽鼓管与咽喉维持中耳气压的稳定。中耳

腔内有 3 块被称为听骨的微小骨骼，分别是锤骨、砧骨、镫骨。这条听骨链将空气振动进行放大并传递到内耳，引起内耳液体的振动。镫骨肌和鼓张肌附着在听骨链上。当巨大声响传进时，以上 2 块肌肉被反射激活。一旦激活，它们会通过听骨链阻止声音的传导，以保护内耳。

内耳又称迷路，深藏于颞骨岩部之中，包括听觉和平衡系统的感觉终器。内耳按解剖位

置分为耳蜗、前庭和半规管三部分，按组织学结构分为骨迷路和膜迷路两部分，按生理功能分为听迷路（耳蜗）和前庭迷路（包括前庭和 3 个半规管）。耳蜗是一个 30mm 长的管腔，盘绕成 11/4 圈，其内充满液体。前庭膜和基底膜沿着管子的长径将其分为 3 个平行的部分：前庭阶、中阶和鼓阶。耳蜗主要起着声波的传递和转化作用。

【病因病理】

颈椎的急慢性损伤和退行性改变，引起颈椎内外平衡失调。在日常活动中，易发生颈椎解剖位置的改变。由于机体代偿机制的作用，颈椎解剖位置的这种改变，可自行缓解，尚不致产生明显的临床症状。若机体失去代偿，颈椎的解剖位移，就能刺激或压迫颈部交感神经或椎动脉，发生椎 – 基底动脉系统供血不足或迷路动脉血管反射性痉挛，致内耳血循环急慢性障碍引起耳鸣甚至耳聋。

青壮年患者，因无严重的颈椎骨关节病损，其内耳血液循环障碍多为血管痉挛所致，表现为暂时的一侧感音性耳鸣和重听，伴有颈交感神经功能紊乱症状。其内耳血液循环障碍呈慢性过程，临床上多表现为渐进性、双侧性、感音性耳鸣，不易与其他原因所致的耳鸣相区别。只有头颈部外伤或"落枕"后，耳鸣症状加重时，方能引起注意。

【临床表现】

耳鸣是颈椎病常见症状之一，但极少单独存在。常伴眩晕、血管性头痛、视力改变等脑血管神经症状，疲乏无力，胸闷、心悸等。在眩晕发作时，半数以上患者伴有耳鸣，约1/3患者有渐进性耳聋。青壮年颈源性耳鸣多为颈椎急性损伤引起的耳鸣，音调较高，属感音性耳鸣。多伴有重听甚至耳聋现象，呈间歇性发作，且与头颈位置的改变有关，同时伴有轻重不等的脑血管、神经症状。颈部压痛点与耳鸣多在同一侧。老年人的颈源性耳鸣多见于颈椎慢性损伤患者，耳鸣多呈持续性，时轻时重。

【诊断要点】

（1）耳鸣是颈椎病常见症状之一，常伴眩晕、血管性头痛、视力改变等脑血管神经症状。

（2）青壮年颈源性耳鸣多为颈椎急性损伤引起的耳鸣，音调较高，属感音性耳鸣。

（3）多伴有重听甚至耳聋现象，呈间歇性发作，且与头颈位置的改变有关。

（4）脊柱三指触诊法可见 C_3 以上棘突偏歪、小关节疼痛、结节，颞乳突前下方肌筋膜结节伴压痛。

（5）X 线片可见 $C_2 \sim C_3$ 偏歪，小关节错位。

【针刀治疗】

（一）治疗原则

依据针刀医学关于人体弓弦力学系统及疾病病理构架的网眼理论，耳鸣与内耳血供减少有密切关系。而内耳的血供主要来源于椎动脉，故颈段的弓弦力学系统受损后，颈部的软组织形成粘连、瘢痕和挛缩，病情进一步发展引起颈段骨关节的移位，卡压椎动脉，导致内耳缺血有引发临床表现。颈部针刀整体松解术——"T"形针刀整体松解术可有效松解颈段软组织的粘连、瘢痕和挛缩，调节颈段的力学平衡，消除软组织对神经血管的卡压，恢复内耳的血供。

（二）操作方法

1. 第1次针刀松解颈部软组织的粘连和瘢痕——小"T"形针刀整体松解术，针刀操作方法参照颈性失明第1次针刀松解术。

2. 第2次针刀松解乳突部软组织的粘连和瘢痕。

（1）体位　仰卧位。

（2）体表定位　乳突尖。

（3）消毒　在施术部位，用活力碘消毒2遍，然后铺无菌洞巾，使治疗点正对洞巾中间。

（4）麻醉　用1%利多卡因局部浸润麻醉，每个治疗点注药1ml。

（5）刀具　使用 I 型 4 号直形针刀。

（6）针刀松解术　在乳突尖进针刀，刀口线与人体纵轴一致，针刀体与皮肤呈90°角，针刀皮肤、皮下组织、筋膜到达乳突骨面，提插刀法切割2～3刀；然后沿乳突尖部作扇形铲剥 2 刀。以松解胸锁乳突肌止点的粘连和瘢痕（图 12 – 17）。

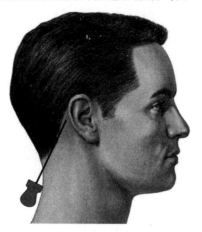

图 12 – 17 针刀整体松解术治疗耳鸣示意图

【针刀术后手法治疗】

无需手法治疗。

【针刀术后康复治疗】

（一）目的

颈源性耳鸣针刀整体松解术后康复治疗的目的是进一步调节耳部的弓弦力学系统的力平衡，促进局部血液循环，加速局部的新陈代谢，有利于损伤组织的早期修复。

（二）原则

颈源性耳鸣针刀术后 48～72 小时可选用下列疗法进行康复治疗。

（三）方法

1. 针刺疗法

处方：取耳门、听宫、听会、翳风、中渚、侠溪。

操作：耳周穴位要使其针感向耳底或耳周传导，余穴常规刺法，每日 1 次。

2. 耳针法

处方：取肾、肝胆三焦内耳外耳、颞、皮质下

操作：毫针浅刺，每次 3～5 穴，留针 30 分钟；或用王不留行籽贴压。

3. 头针法

处方：取双侧颞后线

操作：针快速刺入头皮至一定深度，快速捻转约 1 分钟，留针 30 分钟。隔日 1 次。

4. 穴位注射

处方：取翳风、完骨、肾俞、阳陵泉等穴。

操作：用丹参注射液或维生素 B_{12} 注射液，没穴 0.5～1ml。

第六节 慢性咽炎

【概述】

慢性咽炎为咽部黏膜、黏膜下及淋巴组织的弥漫性炎症，常为上呼吸道炎症的一部分。本病为常见病，多发于成年人。城镇居民发病率高于农村。其病程很长，症状顽固，病因复杂，有时难于确定，短期治疗，难见显效，不易治愈。中医学将慢性咽炎称为"梅核气"。关于慢性咽炎的记载较早见于《金匮要略·妇人杂病脉证并治》："人咽中如有炙腐，半夏厚朴汤主之。"《千金方》中亦有"咽喉肿痛痒，吐之不出，咽之不入，似得虫毒方"的记载。而后历代医家均在此基础上有所阐释。西医学从局部的物理、化学性刺激和全身性因素等几个方面去研究了慢性咽炎的病理生理学及治疗方法。针刀医学以整体观念为指导，结合中西医学的基本思维方法，从生物力学的角度去探索和研究慢性咽炎发病的实质，认识到其病理基础是由于咽部周围的软组织力平衡失调所致，以网眼理论和弓弦力学系统为指导思想，临床中运用针刀作为治疗方法，取得了满意的临床效果。

【针刀应用解剖】

参照第二章第一节项部针刀应用解剖。

【病因病理】

中医学称咽喉为肺、胃之门户，《疡科心得集》说："咽喉为一生之总要，百节关头，呼吸出入之门户，左为咽属胃，右为喉属肺"。其发病有虚实的区别。实证多由肺胃毒热，蕴结于咽喉；风温实热，化火循经上逆入络，结聚咽喉，致使咽部充血、水肿。如果毒热蕴结日久将传至于肾，导致肾脏衰极。虚证则由于肾水下亏，元阳不足，虚火浮越上炎，集结于咽。

西医学其发病主要有局部、全身和职业性几个方面。

（1）局部因素 ①急性咽炎反复发作，以致转为慢性。②患有各种慢性鼻病，因鼻塞而长期张口呼吸及鼻涕后流，经常刺激咽部；或受慢性扁桃体炎及口腔牙病等的影响，也可引起本病。③外来刺激因素如烟酒过度，常食辛辣食物，以及粉尘、化学气体的刺激，都可引起本病。

（2）全身因素 各种慢性病，如贫血、便秘、消化不良、心脏病等可因血循环障碍导致咽部淤血而继发本病，慢性支气管炎、支气管哮喘、风湿病、肾脏病、肝硬变等也有引发本病的倾向。

（3）职业因素 教师、演员等职业性用嗓工作者，因长期多语言和演唱可刺激咽部，引起慢性充血而致病。其病理变化一般分为 3 种类型：

①慢性单纯性咽炎　咽部黏膜层慢性充血，小血管扩张、黏膜下层结缔组织及淋巴组织增生，黏液腺肥大，黏液性分泌物增多，血管周围有淋巴细胞浸润。

②慢性肥厚性咽炎　咽部黏膜充血肥厚，黏膜下有广泛的结缔组织及淋巴组织增生，甚至侵及咽肌。淋巴组织围绕黏液腺增生，在咽后壁形成颗粒状隆起，黏液腺管口可被淋巴组织压迫，致发生感染，使颗粒状的淋巴滤泡肿胀。黏液腺管内含有炎性分泌物，形成囊状白点，位于淋巴滤泡的顶部，如破裂外溢，则为黄白色分泌物。咽侧索淋巴组织增生，于咽腭弓之后出现一隆起皱襞。

③萎缩性咽炎　黏膜层及黏膜下层萎缩变薄，上皮细胞退化变性，腺体和杯状细胞退化萎缩，分泌减少，分泌物变稠厚，咽后壁有痂皮附着。严重者咽腱膜及肌肉亦可受累。

针刀医学认为，由咽基底部的蝶骨体、枕骨底部和第 1、2 颈椎；上颌骨牌突和腭骨水平部所构成的咽部静态弓弦力学系统的弓以及由骨面上附着较紧的黏骨膜（上面的鼻腔黏骨膜，下面的黏骨膜很厚，黏膜下层的脚腺），所构成的静态弓弦力学系统的弦维持着咽部的正常形态机构。而由软腭、腭帆提肌、腭帆张肌、悬雍垂肌、腭舌肌、舌腭肌为弦所构成的咽部动态弓弦力学结构，维持着咽部正常活动。在正常的生理情况下，上述动静态弓弦力学结构处于力的平衡状态之中。当外力作用于上述系统的弓或者是弦上的时候，超出了人体的代偿能力，使咽部的力平衡状态失调，咽部受力不均的状态使动、静态弓弦力学系统的弦长期处于紧张状态之中。受力最大的地方形成劳损并逐渐形成瘢痕、粘连和挛缩，进一步导致久治不愈的慢性咽炎的发生。由此可知，上颈段的慢性损伤以及咽部弓弦力学系统的慢性损伤是引起慢性咽炎的最重要的原因。

【临床表现】

1. 症状

咽部可有各种不适感觉，如灼热、干燥、微痛、异物感、痰黏感，习惯以咳嗽清除分泌物，常在晨起用力清除分泌物时，有作呕不适。通过咳嗽，清除出稠厚的分泌物后症状缓解。上述症状因人而异，轻重不一，一般全身症状多不明显。

2. 体征

以局部体征显著。

（1）慢性单纯性咽炎　检查时，咽部反射亢进，易引起恶心，咽黏膜弥漫性充血，色暗红，咽后壁有散在的淋巴滤泡增生，其周围有扩张的血管网，且常附有少量黏稠分泌物。

（2）慢性肥厚性咽炎　咽黏膜增厚，弥漫充血，色深红，小血管扩张，咽后壁淋巴滤泡增生、充血、肿胀隆起呈点状分布或相互融合成块状，或可见 1 ~ 2 个淋巴滤泡顶部有黄白色小点，严重者两侧咽侧索、咽腭弓等处有充血肥厚（实际就是咽部软组织损伤后的增生）。

（3）萎缩性咽炎　检查时咽部感觉及反射减退，可见咽黏膜菲薄、干燥；萎缩较重者，黏膜薄如发光的蜡纸，咽部吞咽运动时黏膜出现皱纹，咽后壁隐约可见颈椎体轮廓；萎缩更重者，黏膜表面常附有片状深灰色或棕褐色干痂（实际就是咽部软组织损伤后的变性挛缩）。

【诊断要点】

（1）根据本病慢性发作，病程长，咽部有干、痒、隐痛、异物感等症状。

（2）检查有咽黏膜慢性充血，肥厚，淋巴滤泡肿大，或咽黏膜萎缩变薄等局部体征。但慢性咽炎有时仅为一继发病变，或与慢性咽炎相似的症状，常是许多全身疾病的局部表现，故须详问病史，重视对鼻腔、鼻窦、喉腔、下呼吸道、消化道以及全身疾病的检查，找出病源，以便进行去因治疗。本病尤其注意与咽部梅毒、麻风、结核、狼疮、肿瘤、咽神经官能症、食管癌、丙种球蛋白缺乏症、颈症候群、茎突过长症等进行鉴别。

（3）颈椎 X 线显示：颈椎关节有旋转移位。

【针刀治疗】

（一）治疗原则

根据慢性软组织损伤病理构架的网眼理论，应用小"T"形针刀整体松解术对上段颈椎周围的软组织损伤进行松解，同时针对咽部的弓弦力学系统进行整体松解。

（二）操作方法

1. 第 1 次针刀松解上段颈部软组织的粘连和瘢痕，针刀操作参见颈性失明第 1 次小"T"形针刀整体松解术。

2. 第 2 次针刀松解咽部软组织粘连和瘢痕（图 12 – 18）。

（1）体位　仰卧仰头位，闭口。

（2）体表体位　舌骨。

（3）消毒　在施术部位，用活力碘消毒 2 遍，然后铺无菌洞巾，使治疗点正对洞巾中间。

（4）麻醉　用 1% 利多卡因局部浸润麻醉，每个治疗点注药 1ml。

（5）刀具　使用 I 型 4 号直形针刀。

（6）针刀松解术

①第 1 支针刀松解茎突舌骨肌弓弦结合部的粘连瘢痕　以舌骨体与舌骨大角拐弯处进针刀，刀口线与人体纵轴一致，针刀体与皮肤垂直。严格按四步进针刀规程进针刀，针刀经皮肤、皮下组织筋膜达舌骨面，纵疏横剥 2～3 刀，然后贴舌骨骨面向下铲剥 2～3 刀，范围不超过 0.5cm。

②第 2 支针刀松解颏舌骨肌弓弦结合部的粘连瘢痕　在第 1 支针刀内侧 0.5cm 定点进针刀，刀口线与人体纵轴一致，针刀体与皮肤垂直。严格按四步进针刀规程进针刀，针刀经皮肤、皮下组织筋膜达舌骨面，纵疏横剥 2～3 刀，然后贴舌骨骨面向上铲剥 2～3 刀，范围不超过 0.5cm。

③第3支针刀松解胸骨舌骨肌弓弦结合部的粘连瘢痕　在第2支针刀内侧0.5cm定点进针刀，刀口线与人体纵轴一致，针刀体与皮肤垂直。严格按四步进针刀规程进针刀，针刀经皮肤、皮下组织筋膜达舌骨面，纵疏横剥2～3刀，然后贴舌骨骨面向下铲剥2～3刀，范围不超过0.5cm。

④第4支针刀松解肩胛舌骨肌弓弦结合部的粘连瘢痕　在第2支针刀下0.5cm定点进针刀，刀口线与人体纵轴一致，针刀体与皮肤垂直。严格按四步进针刀规程进针刀，针刀经皮肤、皮下组织筋膜达舌骨面，纵疏横剥2～3刀，然后贴舌骨骨面向下铲剥2～3刀，范围不超过0.5cm。

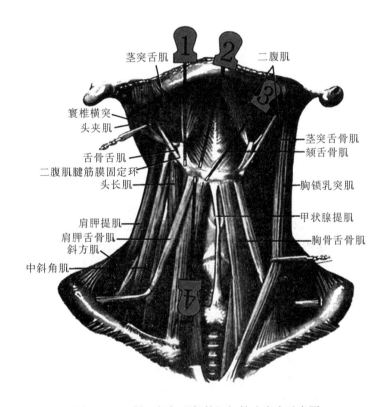

图12-18　针刀松解咽部软组织粘连瘢痕示意图

3. 第3次针刀松解喉结部软组织粘连瘢痕

（1）体位　仰卧位，闭口。

（2）体表体位　喉结平面。

（3）消毒　在施术部位，用活力碘消毒2遍，然后铺无菌洞巾，使治疗点正对洞巾中间。

（4）麻醉　用1%利多卡因局部浸润麻醉，每个治疗点注药1ml。

（5）刀具　使用Ⅰ型4号直形针刀。

（6）针刀松解术　术者在第7颈椎平面，用押手拇指钝性分开内脏鞘（甲状腺、气管、食管）与颈血管神经鞘间隙，刺手持针刀，贴押手拇指背面，从内脏鞘（甲状腺、气管、食管）与颈血管神经鞘间隙进针刀，刀口线和人体纵轴一致，加压分离，到达内脏鞘（甲状腺、气管、食管）与颈血管神经鞘间隙后，一边进针刀，一边纵疏横剥 2～3 刀，达椎前筋膜（图 12－19、12－20）。

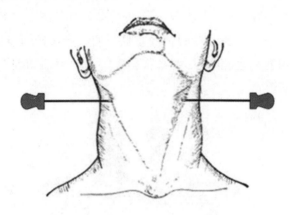

图 12－19 针刀进针点示意图

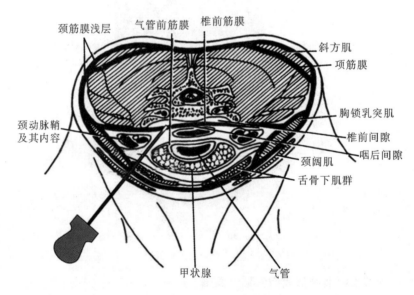

图 12－20 第 7 颈椎平面断面解剖针刀松解示意图

（7）注意事项 初学者或者对颈部生理解剖不熟悉的医生，不能作此处的针刀松解，以防止损伤重要神经血管。针刀手术过程中，要缓慢进针刀，控制进针刀速度。如纵疏横剥过程中，患者出现剧痛，可能针刀刺伤颈血管，立即停止针刀操作，退针刀 1cm 后，稍调整方向继续进针刀，纵疏横剥的范围不能超过 5mm。

【针刀术后手法治疗】

针刀术后，嘱患者俯卧位，一助手牵拉肩部，术者正对患者头项，右肘关节屈曲并托住患者下颌，左手前臂尺侧压在患者枕骨，随颈部的活动施按揉法。用力不能过大，以免造成新的损伤。最后，提拿两侧肩部，并从患者肩至前臂反复揉搓几次。

【针刀术后康复治疗】

（一）目的

慢性咽炎针刀整体松解术后康复治疗的目的是进一步调节咽部和颈部弓弦力学系统的力平衡，促进局部血液循环，加速局部的新陈代谢，有利于损伤组织的早期修复。

（二）原则

慢性咽炎针刀术后48～72小时后可选用下列疗法进行康复治疗。

（三）方法

1. 针刺疗法

处方：取风池、天柱、大椎、肩井、天宗。

操作：患者取仰卧位，皮肤常规消毒，用0.30mm×40mm一次性毫针直刺上述穴位达骨面后稍回提针体，有针感后平补平泻。每10分钟行针1次，留针30分钟，每日1次，6次为1个疗程。

2. 推拿疗法

处方：天柱、大椎、肩井、天宗。

操作：患者取俯卧位，医者顺着斜方肌、头夹肌的肌纤维方向逆时针、顺时针用拇指施以按摩手法，时间约5分钟。然后分别点按上述穴位，以患者有酸胀感为度，时间约2分钟。

第十三章

神经系统相关疾病

第一节　颈源性头痛

【概述】

颈源性头痛是由于颈椎上段软组织损伤、枕部筋膜挛缩增厚、小关节错位等因素，刺激压迫颈部的相应神经、血管而引起的后枕部疼痛，向头部放射，称之为颈源性头痛。本病多发于长期伏案的中青年人群。

【针刀应用解剖】

上项线与下项线之间的肌肉、筋膜呈横向生长，其下是神经穿越的部位。交感神经的颈上神经节、颈中节或颈下神经节附着于颈椎横突的前方。尤其钩椎关节错位，容易损伤窦椎神经。该神经含交感神经纤维，故其容易引起交感神经兴奋或抑制，使头、脑及上肢血管舒缩功能障碍出现头痛。后枕部神经主要是由 $C_1 \sim C_3$ 脊神经后支的枕下神经、枕大神经、枕小神经及耳大神经所支配。枕下神经由 C_1 后神经支构成，穿越寰枕关节外侧方的神经孔，向内上分布在寰枕关节内后方的项筋膜区；枕大神经由 $C_2 \sim C_3$ 脊神经后内支构成，从枕下三角区穿出，穿过后枕部枕腱弓巾点筋膜下层，向上分布于顶部，向前与额神经支交融；枕小神经由 $C_2 \sim C_3$ 脊神经后内外侧支构成，主要穿出枕下三角区的外侧方，向上行至颞骨乳突的后内方，穿越枕腱弓外侧方的筋膜层，向外上支配于颞部。

【病因病理】

当颈椎上段发生软组织损伤、小关节错位，引起椎枕肌群及枕筋膜紧张、痉挛，形成炎性结节，使枕大神经、枕小神经、耳大神经受累，引起颈枕部疼痛；同时，由于颈枕部的筋膜紧张挛缩，使枕部动静脉血管受累，引起血运障碍、正常营养物质供应受阻，酸性代谢产物聚集，导致局部炎性反应，加剧刺激了颈枕部的神经，引起头痛。

针刀松解术治疗颈源性头痛，主要松解挛缩的椎枕肌与枕筋膜，解除枕部神经与血管压迫，从而起到了治疗颈源性头痛的作用。

【临床表现】

本病多见于 30 岁以上中青年人，以长期伏案工作者多见。疼痛部位：当枕大神经受累时，疼痛多发于后枕部，向顶部及前额部放射疼痛；当枕小神经受累时，后枕部疼痛向颞部放射疼痛；当枕下神经受累时，后枕部及寰枕关节局限性疼痛，部分伴有语言障碍。疼痛性质：后枕钝痛、牵拉痛，有时为放射性疼痛。头痛症状常随颈部体位的改变加重或减轻。持续时间：起初是间歇性疼痛，随后可以发展为持续性疼痛。伴随症状、当椎动脉受累，可伴有头晕、恶心、呕吐、记忆力减退等症状。

【诊断要点】

（1）多见于30岁以上中青年人，以长期伏案工作者多见。

（2）疼痛部位当枕大神经受累时，疼痛多发于后枕部，向顶部及前额部放射疼痛；当枕小神经受累时，后枕部疼痛向颞部放射疼痛；当枕下神经受累时，后枕部及寰枕关节局限性疼痛，部分伴有语言障碍。疼痛性质后枕钝痛、牵拉痛，有时为放射性疼痛。

（3）头痛症状常随颈部体位的改变加重或减轻。

（4）脊柱三指触诊法 C_1 横突周围、C_2 棘突、$C_2 \sim C_3$ 棘间隙旁，枕腱弓中点多有压痛。

（5）X 线片开口位片寰枕间隙左右不等，齿突偏歪；寰椎位置位于口腔中央；寰齿侧间隙及寰枢关节间隙左右不对称，寰枢椎外侧缘左右不对称，齿状突轴线至枢椎外侧缘距离不相等；正位片可显示钩椎关节增生；侧位片可发现寰枢椎前间隙间距 $\geqslant 3 \mathrm{mm}$；寰椎后弓呈仰或旋转式移位，颈椎生理曲度变直，或颈椎后缘连线中断、反张；椎间隙变窄；椎体前后骨刺形成；项韧带钙化。

（6）脑血流图中椎 – 基底动脉区可见缺血改变。

（7）应排除颅内占位性病变。

【针刀治疗】

（一）治疗原则

根据慢性软组织损伤病理构架的网眼理论，应用小"T"形针刀整体松解术对上段颈椎周围的软组织损伤进行松解。

（二）针刀操作

应用小"T"形针刀整体松解术对上段颈部软组织的粘连和瘢痕，针刀操作参见颈性失明第1次针刀整体松解术。

【针刀术后手法治疗】

无需手法治疗。

【针刀术后康复治疗】

（一）目的

颈源性头痛针刀整体松解术后康复治疗的目的是进一步调节颈项部弓弦力学系统的力平衡，促进局部血液循环，加速局部的新陈代谢，有利于损伤组织的早期修复。

（二）原则

颈源性头痛行针刀手术后48～72小时可选用下列疗法进行康复治疗。

（三）方法

1. 针灸推拿疗法

（1）针刺疗法

处方：风池、天柱、四神聪、百会、神庭、合谷。

操作：局部消毒后按上述穴位进针。得气后采用高频震颤手法，行针 1~2 分钟或更长，至疼痛消失或减轻后出针。每日治疗 1 次，5 次为 1 个疗程。

（2）推拿治疗

处方：手法治疗（滚法、推法、按法、弹拨法、点按法、摇法）。

操作：先用手滚、推、拿捏法施于项部等处 3~5 遍。再点按风池、天柱、太阳、百会各 100 次。

（3）刺络放血法

处方：太冲。

操作：局部常规消毒后，用三棱针散状点刺放血或用皮肤针重叩刺至局部皮肤出血珠后，在针处拔罐。留罐 10 分钟，使瘀血尽出。

2. 现代物理疗法

（1）微波疗法

处方：项部。

操作：取患者舒适体位，暴露项部，采用 CR2001 微波综合治疗机，在项部做辐射治疗，微波工作频率 2450MHz，输出功率 20~30W，治疗时间为 25 分钟，距离 10~15cm，以患者耐受为度。每天 1 次，10 日 1 个疗程。

（2）TDP 治疗

处方：头部痛点。

操作：患者坐位或俯卧位，暴露痛处，TDP 直接照射患处，TDP 治疗仪的功率 250W，治疗时间为 25 分钟，距离 25~40cm，TDP 用温热剂量，以患者耐受为度。每日 1 次，10 次为 1 个疗程。

第二节　颈源性眩晕

【概述】

颈源性眩晕是由于颈部软组织损伤形成筋膜结节或小关节错位，致椎动脉受刺激（或受压），脑供血不足，而出现眩晕、头痛、运动障碍性眩晕、血压异常、记忆力减退、耳鸣、耳聋等综合征。

【针刀应用解剖】

参照第二章第一节项部针刀应用解剖的相关内容。

【病因病理】

引起眩晕的原因多种多样，如外伤、劳损、头颈体位不正等致病因素。颈椎上段软组织损伤、小关节错位，引起椎枕肌群及枕筋膜紧张、痉挛、渗出，形成筋膜结节。眩晕主要成因是由于供血不足，而寰枢关节的改变是影响供血关系的关键，是眩晕的主要原因。颈椎轻度移位，周围软组织痉挛或炎性改变，直接引起椎动脉的痉挛压迫，使椎－基底动脉缺血，造成颅内微循环障碍而致病。

造成微循环障碍的常见原因有：

（1）椎体错位，压迫血管神经，引起血管痉挛、管腔狭窄。

（2）血管骨膜损伤，血管退化、硬化。

（3）血液黏稠度增加，血液流速减慢或血栓形成等。

此外，钩椎关节的改变，椎间盘的突出和椎间小关节的错位，脑干及颈脊髓网状结构的功能障碍等，都有可能压迫血管神经而引起眩晕。

【临床表现】

本病以 40 岁以上的人多见，有时因外伤劳损，也可发生在青年人，临床上主要有以下表现：

（1）颈部症状　一般有颈部活动障碍或活动时颈部有摩擦音，局部疼痛或疼痛不明显或有局部冷热感等。

（2）眩晕为首发症状　有时为早期唯一症状。眩晕与颈部体位转动有关，为仰视旋颈位眩晕。其表现为旋转感、倾斜感、摇动感、失稳感、眼前发黑、头重脚轻或者下肢发软等；发作时间多为数秒或数分钟或 2～3 周缓解，缓解期症状仍有轻度存在；严重眩晕，当颈部体位改变时出现猝倒症；可有突然晕倒，但意识清楚，视听力正常，数秒或数分钟即可完全恢复。

（3）头痛　其发生部位多在枕部或耳颞部，位置较深。多为胀痛、困重感，常伴有恶心呕吐、出汗等。

（4）运动障碍　脑干缺血累及锥体束时发生轻度肢体瘫痪，常为单瘫或四肢瘫，有的出现延髓麻痹等。

（5）听觉与视觉障碍　内听动脉缺血可致耳鸣、听力减退，甚至耳聋；大脑后动脉缺血与脑干缺血可有眼朦、失明，还可出现眼前发黑、复视、眼球震颤等。

（6）其他症状　由于缺血波及相应的组织，还可出现血压异常、记忆力减退、精神紊乱、平衡障碍、共济失调等。

【诊断要点】

（1）颈部局部疼痛或疼痛不明显或有局部冷热感等。

（2）眩晕有时为早期唯一症状。眩晕与颈部体位转动有关，为仰视旋颈位眩晕。

（3）头痛发生部位多在枕部或耳颞部，位置较深，多为胀痛、困重感，常伴有恶心呕吐、出汗等。

（4）脑干缺血累及锥体束时发生轻度肢体瘫痪，常为单瘫或四肢瘫，有的出现延髓麻痹等。

（5）内听动脉缺血可致耳鸣、听力减退，甚至耳聋；大脑后动脉缺血与脑干缺血可有眼朦、失明。还可出现眼前发黑、复视、眼球震颤等。

（6）由于缺血波及相应的组织，还可出现血压异常、记忆力减退、精神紊乱、平衡障碍、共济失调等。

（7）脊柱三指触诊法可有颈部活动受限，局部压痛或触及肌痉挛，软组织异常改变、增厚感，棘突或横突偏移等。转颈试验阳性。

（8）其他检查：X线片可有颈椎病的表现，病变部位多发生于寰枢椎、C_5等。颈椎侧位片，寰枕间隙<6mm，或寰枕间隙吻合征；张口位可见寰枢间隙左右不等、寰椎侧块不等、枢椎棘突偏歪等。

（9）椎动脉造影有梗阻现象；脑血流图检查可有枕乳导联异常改变；脑电图形可有电压降低，颞区有移动性慢波。

（10）血脂正常或增高。

【针刀治疗】

（一）治疗原则

根据针刀医学理论脊柱相关疾病理论及慢性软组织损伤病因病理学理论和软组织损伤病理构架的网眼理论，眩晕是由于颈椎小关节错位，压迫通过其间的动脉，使头部供血减少，从而导致此病。依据上述理论，针刀整体松解颈部软组织慢性损伤的粘连、瘢痕，纠正小关节的错位，恢复头部血供，从而解除症状，可使此病得到治愈。

（二）针刀操作

应用小"T"形针刀整体松解术对上段颈部软组织的粘连和瘢痕，针刀治疗参见第十二章第一节颈性失明。

【针刀术后手法治疗】

无需手法治疗。

【针刀术后康复治疗】

（一）目的

颈源性眩晕针刀整体松解术后康复治疗的目的是进一步调节颈项部弓弦力学系统的力平衡，促进局部血液循环，加速局部的新陈代谢，有利于损伤组织的早期修复。

（二）原则

颈源性眩晕行针刀手术后48~72小时可选用下列疗法进行康复治疗。

（三）方法

1. 针灸推拿疗法

（1）针刺疗法

处方：风池、天柱、颈夹脊、百会、神庭。

操作：依次针刺上述穴位。针刺时针感要强烈，留针时，采取每隔10分钟重复加强针感1次，留针30分钟，平补平泻。每日1次，1周为1个疗程。

（2）维生素B_{12}穴位注射法

处方：风池、天柱。

操作：选用维生素 B_{12} 注射液 3ml，按穴位注射操作常规。用 2% 碘酒及 75% 酒精常规消毒后，用 5ml 一次性注射器（7 号注射针头）抽取上述药液进行穴位注射，快速进针，缓慢提插"得气后"抽无回血，以痛点为中心呈放射状，慢慢推入药液，每个穴位 1ml。出针后用棉球按压片刻。隔 1 日治疗 1 次，5 次为 1 个疗程。

2. 现代物理疗法

（1）中频疗法

处方：风池、天柱、百会、神庭。

操作：患者坐位或仰卧位。采用 K8832 - T 型电脑中频多功能治疗仪，取上述 4 个穴位治疗，强度以患者能耐受为度。每次 20 分钟，每日 1 次，20 次为 1 个疗程。

（2）超声波治疗

处方：项部。

操作：采用 ZY - 2 超声波治疗仪。治疗时将涂有液体石蜡为耦合剂、直径 2cm 的声头，直接紧贴于局部压痛点适当加压，缓慢圆圈移动治疗，输出频率 800Hz，连续波，功率 $0.5 \sim 0.7 W/cm^2$，每次 15 分钟，1 日 1 次，12 次为 1 个疗程。

（3）激光治疗

处方：项部。

操作：采用 SUNDOM - 3001 型半导体激光治疗机照射项处，每日 1 次，3 次为 1 个疗程，连续治疗 2 个疗程。

第三节　颈源性失眠

【概述】

睡眠是一个复杂的生理现象。正常人每隔 24 小时有一个醒 - 睡周期，每个部分又可分为不同程度的意识水平阶段——觉醒中的兴奋、警惕和松弛状态。失眠是由于多种原因破坏了这个醒 - 睡周期，出现的一种临床症状。

颈源性失眠是由于颈部交感区以 $C_4 \sim C_7$ 小关节紊乱错位刺激颈部，损害了颈中交感神经节与星状神经节，引起的大脑功能极度兴奋，从而出现的一种睡眠障碍综合征。临床上主要表现为入睡困难、睡后易醒、醒后难以入睡并伴有睡眠时多梦等。

【针刀应用解剖】

参照第二章第一节项部针刀应用解剖的相关内容。

【病因病理】

大脑的兴奋和抑制是一组互相制约的基本活动。兴奋活动过度可使皮质的神经细胞功能减弱，而抑制过程可使神经细胞恢复功能。正常情况下，当大脑皮质经过相当时间的兴奋或一时过强的兴奋后，皮质的神经细胞处于疲劳状态中，可以引起抑制。抑制过程在大脑皮质中占优势时就开始扩散，当抑制过程扩散到整个大脑皮质及皮质下中枢时，就形成了睡眠。如果颈椎小关节错位或增生的骨赘直接压迫或刺激椎动脉、颈交感神经节，导致椎动脉痉挛，椎－基底动脉供血不足，反射性地使大脑中枢的兴奋性增高或影响到自主神经次高级中枢——下丘脑的功能而导致失眠。此外，颈部肌肉痉挛、僵硬，导致颈曲度改变，使颈部血管、神经、软组织受到牵拉或压迫，造成交感神经功能紊乱和血管痉挛，从而影响到大脑的供血，使脑内二氧化碳的浓度增高，从而中枢兴奋性增强，导致失眠。

【临床表现】

本病多见于 40 岁左右中青年人，长期伏案工作者。患者以失眠为主要症状，伴多梦、心情烦躁、易于冲动等。本病的发病与颈部姿势的改变有明显的关系，部分患者具有头颈侧位姿，部分患者常有颈部活动障碍、局部疼痛、头晕头沉、胃纳不佳等表现。本病还应与精神性失眠、环境性失眠相鉴别。精神性失眠以失眠为主要症状，患者往往自觉症状重，常与体格检查不相符。重度精神分裂症患者也有失眠症状，但一般无颈部症状和阳性体征。环境性失眠多由于环境的改变而引起，一旦环境恢复，失眠便不治而愈。

【诊断要点】

（1）患者多为 40 岁左右中青年人，长期伏案工作者。

（2）本病多见于长期伏案工作者。

（3）本病与颈部姿势的改变有明显的关系。

（4）脊柱三指触诊法颈部肌肉僵硬、活动受限，局部压痛或触痛。

（5）X 线拍片检查可见颈椎中下段小关节错位或棘突偏歪，小关节双影、双边征，颈椎骨质增生、椎间盘突出或变性、韧带钙化或骨化、颈曲变直等。

（6）肌电图检查或体外诱发电位检查可见异常。

【针刀治疗】

（一）治疗原则

根据慢性软组织损伤病理构架的网眼理论，引起颈后区的软组织的慢性损伤，甚至下段颈椎错位，对颈后区的病灶采用小"T"形针刀整体松解术，并根据电生理线路系统的理论调节颈部的电生理线路。

（二）针刀操作

1. 第 1 次针刀操作小"T"形针刀整体松解术

第 1 次针刀操作采用小"T"形针刀整体松解术对上段颈部软组织的粘连和瘢痕，针刀操作参见颈性失明第 1 次针刀整体松解术。

2. 第 2 次针刀操作松解相关经络电生理线路

①在双侧腕掌侧远端横纹上 3 寸及尺侧腕屈肌腱的桡侧缘处（神门、内关）定点，从此 4 点处进针刀，刀口线与上肢纵轴平行，针刀与局部皮肤垂直刺入 1cm，纵疏横剥 2~3 下（图 13－1、13－2）。

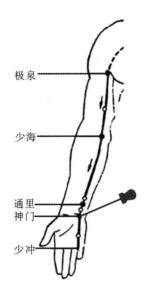

图 13 - 1　从神门穴处进针刀

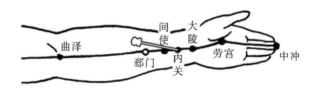

图 13 - 2　从内关穴处进针刀

②在双侧在外膝眼下 3 寸，距胫骨前外缘一横指（足三里）定点，从此两点进针刀，刀口线与下肢纵轴平行，针刀与局部皮肤垂直刺入 1.5cm，纵疏横剥 2～3 下（图 13 - 3）。

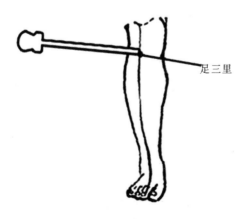

图 13 - 3　从足三里穴处进针刀示意图

③在双侧小腿内侧，内踝尖上 6 寸，胫骨内侧缘后际（漏谷）定点，从此 2 点进针刀，刀口线与下肢纵轴平行，针刀与局部皮肤垂直刺入 1.2cm，纵疏横剥 2～3 下（图 13 - 4）。

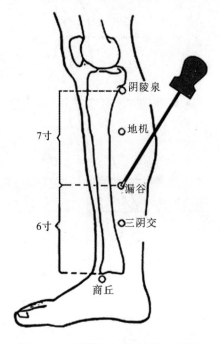

图 13 - 4　从漏谷穴处进针刀示意图

【针刀术后手法治疗】

无需手法治疗。

【针刀术后康复治疗】

(一) 目的

颈源性失眠针刀整体松解术后康复治疗的目的是进一步调节颈项部弓弦力学系统的力平衡，促进局部血液循环，加速局部的新陈代谢，有利于损伤组织的早期修复。

(二) 原则

颈源性失眠行针刀手术后 48 ~ 72 小时可选用下列疗法进行康复治疗。

(三) 方法

1. 针灸推拿疗法

(1) 针刺疗法

处方：风池、天柱、安眠、率谷、角孙。

操作：依次针刺上述穴位。针刺时针感要强烈，留针时，采取每隔 10 分钟重复加强针感 1 次，留针 30 分钟，平补平泻。每日 1 次，1 周为 1 个疗程。

(2) 电针疗法

处方：风池、安眠、率谷、颈夹脊。

操作：让患者俯卧位，将患肢自然放于治疗床两侧，酒精棉球消毒后，按上述穴位针刺，得气后，取双侧风池、双侧率谷 4 个针柄，用 BT701 - 1A 电针仪器，选用密波，电流刺激强度以患者能耐受为宜，留针 20 分钟，每天 1 次，连续针治 7 次。

2. 现代物理疗法

（1）超声波治疗

处方：项部。

操作：采用 ZY－2 超声波治疗仪。治疗时将涂有液体石蜡为耦合剂、直径 2cm 的声头，直接紧贴于局部压痛点适当加压，缓慢圆圈移动治疗，输出频率 800Hz，连续波，功率 0.5～0.7W/cm²，每次 15 分钟，1 日 1 次，12 次为 1 个疗程。

（2）激光治疗

处方：项部。

操作：采用 SUNDOM－3001 型半导体激光治疗机照射患处，每日 1 次，3 次为 1 个疗程，连续治疗 2 个疗程。

（3）TDP 照射法

处方：项部。

操作：采用 TDP 治疗仪，功率 350W，频谱范围 2～25μm，辐射板直径 166mm，对准肘关节外侧疼痛部位，灯距 15～30cm，温度适中，治疗时间 30～40 分钟，每日 1 次，7 日为 1 个疗程。

第四节　卒中后遗症

【概述】

中风是以突然昏倒、意识不清、口渴、言謇、偏瘫为主症的一种疾病。它包括现代医学的脑出血、脑血栓、脑栓塞、短暂脑缺血发作等病，是一种死亡率较高的疾病。卒中后遗症主要是因为脑血管意外之后，脑组织缺血或受血肿压迫、推移、脑水肿等而使脑组织功能受损。常见的后遗症主要有肢体瘫痪、口角歪斜、失语、大小便失禁、性格异常、痴呆等等。对于卒中后遗症，治疗必须抓紧时间积极治疗。针刀对偏瘫、中枢性瘫痪及口眼㖞斜有较好的疗效。

【针刀应用解剖】

参见第二章针刀应用解剖的相关内容。

【病因病理】

中风的基本病因包括血管壁病变、心脏病及侧支循环代偿功能不全等。

1. 引起血管壁病变的主要原因

（1）高血压性动脉硬化　长期高血压状态下，平滑肌玻璃样变、坏死；小动脉壁变薄部分，可在高张力下膨出成为微动脉瘤，它的破裂是脑出血的主要原因。高血压还可使较大动脉分叉处形成袋状动脉瘤，合并动脉粥样硬化易形成梭形动脉瘤，均是蛛网膜下腔出血的常见原因。

（2）脑动脉硬化　主要侵犯供应脑的大中动脉，长期使管壁增厚，管腔变窄，内膜增厚，斑块形成，在血流动力学作用下斑块可破裂、溃疡、出血、血栓形成，引起动脉闭塞及其供血区脑梗死。

（3）血管先天发育异常和遗传性疾病　包括动脉瘤、动、静脉畸形以及各级血管发育不全、狭窄、扩张、迂曲等。这些血管病可引起脑出血、蛛网膜下腔出血，也可导致脑梗死。

（4）各种感染和非感染性动、静脉炎　是引起缺血性脑卒中的较常见的原因之一。

（5）中毒、代谢及全身性疾病导致的血管壁病变　如血液病、肿瘤、糖尿病、结缔组织疾病、淀粉样变也可以引起出血性或缺血性脑卒中。

2. 心脏方面疾病

如风湿性心瓣膜病、先天性心脏病、细菌性心内膜炎、心房纤颤等引起的心内栓子脱落是心源性脑栓塞的主要原因。

3. 侧支循环代偿功能不全

如脑底动脉环先天发育缺陷是脑梗死能否发生和导致病情严重程度的重要影响因素。

4. 其他病因

包括吸烟、酗酒、体力活动减少、饮食（如高摄盐量及肉类、动物油的高摄入）、超重、药物滥用、口服避孕药、感染、眼底动脉硬化、无症状性颈动脉杂音、血液病及血液流变学异常所致的血栓前状态或血黏度增加等亦与中风的发生有关。中风的病理基础主要是脑动脉的粥样硬化和脂肪透明变性、纤维素样坏死，除此之外还有发育畸形、动脉瘤、炎症、淀粉样沉积和动脉分层等。若为继发于脑外的病变，则是从心脏或颅外循环脱落的栓子堵塞脑动脉而致病。血液成分、血流动力学或灌流压的异常也是其病理基础之一。当这些病理过程导致局部脑血流不足以维持脑功能和脑细胞存活时，发生缺血性中风（脑梗死）；导致脑内或蛛网膜下腔内血管破裂时，发生出血性中风（脑出血或蛛网膜下腔出血）。

【临床表现】

脑中风临床最主要的表现是神志障碍和运动、感觉以及语言障碍。经过一段时间的治疗，除神志清醒外，其余症状依然会不同程度地存在，这些症状称为后遗症。后遗症的轻重因患者的体质和并发症而异。常见的卒中后遗症如下：

1. 麻木

患侧肢体，尤其是肢体的末端、如手指或脚趾，或偏瘫侧的面颊部皮肤有蚁爬感觉，或有针刺感，或表现为刺激反应迟钝。麻木常与天气变化有关，天气急剧转变、潮湿闷热，或下雨前后，天气寒冷等情况下，麻木感觉尤其明显。

2. 口眼㖞斜

一侧眼袋以下的面肌瘫痪。表现为鼻唇沟变浅，口角下垂，露齿，鼓颊和吹哨时口角歪向健侧，流口水，说话时更为明显。

3. 中枢性瘫痪

中枢性瘫痪，又称上运动神经元性瘫痪，或称痉挛性瘫痪、硬瘫。是由于大脑皮层运动区锥体细胞及其发出的神经纤维——锥体束受损而产生。由于上运动神经元受损，失去了对下运动神经元的抑制调控作用，使脊髓的反射功能"释放"，产生随意运动减弱或消失，临床上主要表现为肌张力增高，腱反射亢进，出现病理反射，呈痉挛性瘫痪。

4. 周围性瘫痪

周围性瘫痪，又称下运动神经元性瘫痪，或称弛缓性瘫痪、软瘫。是因脊髓前角细胞及脑干运动神经核，及其发出的神经纤维——脊髓前根、脊神经、颅神经受损害产生的瘫痪。由于下运动神经元受损，使其所支配的肌肉得不到应有的冲动兴奋，临床上表现为肌张力降低，反射减弱或消失，伴肌肉萎缩，但无病理反射。

5. 偏瘫

偏瘫，又叫半身不遂，是指一侧上下肢、面肌和舌肌下部的运动障碍，它是急性脑血管病的一个常见症状。轻度偏瘫患者虽然尚能活动，但走起路来，往往上肢屈曲，下肢伸直，瘫痪的下肢走一步划半个圈，即为偏瘫步态。病情严重者常卧床不起，丧失生活能力。

6. 失语

失语是脑血管病的一个常见症状，主要表现为对语言的理解、表达能力丧失，是由于大脑皮层（优势半球）的语言中枢损伤所引起的。在中风病中，最常见的是运动性失语，表现为患者丧失说话能力，不会说话，但能理解别人说话的意思，常用手势或点头来回答问题。其次是感觉性失语，表现为患者仍会说话，而且有时说起话来快而流利，但因不懂别人说话的内容而答非所问。如果两者并存者叫作混合性失语。这种患者自己不会说话，也不理解别人说话的意思，这是病变损及优势半球的额叶、颞叶所致。

除上述情况还有一种失语，叫作"命名性失语"。其特点是：患者理解物品的性质和用途，就是叫不出名字。如指着牙刷问患者"这是什么东西？"他会答"刷牙用的"。拿着茶缸问患者"这叫什么名字？"他会说"喝水用的"。患者心里明白就是叫不出名字，所以叫命名性失语。命名性失语的中枢，在优势半球颞叶后部和顶叶上部，当这个部位受损时，就会发生上述情况的失语。

7. 失认

失认是指患者认识能力的缺失，它包括视觉、听觉、触觉及对身体部位认识能力的缺失，是脑卒中的症状之一。

（1）视觉失认　尽管患者的视力和推理能力正常，但不能通过视觉辨认或辨认不清他熟悉的事物。

①视觉空间失认症　是指患者对地理空间丧失辨认能力，不能辨别方向，常会在一个熟悉的地方迷路。病变主要涉及右侧顶颞交界处皮质。

②面孔失认症　患者对自己熟悉的面孔不能辨认，甚至连自己的亲人和密友也认不出，但可以从说话的声音中辨出。在镜子里不能辨认自己。本症最常见于右侧中央沟后部病变。

③颜色失认症　虽无色盲，但患者不能认出过去熟悉的颜色。表现为不认识颜色或颜色命名障碍。此症多见于左侧颞枕区病变。

（2）听觉失认　表现为患者不能辨认熟悉的声音，如摇动钥匙的声音，水倒进容器的声音，熟悉的歌曲、音乐等。病变部位为双侧 Heschl 区破坏或此区与内侧膝状体之间的联系中断。

（3）触觉失认（失实体觉）　患者眼闭后不能依靠触觉辨认熟悉的物品，如钢笔、牙膏、筷子等。病变部位在顶叶。

（4）身体体位的失认（即印象障碍）　见于右顶颞枕交界区广泛病变。包括：

①疾病感缺失　有严重瘫痪患者、拒绝承认偏瘫的存在。

②偏侧躯体失认　患者不认为瘫痪的半身是自己的。

③动觉性幻觉　患者感到肢体的体积、长度和重量发生改变或移位，或体会到瘫痪侧有 2 个上肢或 2 个下肢。

8. 失用

失用，即运用不能，患者肢体无瘫痪，也无感觉障碍和共济失调，但不能准确完成有目的的动作。失用包括：

（1）观念运动性失用症　病变在左顶叶下部。临床表现为患者不能执行一种他了解性质的有目的动作，尤其面部和上肢动作，如前臂的屈伸、握拳，指的屈伸、手势等。

（2）观念性失用症　病变为左顶叶或双顶叶广泛性损害，患者无意义地、混乱地执行一种动作，特别是复杂动作，如点火吸烟、把火柴塞进嘴巴，而用纸烟当作火柴擦火柴盒。

（3）结构性失用　可见于任何一侧半球损害，病灶多在顶下小叶及顶叶后部，偶见于额叶，左侧损害较右侧多见，也可为双侧同时损害。患者无个别动作的失用，但动作的空间排列失调。例如，不能照样模仿简单的火柴排列、摆积木及画图，但却能完全认识自己的错误。

（4）穿着失用症　病变见于右侧颞顶枕联合区。当双侧性时，失用更明显。患者穿衣不能，衣服里外不分或将腿伸进袖子里。

（5）口面失用症　病变由中央回下端盖部前份或额下回后份病变引起。表现为不能在命令下或模仿下执行口面部随意运动，如吹口哨、示齿、舌向各方向伸出、舔唇等。

（6）肢体运动性失用症　病变由运动前区受损引起。表现为不能实施快速、交替的动作，如用一个手指弹琴似地轻敲。本病常常只累及单侧上肢及手指远端。

【诊断要点】

（1）急性脑血管意外（脑出血、脑血栓、脑栓塞、蛛网膜下腔出血等）经临床救治后，生命体征相对平稳。

（2）中风恢复期一般为脑梗塞发病 2 周后或脑出血发病 1 个月后；后遗症为发病半年后，遗留意识、语言、肢体运动功能、感觉功能等诸项神经功能缺损症状。

（3）头部 CT 示软化灶形成或见不同程度脑萎缩。

【针刀治疗】

（一）治疗原则

针刀医学认为，中风引起的偏瘫、中枢性瘫痪及口眼㖞斜与中风后脊柱弓弦力学系统、脊肢弓弦力学系统以及四肢弓弦力学系统的应力异常，在弓弦结合部及弦的行经路线上形成粘连、瘢痕、挛缩后引起的畸形有关。根据针刀医学闭合性手术理论及软组织损伤病理构架的网眼理论，应用针刀整体松解、剥离粘连、挛缩及瘢痕组织，针刀术后，配合手法将残余的粘连瘢痕拉开，从而达到治疗目的。

（二）针刀操作

1. 偏瘫和中枢性瘫痪的针刀治疗

（1）第 1 次针刀松解　采用后颈部大"T"形针刀松解术。

1）体位　俯卧低头位。

2）体表定位（图 13-5）

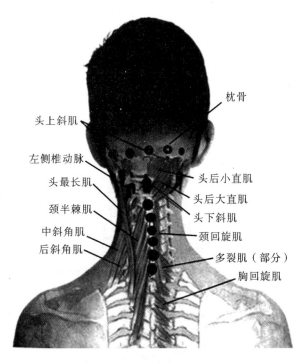

图 13-5　大"T"形针刀松解术体表定位示意图

①横线为 5 个点，中点为枕外粗隆，在上项线上向两侧旁开 2.5cm 为 2 个点，再向外旁开 2.5cm 为 2 个点。这 5 点为项韧带的止点，胸锁乳突肌的后侧止点，斜方肌的起

点，头最长肌的止点，头半棘肌的止点。

②竖线为7个点，分别为寰椎后结节、$C_2 \sim C_7$棘突顶点，这7个点为项韧带、头夹肌、斜方肌、颈夹肌的及部分椎枕肌等软组织的起点。

3）消毒　在施术部位，用活力碘消毒2遍，然后铺无菌洞巾，使治疗点正对洞巾中间。

4）麻醉　用1%利多卡因局部浸润麻醉，每个治疗点注药1ml。

5）刀具　使用Ⅰ型4号直形针刀。

6）针刀松解术（见图13－6）

①横线第1支针刀松解项韧带止点、斜方肌起点和头半棘肌止点　术者刺手持针刀，刀口线与人体纵轴一致，刀体向脚侧倾斜45°，与枕骨垂直，押手拇指贴在上项线枕外粗隆的头皮上，从押手拇指的背侧进针刀，针刀到达上项线骨面后，调转刀口线90°，铲剥3刀，范围不超过0.5cm，然后提针刀于皮下组织，向左右呈45°角分别达上项线下0.5cm，铲剥3刀，范围不超过0.5cm，以松解斜方肌起点和头半棘肌止点。

②横线两侧第2支针刀进针点　从第1支针刀进针点分别向左右旁开2.5cm定2个点，为两侧的第2支针刀进针点，松解项韧带部分止点。术者刺手持针刀，刀口线与人体纵轴一致，刀体向脚侧倾斜45°，与枕骨垂直，押手拇指贴在上项线进针刀点上，从押手拇指的背侧进针刀，针刀到达上项线骨面后，调转刀口线90°，铲剥3刀，范围不超过0.5cm。

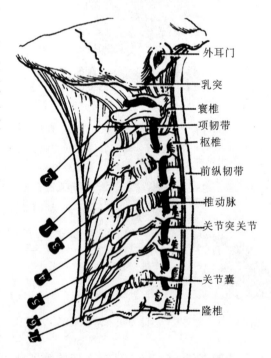

图13－6　大"T"形针刀松解示意图

③横线两侧第3支针刀进针点　从第2支针刀进针点分别向左右再旁开2.5cm定2个点，为两侧的第3支针刀进针点，松解头夹肌止点、胸锁乳突肌止点、头最长肌止点。术者刺手持针刀，刀口线与人体纵轴一致，刀体向脚侧倾斜45°，与枕骨垂直，押手拇指贴在上项线进针刀点上，从押手拇指的背侧进针刀，针刀到达上项线骨面后，再向下刺入达下项线，调转刀口线90°，铲剥3刀，范围不超过0.5cm。

④竖线第1支针刀　枢椎棘突进针刀，松解头后大直肌起点、头下斜肌起点。术者刺手持针刀，刀口线与人体纵轴一致，刀体向头侧倾斜45°，与枢椎棘突呈60°角，针刀直达枢椎棘突顶点骨面，纵疏横剥3刀，范围不超过0.5cm，以松解头后大直肌的起点，然后稍退针刀，再从枢椎棘突两侧刺入，深度不超过0.5cm，提插2刀，以松解头上斜肌的止点和头下斜肌的起点。再退针刀于棘突顶点的上缘，将针刀体逐渐向脚侧倾斜，与颈椎棘突走行方向一致，调转刀口线90°，沿棘突上缘向内切2刀，切开棘间韧带，范围不超过0.5cm。

⑤竖线第2支针刀　在寰椎后结节用针刀松解头后小直肌的起点，以竖线第1支针刀为参照物，在第1支针刀上2cm进针刀，刀口线与人体纵轴一致，刀体向头侧倾斜45°，与寰椎后结节呈60°角，针刀直达寰椎后结节，在骨面上提插3刀。

⑥竖线第3支针刀　第3颈椎棘突进针刀，术者刺手持针刀，刀口线与人体纵轴一致，刀体向头侧倾斜45°，与第3颈椎棘突呈60°角，针刀直达第3颈椎棘突顶点骨面，纵疏横剥3刀，范围不超过0.5cm，然后稍退针刀，再从第3颈椎棘突两侧刺入，深度不超过0.5cm，提插2刀，以松横突棘肌等短节段肌止点。再退针刀于棘突顶点的上缘，将针刀体逐渐向脚侧倾斜与颈椎棘突走行方向一致，调转刀口线90°，沿棘突上缘向内切2刀，切开棘间韧带，范围不超过0.5cm。

⑦竖线第4~7支针刀　均从相应节段颈椎的棘突进针刀，针刀操作方法与竖线第3支针刀操作方法相同。分别松解颈4~7椎部位的脊柱长、短节段肌。

7）注意事项　针刀进针时，刀体向头侧倾斜45°，与枢椎棘突呈60°角，针刀直达枢椎棘突顶点骨面，对棘突顶点的病变进行松解。要进入棘间，松解棘间韧带，必须退针刀于棘突顶点的上缘，将针刀体逐渐向脚侧倾斜与颈椎棘突走行方向一致，才能进入棘突间，切棘间韧带的范围限制在0.5cm以内，不会切入椎管。如超过此范围，针刀的危险性明显加大。

（2）第2次针刀松解　钩椎关节移位的针刀松解。

1）体位　俯卧低头位。

2）体表定位　根据临床表现及颈椎正侧位X线片确定病变颈椎，在病变颈椎及上下颈椎关节突部及横突后结节实施针刀松解。如C_4~C_5钩椎关节移位，针刀松解C_3~C_4、C_4~C_5、C_5~C_6关节突韧带（图13-7）。

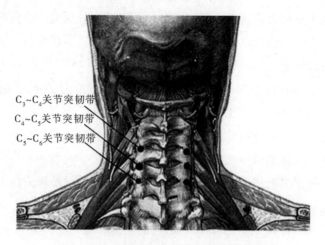

图 13 - 7　关节突韧带针刀松解范围示意图

$C_2 \sim C_7$ 关节突关节左右径平均为 $3.3 \sim 5.8$mm，棘突到关节突关节中心的距离（A）平均 11mm，棘突到横突后结节的距离（B）平均为 $20 \sim 24$mm（图 13 - 8）。

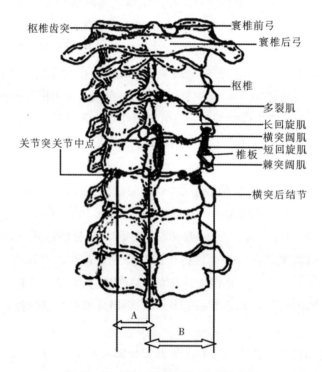

图 13 - 8　关节突关节解剖位置示意图

①颈椎关节突韧带松解定位　测量颈椎正位 X 线片棘突到关节突关节中心的距离，确定关节突关节韧带松解点。摸到第 7 颈椎棘突顶点后，再向上找到病变颈椎棘突，从棘突顶点向两侧旁开 1.5cm，作为左右关节突韧带体表定位点。

②横突后结节软组织松解定位　测量颈椎正位 X 片棘突到横突后结节的距离,确定横突后结节松解点。摸到第 7 颈椎棘突顶点后,再向上找到病变颈椎棘突,从棘突顶点上缘向两侧旁开2.0cm,作为左右横突后结节软组织松解体表的定位点。

3）消毒　在施术部位,用活力碘消毒 2 遍,然后铺无菌洞巾,使治疗点正对洞巾中间。

4）麻醉　用1%利多卡因局部浸润麻醉,每个治疗点注药1ml。

5）刀具　使用Ⅰ型4号直形针刀。

6）针刀松解术

①第 1 支针刀松解左侧上下关节突关节囊韧带　从关节突韧带体表定位点进针刀,刀口线与人体纵轴一致,刀体先向头侧倾斜45°,与颈椎棘突呈60°角,针刀直达关节突骨面,然后将针刀体逐渐向脚侧倾斜,与颈椎棘突走行方向一致,在骨面上稍移位,寻找落空感时,即为关节囊韧带,提插刀法切 2 刀,范围不超过2mm（图13-9）。

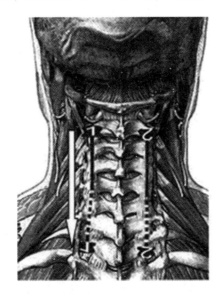

图13-9　关节突关节囊韧带针刀松解示意图

②第 2 支针刀松解右侧上下关节突关节囊韧带　方法与左侧相同。

③第 3 支针刀松解左侧横突后结节　从横突后结节体表定位点进针刀,刀口线与人体纵轴一致,针刀经过皮肤、皮下组织、肌层达横突骨面,然后沿骨面向外横向铲剥有落空感时,即到横突后结节,反复横铲 2 次（图13-10）。

④第 4 支针刀松解右侧横突后结节　刀法与松解左侧横突后结节相同。

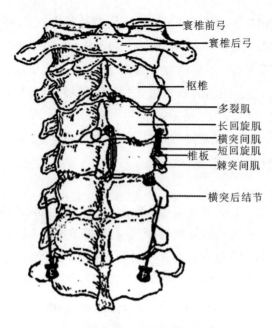

图 13－10　横突后结节针刀松解示意图

（3）第 3 次针刀松解　横突后结节软组织。

1）体位　仰卧位。

2）体表定位　测量颈椎正位 X 线片棘突到横突后结节的距离，确定横突后结节松解点。摸到第 7 颈椎棘突顶点后，再向上找到病变颈椎棘突，从棘突顶点上缘向两侧旁开2.0cm，作为左右横突后结节软组织松解体表定位点。

3）消毒　在施术部位，用活力碘消毒 2 遍，然后铺无菌洞巾，使治疗点正对洞巾中间。

4）麻醉　用 1% 利多卡因局部浸润麻醉，每个治疗点注药 1ml。

5）刀具　使用 I 型 4 号直形针刀。

6）针刀松解术　针刀松解左侧横突后结节附着的头最长肌、颈最长肌，头半棘肌的起止点。从横突后结节体表定位点进针刀，刀口线与人体纵轴一致，针刀经过皮肤、皮下组织、肌层达横突骨面，然后沿骨面向外横向铲剥有落空感时，即到横突后结节，反复横铲 2 次（图 13－11、图 13－12）。

7）注意事项　针刀松解定位要根据 X 线片的测量结果精确定位，当作中段颈椎关节突韧带和横突后结节松解时，患者应充分俯卧低头位，使颈椎曲度变直，有利于针刀操作。

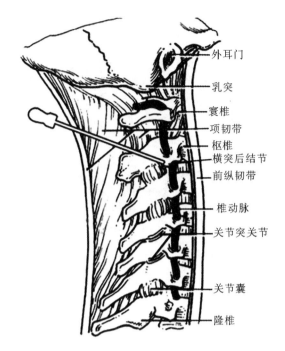

图 13 - 11　横突后结节软组织松解示意图（1）

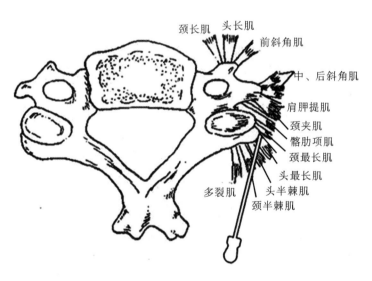

图 13 - 12　横突后结节软组织松解示意图（2）

（4）第 4 次针刀松解　"口"字形针刀整体松解术（图 13 - 13）。

腰部的整体松解包括 L_3 ~ L_5 棘上韧带、棘间韧带；左右 L_3 ~ L_5 腰椎横突的松解，在骶正中嵴上和两侧骶骨后面竖脊肌起点的松解。从各个松解点的分布上看，棘上韧带点、棘间韧带点、左右 L_3 ~ L_5 腰椎横突点、骶正中嵴上和两侧骶骨后面竖脊肌起点的连线共同围成"口"字形状，故称之为"口"字形针刀整体松解术。下面从每个松解点阐述

"口"字形针刀整体松解术的针刀操作方法。

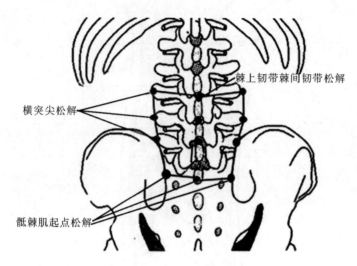

图 13 – 13   "口"字形针刀整体松解术各松解部位示意图

1）体位 俯卧位，腹部置棉垫，使腰椎前屈缩小。

2）体表定位 L_3、L_4、L_5棘突及棘间，L_3、L_4、L_5横突，骶正中嵴及骶骨后面，

3）消毒 在施术部位，用活力碘消毒2遍，然后铺无菌洞巾，使治疗点正对洞巾中间。

4）麻醉 用1%利多卡因局部浸润麻醉，每个治疗点注药1ml。

5）刀具 使用Ⅰ型4号直形针刀。

6）针刀松解术

①L_3、L_4、L_5棘上韧带及棘间韧带松解（图 13 – 14）

以松解 L_3棘上韧带及 $L_3 \sim L_4$棘间韧带为例。

a. 第1支针刀松解棘上韧带 两侧髂嵴连线最高点与后正中线的交点为 L_4棘突，向上摸清楚 L_3棘突顶点，在此定位，从棘突顶点进针刀，刀口线与脊柱纵轴平行，针刀经皮肤、皮下组织，直达棘突骨面，在骨面上纵疏横剥2~3刀，范围不超过1cm，然后贴骨面向棘突两侧分别用提插刀法切割2刀，深度不超过0.5cm。其他棘上韧带松解方法与此相同。

b. 第2支针刀松解棘间韧带 以松解 $L_3 \sim L_4$棘间韧带为例。两侧髂嵴连线最高点与后正中线的交点为 L_4棘突，向上即到 $L_3 \sim L_4$棘突间隙，在此定位，从 L_4棘突上缘进针刀，刀口线与脊柱纵轴平行，针刀经皮肤、皮下组织，直达棘突骨面，调转刀口线90°，沿 L_4棘突上缘用提插刀法切割2~3刀，深度不超过1cm。其他棘间韧带松解方法与此相同。

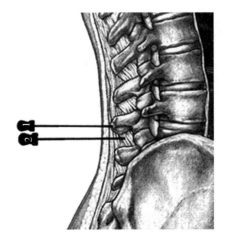

图 13 - 14　腰棘上韧带和棘间韧带松解示意图

②针刀松解腰椎横突（图 13 - 15）　以 L_3 横突为例。摸准 L_3 棘突顶点，从 L_3 棘突中点旁开 3cm，在此定位。刀口线与脊柱纵轴平行，针刀经皮肤、皮下组织，直达横突骨面，刀体向外移动，当有落空感时，即到 L_3 横突尖，在此用提插刀法切割横突尖的粘连、瘢痕 2～3 刀，深度不超过 0.5cm，以松解竖脊肌、腰方肌及胸腰筋膜（图 13 - 16）在横突尖部的粘连和瘢痕，然后调转刀口线 90°，沿 L_3 横突上下缘用提插刀法切割 2～3 刀，深度不超过 0.5cm，切开横突间韧带。其他横突尖松解方法与此相同。

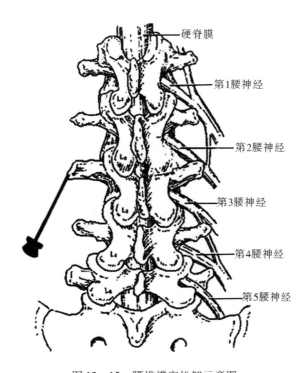

硬脊膜

第1腰神经

第2腰神经

第3腰神经

第4腰神经

第5腰神经

图 13 - 15　腰椎横突松解示意图

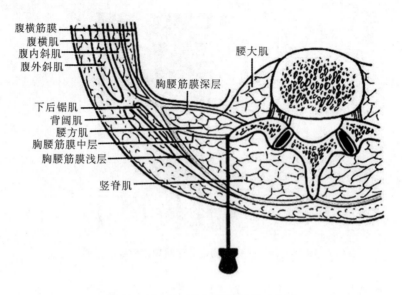

图 13 – 16　针刀松解胸腰筋膜示意图

③髂腰韧带松解（图 13 – 17）

a. 第 1 支针刀松解髂腰韧带起点　以 L_4 横突起点为例。摸准 L_4 棘突顶点，从 L_4 棘突中点旁开 3～4cm，在此定位。刀口线与脊柱纵轴平行，针刀经皮肤、皮下组织，直达横突骨面，刀体向外移动，当有落空感时，即到 L_4 横突尖，在此用提插刀法切割横突尖肌肉起点的粘连、瘢痕 2～3 刀，深度不超过 0.5cm。

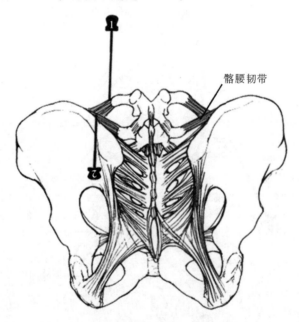

图 13 – 17　针刀松解髂腰韧带起止点示意图

b. 第 2 支针刀松解髂腰韧带止点　在髂后上棘定位，刀口线与脊柱纵轴平行，针刀经皮肤、皮下组织，直达髂后上棘骨面，针刀贴髂骨内侧骨面进针 2cm，后用提插刀法切割髂腰韧带止点的粘连、瘢痕 2~3 刀，深度不超过 0.5cm。

④竖脊肌起点松解（图 13-18）

a. 第 1 支针刀松解竖脊肌骶正中嵴起点　两侧髂嵴连线最高点与后正中线的交点为 L_4 棘突，向下摸清楚 L_5 棘突顶点，顺 L_5 棘突沿脊柱纵轴在后正中线上向下摸到的骨突部即为骶正中嵴，在此定位。从骶正中嵴顶点进针刀，刀口线与脊柱纵轴平行，针刀经皮肤、皮下组织，直达骶正中嵴骨面，在骨面上纵疏横剥 2~3 刀，范围不超过 1cm。然后贴骨面向骶正中嵴两侧分别用提插刀法切割 2 刀，深度不超过 0.5cm。

b. 第 2、3 支针刀松解竖脊肌骶骨背面的起点　在第 1 支针刀松解竖脊肌骶正中嵴起点的基础上，从骶正中嵴分别旁开 2cm，在此定位。从骶骨背面进针刀，刀口线与脊柱纵轴平行，针刀经皮肤、皮下组织，直达骶骨骨面，在骨面上纵疏横剥 2~3 刀，范围不超过 1cm。

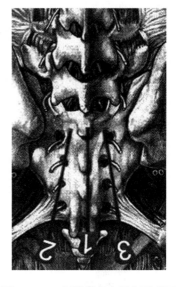

图 13-18　竖脊肌起点松解示意图

7）注意事项

①腰椎棘突的定位　"口"字形针刀整体松解术的第 1 步是要求定位准确，特别是腰椎棘突的定位十分重要，因为棘突定位直接关系到椎间隙的定位和横突的定位。所以若棘突定位错误，将直接影响疗效。如果摸不清腰椎棘突，可先在电视透视下将棘突定位后，再做针刀松解。

②横突的定位　棘突中点向水平线方向旁开 3cm，针刀体与皮肤垂直进针刀，针刀均落在横突骨面，再向外移动刀刃，即能准确找到横突尖。此法简单实用，定位准确。

（5）第 5 次针刀松解　胸腰筋膜。

1）体位　俯卧位。

2）体表定位　胸腰筋膜（图 13-19）。

3）消毒　在施术部位，用活力碘消毒 2 遍，然后铺无菌洞巾，使治疗点正对洞巾中间。

4）麻醉　用 1% 利多卡因局部浸润麻醉，每个治疗点注药 1ml。

5）刀具　使用 I 型 4 号直形针刀。

6）针刀松解术（图 13-20）

①第 1 支针刀松解上段胸腰筋膜　在第 12 肋尖定位，刀口线与人体纵轴一致，针刀体与皮肤呈 90°角。针刀经皮肤、皮下组织，直达第 12 肋骨，调转刀口线 45°，使之与第 12 肋骨走行方向一致，在肋骨骨面上左右前后方向铲剥 2~3 刀，范围不超过 0.5cm。然后贴骨面向下到肋骨下缘，提插刀法切割 2 刀，范围不超过 0.5cm。

②第 2 支针刀松解中段胸腰筋膜　L₃ 棘突旁开 8～10cm 定位，刀口线与人体纵轴一致，针刀体与皮肤呈 90°角。针刀经皮肤、皮下组织达肌层，当有突破感即到达胸腰筋膜移行处，在此纵疏横剥 2～3 刀，范围不超过 0.5cm。

③第 3 支针刀松解下段胸腰筋膜　在髂嵴中份定位，刀口线与人体纵轴一致，针刀体与皮肤呈 90°角。针刀经皮肤、皮下组织直达髂嵴，调转刀口线 90°，在髂嵴骨面上内外前后方向铲剥 2～3 刀，范围不超过 0.5cm。

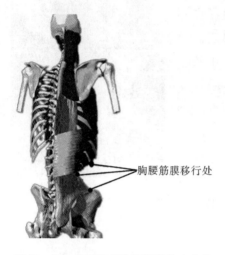
胸腰筋膜移行处

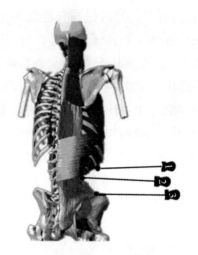

图 13－19　针刀松解胸腰筋膜体表定位　　　　图 13－20　针刀松解胸腰筋膜示意图

（6）第 6 次针刀松解　人体后面相关弓弦结合部的粘连和瘢痕。

1）体位　俯卧位。

2）体表定位　相关肢带骨软组织附着处。

3）消毒　在施术部位，用活力碘消毒 2 遍，然后铺无菌洞巾，使治疗点正对洞巾中间。

4）麻醉　用 1% 利多卡因局部浸润麻醉，每个治疗点注药 1ml。

5）刀具　使用汉章专用弧形针刀。

6）针刀松解术（图 13－21）

①第 1 支针刀松解肩胛提肌止点　在肩胛骨内上角定点，刀口线方向和肩胛提肌肌纤维方向平行，针体和背部皮肤成 90°角。按针刀四步进针规程进针刀，针刀经皮肤、皮下组织达肩胛骨内上角边缘骨面。纵疏横剥 2～刀，然后调转刀口线 90°，向肩胛骨内上角边缘方向铲剥 3 刀，范围 0.5cm。

②第 2 支针刀松解肱三头肌止点　在尺骨鹰嘴尖定点，刀口线方向和肩胛提肌肌纤维方向平行，针体和背部皮肤成 90°角。按针刀四步进针规程进针刀，针刀经皮肤、皮下组织达尺骨鹰嘴尖骨面。纵疏横剥 3 刀，然后调转刀口线 90°，在骨面上向四周铲剥 3 刀，范围 0.5cm。

③第 3 支针刀松解桡腕背侧韧带起点　在桡骨茎突后侧定位，刀口线与前臂纵轴平

行，针刀体与皮肤呈90°角。按针刀四步进针规程，从定位处刺入，达桡骨茎突后侧骨面后，沿茎突骨面向下进针刀，当刀下有落空感时，即穿过茎突边缘，退针刀至茎突边缘骨面，调转刀口线90°，在骨面上铲剥3刀，范围不超过0.5cm。

④第4支针刀松解臀中肌止点　在大粗隆尖臀中肌止点定位。刀口线与髂胫束走行方向一致，针刀体与皮肤垂直，针刀经皮肤、皮下组织、髂胫束，到达股骨大粗隆尖骨面，调转刀口线90°，在骨面上铲剥3刀，范围为1~2cm。

⑤第5支针刀松解跟腱止点中部的粘连和瘢痕　在跟腱止点中部定位。刀口线与下肢纵轴平行，针刀体与皮肤呈90°角，针刀经皮肤、皮下组织，当刀下有阻力感时，即到达跟腱，继续进针刀1cm，纵疏横剥3刀，范围不超过0.5cm，以松解跟腱内部的粘连和瘢痕。然后再进针刀达跟骨骨面，调转刀口线90°，在骨面上向上铲剥3刀，范围不超过0.5cm，以松解跟腱止点的粘连和瘢痕。

（7）第7次针刀松解　人体前面相关弓弦结合部的粘连和瘢痕。

1）体位　仰卧位。

2）体表定位　相关肢带骨软组织附着处。

3）消毒　在施术部位，用活力碘消毒2遍，然后铺无菌洞巾，使治疗点正对洞巾中间。

4）麻醉　用1%利多卡因局部浸润麻醉，每个治疗点注药1ml。

5）刀具　使用汉章专用弧形针刀。

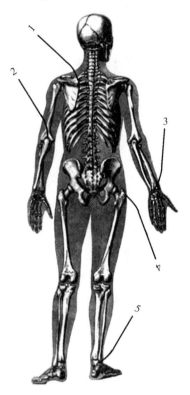

图13-21　针刀松解人体后面
相关弓弦结合部示意图

1. 肩胛提肌止点；2. 肱三头肌止点；
3. 腕背侧韧带起点；4. 臀中肌止点；
5. 跟腱止点中部的粘连瘢痕

6）针刀松解术（图13-22）

①第1支针刀松解肱二头肌短头的起点　在喙突顶点定点，针刀体与皮肤垂直，刀口线与肱骨长轴一致，按针刀四步进针规程进针刀，直达喙突顶点外1/3骨面，提插切割2~3刀，范围不超过0.5cm。

②第2支针刀松解肘关节前侧筋膜及肱二头肌腱膜的粘连和瘢痕　在肘关节前侧肱二头肌腱外侧定点，针刀体与皮肤垂直，刀口线与前臂纵轴平行，按照针刀四步进针规程进针刀，针刀经皮肤、皮下组织达硬结处，纵疏横剥2~3刀，范围不超过0.5cm。

③第3支针刀松解腕掌掌侧韧带起点　在腕掌侧中部定位，刀口线与前臂纵轴平行，针刀体与皮肤呈90°角，按针刀四步进针规程，从定位处刺入，刀下有韧性感时，即到达腕掌掌侧韧带，进针刀2mm，纵疏横剥2~3刀，范围不超过0.5cm。

④第4支针刀松解缝匠肌起点　在髂前上棘处触摸到缝匠肌起点处定点，刀口线与缝匠肌纤维方向一致，针刀体与皮肤垂直刺入，达肌肉起点处，调转刀口线90°，与缝匠肌肌纤维方向垂直，在骨面上向内铲剥2～3刀，范围不超过0.5cm。

⑤第5支针刀松解股直肌与股中间肌行经路线　在大腿前侧正中定点，刀口线与股四头肌纤维方向一致，针刀体与皮肤垂直刺入，达股直肌肌层，纵疏横剥2～3刀，范围不超过2cm。然后进针刀穿过股直肌达股中间肌内，纵疏横剥2～3刀，范围不超过2cm。

⑥第6支针刀松解髂胫束及股外侧肌行经路线　在大腿外侧正中定点，刀口线与股四头肌纤维方向一致，针刀体与皮肤垂直刺入，刀下有韧性感时，即到达髂胫束，纵疏横剥2～3刀，范围不超过2cm。然后进针刀穿过髂胫束，达股外侧肌内，纵疏横剥2～3刀，范围不超过2cm。

⑦第7支针刀松解股四头肌止点　在髌骨上缘中点定点，刀口线与股四头肌纤维方向一致，针刀体与皮肤垂直刺入，刀下有韧性感时，即到达骨四头肌止点，纵疏横剥2～3刀，范围不超过2cm。然后调转刀口线90°，在髌骨面上向上铲剥2刀，范围不超过0.5cm，

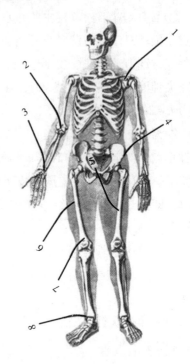

图13－22　针刀松解人体前面相关弓弦结合部示意图

⑧第8支针刀松解踝关节前方关节囊部　触摸足背动脉搏动处，在足背动脉内侧1cm足背侧横纹线上进针刀，刀口线与下肢纵轴平行，针刀体与皮肤呈90°角，针刀经皮肤、皮下组织，当有落空感时即到关节腔，用提插刀法切割2刀，范围不超过0.5cm。再调转刀口线90°，用提插刀法切割2刀，范围不超过0.5cm。

2. 口眼㖞斜的针刀治疗

（1）第1次针刀松解　采用后颈部大"T"形针刀松解术，针刀操作方法参照偏瘫、中枢性瘫痪的针刀治疗中的第一次针刀治疗。

（2）第2次针刀松解　头面部软组织的粘连和瘢痕。

1）体位　仰卧位。

2）体表定位　眼眶附近、额部、眉弓、鼻部、两颊、唇及口周等处皮下硬节及条索。

3）消毒　在施术部位，用活力碘消毒2遍，然后铺无菌洞巾，使治疗点正对洞巾中间。

4）麻醉　用1%利多卡因局部浸润麻醉，每个治疗点注药1ml。

5）刀具　使用面部专用防滑针刀。

6）针刀松解术（图13-23）

①第1支针刀松解右侧眉部皮肤、皮下的硬节和条索　从硬节和条索处进针刀，刀口线与人体纵轴一致，针刀体与皮肤垂直。严格按四步进针刀规程进针刀，针刀经皮肤、皮肤组织筋膜达硬节条索，纵疏横剥2~3刀，然后提插切割2~3刀。

②第2支针刀松解左眉部皮肤、皮下的硬节和条索，针刀操作方法与第1支针刀的操作方法相同。

③第3支针刀松解右侧鼻翼部的硬节和条索从硬节和条索处进针刀，刀口线与人体纵轴一致，针刀体与皮肤垂直。严格按四步进针刀规程进针刀，针刀经皮肤、皮肤组织筋膜达硬节条索，纵疏横剥2~3刀，然后提插切割2~3刀。

④第4支针刀松解左侧鼻翼部的硬节和条索针刀操作方法与第3支针刀的操作方法相同。

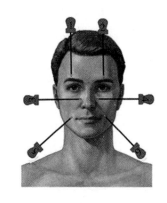

图13-23　针刀松解头面部软组织示意图

⑤第5支针刀松解右侧口角轴的硬节和条索　从硬节和条索处进针刀，刀口线与人体纵轴一致，针刀体与皮肤垂直。严格按四步进针刀规程进针刀，针刀经皮肤、皮肤组织筋膜达硬节条索，纵疏横剥2~3刀，然后提插切割2~3刀。

⑥第6支针刀松解左侧口角轴的硬节和条索　针刀操作方法与第5支针刀的操作方法相同。

【针刀术后手法治疗】

中枢性瘫痪的针刀治疗，第4次针刀松解"口"字形针刀整体松解术后，采用两点一面颈椎复位手法。患者仰卧治疗床上，使头顶和床头边缘齐平，医生左手放于患者颈项部，右手托扶于下颌处，用左手捏拿颈项部肌肉3遍，接着托住患者枕部，一助手拉压住患者的双肩，进行对抗牵引。约1分钟后，医生突然加大拉力，然后左手拇指推顶住患椎左侧横突（以钩椎关节向右侧旋转为例），示指勾住患椎棘突，右手托于患者下颌部，嘱患者慢慢将头向右侧转动。医生右手掌部按压于患者脸的左侧，待转到最大限度时，在一瞬间双手协同动作，同时用力，左手食指将棘突用力向左侧勾拉，拇指用力将横突向颈前左方推顶，医生右手弹压患者脸的左侧。这些动作都在同一时间、同一横断面上完成。然后将头扶正，再对抗牵引1次。

手法治疗结束后，立即用颈围固定。

【针刀术后康复治疗】

（一）目的

卒中后遗症针刀整体松解术后康复治疗的目的是进一步调节脊-肢弓弦力学系统的力平衡，促进局部血液循环，加速局部的新陈代谢，有利于损伤组织的早期修复。

（二）原则

卒中后遗症针刀术后 48～72 小时后可选用下列疗法进行康复治疗。

（三）方法

1. 针刺疗法

处方一：风池、翳风、廉泉、天突、金津、玉液。

操作：患者取坐位或侧卧位。风池穴（双侧），针向喉结，震颤进针 2.5～3 寸，施捻转补法，施针 1～2 分钟，以咽喉部麻胀为度；翳风穴（双侧），针向对侧翳风穴，进针 2.5～3 寸，操作手法及施手法时间同风池穴；廉泉穴，针向舌根直刺 1.2～1.5 寸，有麻胀感停止进针，施捻转泻法 1～2 分钟，天突穴直刺 0.5 寸后再向下平刺 1 寸；金津、玉液两穴点刺出血，各穴均留针 20～30 分钟。每日 1 次，10 次为 1 个疗程。

处方二：上肢——肩后透肩前、肩髃透臂臑、曲池透少海、合谷透劳宫；下肢——内膝眼透外膝眼、阳陵泉透阴陵泉、悬钟透三阴交、太冲透涌泉、太溪透昆仑。

操作：肩后透肩前、肩髃透臂臑，用 3 寸毫针；曲池透少海，用 2 寸毫针；合谷透劳宫，用 1.5 寸毫针；内膝眼透外膝眼、阳陵泉透阴陵泉、悬钟透三阴交，均用 2 寸毫针；太冲透涌泉、太溪透昆仑，用 1.5 寸毫针。进针时均从前穴开始，穿过皮层后，缓缓进针，使针到达对侧腧穴，勿穿透对侧皮肤，然后运用平补平泻手法，留针 30 分钟。每周连续治疗 6 日，中间休息 1 日。

处方三：华佗夹脊穴 5、7、9、11、14，四神聪、三阴交。

操作：局部常规消毒，用 1.5 寸长毫针与皮肤呈 75°角，针尖向脊柱方向，刺入 1 寸左右（视患者胖瘦而定），行提插手法，使针感沿肋间向脊椎传导。针四神聪用 1 寸毫针斜刺 0.5 寸左右，三阴交直刺，以有麻胀感为度，留针 30 分钟。10 次为 1 个疗程，疗程间隔 1 周。

处方四：解溪、太白、公孙、太冲、行间、然谷、照海、太溪、水泉、大钟、涌泉、足临泣、侠溪、申脉、昆仑、阿是穴。此方用于中风后足内外翻。

操作：①足内翻时取足内侧的太白、公孙、然谷、照海、太溪、水泉、大钟、涌泉、太冲及行间 10 个穴位，均用泻法；足外侧的足临泣、侠溪、申脉、昆仑、解溪，5 个穴位均用补法。②足外翻时取足外侧的丘墟、足临泣、侠溪、申脉、昆仑，5 个穴位均用泻法；足内侧的太冲、行间、太白、公孙、然谷、照海、太溪、水泉、大钟、涌泉，10 个穴位均用补法，而解溪仍用补法。③针刺阿是穴时将针体与皮肤呈 30°角斜刺入皮下 20mm 左右，针尖朝着关节的方向，该补的一侧用补法，该泻的一侧用泻法。以上的补泻手法均为捻转补泻手法，均行 2 次，立即拔出不留针。每日 1 次，5 次为 1 个疗程，疗程间休息 2 日，直至痊愈为止。

2. 电针法

处方一：上肢取肩髃、曲池、外关、合谷、后溪；下肢取环跳、风市、髀关、阳陵泉、足三里、悬钟、太冲。

操作：针刺得气后，接脉冲电针仪，选疏密波，电流量以肢体内出现节律性收缩为度。每日 1 次，每次 20~30 分钟，10 次为 1 个疗程，疗程间隔 3 日。

处方二：水沟、内关、足三里。

操作：患者仰卧，皮肤常规消毒，水沟直刺 0.5 寸，内关、足三里双侧进针 1~1.5 寸。接通 G6805 电针仪，连续波型，强度 1mA，频率为 100 次/分钟，留针 20 分钟。每日 1 次，6 次为 1 个疗程。

处方三：百会、神庭、合谷、内关、曲池、太冲、三阴交、足三里。

操作：局部皮肤严格消毒后，用毫针刺入，捻转得气后，接 G6805 电针治疗仪，频率用疏密波（5/45Hz），强度以患者耐受为度，约 3mA。留针约 30 分钟，每日电针 1 次，治疗 5 日，休息 2 日。

3. 芒针法

处方：上肢瘫选阳溪透曲池或阳池透天井，肩髃透曲池或肩髃透天井；下肢瘫选足三里透解溪或阳陵泉透悬钟，梁丘透髀关或膝阳关透环跳，血海透箕门。

操作：常规消毒用 9~20 寸长针，循经透刺瘫痪侧穴位，小幅度捻转，以患者能忍受为度，并尽量使针感向远端放射。

4. 巨刺法

处方一：鱼际、合谷、外关、手五里、肩髃、曲泽。

操作：在偏瘫早期，在健侧取穴，用泻法，每日 2 次，每次留针 15 分钟；患侧独取鱼际，以较强刺激手法，不留针，每日 2 次。后期配合患侧针刺，取穴同健侧，每日 1 次，留针 25 分钟；痉挛明显者在曲泽处放血，每次 15ml 以上，每周 2~3 次。

处方二：①肩髃、肩贞、手三里、支沟、曲池、后溪、阴陵泉、阳陵泉；②肩髎、臂臑、手五里、外关、合谷、条口。两组穴位交替选用，均取健侧。

操作：患者皮肤常规消毒后，以 0.38mm×（40~65）mm 不锈钢毫针，根据具体穴位位置直刺或斜刺，得气后，施以平补平泻法，即均匀捻转提插，捻针频率为 100 转/分钟，提插幅度为 10~15mm，每穴行针约 1 分钟，留针 30 分钟，每隔 10 分钟行针 1 次。每日治疗 1 次，12 次为 1 个疗程，每个疗程间隔 3 日。

5. 头针法

处方一：运动区、感觉区、足运感、言语 2 区、血管舒缩区。

操作：对症选穴，取 30 号 1.5 寸毫针，局部常规消毒，在所刺区内行接力刺或单刺，捻针 5 分钟，捻转速度 200 次/分，或用抽气法、进气法捻针，每 20 分钟捻针 1 次，留针 1 小时。每日 1 次，10 次为 1 个疗程。

处方二：百会透曲鬓、风府、天柱、风池、完骨。

操作：局部皮肤严格消毒后针刺，头针以 0.35mm×40mm 毫针从百会至曲鬓刺 4 针，每针沿皮刺入皮下 1 寸，捻转 200 次/分钟，捻转 5 分钟，间隔 5 分钟再行捻转，重复 3 次。风府穴斜向下刺 1~1.2 寸，以头脑轰胀感为度；天柱穴向内斜刺 0.8~1 寸；风池、完骨针尖向喉结方向，进针 1～1.5 寸，施以小幅度高频率捻转手法，促进风池穴针感放散至前额部，留针 20 分钟。每日 1 次，7 次为 1 个疗程。

6. 耳针法

处方一：神门、下屏尖、肾、脾、心、肝、眼、胆、缘中、耳尖、瘫痪相应部位、降压沟。

操作：每次选取 3～5 穴，常规消毒，快速进针，中等强度刺激，捻针 2 分钟，留针 20 分钟。每日 1 次，10 次为 1 个疗程。

处方二：脑点、皮质下、肾、肝、三焦。言语不利加心、脾、舌；血压高加降压沟、降压点、神门；口舌歪斜加口、脾、面颊；吞咽困难加口、耳迷路、咽喉。

操作：用直刺法，快速进针，得气后行强刺激，留针 30～60 分钟。隔日 1 次，10 次为 1 个疗程。

7. 穴位注射法

处方一：风池、廉泉、肩髃、曲池、外关、合谷、环跳、足三里、阳陵泉、解溪。

操作：局部皮肤常规消毒，用参麦注射液 10ml 注射患侧肢体穴位。选用头部穴位：风池、廉泉；上肢穴位：肩髃、曲池、外关、合谷；下肢穴位：环跳、足三里、阳陵泉、解溪。每次选用 2～3 穴，隔日 1 次。

处方二：风池、风市、足三里、内关、曲池、肩髃。

操作：每次选取 2～3 穴。抽取 5% 的当归注射液 2～4ml，针刺得气后抽无回血，即每穴注入药物 0.3～0.5ml。每日 1 次，10 次为 1 个疗程。

处方三：百会、大椎、灵台、脊中、命门、腰阳关。

操作：常规皮肤消毒，用一次性注射器斜刺深入棘间韧带内 1cm 左右，每穴注入当归注射液 0.5～1ml，总量一般为 3～4ml。隔日注射 1 次，14 日为 1 个疗程，休息 5 日开始下 1 个疗程。

8. 舌针法

处方：舌根（舌中线与味蕾交界处）、支脉、增音（舌系带两侧各 0.2 寸，舌与口底交界处的肉阜上）。饮水作呛、发音而噎者加扁桃穴（悬雍垂两侧各 0.5 寸处，当上颌硬腭与软腭交界弧线的 1/2 处）。

操作：取 28 号毫针，点刺舌根、支脉、增音 0.5 寸深，提插数次，至舌下麻胀感传至咽喉即可。配穴亦用点刺法。每日 1 次，10 次为 1 个疗程。本方适用于中风后遗言语不利。

9. 激光照射法

处方：肩髃、曲池、手三里、环跳、阳陵泉、足三里、昆仑、风池、合谷。

操作：选用氦-氖激光治疗机，输出功率 1～7mW，垂直照射穴位，距离为 50cm。每次选 4～6 个穴位，每穴照射 5～8 分钟，每日 1 次，7 日为 1 个疗程。

第五节　三叉神经痛

【概述】

三叉神经分布区内反复发作的阵发性短暂剧烈疼痛而不伴三叉神经功能破坏的表现

称三叉神经痛（又称痛性抽搐）。常于 40 岁后起病，女性较多。单侧发病居多，少数为双侧。

对于严重的三叉神经痛，临床主要用三叉神经根切断术、三叉神经节前切断术或延髓神经束切断术，虽能解除疼痛，但术后面部可出现感觉消失之弊，患者不易接受。而针刀治疗可以避免这一弊病。

三叉神经痛有原发性和继发性两种，针刀医学主要治疗原发性三叉神经痛。

【针刀应用解剖】

参照第二章第一节项部针刀应用解剖的相关内容。

【病因病理】

三叉神经痛有原发性和继发性两种。原发性三叉神经痛病因目前尚未完全了解，继发性三叉神经痛的病因由小脑脑桥角肿瘤、三叉神经根及半月神经节肿瘤、血管畸形、动脉瘤、蛛网膜炎、多发性硬化等引起。

关于三叉神经痛的病理变化，意见不统一。有人认为在三叉神经半月节及感觉根内没有特殊的病变可见；另有人认为变化很大，神经节内可见节细胞的消失、炎性浸润、动脉粥样硬化改变及脱髓鞘变等。

以上是现代医学对本病的认识，针刀医学认为本病的根本病因是三叉神经分布区的慢性软组织损伤、颈椎移位等。

【临床表现】

表现为骤然发生的剧烈疼痛，严格限于三叉神经感觉支配区内。发作时患者常紧按病侧面部或用力擦面部减轻疼痛，可致局部皮肤粗糙，眉毛脱落。有的在发作时不断作咀嚼动作，严重者可伴有同侧面部肌肉的反射性抽搐，所以又称"痛性抽搐"。每次发作仅数秒钟至 1 ~ 2 分钟即骤然停止，间歇期正常。发作可由 1 日数次至 1 分钟数次。发作呈周期性，持续数周、数月或更长，可自行缓解。病程初期发作较少，间隔期较长，随病程进展，缓解期逐渐缩短。

通常自一侧的上颌支（第 2 支）或下颌支（第 3 支）开始，随病程进展可影响其他分支。由眼支（第 1 支）起病者极少见。个别患者可先后或同时发生两侧三叉神经痛。

患者面部某个区域可能特别敏感，稍加触碰即引起疼痛发作，如上下唇、鼻翼外侧、舌侧缘等，这些区域称之为"触发点"。此外，在三叉神经的皮下分支穿出骨孔处，常有压痛点。发作期间面部的机械刺激，如说话、进食、洗脸、剃须、刷牙、打呵欠，甚至微风拂面皆可诱发疼痛发作，患者因而不敢大声说话、洗脸或进食，严重影响患者生活，甚至导致营养状况不良，有的产生消极情绪。

【诊断要点】

（1）呈发作性剧痛，持续时间短，一般数秒至 2 ~ 3 分钟。

（2）疼痛局限于三叉神经分布区内，不超越三叉神经的分布范围。

（3）颜面部有"触发点"。

（4）间歇期神经系统检查无阳性所见。

【针刀治疗】

（一）治疗原则

根据人体脊柱弓弦力学系统力学系统及软组织损伤病理构架的网眼理论，三叉神经痛是由于神经与周围软组织的粘连和瘢痕所致，根据神经卡压的部位运用针刀进行准确松解，疗效良好。

（二）针刀操作

1. 第1次松解三叉神经第1支

（1）体位　仰卧位。

（2）体表定位　眶上孔。

（3）消毒　在施术部位，用活力碘消毒2遍，然后铺无菌洞巾，使治疗点正对洞巾中间。

（4）麻醉　用1%利多卡因局部浸润麻醉，每个治疗点注药1ml。

（5）刀具　使用Ⅰ型4号直形针刀。

（6）针刀松解术　在眶上缘中、内1/3交界处进针刀，刀口线与人体纵轴平行，针刀体与皮肤垂直，针刀经皮肤、皮下组织，直达眶上孔处骨面，贴骨面向前、后铲剥3刀，范围不超过2mm（图13－24）。

2. 第2次松解三叉神经第2支

（1）体位　仰卧位。

（2）体表定位　眶下孔。

（3）消毒　在施术部位，用活力碘消毒2遍，然后铺无菌洞巾，使治疗点正对洞巾中间。

（4）麻醉　用1%利多卡因局部浸润麻醉，每个治疗点注药1ml。

（5）刀具　使用Ⅰ型4号直形针刀。

（6）针刀松解术　在眶下缘中点进针刀，刀口线与人体纵轴平行，针刀体与皮肤垂直，针刀经皮肤、皮下组织，直达眶下孔处骨面，贴骨面铲剥3刀，范围不超过2mm（图13－25）。

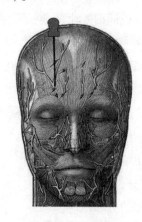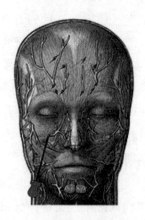

图13－24　三叉神经第1支痛针刀松解示意图　　　图13－25　三叉神经第2支痛针刀松解示意图

【针刀术后手法治疗】

无需手法治疗。

【针刀术后康复治疗】

（一）目的

三叉神经痛针刀整体松解术后康复治疗的目的是进一步调节额面部弓弦力学系统的力平衡，促进局部血液循环，加速局部的新陈代谢，有利于损伤组织的早期修复。

（二）原则

三叉神经痛针刀术后48～72小时可选用下列疗法进行康复治疗。

（三）方法

1. 针刺疗法

处方：第1支痛：攒竹、鱼腰、丝竹空、阳白、头维；第2支痛：四白、颧髎、下关、迎香；第3支痛：下关、颊车、夹承浆、大迎。

远部可选合谷、中渚、内庭等穴。风寒型加风池、外关；风热型加商阳、关冲、曲池；阳明热盛型加内庭、二间；肝火上逆型加行间、侠溪、太冲；阴虚火旺型加复溜、太溪。

操作：平补平泻手法，间歇行针，留针30分钟。2～3日治疗1次，30次为1个疗程。

2. 电针法

处方：参照针刺疗法中的处方选穴法。

操作：疏密波，较快频率，300～500次/分钟，强度以患者能耐受为度，每次治疗30～40分钟。2～3日治疗1次，30次为1个疗程。

3. 耳针法

处方：额、上颌、下颌、神门、交感。

操作：每次选2～3穴，毫针用强刺激，留针30分钟，每隔5分钟行针1次，或用埋针法。

4. 穴位敷贴

处方：太阳、四白、下关、颊车、阿是穴，按疼痛部位选择。

操作：将红矾9g、荜茇6g、白芥子3g研成细末，另将红辣椒3个、透骨草9g分别用75%酒精50ml浸泡24小时。取其上清液，调上药为糊状，做成黄豆粒大小药饼，按疼痛部位选穴，每天点贴1～3次。

第六节 面肌痉挛

【概述】

面肌痉挛又称半面痉挛，为半侧面部肌肉阵发性不自主抽搐，中年以上女性较多见。

【针刀应用解剖】

参照本章第五节三叉神经痛的针刀应用解剖。

【病因病理】

原发性面肌痉挛的病因目前尚不明了，可能是由于在面神经传导路上的某些部位存在病理性刺激所引起。少数病例属面神经麻痹的后遗症，也有人认为颅内血管压迫面神经可引起面肌痉挛。以上是现代医学对此病的认识，针刀医学认为本病是由于面部的弓弦力学系统的力平衡失调，导致面肌的运动轨迹发生变化，同时卡压了支配面肌的神经，引发临床表现。

【临床表现】

痉挛常自一侧眼轮匝肌开始，后渐扩展到同侧诸表情肌，唯额肌较少受累。抽搐呈间歇性不规则发作，不能自控。疲劳、情绪激动，谈笑瞬目等可诱发或使之加重。除少数者外，抽搐时面部无疼痛。频繁发作可影响视力、言语与咀嚼功能。偶见患侧面部血管舒缩功能紊乱。镫骨肌受累可致耳鸣和听觉过敏。长期持续痉挛可致面部联动与肌无力。本病罕有自然恢复者，如不治疗终将发生强直痉挛与面瘫。

【诊断鉴别诊断】

根据临床表现，无其他神经系统体征，肌电图显示有纤维震颤而无失神经支配等确诊不难。X线颞骨断层、CT、MRI有助于排除面神经鞘膜瘤、听神经瘤等引起的面肌阵挛。此外，尚需与特发性眼睑痉挛、局灶性癫痫、面神经错位再生、面部肌束的轻微颤动（肌颤搐）及儿童面肌习惯性跳动区别。

【针刀治疗】

（一）治疗原则

根据人体脊柱弓弦力学系统力学系统及软组织损伤病理构架的网眼理论，面肌痉挛是由于面神经在出颅处以及在其行经路线上与周围软组织的粘连和瘢痕所致，根据神经卡压的部位运用针刀进行准确松解，疗效良好。

（二）针刀操作

1. 第1次针刀松解面神经出茎乳孔处

（1）体位　仰卧位。

（2）体表定位　颅骨乳突。

（3）消毒　在施术部位，用活力碘消毒2遍，然后铺无菌洞巾，使治疗点正对洞巾中间。

（4）麻醉　用1%利多卡因局部浸润麻醉，每个治疗点注药1ml。

（5）刀具　使用Ⅰ型4号直形针刀。

（6）针刀松解术　在患侧乳突下缘向后平行1cm处进针刀，严格按照四步进针规程进针刀，刀口线与人体纵轴平行，针刀体与皮肤垂直，针刀经皮肤、皮下组织、筋膜达乳突骨后缘，当刀下有落空感或者出现面神经支配区域麻木时，即到达面神经出颅处。

此时，贴骨面向后缓慢铲剥 3 刀，深度 2~3mm（图 13-26）。

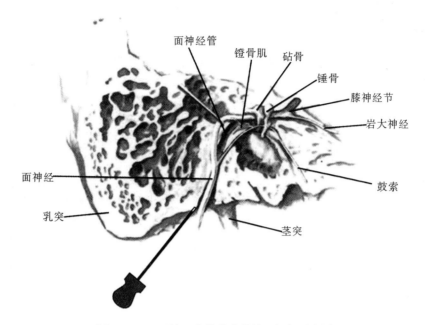

图 13-26　面神经出茎乳孔处针刀松解示意图

2. 第 2 次针刀松解眼轮匝肌、口轮匝肌的粘连和瘢痕

（1）体位　仰卧位。

（2）体表定位　眼、口部周围

（3）消毒　在施术部位，用活力碘消毒 2 遍，然后铺无菌洞巾，使治疗点正对洞巾中间。

（4）麻醉　用 1% 利多卡因局部浸润麻醉，每个治疗点注药 1ml。

（5）刀具　使用面部专用防滑针刀。

（6）针刀松解术（图 13-27）

①第 1 支针刀松解患侧眼轮匝肌上份的粘连瘢痕　在患侧外眼角上内 1.5cm 定点，刀口线与人体纵轴一致，针刀体与皮肤垂直。严格按四步进针刀规程进针刀，针刀经皮肤、皮下组织、筋膜后，调转刀口线 90°，进入眼轮匝肌，提插刀法 3 刀，范围不超过 0.5cm。

②第 2 支针刀松解患侧眼轮匝肌下份的粘连瘢痕　在患侧外眼角下内 1.5cm 定点，刀口线与人体纵轴一致，针刀体与皮肤垂直。严格按四步进针刀规程进针刀，针刀经皮肤、皮下组织、筋膜后，调转刀口线 90°，进入眼轮匝肌，提插刀法 3 刀，范围不超过 0.5cm。

③第 3 支针刀松解患侧口轮匝肌上份的粘连瘢痕　在患侧嘴角上内 2cm 定点，刀口线与人体纵轴一致，针刀体与皮肤垂直。严格按四步进针刀规程进针刀，针刀经皮肤、

皮下组织、筋膜后，调转刀口线90°，进入眼轮匝肌，提插刀法3刀，范围不超过0.5cm。

④第4支针刀松解患侧口轮匝肌下份的粘连瘢痕 在患侧嘴角下内2cm定点，刀口线与人体纵轴一致，针刀体与皮肤垂直。严格按四步进针刀规程进针刀，针刀经皮肤、皮下组织、筋膜后，调转刀口线90°，进入眼轮匝肌，提插刀法3刀，范围不超过0.5cm。

【针刀术后手法治疗】

无需手法治疗。

【针刀术后康复治疗】

（一）目的

面肌痉挛针刀整体松解术后康复治疗的目的是进一步调节面部的弓弦力学系统的力平衡，促进局部血液循环，加速局部的新陈代谢，以利于损伤组织的早期修复。

（二）原则

面肌痉挛针刀术后48～72小时可选用下列疗法进行康复治疗。

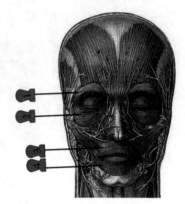

图13-27 眼轮匝肌、口轮匝肌
针刀松解示意图

（三）方法

1. 针刺疗法

处方一：以眼睑肌痉挛为主者，取阳白、攒竹、鱼腰、丝竹空、太阳、四白。

操作：平刺或斜刺，每日1次，10次为1个疗程。

处方二：以颧面肌痉挛为主者，取下关、四白、颧髎、迎香、牵正、巨髎。

操作：直刺，每日1次，10次为1个疗程。

处方三：以口轮匝肌痉挛为主者，取大迎、颊车、地仓、水沟、承浆。

操作：每日1次，10次为1个疗程。疗程间休息3天，再进行下1个疗程治疗。

2. 电针法

处方：神庭透颔厌、百会透曲鬓、头维透悬厘、本神透率谷。

操作：针刺后以快速小幅度捻转行针2～3分钟，然后接通G6805-2型电针仪，采用密波强刺激，以患者能耐受为度，通电30分钟。每日1次，15天为1个疗程。

3. 拔罐法

处方：于背部膈俞、肝俞、脾俞处寻找丘疹、色素斑及皮下结节等反应点。

操作：患者俯卧于治疗床，常规消毒反应点，用5号注射器针头点刺局部后拔罐，每次刺血总出血量在3～5ml，隔3～5天治疗1次。

第七节　面神经麻痹

【概述】

茎乳孔内急性非化脓性的面神经炎，引起周围性面神经麻痹或称 Bell 麻痹。中医学认为由于中风经络所致，称为"吊线风"或"口角㖞斜"。

【针刀应用解剖】

参照本章第五节三叉神经痛的针刀应用解剖。

【病因病理】

中医认为本病多由经络空虚，风寒或风热之邪乘虚侵袭阳明、少阳经络，以致经气阻滞，经筋失养，筋肉纵缓不收而发病。

西医认为本病确切的病因尚不清楚。一部分患者在受凉后或头面部受风后发病，故认为可能是局部营养神经的血管受风寒影响而发生痉挛，导致该神经组织缺血、水肿、受压而致病。病理变化主要是面神经水肿，髓鞘或轴突有不同程度的变性，位于茎乳孔和面神经管的骨细胞也存在变性。

针刀医学认为，周围性面神经麻痹是由于面神经在出颅骨处受到卡压，引起的面肌麻痹。面部肌肉失去神经支配后，在肌肉的起止点及肌肉行经路线上出现粘连和瘢痕，进一步加重了肌肉失神经支配。

【临床表现】

任何年龄均可发病，但以 20～50 岁最为常见，男性略多，绝大多数为一侧性，双侧少见。发作与季节关系不大，通常发病较急，一侧面部表情肌突然瘫痪，可于数小时内达到高峰，有的患者在发病前几天有同侧耳后、耳内、乳突区或面部轻度疼痛不适感，数天即消失。患者往往在清晨起床洗脸刷牙时发现口眼㖞斜、面肌麻痹。

病侧面部表情肌瘫痪，前额皱纹消失，眼裂扩大，鼻唇沟平坦，口角下垂，面部被牵向健侧，面部肌肉运动时因健侧面部的收缩牵拉，使上述体征更明显。病侧不能蹙眉、皱额、闭目露齿、鼓气和噘嘴等动作。闭目时瘫痪侧眼球转向外上方，露出角膜下的白色巩膜。鼓气和吹口哨时，因患侧口唇不能闭合而漏气。进食时食物残渣潴留于病侧的齿颊间隙内，并有口水自该侧滴下。泪点随下眼睑外翻，使泪液不能吸收而外溢。

除上述症状外，还可因面神经受损在茎乳孔以上而影响鼓索神经时，尚可有病侧前三分之二舌部味觉减退或消失。如在镫骨肌分支以上的部位受损害时，还可有味觉损害和听觉过敏。膝状神经节被累及时，可出现病侧乳突部疼痛以及耳郭和外耳道感觉迟钝，外耳道或鼓膜中出现疱疹。膝状神经节以上损害时尚有泪液分泌减少，病侧面部的出汗障碍，但无外耳道或鼓膜的疱疹。

面神经如恢复不完全时，常可产生瘫痪肌的萎缩、面肌痉挛或连带运动，也就是面神经麻痹的后遗症。瘫痪肌的挛缩表现为病侧鼻唇沟加深，口角反牵向患侧，眼裂缩小，常易误认为健侧为患侧。但让患者作主动运动如露齿时，即可发现挛缩侧的面肌并不收缩，而健侧面肌收缩正常。面肌痉挛为病侧面肌发生不自主的抽动，于情绪激动或精神紧张时更为明显。临床常见的连动症是当患者瞬目时即发生病侧上唇轻微颤动，露齿时病侧眼睛不自主闭合，试图闭目时病侧额肌收缩，进食咀嚼时病侧眼泪流下或颞部潤红，局部发热，汗液分泌等表现。这些表现可能是由于病损后神经纤维再生时，长入邻近的属于其他功能的神经鞘细胞通路中所造成。

【诊断要点】

根据发病形式和临床特点，诊断不困难，但必须将周围性或中枢性面神经麻痹和能引起周围性面神经麻痹的其他疾病相鉴别：

（1）急性感染多发性神经炎　可有周围性面神经麻痹，但常为双侧伴有对称性的肢体运动和感觉障碍，以及脑脊液中的蛋白质增加而细胞数不增加的分离现象。

（2）腮腺炎或腮腺肿瘤、颌后的化脓性淋巴结炎、中耳炎并发症　均可累及面神经，但多有原发病的特殊表现可资鉴别。

（3）后颅窝病变　如桥小脑角肿瘤、颅底脑膜炎及鼻咽癌颅内转移等原因所致的面神经麻痹，大多发病较慢，有其他脑神经受损的特殊表现。面神经在脑干内受炎症、肿瘤、出血等侵及时，则尚有邻近神经结构损害的体征可资鉴别。

（4）大脑半球病变　如肿瘤、脑血管意外等产生的中枢性面神经瘫痪仅限于病变对侧下面部表情肌的运动障碍，而上面部表情肌运动则正常，且多有肢体的瘫痪。

【针刀治疗】

根据针刀医学关于慢性软组织损伤病理构架的网眼理论，应用针刀解除面神经卡压，调节失神经支配软组织的应力，达到治疗目的。

1. 第1次针刀松解面神经出颅骨处

（1）体位　俯卧低头位。

（2）体表定位　面神经出颅孔（茎乳孔）。

（3）消毒　在施术部位，用活力碘消毒2遍，然后铺无菌洞巾，使治疗点正对洞巾中间。

（4）麻醉　用1%利多卡因局部浸润麻醉，每个治疗点注药1ml。

（5）刀具　使用Ⅰ型4号直形针刀。

（6）针刀松解术　从颞骨乳突前缘进针刀，刀口线与人体纵轴一致，针刀贴乳突前缘骨面至乳突根部到达茎突孔时，出现面神经支配区窜麻感。此时，在茎乳孔处铲剥2刀，范围1mm（图13－28、图13－29）。

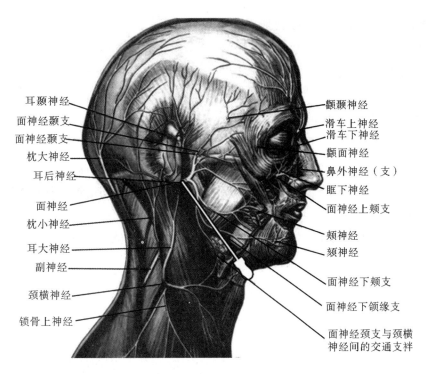

耳颞神经
面神经颞支
面神经颞支
枕大神经
耳后神经
面神经
枕小神经
耳大神经
副神经
颈横神经
锁骨上神经

颧颞神经
滑车上神经
滑车下神经
颧面神经
鼻外神经（支）
眶下神经
面神经上颊支
颊神经
颏神经
面神经下颊支
面神经下颌缘支
面神经颈支与颈横
神经间的交通支祥

图 13 - 28 从颞骨乳突前缘进针刀（1）

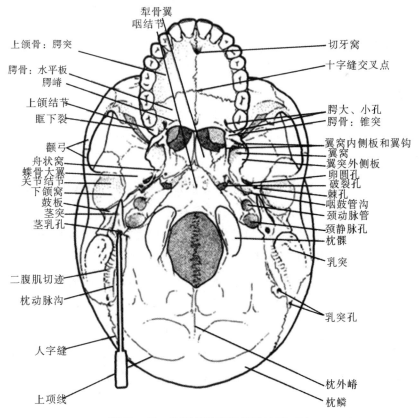

犁骨翼
咽结节
上颌骨：腭突
腭骨：水平板
腭嵴
上颌结节
眶下裂
颧弓
舟状窝
蝶骨大翼
关节结节
下颌窝
鼓板
茎突
茎乳孔
二腹肌切迹
枕动脉沟
人字缝
上项线

切牙窝
十字缝交叉点
腭大、小孔
腭骨：锥突
翼窝内侧板和翼钩
翼窝
翼突外侧板
卵圆孔
破裂孔
棘孔
咽鼓管沟
颈动脉管
颈静脉孔
枕髁
乳突
乳突孔
枕外嵴
枕鳞

图 13 - 29 从颞骨乳突前缘进针刀（2）

2. 第 2 次针刀松解面神经支配肌肉

针刀操作方法参照面肌痉挛的针刀松解方法。

【针刀术后手法治疗】

无须手法治疗。

【针刀术后康复治疗】

（一）目的

面神经麻痹针刀整体松解术后康复治疗的目的是进一步调节面部的弓弦力学系统的力平衡，促进局部血液循环，加速局部的新陈代谢，有利于损伤组织的早期修复。

（二）原则

面神经麻痹针刀术后 48～72 小时可选用下列疗法进行康复治疗。

（三）方法

1. 针灸推拿治疗

（1）针刺疗法

处方一：听会、听宫、牵正、下关、地仓、颊车、人中、承浆。

操作：患者取仰卧位，穴位皮肤常规消毒、听会、听宫张口直刺 0.5～1 寸；牵正直刺 0.3～0.5 寸；下关直刺 0.5～1.2 寸；地仓、颊车直刺 0.3～0.5 寸；人中向上斜刺 0.3～0.5 寸。承浆斜刺 0.3～0.5 寸，每日 1 次，10 日 1 个疗程。

处方二：太阳、攒竹、阳白、承泣、丝竹空、颧髎、四白。

操作：患者取仰卧位，穴位皮肤常规消毒。太阳斜刺 0.3～0.5 寸；攒竹向下斜刺 0.3～0.5 寸；阳白平刺 0.3～0.5 寸；承泣紧靠眶下缘直刺 0.3～0.7 寸；丝竹空平刺 0.5～1 寸；颧髎直刺 0.3～0.5 寸；四白直刺 0.2～0.4 寸。每日 1 次，10 日 1 个疗程。

（2）电针法

处方一：鱼腰透刺阳白、印堂透刺首面、太阳透刺听宫、地仓透刺颊车，巨髎、翳风、合谷。

操作：让患者取仰卧位，局部常规消毒，鱼腰透刺阳白、印堂透刺首面、太阳透刺听宫、地仓透刺颊车，刺巨髎、翳风、合谷。然后将所有透刺针依次接通 G6805－A 型电针机，采用疏密波，电流强度以患者耐受为度，配穴以泻法为主。留针 30 分钟，约 5 分钟行针 1 次。每日 1 次，10 日 1 个疗程。

处方二：取患侧穴位。阳白（正极）透鱼腰、鱼腰（负极）透攒竹；地仓（正极）向颊车透刺、颊车（负极）向地仓透刺；风池（正极）、颧髎（负极）；同时针刺四白、人中、牵正、承浆、下关、太阳、翳风、对侧合谷等穴。

操作：用 0.30mm×13mm、0.30mm×25mm 毫针，快速刺入穴位，手法行平补平泻法，然后接通 G－6805 治疗仪，断续波，强度以肌肉轻度收缩、患者感觉舒适为度。

（3）灸法

处方一：隔药物饼灸。

操作：将僵蚕、白附子、全蝎研末，以黄酒调成膏状，制成直径为 1cm、厚 2mm 左右的药饼，再用艾绒制成直径为 8mm 左右的艾炷，置于药饼上，灸颧髎、下关、阳白、四白、地仓、夹承浆、翳风穴位，以线香点燃，燃至以患者耐受为度，取下更换第二炷，每穴共灸 8 壮。每天 1 次，10 次为 1 个疗程，疗程间休息 2 日。

2. 物理疗法

（1）激光照射法

处方一：面神经主干的体表投影区。

操作：采用 He－Ne 激光机，光斑以患侧耳后乳突为中心点，垂直照射。此区为面神经主干的体表投影区，距离 60～100cm。每日 1 次，每次 15 分钟，10 次为 1 个疗程。

（2）超短波

处方二：患侧面部。

操作：采用医用超短波治疗仪，2 个直径为 8 cm 的圆电极，一极置患侧乳突区，另一极置同侧面部，间隔 2～3cm，无热量－微热量。每日 1 次，每次 15 分钟，12 次为 1 个疗程。

（3）磁疗

处方三：患侧面部。

操作：起病初期用低频综合电磁治疗仪治疗，于患侧颜面部置磁头 1 个，场强 350～550 高斯。每日 1 次，每次 20 分钟，10 次为 1 个疗程。

第一节　慢性支气管炎

【概述】

慢性支气管炎是由于感染或非感染因素引起气管、支气管黏膜及其周围组织的慢性非特异性炎症。其病理特点是支气管腺体增生、黏液分泌增多。临床出现连续 2 年以上，每年持续 3 个月以上的咳嗽、咯痰或气喘等症状。早期多在冬季发作，春暖后缓解；晚期炎症加重，症状长年存在，不分季节。疾病进展又可并发慢性阻塞性肺气肿、肺源性心脏病，严重影响劳动能力和健康。

本病为常见病、多发病，根据我国 1970 年普查的结果，患病率为 3.82%。随着年龄增长，患病率递增，50 岁以上的患病率高达 15% 或更多。本病流行与吸烟、地区和环境卫生等有密切关系。

【针刀应用解剖】

肺脏的功能活动主要受迷走神经和从脊髓 $T_1 \sim T_5$ 节段发出的交感神经支配（图14-1）。

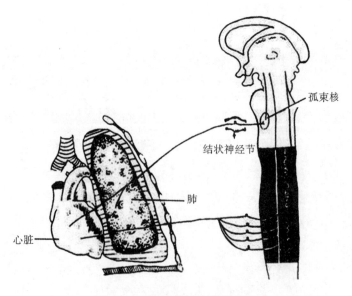

图 14-1　肺脏神经支配示意图

支气管的神经丛主要由肺前丛及肺后丛发出的纤维组成，向上与气管的神经丛相连续。自肺丛入肺的纤维可分布于支气管、肺血管及胸膜脏层。沿大及中等支气管的神经丛也可分为两层，在支气管外膜内有一外膜丛，另有一次级丛为黏膜下丛，位于软骨与平滑肌层之间的黏膜下结缔组织内，两丛间有细密的纤维联系。在支气管丛内存在着神经节，这种神经节大多位于外膜丛内，黏膜下丛内较少。神经节细胞为多角形，有卫星细胞形成的被囊。神经节一般位于支气管分叉处，或在丛内较大神经纤维束的会合点处。在较小的支气管壁内，两丛合成一个，并可延伸至呼吸细支气管，但有的单支可呈一小束的神经纤维伸展至肺泡的壁内。

支气管丛内含有髓纤维及无髓纤维。许多大的有髓纤维可追踪到上皮或上皮下组织内的感觉神经末梢装置，这种神经分布沿支气管可远达细支气管及肺泡。许多有髓纤维属于内脏传入神经，主要来自迷走神经。另一种终止在丛内神经节细胞有髓纤维，可能是迷走神经副交感节前纤维。丛内细小的有髓纤维及无髓纤维，可能是交感神经的节后纤维及壁内神经节的节后纤维。这种纤维分布到平滑肌、血管及腺体。支配腺体的纤维主要来自黏膜下丛。

各级支气管的起始部及肺泡壁内，发现有感觉神经的末梢感受器。在初级支气管，这种感觉神经末梢的形态较复杂，在小支气管的感觉神经末梢形态较简单和细小。自支气管丛来的有髓纤维，以单支或二三支成一束进入支气管的上皮层。在上皮细胞间神经末梢分成许多细小的分支，显示曲张和膨大，终端可呈小球状。在呼吸性细支气管和肺泡管所见的神经末梢不仅细小，而且终末支弯曲和盘缩在一起，与大支气管所见的伸展和放射现象相反。这种神经末梢被认为是化学感受器，当肺内 CO_2 的张力超过一定程度后，便能感受刺激。此外，在人类支气管各部分的平滑肌内也发现过肌梭。

气管和支气管的平滑肌有丰富的自主神经传出纤维支配，为无髓或薄髓神经纤维。其中许多是壁内神经节细胞发出的副交感节后纤维，也可能有交感神经节后纤维存在。在较大的支气管内，神经纤维束一般与平滑肌束平行，常常见到神经纤维成一单支或一束，并分出许多小支，穿入肌束内，在肌纤维间走行，尚不时发出短小分支，其末梢支与肌细胞紧贴。这种自主神经传出纤维束沿支气管向远侧延伸，纤维束逐渐减少，可远达细支气管的平滑肌及肺泡管在肺泡开口处的括约肌状的肌束。支气管的腺体也由自主神经传出纤维支配。分布于气管和支气管的神经至少具有改变平滑肌活动以调节呼吸道的管径和支配黏液腺分泌两种功能。

迷走神经的副交感纤维使支气管平滑肌收缩，支气管的管腔缩小，刺激腺体分泌。生理实验表明，切断迷走神经可引起支气管平滑肌松弛，支气管管腔扩大。如刺激切断的迷走神经周围端则肌肉收缩，管腔缩小。任意一侧迷走神经被刺激，同侧的支气管管腔明显缩小，而对侧可出现较弱的收缩。这表明迷走神经的纤维不仅分布于同侧，而且在正常情况下，一侧的纤维可至对侧肺丛及支气管丛内。

刺激交感神经可使支气管平滑肌松弛，支气管管腔扩张，抑制腺体分泌。这种交感神经的节前纤维主要经上3个胸神经，继而在颈下神经节及胸上神经节内换元，发出节后纤维。切断颈交感干，刺激其胸端，一般可引起一侧或双侧支气管扩张。这种支气管扩张的交感神经纤维也是双侧分布，有一定量的交感神经纤维横越到对侧，进入肺丛及支气管丛。

肺血管的神经支配：支气管动脉及肺动脉都有较丰富的神经分布。在兔的肺门处，可见有相当大的神经干缠绕着较大的肺动脉分支。它们随着血管延伸，常不规则地发出分支，这种分支与动脉平行一段距离，再分成数支，有的支常伸向远侧，有的则向相反方向延伸，各支再分出较小的曲张小支，亦可进一步分支，最后到达血管中层的平滑肌细胞。在兔肺动脉外膜内也观察到感觉神经末梢装置，与有髓纤维联系。较小的肺动脉分支有较小的神经束伴行。毛细血管上也有小的神经纤维与之并行，并发小支终止于毛细血管壁，这些情况可在肺泡及肺泡囊上的血管见到。肺静脉的神经分布较贫乏，神经纤维也分布到管壁中层内的平滑肌。肺血管是由交感神经与副交感神经双重支配，而主要是交感神经，交感纤维使肺血管收缩。但也有少数血管扩张纤维来自交感神经。此外，副交感内含有血管扩张纤维。一般说肺血管的收缩作用较扩张作用明显。

胸膜脏层的神经支配，直接来自肺门的神经及伴随支气管动脉的神经。现已发现在胸膜脏层内有游离型神经末梢、复杂无被囊型神经末梢及细小有髓纤维末梢吻合而成的终网。

【病因病理】

以往一直认为慢性支气管炎是支气管发生的感染性和非感染性炎症。从上述关于肺脏与自主神经关系的叙述，可知肺脏的功能活动是受自主神经控制的，这些自主神经来自迷走神经和 $T_1 \sim T_5$ 节段。针刀医学通过对慢性支气管炎病因、病理的深入研究，并通过大量的临床实践，发现其最根本的原因不在肺脏的本身，而在于控制它的自主神经的功能紊乱，如慢性支气管炎反复发作后，支气管黏膜的迷走神经感受器反应性增高，副交感神经功能亢进，可出现过敏现象而发生喘息。而引起这一自主神经功能紊乱的进一步原因是 $T_1 \sim T_5$ 部位的慢性软组织损伤、骨关节损伤及迷走神经在颈部走行部位的慢性软组织损伤。另外，一部分疾病则由和肺脏相联系的电生理线路发生故障所致，如电流量增加、电流量减弱，或出现短路等。

由于慢性软组织损伤和骨关节损伤所导致的自主神经被牵拉或卡压，使自主神经功能紊乱，功能紊乱的本质根据针刀医学关于人体电生理线路新的生理系统的理论可知，就是自主神经这种电生理线路的电流量和肺脏有关其他电生理线路电流量的不稳，电流量过强就呈现亢进性的临床症状，电流量过弱就呈现衰退性的临床症状。所谓亢进性的类似于中医学所说的实证、热证；所谓抑制性的类似于中医学所说的虚证、寒证。

【临床表现】

1. 症状

部分患者在起病前有急性呼吸道感染史。常在寒冷季节发病，出现咳嗽、咯痰，尤以晨起为著，痰呈白色黏液泡沫状，黏稠不易咳出。在急性呼吸道感染时，症状加剧，痰量增多，痰的黏稠度增加或为黄色脓性，偶有痰中带血。随着病情发展，终年咳嗽，咯痰不停，秋冬加剧。喘息型支气管炎患者在症状加剧或继发感染时，常有哮喘样发作，气急不能平卧。呼吸困难一般并不明显，但并发肺气肿后，随着肺气肿程度增加，则呼吸困难的程度逐渐加剧。

2. 体征

本病早期多无体征，有时在肺底部可听到湿性和干性啰音。喘息型支气管炎在咳嗽或深吸气后可听到哮鸣音，发作时有广泛哮鸣音，长期发作的病例可有肺气肿的体征。

用拇指触压 T_3 上、下、左、右可见压痛，软组织可见结节和条索。

根据临床表现，将慢性支气管炎分为单纯型与喘息型两型，前者主要表现为反复咳嗽、咯痰，后者除咳嗽、咯痰外尚有喘息症状，并伴有哮鸣音。

3. 并发症

（1）阻塞性肺气肿　为慢性支气管炎最常见的并发症。早期体征不明显，肺气肿加重时呼吸活动减弱，出现桶状胸。触诊语颤减弱或消失。叩诊呈过清音，心浊音界缩小或不易叩出，肺下界和肝浊音界下降。听诊心音遥远，呼吸音普遍减弱，呼气延长，并发感染时肺部可有湿啰音。X线示肋间隙增宽，活动减弱，两肺野的透亮度增加。肺血管纹理外带纤细、稀疏和变直，而内带可增粗和紊乱。心脏常呈垂直位，心影狭长。

（2）支气管肺炎　慢性支气管炎蔓延至支气管周围肺组织，患者有寒战、发热，咳嗽增剧，痰量增加且呈脓性。白细胞总数及中性粒细胞增多。X线检查两下肺野有斑点状或小片阴影。

（3）支气管扩张　慢性支气管炎反复发作，支气管黏膜充血、水肿、形成溃疡，管壁纤维增生，管腔或多或少变形，扩张或狭窄，扩张部分多呈柱状变化。

【诊断要点】

主要依靠病史和症状。在排除其他心、肺疾患（如肺结核、尘肺、支气管哮喘、支气管扩张、肺癌、心脏病、心功能不全等）后，临床上凡有慢性或反复的咳嗽、咯痰或伴喘息，每年发病至少持续3个月，并连续2年或以上者，诊断即可成立。如每年发病持续不足3个月，而有明确的客观检查依据（如X线、肺功能等）亦可诊断。

（1）血液检查　慢性支气管炎急性发作期或并发肺部感染时，可见白细胞计数及中性粒细胞增多。喘息型者嗜酸性粒细胞可增多。缓解期多无变化。

（2）痰液检查　痰液培养可见肺炎球菌、流感嗜血杆菌、甲型链球菌及奈瑟球菌等。涂片中可见大量中性粒细胞、已破坏的杯状细胞，喘息型者常见较多的嗜酸性粒细胞。

（3）呼吸功能检查　早期常无异常。有小气道阻塞时，最大呼气流速 - 容积曲线在75%和50%肺容量时，流量明显降低，闭合容积可增加。发展到气道狭窄或有阻塞时，第1秒用力呼气量占用总肺活量的比值减少（<70%），最大通气量减少（<预计值的80%）。

（4）X线检查　单纯型慢性支气管炎X线检查正常，或仅见两肺下部纹理增粗，或呈条索状，这是支气管壁纤维组织增生变厚的征象。若合并支气管周围炎，可有斑点阴影重叠其上。

此外，必须摄以T_3为中心的胸椎正侧位片，根据针刀诊断学的读片方法，仔细阅读X线片，检查T_3有无旋转移位和前后移位，有无以T_3为中心的轻度侧弯。

【针刀治疗】

（一）治疗原则

依据针刀医学关于慢性软组织损伤病因病理学的理论、关于脊柱区带病因学的理论和关于人体新的生理系统电生理线路系统的理论，认为该病的根本病因不在肺脏本身，而是由于背部相关部位的软组织损伤及脊柱的骨关节损伤，影响了支配肺的自主神经和电生理线路的正常功能所致。根据软组织损伤病理构架的网眼理论，通过针刀对脊背部的软组织损伤进行整体松解，配合手法及适当的药物，来纠正自主神经受牵拉卡压的问题，排除电生理线路障碍，使慢性支气管炎得到治疗。

（二）操作方法

1. 第1次针刀松解$T_2 \sim T_3$、$T_3 \sim T_4$周围的粘连瘢痕

（1）体位　俯卧位，肩关节及髂嵴部置棉垫，以防止呼吸受限。

（2）体表定位　$T_2 \sim T_3$、$T_3 \sim T_4$棘突及周围。

（3）消毒　在施术部位，用活力碘消毒2遍，然后铺无菌洞巾，使治疗点正对洞巾中间。

（4）麻醉　用1%利多卡因局部浸润麻醉，每个治疗点注药1ml。

（5）刀具　使用汉章Ⅰ型针刀。

（6）针刀操作（图14-2）

①第1支针刀松解$T_2 \sim T_3$棘上韧带、棘间韧带及多裂肌止点的粘连瘢痕　在T_3棘突顶点定位，刀口线与人体纵轴一致，刀体先向头侧倾斜45°，与胸椎棘突呈60°角，按针刀四步进针规程进针刀，针刀经皮肤、皮下组织，直达棘突骨面，纵疏横剥2~3刀，范围不超过0.5cm。然后将针刀体逐渐向脚侧倾斜与胸椎棘突走行方向一致，先沿棘突骨面分别从棘突左、右侧向椎板方向铲剥2~3刀，深度达棘突根部，以松解多裂肌止点的粘连瘢痕。再退针刀到棘突表面，调转刀口线90°，从T_3棘突上缘骨面向上沿T_2和T_3棘间方向用提插刀法切割棘间韧带2~3刀，范围不超过0.5cm。

②第2支针刀松解左侧T_4肋横突关节囊韧带　在$T_3 \sim T_4$棘间中点旁开2~3cm定位，刀口线与人体纵轴一致，针刀体与皮肤呈90°角，按针刀四步进针规程进针刀，针刀经皮肤、皮下组织、胸腰筋膜浅层、竖脊肌达横突骨面，沿横突骨面向外到横突尖部，纵疏横剥2~3刀，范围不超过2mm。

③第3支针刀松解T_4右侧肋横突关节囊韧带　针刀松解方法参照第2支针刀松解方法。

④$T_2 \sim T_3$、$T_3 \sim T_4$其余部位的粘连瘢痕的针刀松解　参照上述针刀松解方法进行。

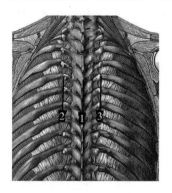

图 14－2　$T_2 \sim T_3$ 与 $T_3 \sim T_4$ 周围粘连瘢痕针刀松解示意图

（7）注意事项

①做胸椎针刀操作，为了避免针刀进入椎管而损伤脊髓，在后正中线上松解棘上韧带和棘间韧带时，应按以下步骤进行操作。进针时，刀体向头侧倾斜45°，与胸椎棘突呈60°角，针刀直达胸椎棘突顶点骨面；对棘突顶点的病变进行松解，要进入棘间松解棘间韧带，必须退针刀于棘突顶点的上缘，将针刀体逐渐向脚侧倾斜与胸椎棘突走行方向一致，才能进入棘突间，切棘间韧带的范围限制在 0.5cm 以内，以免切入椎管，否则针刀的危险性明显加大（图 14－3）。

②凡高热、喘急、声高者针刀均快速横行；凡无热、喘息无力、声音低微者，针刀均慢速纵行。

③如果定位困难，需要在 X 透视下进行定位后再进行针刀手术，不能盲目定点作针刀松解，否则可能引起胸腔内脏器官损，造成严重的并发症和后遗症。

2. 第 2 次针刀松解 $C_7 \sim T_1$、$T_1 \sim T_2$ 周围的粘连瘢痕

（1）体位　俯卧位，肩关节及髂嵴部置棉垫，以防止呼吸受限。

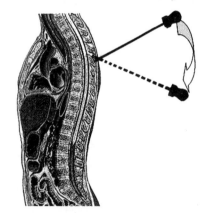

图 14－3　胸椎松解针刀刀体角度变化示意图

（2）体表定位　$C_7 \sim T_1$、$T_1 \sim T_2$ 棘突及周围。

（3）消毒　在施术部位，用活力碘消毒 2 遍，然后铺无菌洞巾，使治疗点正对洞巾中间。

（4）麻醉　用1%利多卡因局部浸润麻醉，每个治疗点注药 1ml。

（5）刀具　使用汉章 Ⅰ 型针刀。

（6）针刀操作（图 14－4）

①第 1 支针刀松解 $C_7 \sim T_1$ 棘上韧带、棘间韧带及多裂肌止点的粘连瘢痕　在 T_1 棘突

顶点定位，刀口线与人体纵轴一致，刀体先向头侧倾斜45°，与胸椎棘突呈60°角，按针刀四步进针规程进针刀，针刀经皮肤、皮下组织，直达棘突骨面，纵疏横剥2～3刀，范围不超过0.5cm。然后将针刀体逐渐向脚侧倾斜与胸椎棘突走行方向一致，先沿棘突骨面分别从棘突左、右侧向椎板方向铲剥2～3刀，深度达棘突根部，以松解多裂肌止点的粘连瘢痕。再退针刀到棘突表面，调转刀口线90°，从T_1棘突上缘骨面向上沿C_7和T_1棘间方向用提插刀法切割棘间韧带2～3刀，范围不超过0.5cm。

②第2支针刀松解左侧T_1肋横突关节囊韧带　在C_7～T_1棘间上缘旁开2～3cm定位，刀口线与人体纵轴一致，针刀体与皮肤呈90°角，按针刀四步进针规程进针刀，针刀经皮肤、皮下组织、胸腰筋膜浅层、竖脊肌达横突骨面，沿横突骨面向外到横突尖部，纵疏横剥2～3刀，范围不超过2mm。

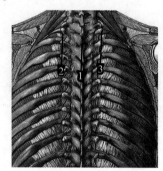

③第3支针刀松解右肋横突关节囊韧带　针刀松解方法参照第2支针刀松解方法。

④T_1～T_2周围的粘连瘢痕的针刀松解　参照第1次T_2～T_3针刀松解方法进行。

图14-4　C_7～T_1与T_1～T_2周围粘连瘢痕针刀松解示意图

（7）注意事项　与第1次针刀松解的注意事项相同。

3. 第3次针刀松解T_4～T_5、T_5～T_6周围的粘连瘢痕

（1）体位　俯卧位，肩关节及髂嵴部置棉垫，以防止呼吸受限。

（2）体表定位　T_4～T_5、T_5～T_6棘突及周围。

（3）消毒　在施术部位，用活力碘消毒2遍，然后铺无菌洞巾，使治疗点正对洞巾中间。

（4）麻醉　用1%利多卡因局部浸润麻醉，每个治疗点注药1ml。

（5）刀具　使用汉章Ⅰ型针刀。

（6）针刀操作（图14-5）

①第1支针刀松解T_4～T_5棘上韧带、棘间韧带及多裂肌止点的粘连瘢痕　在T_5棘突顶点定位，刀口线与人体纵轴一致，刀体先向头侧倾斜45°，与胸椎棘突呈60°角，按针刀四步进针规程进针刀，针刀经皮肤、皮下组织，直达棘突骨面，纵疏横剥2～3刀，范围不超过0.5cm。然后将针刀体逐渐向脚侧倾斜与胸椎棘突走行方向一致，先沿棘突骨面分别从棘突左、右侧向椎板方向铲剥2～3刀，深度达棘突根部，以松解多裂肌和回旋肌止点的粘连瘢痕。再退针刀到棘突表面，调转刀口线90°，从T_5棘突上缘骨面向上沿T_4和T_5棘间方向用提插刀法切割棘间韧带2～3刀，范围不超过0.5cm。

②第2支针刀松解左侧T_5肋横突关节囊韧带　在T_4～T_5棘间上缘旁开2～3cm定位，刀口线与人体纵轴一致，针刀体与皮肤呈90°角，按针刀四步进针规程进针刀，针刀经皮肤、皮下组织、胸腰筋膜浅层、竖脊肌达横突骨面，沿横突骨面向外到横突尖部，纵疏

横剥 2~3 刀，范围不超过 2mm。

③第 3 支针刀松解右肋横突关节囊韧带　针刀松解方法参照第 2 支针刀松解方法。

④T_5~T_6 周围的粘连瘢痕的针刀松解　参照 T_4~T_5 针刀松解方法进行。

（7）注意事项　与第 1 次针刀松解的注意事项相同。

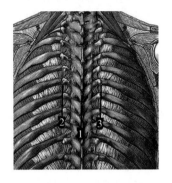

图 14-5　T_4~T_5 与 T_5~T_6 周围
粘连瘢痕针刀松解示意图

【针刀术后手法治疗】

（1）如属于 T_3 关节位置变化者，针刀术后用俯卧推压整复手法进行整复。

（2）如属于 T_3 上、下、左、右有压痛、结节、条索者，针刀术后即在局部用指揉法按揉 1 分钟即可。

【针刀术后康复治疗】

（一）目的

慢性支气管炎针刀整体松解术后康复治疗的目的是进一步调节电生理线路功能，调节机体内环境，促使其早期康复。

（二）原则

慢性支气管炎行针刀手术后 48~72 小时可选用下列疗法进行康复治疗。

（三）方法

1. 针灸推拿疗法

（1）针刺疗法

处方：肺俞、脾俞、足三里、丰隆。

操作：穴位进行常规消毒后，进行针刺。肺俞、脾俞、足三里施用补法，丰隆施用泻法。每日 1 次，10 次为 1 个疗程。

（2）穴位注射法

处方：急性期选取大椎、风门、肺俞；慢性期选取肺俞、肾俞。

操作：急性发作期用一次性注射器 5 号针头抽取鱼腥草注射液 2ml，维生素 B_{12} 1ml。每穴得气后各注入 0.5~1ml。急性发作期每日 1 次，5 次为 1 个疗程。慢性迁延期隔日 1 次，14 次为 1 个疗程。

（3）穴位埋线法

处方：肺俞、脾俞、膻中、肾俞。

操作：穴位常规消毒后，铺洞巾，局部浸润麻醉，取"0"号羊肠线用三角缝针穿埋于穴位下肌肉层。每月 2 次，3 个月为 1 个疗程，可连续 2 个疗程。

（4）穴位敷贴法

处方：心俞、膈俞、定喘、天突、肺俞。

操作：用对皮肤有一定刺激作用的药物如皂角、乌头、南星、降香、肉桂、川椒、白芥子等制成膏药，贴于穴位。3 日换膏药 1 次，10 次为 1 个疗程。

（5）艾灸法

处方：大椎、肺俞、肾俞、膏肓俞。

操作：患者俯卧位，穴位消毒后，将麦粒大的艾炷放在穴位上，点燃艾炷的上端，燃尽为止，或隔药灸（如生姜、白芥子等），每次每穴灸 3~5 壮。隔日 1 次，10 次为 1 个疗程。

2. 现代物理疗法

（1）电疗法

①超短波疗法

处方：胸背部。

操作：短波治疗仪或超短波治疗仪，输出功率 200~300W，2 个中号或大号的电极，胸背对置，微热量，每次 15~20 分钟，每日 1 次，12~20 次为 1 个疗程。痰不易排出者不用。疗程间间隔 1~2 个月，一般 1 年不超过 4 个疗程。

②超长波疗法

处方：颈胸部。

操作：患者仰卧或侧卧位，超长波电极置于颈胸部，低档，每分钟 20 次，每日 1 次，10~20 次为 1 个疗程，多用于分泌物黏稠不易排出的患者。

③微波疗法

处方：胸部。

操作：圆形辐射器，距离 5~10cm，辐射胸部，60~80W，10~15 分钟。每日 1 次，10~15 为 1 个疗程，急性发作效果较好。

（2）激光疗法

处方：天突、膻中、合谷、肺俞、定喘。

操作：He-Ne 激光器输出功率 8~25mW，光斑直径 2~3mm，距离 75cm，聚焦照射上述穴位，每穴 5 分钟，每次 4~5 穴，每日 1 次，10~12 次为 1 个疗程。或用半导体激光器，剂量 200~250mW，每穴照射 3 分钟。

（3）电磁法

处方：患处。

操作：低频电磁治疗仪，磁头直接置于胸前，弱~中剂量，每次 15~20 分钟。每日 1 次，10~20 次为 1 个疗程。

3. 现代康复疗法

运动疗法

①呼吸操　上、下肢及躯干运动，配合呼吸，如扩胸伸展时吸气，缩胸弯腰时呼气。每个动作 16~32 次，1 日至少 1~2 遍。

②缩唇呼气训练　呼气时将口唇缩成吹笛子状，气体经缩窄的口唇缓慢呼出。

③步行或慢跑运动　先慢走后快走，如适应可增加慢跑；也可行走与慢跑交替进行，时间逐渐延长；也可间歇进行，逐渐延长运动时间，减少休息时间，以微汗出但不出现气短为宜。

④踏车训练　采用 JW－1 型脚踏功率自行车（最大功率为 1kW，踏车速度为 60r/min）。患者每日上午、下午进行 1 次定时定量的锻炼，运动量通过踏车的转动数、时间以及负荷功率大小进行调节，一般不超过本人净增心率的 80%，不低于本人净增心率的 50%，持续 45 分钟，连续 20 日。

第二节　支气管哮喘

【概述】

中华医学会呼吸病学会在 1997 年 4 月在青岛召开的第二届全国哮喘会议规定支气管哮喘病（简称哮喘）的定义是：支气管哮喘是由嗜酸性粒细胞、肥大细胞、T 淋巴细胞等多种炎性细胞参与的气道慢性炎症。这种炎症使易感者对各种激发因子具有气道高反应性，并可引起气道缩窄，表现为反复发作的喘息、呼吸困难、胸闷或咳嗽等症状，常在夜间和（或）清晨发作、加剧，常常出现广泛多变的可逆性气流受限，多数患者可自行缓解或经治疗缓解。

支气管哮喘是世界范围内最为常见的慢性呼吸道疾病，据保守估计全世界至少有 1 亿以上的人患有哮喘病。我国不完全统计也有近 2500 万哮喘患者。近年来，因其患病率（尤其是儿童）及死亡率均呈上升趋势，哮喘已成为严重的公共卫生问题。

【针刀应用解剖】

参照本章第一节慢性支气管炎的针刀应用解剖。

【病因病理】

1. 病因

哮喘的病因还不十分清楚，大多认为是多基因遗传有关的变态反应性疾病，环境因素对发病也起着重要的作用。

（1）遗传因素　许多调查资料表明，哮喘患者亲属患病率高于群体患病率，并且亲缘关系越近，患病率越高；患者病情越严重，其亲属患病率也越高。目前，对哮喘的相关基因尚未完全明确，但有研究表明，有多位点的基因与变态反应性疾病相关。这些基因在哮喘的发病中起着重要作用。

（2）促发因素　环境因素在哮喘发病中也起到重要的促发作用。相关的诱发因素较多，包括吸入性抗原（如尘螨、花粉、真菌、动物毛屑等）和各种非特异性吸入物（如二氧化硫、油漆、氨气等）；感染（如病毒、细菌、支原体或衣原体等引起的呼吸系统感染）；食物性抗原（如鱼、虾蟹、蛋类、牛奶等）；药物（如心得安、阿司匹林等）；气候变化、运动、妊娠等都可能是哮喘的诱发因素。

2. 发病机制

哮喘的发病机制不完全清楚。多数人认为，变态反应、气道慢性炎症、气道反应性增高及自主神经功能障碍等因素相互作用，共同参与哮喘的发病过程。

（1）变态反应 当过敏原进入具有过敏体质的机体后，通过巨噬细胞和T淋巴细胞的传递，可刺激机体的B淋巴细胞合成特异性IgE，并结合于肥大细胞和嗜碱性粒细胞表面的高亲和性的IgE受体。若过敏原再次进入体内，可与肥大细胞和嗜碱性粒细胞表面的IgE交联，从而促发细胞内一系列的反应，使该细胞合成并释放多种活性介质导致平滑肌收缩、黏液分泌增加、血管通透性增高和炎症细胞浸润等。炎症细胞在介质的作用下又可分泌多种介质，使气道病变加重，炎症浸润增加，产生哮喘的临床症状。

根据过敏原吸入后哮喘发生的时间，可分为速发型哮喘反应（immediate asthmatic reaction，IAR）、迟发型哮喘反应（late asthmatic reaction，LAR）和双相型哮喘反应（diphase asthmatic reaction，OAR）。IAR几乎在吸入过敏原的同时立即发生反应，15～30分钟达高峰，2小时后逐渐恢复正常。LAR约6小时发病，持续时间长，可达数天。而且LAR临床症状重，常呈持续性哮喘表现，肺功能损害严重而持久。LAR的发病机制较复杂，不仅与IgE介导的肥大细胞脱颗粒有关，主要是气道炎症反应所致。现在认为哮喘是一种涉及多种炎症细胞相互作用、许多介质和细胞因子参与的一种慢性气道炎症疾病。LAR主要与气道炎症反应有关。

（2）气道炎症 气道慢性炎症被认为是哮喘的基本病理改变和反复发作的主要病理生理机制。不管哪一种类型的哮喘，哪一期的哮喘，都表现为以肥大细胞、嗜酸性粒细胞和T淋巴细胞为主的多种炎症细胞在气道的浸润和聚集。这些细胞相互作用可以分泌出数十种炎症介质和细胞因子。这些介质、细胞因子与炎症细胞互相作用构成复杂的网络，相互作用和影响，使气道炎症持续存在。当机体遇到诱发因素时，这些炎症细胞能够释放多种炎症介质和细胞因子，引起气道平滑肌收缩，黏液分泌增加，血浆渗出和黏膜水肿。已知多种细胞，包括肥大细胞、嗜酸性粒细胞、嗜中性粒细胞、上皮细胞、巨噬细胞和内皮细胞都可产生炎症介质。主要的介质有组胺、前列腺素、白三烯、血小板活化因子、嗜酸性粒细胞趋化因子、嗜中性粒细胞趋化因子、主要碱基蛋白、嗜酸性粒细胞阳离子蛋白、内皮素－1、黏附因子等。总之，哮喘的气道慢性炎症是由多种炎症细胞、炎症介质和细胞因子参与的，相互作用形成恶性循环，使气道炎症持续存在。其相互关系十分复杂，有待进一步研究。

（3）气道高反应性 气道反应性（airway hyper reactivity，AHR）表现为气道对各种刺激因子出现过强或过早的收缩反应，是哮喘患者发生发展的另一个重要因素。目前，普遍认为气道炎症是导致气道高反应性的重要机制之一。气道上皮损伤和上皮内神经的调控等因素亦参与了AHR的发病过程。当气道受到变应原或其他刺激后，由于多种炎症细胞释放炎症介质和细胞因子，神经轴索反射使副交感神经兴奋性增加，神经肽的释放等，均与AHR的发病过程有关。AHR为支气管哮喘患者的共同病理生理特征，然而出现

AHR 者并非都有支气管哮喘，如长期吸烟、接触臭氧、病毒性上呼吸道感染、慢性阻塞性肺疾病等也可出现 AHR。

（4）神经机制　神经因素也被认为是哮喘发病的重要环节。支气管受复杂的自主神经支配，除胆碱能神经、肾上腺素能神经外，还有非肾上腺素能非胆碱能（non – adrenergic non – cholinergic，NANC）神经系统。支气管哮喘与 β – 肾上腺素能受体功能低下和迷走神经张力亢进有关，并可能存在有 α – 肾上腺素能神经的反应性增加。NANC 能释放舒张支气管平滑肌的神经介质，如血管肠激肽、一氧化氮，以及收缩支气管平滑肌的介质，如 P 物质、神经激肽等。两者平衡失调，则可引起支气管平滑肌收缩。

【临床表现】

1. 症状

与哮喘相关的症状有咳嗽、喘息、呼吸困难、胸闷、咯痰等。典型的表现是发作性伴有哮鸣音的呼气性呼吸困难。严重者可被迫采取坐位或呈端坐呼吸，干咳或咯大量白色泡沫痰，甚至出现发绀等。哮喘症状可在数分钟内发作，经数小时至数天，用支气管扩张药或自行缓解。早期或轻症的患者多数以发作性咳嗽和胸闷为主要表现。这些表现缺乏特征性。哮喘的发病特征是①发作性：当遇到诱发因素时呈发作性加重；②时间节律性：常在夜间及凌晨发作或加重；③季节性：常在秋冬季节发作或加重；④可逆性：平喘药通常能够缓解症状，可有明显的缓解期。认识这些特征，有利于哮喘的诊断与鉴别。

2. 体征

缓解期可无异常体征；发作期胸廓膨隆，叩诊呈过清音，多数有广泛的呼气相为主的哮鸣音，呼气延长。严重哮喘发作时常有呼吸费力、大汗淋漓、发绀、胸腹反常运动、心率增快、奇脉等体征。

3. 实验室和其他检查

（1）血液常规检查　发作时可有嗜酸性粒细胞增高，但多数不明显，如并发感染可有白细胞数增高，分类嗜中性粒细胞比例增高。

（2）痰液检查　涂片在显微镜下可见较多嗜酸性粒细胞，可见嗜酸性粒细胞退化形成的尖棱结晶、黏液栓和透明的哮喘珠。如合并呼吸道细菌感染，痰涂片革兰染色、细胞培养及药物敏感试验有助于病原菌诊断及指导治疗。

（3）肺功能检查　缓解期肺通气功能多数在正常范围。在哮喘发作时，由于呼气流速受限，表现为第一秒用力呼气量（froced expiratory vdumein one second，FEV1）、一秒率（FEV1/FVC%）、最大呼气中期流速（maximal mid – expiratory flow rate，MMER）、呼出 50% 与 75% 肺活量时的最大呼气流量（MEF50% 与 MEF75%）以及呼气峰值流量（peak expiratory flow rate，PEFR）均减少。可有用力肺活量减少、残气量增加、功能残气量和肺总量增加，残气占肺总量百分比增高。经过治疗后可逐渐恢复正常。

（4）血气分析　哮喘严重发作时可有缺氧，PaO_2 和 SaO_2 降低，由于过度通气可使 $PaCO_2$ 下降，pH 值上升，表现呼吸性碱中毒。如重症哮喘，病情进一步发展，气道阻塞严重，可有缺氧及 CO_2 潴留，$PaCO_2$ 上升，表现呼吸性酸中毒。如缺氧明显，可合并代谢性酸中毒。

（5）胸部 X 线检查　早期在哮喘发作时可见两肺透亮度增加，呈过度充气状态；在缓解期多无明显异常。如并发呼吸道感染，可见肺纹理增加及炎症性浸润阴影。同时要注意肺不张、气胸或纵隔气肿等并发症的存在。

（6）特异性过敏原的检测　可用放射性过敏原吸附试验（RAST）测定特异性 IgE，过敏性哮喘患者血清 IgE 可较正常人高 2～6 倍。在缓解期可作皮肤过敏试验判断相关的过敏原，但应防止发生过敏反应。

【诊断要点】

1. 临床诊断依据

（1）反复发作的喘息、呼吸困难、胸闷或咳嗽，多与接触过敏原、冷空气、物理、化学性刺激、病毒性上呼吸道感染、运动等有关。

（2）发作时在双肺可闻及散在弥漫性、以呼气相为主的哮鸣音，呼气相延长。

（3）用平喘药能明显缓解症状，或上述症状可自行缓解。

（4）排除其他疾病所引起的喘息、气急、胸闷和咳嗽。

（5）临床表现不典型者（如无明显喘息或体征）至少应有下列 3 项中的 1 项：①支气管激发试验或运动试验阳性；②支气管舒张试验阳性；③昼夜 PEF 变异率≥20%。

符合 1～4 条或 4～5 条者可以诊断支气管哮喘。通过随诊治疗后的反应符合哮喘的规律，可以确定诊断。

2. 协助哮喘确诊的检查

症状不典型者（如无明显喘息和体征），应按具体情况选择下列检查，至少应有下列 3 项中的 1 项阳性，结合平喘治疗能明显缓解症状和改善肺功能，可以确定诊断。

（1）支气管激发试验或运动试验阳性　支气管激发试验常采用组织胺或乙酰甲胆碱吸入法。吸入组织胺累积剂量≥7.8mol 或乙酰甲胆碱浓度 8mg/ml 以内，FEV1 下降 20% 者为气道高反应性，是支持支气管哮喘的有力证据，一般适用于通气功能在正常预计值的 70% 或以上的患者。

（2）支气管舒张试验阳性　吸入激动剂后 15 分钟，或强化平喘治疗（包括激素的使用，故亦称激素试验）1～2 周后，FEV1 增加 15% 以上，且绝对值增加 ≥200ml 为阳性，适用于发作期，FEV1 <60% 的正常预计值者。

（3）PEFR 日内变异率或昼夜波动率≥20%　由于哮喘的临床表现并非哮喘特有，所以在建立诊断的同时，需要排除其他疾病所引起的喘息、胸闷和咳嗽。

【针刀治疗】

（一）治疗原则

依据针刀医学关于慢性软组织损伤病因病理学的理论、关于脊柱区带病因学的理论和关于人体新的生理系统电生理线路系统的理论以及与肺脏有关的解剖学的定位，认为该病的根本病因不在肺脏的本身，而在 $C_7 \sim T_3$ 周围的软组织损伤，导致相应节段脊柱发生错位，影响支配肺的自主神经和电生理线路的正常功能所致。根据软组织损伤病理构架的网眼理论，通过针刀对脊背部的软组织损伤进行整体松解，配合手法及适当的药物，来纠正自主神经受牵拉卡压的问题，排除电生理线路障碍，使收缩的支气管得以扩张。

（二）操作方法

1. 第 1 次针刀松解 $C_7 \sim T_1$、$T_1 \sim T_2$ 周围的粘连瘢痕

（1）体位 俯卧位，肩关节及髂嵴部置棉垫，以防止呼吸受限。

（2）体表定位 $C_7 \sim T_1$、$T_1 \sim T_2$ 棘突及周围。

（3）消毒 在施术部位，用活力碘消毒 2 遍，然后铺无菌洞巾，使治疗点正对洞巾中间。

（4）麻醉 用 1% 利多卡因局部浸润麻醉，每个治疗点注药 1ml。

（5）刀具 使用汉章 I 型针刀。

（6）针刀操作（图 14-6）

①第 1 支针刀松解 $C_7 \sim T_1$ 棘上韧带、棘间韧带及多裂肌止点的粘连瘢痕 在 T_1 棘突顶点定位，刀口线与人体纵轴一致，刀体先向头侧倾斜 45°，与胸椎棘突呈 60° 角，按针刀四步进针规程进针刀，针刀经皮肤、皮下组织，直达棘突骨面，纵疏横剥 2~3 刀，范围不超过 0.5cm。然后将针刀体逐渐向脚侧倾斜与胸椎棘突走行方向一致，先沿棘突骨面分别从棘突左、右侧向椎板方向铲剥 2~3 刀，深度达棘突根部，以松解多裂肌止点的粘连瘢痕。再退针刀到棘突表面，调转刀口线 90°，从 T_1 棘突上缘骨面向上沿 C_7 和 T_1 棘间方向用提插刀法切割棘间韧带 2~3 刀，范围不超过 0.5cm。

②第 2 支针刀松解 $C_7 \sim T_1$ 左侧关节突关节韧带的粘连瘢痕 在 $C_7 \sim T_1$ 棘间旁开 1.5~1.8cm 定位，刀口线与人体纵轴一致，针刀体与皮肤呈 90° 角，按针刀四步进针规程进针刀，针刀经皮肤、皮下组织，到第 1 胸椎椎板，沿椎板上缘缓慢进针刀，当针刀有韧性感时，即到达 $C_7 \sim T_1$ 左侧关节突关节韧带的粘连瘢痕，提插切割 2~3 刀，范围不超过 2mm。

③第 3 支针刀松解 $C_7 \sim T_1$ 右侧关节突关节韧带的粘连瘢痕 针刀松解方法与第 2 支针刀相同。

④第 4 支针刀松解左侧 T_1 肋横突关节囊韧带 在 $C_7 \sim T_1$ 棘间旁开 2~3cm 进针刀，刀口线与人体纵轴一致，针刀体与皮肤呈 90° 角，按针刀四步进针规程进针刀，针刀经皮肤、皮下组织、胸腰筋膜浅层、竖脊肌达横突骨面，沿横突骨面向外到横突尖部，纵疏横剥 2~3 刀，范围不超过 2mm。

⑤第 5 支针刀松解右侧 T_1 肋横突关节囊韧带 针刀松解方法参照第 2 支针刀松解方法。

⑥$T_1 \sim T_2$ 周围的粘连瘢痕的针刀松解 参照 $C_7 \sim T_1$

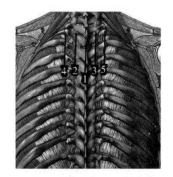

图 14-6 $C_7 \sim T_1$ 与 $T_1 \sim T_2$ 周围

粘连瘢痕针刀松解示意图

针刀松解方法进行。

（7）注意事项

①做胸椎针刀操作，为了避免针刀进入椎管而损伤脊髓，在后正中线上松解棘上韧带和棘间韧带时，应按以下步骤进行操作。进针时，刀体向头侧倾斜45°，与胸椎棘突呈60°角，针刀直达胸椎棘突顶点骨面；对棘突顶点的病变进行松解，要进入棘间，松解棘间韧带，必须退针刀于棘突顶点的上缘，将针刀体逐渐向脚侧倾斜与胸椎棘突走行方向一致，才能进入棘突间，切棘间韧带的范围限制在0.5cm以内，以免切入椎管，否则针刀的危险性明显加大。

②凡高热、喘急、声高者针刀均快速横行；凡无热、喘息无力、声音低微者，针刀均慢速纵行。

③如果定位困难，需要在X线透视下进行定位后再进行针刀手术，不能盲目定点作针刀松解，否则可能引起胸腔内脏器官受损，造成严重的并发症和后遗症。

2. 第2次针刀调节电生理线路

①大椎穴的电生理路线针刀调节在 $C_7 \sim T_1$ 棘突间定位，刀口线与脊柱纵轴平行，按针刀四步进针规程进针刀，针刀经皮肤、皮下组织，深度 3～5mm，纵行疏通 2～3 刀（图14－7）。

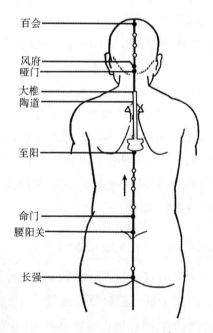

图14－7 大椎穴电生理路线针刀调节示意图

②肺俞穴的电生理路线针刀调节 在双侧 $T_3 \sim T_4$ 棘突间旁开1.5寸定位，刀口线与脊柱纵轴平行，按针刀四步进针规程进针刀，针刀经皮肤、皮下组织，深度达肋骨骨面，纵行疏通 2～3 刀（图14－8）。

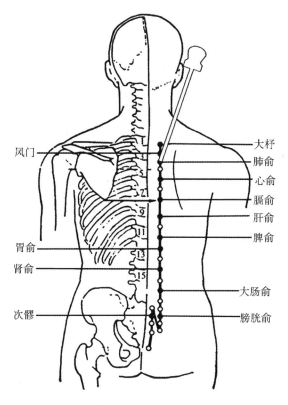

图 14-8　肺俞穴电生理路线针刀调节示意图

③膏肓穴的电生理路线针刀调节　在双侧 $T_4 \sim T_5$ 棘突间旁开 3 寸定位，刀口线与脊柱纵轴平行，按针刀四步进针规程进针刀，针刀经皮肤、皮下组织，深度达肋骨骨面，纵行疏通 2~3 刀（图 14-9）。

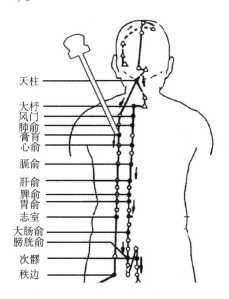

图 14-9　膏肓穴电生理路线针刀调节示意图

【针刀术后手法治疗】

（1）C_7、T_1有错位的患者　针刀术后即用俯卧推压手法进行整复。

（2）电生理线路功能紊乱者　无需手法治疗。

【针刀术后康复治疗】

（一）目的

支气管哮喘针刀整体松解术后康复治疗的目的是进一步调节电生理线路功能，调节机体内环境，促使其早期康复。

（二）原则

支气管哮喘行针刀手术后48～72小时可选用下列疗法进行康复治疗。

（三）方法

1. 针灸推拿疗法

（1）针刺疗法

处方：肺俞、大椎、风门、定喘。

操作：常规消毒，快速进针，肺俞、风门直刺0.5～0.8寸；大椎直刺1～1.3寸。留针20分钟左右，用提插捻转平补平泻法行针2～3次。发作期每日1次，喘平后隔日1次。10次为1个疗程，休息1周继续治疗1～2个疗程。

（2）电针疗法

处方：孔最、鱼际、定喘、肺俞。

操作：每次选2～4穴，各穴交替使用。针刺得气后接G6805电针仪，刺激量由中等刺激逐渐增加到强刺激，每次15～60分钟。

（3）温针疗法

处方：大椎、风门、肺俞。

操作：穴位常规消毒，针刺得气后，以1寸艾卷套在针柄上点燃施灸，留针10～15分钟。

（4）火针疗法

处方：大椎、肺俞、风门、脾俞、肾俞。

操作：穴位常规消毒后，点燃酒精灯，右手持贺氏火针（中粗），以持笔式持针法，将针体针、尖伸入外焰，烧针时先烧针身，后烧针尖，令至通红，然后迅速准确地点刺穴位，针刺深度以2～5分为宜。出针后，以消毒干棉球压迫针孔片刻，并嘱患者注意保持针孔局部清洁，以防感染。禁食辛辣、鱼腥之品。若针孔处出现红点瘙痒，不宜抓搔，可自行缓解。肺俞、风门、脾俞、肾俞均单取，每日针刺1次，大椎隔日针刺1次。连续12日为1个疗程，间隔4日。

（5）穴位埋线法

处方：定喘、膻中、身柱、足三里、丰隆。

操作：取5mm长羊肠线穿入6号注射针尖端，将28号针灸针磨平针尖代作针芯，穿入6号注射针内备用。穴位常规消毒，用注射针迅速穿透皮肤刺入肌层，得气后，边退针头，边推针芯，将羊肠线埋入皮下。出针后，用消毒纱布覆盖，胶布固定保留2日。每次埋线1穴，隔2个月埋线1次。

2. 现代物理疗法

（1）超短波疗法

处方：胸背部。

操作：超短波或短波治疗仪，电极对置于胸背部，微热量，每次15～20分钟，每日1次，15～20次为1个疗程。多用于发作期。

（2）直流电离子导入法

处方：肩胛区。

操作：节段反射法，150cm² 电极2个，分别置于双上臂外侧，接阴极导入溴离子，另一300cm² 电极置于肩胛间区，接阳极导入10%的普鲁卡因（无过敏者方可使用），电量10～15mA，每次20分钟，每日1次，15～20次为1个疗程。多用于发作期。

（3）中频疗法

处方：颈胸段的阶段反射区。

操作：用2个（3～5）cm×（7～10）cm的电极分别置于 C_2～T_1 平段脊柱两旁，作用于颈胸段的节段反射区。开始3分钟（学龄前儿童）和5分钟（学龄儿童）采用频率10Hz的断调波；其后的3～5分钟采用50与150Hz的变频调制，调幅度50%～75%，电流强度以产生舒适的震颤感为度（6～12～18mA）。治疗时间，学龄前儿童为6分钟，学龄儿童为8～10分钟，每日1次，6～10次为1个疗程（视病儿年龄和病情而定）。

（4）激光疗法

处方：定喘、肺俞、膻中、肾俞、足三里、丰隆。

操作：应用小功率的 He－Ne 激光针照射，也可用光导纤维对准穴位照射。照射距离一般为30～50cm，可根据具体情况选择。每日照射1次，每次取2～4穴，每穴照射2～5分钟，10～15次为1个疗程，每疗程间隔7～10日。也可在耳穴照射，取穴平喘、肺、内分泌、肾上腺等。

3. 现代康复疗法

运动疗法

①放松训练　患者坐于床前，额枕于折好的被褥上，以放松颈部肌肉，两手及上臂插入被褥下，以固定肩带。身体前屈，以放松腹肌，同时放松心情，平静呼吸几分钟，可缓解症状、控制发作。

②呼吸操　立正，两臂向上、向外展开，用鼻吸气，伴随着吸气，两手慢慢向胸前靠拢。吸气尽时，两臂交叉抱在胸前，口唇缩呈鱼嘴样用口呼气，并收腹下蹲，身体前倾，提起两脚跟，还原。反复进行，每次5～10分钟。

③有氧训练 总时程为1年，每日上午或下午锻炼1次，每次1小时，一般选择较和缓的运动，如按摩疗法、呼吸体操、放松体操、步行、八段锦、24式简化太极拳、初级剑术、有氧舞蹈、骑车、游泳等。据患者哮喘病症状轻重选择强度，避免高强度运动，每次10～30分钟。可在适当休息后逐渐增加运动量，运动时间不可过长，以运动时无显著气喘，运动后不出现显著疲劳感为宜。运动时心率范围（220－年龄）×（60%～80%）。

第十五章　消化系统相关疾病

第一节　慢性胃炎

【概述】

慢性胃炎系指不同病因引起的胃黏膜的慢性炎症或萎缩性病变，其实质是胃黏膜上皮遭受反复损害后，由于黏膜特异的再生能力，以致黏膜发生改建，且最终导致不可逆的固有胃腺体的萎缩，甚至消失。本病十分常见，占接受胃镜检查患者的 80% ～ 90%，男性多于女性，随年龄增长发病率逐渐增高。

早在 1728 年 Stahl 首先提出慢性胃炎的概念。20 世纪中期 Schindler 按胃镜形态学观察将慢性胃炎分为浅表性、萎缩性、肥厚性胃炎和伴随其他疾病的胃炎。所谓肥厚性胃炎，过去由胃镜诊断者多未能由活检病理确诊，因而目前该名词已废弃不用。Wood 又将慢性胃炎分为浅表性、萎缩性及胃萎缩。纤维胃镜问世以来对胃炎的研究更加深入。1973 年 Whitehead 从病理角度，按部位、程度、活动性及有无肠腺化生进行分类。1973 年 Strckland 等主张以病变部位结合血清壁细胞抗体的检测结果作为依据，将慢性萎缩性胃炎分为 A 型（胃体炎，壁细胞抗体阳性）和 B 型（胃窦炎，壁细胞抗体阴性）。1982 年我国慢性胃炎学术会议将其分为慢性浅表性胃炎与慢性萎缩性胃炎、1990 年 Misiewicz 等根据内镜所见与活检病理结合又提出了悉尼系统分类法，由此可见慢性胃炎的分类方法繁多，至今仍未统一。

【针刀应用解剖】

参见第二章第二三节背部针刀应用解剖、腰部针刀应用解剖的相关内容。

【病因病理】

慢性胃炎的发生一般认为与周围环境的有害因素及易感体质有关。物理的、化学的、生物性的有害因素长期反复作用于易感人体即可引起本病。病因持续存在或反复发生即可形成慢性病变。

（1）物理因素　长期饮浓茶、烈酒、咖啡，过热、过冷、过于粗糙的食物，可导致胃黏膜的损伤。

（2）化学因素　长期大量服用非甾体类消炎药，如阿司匹林、吲哚美辛等可抑制胃黏膜前列腺素的合成，破坏黏膜屏障；吸烟，烟草中的尼古丁不仅可影响胃黏膜的血液循环，还可导致幽门括约肌功能紊乱，造成胆汁反流；各种原因的胆汁反流均可破坏黏膜屏障。

（3）生物因素　细菌尤其是幽门螺旋杆菌（HP）感染，与慢性胃炎密切相关。其机制是 HP 呈螺旋形，具有鞭毛结构，可在黏液层中自由活动，并与黏膜细胞紧密接触，直接侵袭胃黏膜；并可产生多种酶及代谢产物，如尿素酶及其代谢产物氨、过氧化物歧化酶、蛋白溶解酶、磷脂酶 A 等破坏胃黏膜。此外，HP 抗体可造成自身免疫损伤。

（4）免疫因素　慢性萎缩性胃炎患者的血清中能检出壁细胞抗体（PCA），伴有恶性贫血者还能检出内因子抗体（IFA）。壁细胞抗原和 PCA 形成的免疫复合体，在补体参与下破坏壁细胞。IFA 与内因子结合后阻滞维生素 B_{12} 与内因子结合，导致恶性贫血。

（5）其他　心力衰竭、肝硬化合并门脉高压、营养不良都可引起慢性胃炎。糖尿病、甲状腺病、慢性肾上腺皮质功能减退和干燥综合征患者同时伴有萎缩性胃炎较多见。胃部其他疾病如胃液、胃息肉、胃溃疡等也常合并慢性萎缩性胃炎。遗传因素也已受到重视。

针刀医学研究认为，慢性胃炎的根本病因不在胃的本身，而是由于软组织损伤和相应胸椎的位移，使控制胃的交感神经和迷走神经受到牵拉和卡压，使胃的生理活动功能下降所引起的，或者是由于胃的本身劳损造成胃的微循环障碍和有关组织的挛缩所引起的。

以上方面的问题都可以使胃本身的新陈代谢减慢，因而得不到足够的营养补充，这是它的根本的病理变化。至于它所表现出来的慢性的炎性反应，只是胃的应激反应而已。

【临床表现】

慢性胃炎缺乏特异性症状，症状的轻重与胃黏膜的病变程度并非一致。大多数患者常无症状或有程度不同的消化不良症状，如上腹隐痛、食欲减退、餐后饱胀、反酸等。萎缩性胃炎患者可有贫血、消瘦、舌淡、腹泻等，个别患者伴黏膜糜烂者上腹痛较明显，并可有出血。

【诊断要点】

（1）本病的诊断主要依赖于胃镜检查和直视下胃黏膜活组织检查

①浅表性胃炎　黏膜充血、水肿，呈花斑状红白相间的改变，且以红为主，或呈麻疹样表现，有灰白或黄白色分泌物附着，可有局限性糜烂和出血点。

②萎缩性胃炎　黏膜失去正常的橘红色，可呈淡红色、灰色、灰黄色或灰绿色，重度萎缩呈灰白色，色泽深浅不一，皱襞变细、平坦，黏膜下血管透视如树枝状或网状。有时在萎缩黏膜上见到上皮细胞增生而成的颗粒。萎缩的黏膜脆性增加，易出血，可有糜烂灶。

③慢性糜烂性胃炎　又称疣状胃炎或痘疹状胃炎，它常和消化性溃疡、浅表性或萎缩性胃炎等伴发，亦可单独发生。主要表现为胃黏膜出现多个疣状、膨大皱襞状或丘疹

样隆起，直径 5 ~ 10mm，顶端可见黏膜缺损或脐样凹陷，中心有糜烂，隆起周围多无红晕，但常伴有大小相仿的红斑，以胃窦部多见，可分为持续型及消失型。在慢性胃炎悉尼系统分类中它属于特殊类型胃炎，内镜分型为隆起糜烂型胃炎和扁平糜烂型胃炎。

（2）实验室检查

①胃酸测定　浅表性胃炎胃酸正常或偏低，萎缩性胃炎则明显降低，甚至缺乏。

②血液胃泌素含量测定　B 型胃炎含量一般正常，A 型胃炎常升高，尤其恶性贫血者上升更加明显。

③幽门螺杆菌检查　可通过培养、涂片、尿素酶测定等方法检查。

④其他检查　萎缩性胃炎血清中可出现壁细胞抗体、内因子抗体或胃泌素抗体。X 线钡餐检查对慢性胃炎诊断帮助不大，但有助于鉴别诊断。

（3）针刀医学对慢性胃炎的诊断　除了依据西医学检查所提供的胃脏本身的病理变化情况以外，主要在进一步寻求慢性胃炎的根本病因。

①要拍摄上胸段的 X 线正侧位片，看相应节段的胸椎有无位置移动的变化。

②触压相应胸椎上、下、左、右的软组织有无压痛和结节，其范围在相应棘突的两侧各旁开 3 寸之内。

【针刀治疗】

（一）治疗原则

一是根据针刀医学关于脊椎区带病因学的理论；二是根据电生理线路系统的理论；三是根据内脏的慢性软组织损伤的理论来进行治疗。

（二）操作方法

1. 第 1 次针刀松解 T_5 ~ T_7 棘突及关节囊处粘连瘢痕

（1）体位　俯卧位。

（2）体表定位　T_5 ~ T_7 棘突及关节囊处。

（3）消毒　在施术部位，用活力碘消毒 2 遍，然后铺无菌洞巾，使治疗点正对洞巾中间。

（4）麻醉　用 1% 利多卡因局部浸润麻醉，每个治疗点注药 1ml。

（5）刀具　使用汉章 I 型针刀。

（6）针刀松解术（图 15 - 1）

①第 1 支针刀松解 T_5 ~ T_6 棘上韧带、棘间韧带的粘连瘢痕　在 T_5 ~ T_6 棘间定位，刀口线与人体纵轴一致，刀体先向头侧倾斜 45°，与胸椎棘突呈 60° 角，按针刀四步进针规程进针刀，针刀经皮肤、皮下组织，直达棘突骨面，纵疏横剥 2 ~ 3 刀，范围不超过 0.5cm。然后将针刀体逐渐向脚侧倾斜与胸椎棘突走行方向一致，先沿棘突骨面分别从棘突左、右侧向椎板方向铲剥 2 ~ 3 刀，深度达棘突根部，以松解多裂肌止点的粘连瘢痕。再退针刀到棘突表面，调转刀口线 90°，从 T_5 棘突上缘骨面向上沿 T_5 ~ T_6 棘间方向用提插刀法切割棘间韧带 2 ~ 3 刀，范围不超过 0.5cm。

②第 2 支针刀松解 $T_5 \sim T_6$ 左侧关节突关节韧带的粘连瘢痕　从 $T_{4 \sim 5}$ 棘间旁开2cm 进针刀，刀口线与人体纵轴一致，针刀体与皮肤呈90°角，按针刀四步进针规程进针刀，针刀经皮肤、皮下组织，到第6胸椎椎板，沿椎板上缘缓慢进针刀，当针刀有韧性感时，即到达 $T_{5 \sim 6}$ 左侧关节突关节韧带的粘连瘢痕，提插切割2～3刀，范围不超过2mm。

③第 3 支针刀松解 $T_5 \sim T_6$ 右侧关节突关节韧带的粘连瘢痕　针刀松解方法与第 2 支针刀相同。

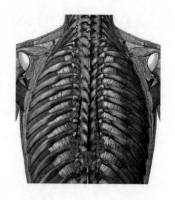

图 15 - 1　$T_5 \sim T_6$ 周围粘连瘢痕针刀松解示意图

$T_6 \sim T_7$ 棘上韧带、棘间韧带及关节突关节的松解同 $T_5 \sim T_6$ 针刀操作。

2. 第 2 次针刀调节局部的电生理线路

①在胸剑联合中点与脐连线的中点（中脘穴）定 1 点　针刀体和腹部平面垂直，刀口线和腹中线平行，刺入0.3～0.5寸深处，纵行剥离3～4下。如食欲不振者纵行剥离速度应缓慢；如经常感到饥饿者，纵行剥离后，行快速的横行剥离5～6下（图 15 - 2）。

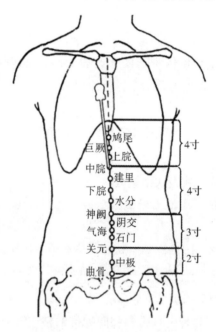

图 15 - 2　从中脘穴处进针刀

②在前臂内侧腕横纹中点上 2 寸处（内关穴）定 1 点　该点位于掌长肌与桡侧腕屈肌之间，针刀从此点刺入，针刀体垂直于前臂内侧面，刀口线和前臂中线平行，刺入1～1.5寸分深处，纵行剥离3～4下。如食欲不振者纵行剥离速度应缓慢；如经常感到饥饿者，纵行剥离后，即行快速的横行剥离5～6下（图 13 - 2）。

③在 T_{12} 棘突下向两侧各旁开 1.5 寸（胃俞穴）取 2 点　在此 2 点上进针刀，针刀体与背部皮肤垂直，刀口线和脊柱中线平行，刺入 0.7～1 寸深处，纵行剥离 3～4 下。如食欲不振者纵行剥离速度应缓慢；如经常感到饥饿者，纵行剥离后，即行快速横行剥离 5～6 下（图 15-3）。

④在 T_{11} 棘突下向两侧各旁开 1.5 寸（脾俞穴）取 2 点　在此 2 点上进针刀，针刀体与背部皮肤垂直，刀口线和脊柱中线平行，刺入 0.7～1 寸深处，纵行剥离 3～4 下。如食欲不振者纵行剥离速度应缓慢；如经常感到饥饿者，纵行剥离后，即行快速的横行剥离 5～6 下（图 15-3）。

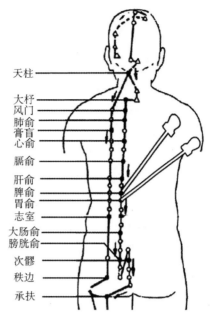

图 15-3　从脾俞、胃俞穴处进针刀

【针刀术后手法治疗】

（1）相关椎体位移，针刀术后，立即进行胸椎整复手法治疗。

（2）单纯电生理线路紊乱者，无需配合手法。

（3）脊柱区带软组织损伤者，针刀术后，在各个进针点处指压 20 秒钟，以促进局部的微循环，使电生理线路能够迅速恢复。

【针刀术后康复治疗】

（一）目的

慢性胃炎针刀整体松解术后康复治疗的目的是促进局部血液循环，加速局部的新陈代谢，有利于疾病的早期修复。

（二）原则

慢性胃炎术后 48～72 小时可选用下列疗法进行康复治疗。

（三）方法

1. 针灸推拿疗法

（1）针刺疗法

处方：太白、公孙、梁丘、内关、天枢、足三里、上巨虚、下巨虚。

操作：穴位常规消毒，毫针刺。留针 30 分钟，10 分钟行针 1 次，每日 1 次，7 次为 1 个疗程。

（2）灸法

处方：中脘、足三里、气海、梁门、关元、天枢。

操作：每次选 3～5 穴，温和灸，每穴 10～15 分钟，灸至局部发热，每日 1 次，7 次为 1 个疗程。病愈后仍可坚持灸足三里，每周 1 次。

（3）温针灸

处方：中脘、建里、胃俞、梁门、下脘、气海、天枢。

操作：中脘、建里直刺1~1.2寸，每次选取3~5穴，针刺得气后，均用平补平泻法。然后用2cm左右的艾段套在针柄上，点燃，每穴每次灸2~3壮条，7次为1个疗程。

2. 现代物理疗法

（1）超短波

处方：患部。

操作：应用超短波治疗仪，电源220V、50Hz，功率200W，波长7.37m，电极20cm×15cm，间隙1~2cm。并置安放于患侧，连续振动与间歇振动交替进行，温度控制在50~60℃，以患者能耐受为度。每天1次，每次30分钟，5次为1个疗程。

（2）中频电疗法

处方：患部。

操作：采用高级电脑中频治疗系统，根据患者实际情况选用合适的电极板，对置或者并置于患部，避开局部有破损的地方。波形为方形、指数波和三角波交替进行，工作幅度为连续进行、间歇加载，载波频率4000~5000Hz，扫频2000Hz，调制频率50~80Hz，剂量以患者耐受为度。每天1次，每次30分钟，5次1个疗程。

第二节　消化性溃疡

【概述】

消化性溃疡主要指胃溃疡和十二指肠溃疡，是一种多发病、常见病。溃疡的形成有各种因素，其中酸性胃液对黏膜的消化作用是溃疡形成的基本因素，此病也因此得名。本病是全球性多发病，本病的总发病率可能占人口的10%~12%。

在大多数国家和地区，十二指肠溃疡比胃溃疡多见。男性多见，男女之比为（5.23~6.5）：1。本病可见于任何年龄，但以青壮年发病者居多。胃溃疡的发病年龄一般较十二指肠溃疡约迟10年，但60~70岁以上初次发病者也不在少数，女性患者的平均年龄比男性患者为高。

【针刀应用解剖】

参照本章第一节慢性胃炎的针刀应用解剖。

【病因病理】

消化性溃疡的病因和发病机制尚未完全阐明，但实验和临床研究表明本病涉及多种因素，包括胃酸分泌过多、幽门螺旋杆菌感染、胃黏膜的保护作用减弱、胃排空延迟和胆汁反流、胃肠肽的作用以及遗传、药物、环境和精神因素，其中前3类因素是引起消化性溃疡的主要环节。

由上述因素所致的溃疡多呈圆形或卵圆形，其边缘常因充血水肿而增厚，溃疡基底光滑而清洁，表面常覆以纤维素膜或纤维脓性膜。溃疡活动期其组织的病理改变由浅到深依次可分为4层：第1层为急性炎性渗出物，由坏死的细胞、组织碎片和纤维蛋白样物质组成；第2层为以中性粒细胞为主的非特异性细胞浸润所组成；第3层是肉芽组织，还有增生的毛细血管、炎症细胞和结缔组织成分；最底层为纤维样或瘢痕组织层，可扩展到肌肉的肌层甚至浆膜层。

以上是西医学的对消化性溃疡病病因病理的认识。根据针刀医学对溃疡病的真正病因及其病理变化的研究，认为有如下2个方面的原因：

（1）从关于脊柱区带病因学的理论可以知道，损伤（主要是劳损）使相应的胸椎发生位移或软组织损伤变性，造成对控制胃功能的交感神经和迷走神经的牵拉、卡压，引起该神经功能紊乱和功能低下。它的病理变化是在有关胃的交感神经和迷走神经的功能低下的时候，胃的生理功能极大地下降，即消化和吸收能力下降、胃的微循环障碍，这样胃黏膜受到各种食物的刺激损伤以后，就难以得到修复，造成本病。

（2）从关于内脏软组织损伤的理论可以知道，由于经常的暴食暴饮，胃长时间处于超负荷工作的状态下，胃脏本身过劳而损伤。从软组织损伤后的普遍的病理变化规律可知，胃脏本身将造成较大面积的瘢痕（这种瘢痕细小，但数量极多）、纤维挛缩，微循环和体液代谢通道被阻塞，此时如胃黏膜受到食物的刺激而损伤，胃黏膜就得不到修复，造成本病。

【临床表现】

1. 腹痛

本病患者少数可无症状，或以出血、穿孔等并发症的发生作为首诊症状，但绝大多数是以中上腹疼痛起病的。消化性溃疡疼痛特点如下：

（1）长期性　由于溃疡发生后可自行愈合，但每于愈合后又好复发，故常有上腹疼痛长期反复发作的特点。整个病程平均6~7年，有的可长达10~20年，甚至更长。

（2）周期性　上腹疼痛呈反复周期性发作，乃此种溃疡的特征之一，尤以十二指肠溃疡更为突出。中上腹疼痛发作可持续数日、数周或更长，继以较长时间的缓解。全年都可发作，但以春、秋季节发作者多见。

（3）节律性　溃疡疼痛与饮食之间的关系具有明显的相关性和节律性。十二指肠溃疡的疼痛好发在二餐之间发生，持续不减直至下餐进食或服制酸药物后缓解。一部分十二指肠溃疡患者可发生半夜疼痛。胃溃疡疼痛的发生较不规则，常在餐后1小时内发生，经1~2小时后逐渐缓解，直至下餐进食后再复出现上述节律。

（4）疼痛部位　十二指肠溃疡的疼痛多出现于中上腹部，或在脐上方，或在脐上方偏左处；胃溃疡疼痛的位置也多在中上腹，但稍偏高处，或在剑突下和剑突下偏左处。

（5）疼痛性质　多呈钝痛、灼痛或饥饿样痛，一般较轻而能耐受，持续性剧痛提示溃疡穿透或穿孔。

2. 其他症状与体征

（1）其他症状　本病除中上腹疼痛外，尚可有唾液分泌增多、胃灼热、反胃、嗳酸、嗳气、恶心、呕吐等其他胃肠道症状。食欲多保持正常，但偶可因食后疼痛发作而惧食，以致体重减轻。全身症状可有失眠等神经官能症的表现，或有缓脉、多汗等自主神经系统不平衡的症状。

（2）体征　溃疡发作期中上腹部可有局限性压痛，程度不重，其压痛部位多与溃疡的位置基本相符。

3. 并发症

（1）大量出血　是本病最常见并发症，其发生率占本病患者的20%～25%，也是上消化道出血的最常见原因。并发于十二指肠溃疡者多见于胃溃疡，而并发于球后溃疡者更为多见。

消化性溃疡出血的临床表现取决于出血的部位、速度和出血量。如十二指肠后壁溃疡，常可溃穿其毗邻的胰十二指肠动脉而致异常迅猛的大量出血；溃疡基底部肉芽组织的渗血或溃疡周围黏膜糜烂性出血，一般只致小量而短暂的出血。消化性溃疡出血速度快而量多者，则表现为呕血及柏油样便；如出血量少，出血速度慢而持久，则可表现为逐渐出现的低色素性小细胞性贫血和大便潜血阳性。短时间内的大量出血，可因血容量的锐减而致头昏、眼花、无力、口渴、心悸、心动过速、血压下降、昏厥，甚至休克。消化性溃疡并发出血前，常因溃疡局部的充血突然加剧而致上腹疼痛加重。出血后则可因充血减轻，以及碱性血对胃酸的中和与稀释作用，腹痛随之缓解。

（2）穿孔　溃疡穿透浆膜层而达游离腹腔即可致急性穿孔，如溃疡穿透与邻近器官、组织粘连，则称为穿透性溃疡或溃疡慢性穿孔。后壁穿孔或穿孔较小而只引起局限性腹膜炎时，称亚急性穿孔。

急性穿孔时，由于十二指肠或胃内容物流入腹腔，导致急性弥漫性腹膜炎，临床上突然出现剧烈腹痛。腹痛常起始于右上腹或中上腹，持续而较快蔓延至脐周，以至全腹。疼痛可放射至一侧肩部（大多为右侧）。腹痛可因翻身、咳嗽等动作而加剧，故患者常卧床，两腿卷曲而不愿移动。腹痛时常伴恶心和呕吐，患者多烦躁不安、面色苍白、四肢湿冷、心动过速。如穿孔发生于饱餐后，胃内容物漏出较多，则致腹肌高度强直，并有满腹压痛和反跳痛，肠鸣音减低或消失。肝浊音界缩小或消失，表示有气腹存在。如胃肠内容物流达盆腔，直肠指诊可探到右侧直肠凹陷处触痛。亚急性或慢性穿孔所致的症状不如急性穿孔剧烈，可只引起局限性腹膜炎、肠粘连或肠梗阻征象，并于短期内即可见好转。

（3）幽门梗阻　其发生原因通常是由于溃疡活动期，溃疡周围组织的炎性充血、水肿或反射性地引起幽门痉挛。此类幽门梗阻属暂时性，可随溃疡好转而消失，内科治疗有效，故称之功能性或内科性幽门梗阻。反之，由溃疡愈合，瘢痕形成和瘢痕组织收缩或与周围组织粘连而阻塞幽门通道所致者，则属持久性，非经外科手术而不能自动缓解，称之器质性或外科性幽门梗阻。由于胃潴留，患者可感上腹饱胀不适，并常伴食欲减退、嗳气、反酸等消化道症状，尤以饭后为甚。呕吐是幽门梗阻的主要症状，多于餐后30～60分钟后发生。呕吐次数不多，约每隔1～2日1次。1次呕吐量可超过1L，内含发酵宿食。患者可因长期、多次呕吐和进食减少而致体重明显减轻，但不一定有腹痛。如有腹痛则较多发生于清晨，且无节律性。因多次反复大量呕吐，H^+和K^+大量丢失，可致代谢性碱中毒，并出现呼吸短促、四肢无力、烦躁不安，甚至发生手足搐抽症。空腹时上腹部饱胀和逆蠕动的胃型以及上腹部震水音，是幽门梗阻的特有体征。

【诊断要点】

（1）内镜检查　不论选用纤维胃镜或电子胃镜，均为确诊消化性溃疡的主要方法。在内镜直视下，消化性溃疡通常呈圆形、椭圆形或线形，边缘锐利，基本光滑，为灰白色或灰黄色苔膜所覆盖，周围黏膜充血、水肿，略隆起。

（2）X线钡餐检查　消化性溃疡的主要X线征象是壁龛或龛影，是钡悬液填充溃疡的凹陷部分所造成。在正面观，龛影呈圆形或椭圆形，边缘整齐。因溃疡周围的炎性水肿而形成环形透亮区。因溃疡纤维组织的收缩，四周黏膜皱襞呈放射状向壁龛集中，直达壁龛边缘。在侧面观，壁龛突出胃壁轮廓以外。龛影与胃腔的交界处，即溃疡口部，有时可显示一宽为1～2mm的透光细线。

胃溃疡的龛影多见于胃小弯，且常在溃疡对侧见到痉挛性胃切迹；十二指肠溃疡的龛影常见于球部。由于溃疡周围组织的炎症和局部痉挛等，X线钡餐检查时可发现局部压痛与激惹现象。溃疡愈合和瘢痕收缩，可使局部发生变形，尤多见于十二指肠球部溃疡，后者可呈三叶草形、花新样等变形，这些均为溃疡存在的间接征象。

（3）HP感染的检测　细菌培养是诊断HP感染最可靠的方法，革兰染色检查HP是一种快、速简便的方法。组织尿素酶检测也是一种简便、快速的诊断方法。血清学检测采用酶联免疫吸附测定（ELISA）法，测定血清中抗HP抗体。其敏感性和特异性都比较好，可应用于流行病学调查，了解人群的感染情况。随着分子生物学技术的迅速发展，应用PCR技术，能特异地检出活检组织中的HP。

（4）胃液分析　正常男性和女性的基础酸排出量（basal acid output，BAO）平均分别为2.5和1.3mmol/h，男性和女性十二指肠溃疡患者的BAO平均分别为5.0mmol/h和3.0mmol/h。当BAO＞10mmol/h，常提示胃泌素瘤的可能。五肽胃泌素按6μg/kg注射后，最大酸排出量（maximal acid output，MAO）十二指肠溃疡者常＞40mmol/h。由于各种胃病的胃液分析结果，胃酸幅度与正常人有重叠，对溃疡病的诊断仅作参考。

【针刀治疗】

（一）治疗原则

根据该病的病因和发病机制，本病治疗需依据内脏慢性软组损伤的理论及脊柱区带病因学的理论来彻底解除其病因。

（二）操作方法

1. 第1次松解 T_5 ~ T_6、T_6 ~ T_7 棘上韧带、棘间韧带、肋横突关节

（1）体位　俯卧位，肩关节及髂嵴部置棉垫，以防止呼吸受限。

（2）体表定位（图15－4）

①T_5 ~ T_8 胸椎棘突、棘间、肋横突关节胸椎的肋横突关节的位置一般在本椎与下胸椎棘间中点旁开2 ~ 3cm，如 T_6 的肋横突关节位于 T_6 ~ T_7 棘间中点旁开2 ~ 3cm，以此类推。第1次松解 T_5 ~ T_6、T_6 ~ T_7；第2次松解 T_7 ~ T_8；第3次松解 T_8 ~ T_9。

②T_6 ~ T_8 的上、下、左、右有压痛或结节或条索等局部病灶。

（3）消毒　在施术部位，用活力碘消毒2遍，然后铺无菌洞巾，使治疗点正对洞巾中间。

（4）麻醉　用1%利多卡因局部浸润麻醉，每个治疗点注药1ml。

（5）刀具　使用汉章Ⅰ型针刀。

（6）针刀松解术（图15－5）

①第1支针刀松解 T_6 ~ T_7 棘上韧带、棘间韧带　在 T_7 棘突顶点定位，刀口线与人体纵轴一致，刀体先向头侧倾斜45°，与胸椎棘突呈60°角，针刀经皮肤、皮下组织，直达棘突骨面，纵疏横剥2 ~ 3刀，范围不超过0.5cm。然后将针刀体逐渐向脚侧倾斜与胸椎棘突走行方向一致，从 T_7 棘突上缘骨面向上沿 T_6 ~ T_7 棘间方向用提插刀法切割棘间韧带2 ~ 3刀，范围不超过0.5cm。

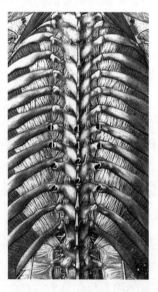

图15－4　体表定位示意图

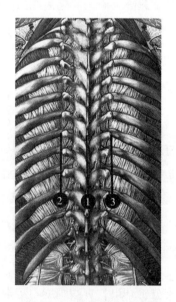

图15－5　针刀松解示意图

②第2支针刀松解 T_7 左侧肋横突关节囊韧带　从 T_6 ~ T_7 棘间中点旁开2 ~ 3cm进针刀，刀口线与人体纵轴一致，针刀体与皮肤呈90°角，针刀经皮肤、皮下组织、胸腰筋膜浅层、竖脊肌达横突骨面，沿横突骨面向外到横突尖部，纵疏横剥2 ~ 3刀，范围不超

过2mm。

③第3支针刀松解 T_7 右肋横突关节囊韧带　针刀松解方法参照第2支针刀松解方法。

松解 $T_5 \sim T_6$ 棘上韧带、棘间韧带、肋横突关节囊，只是松解胸椎序数不同，针刀松解方法参照 $T_6 \sim T_7$ 棘上韧带、棘间韧带及肋横突关节囊的针刀松解方法。松解 $T_7 \sim T_8$ 只是松解胸椎序数不同，针刀松解方法参照 $T_6 \sim T_7$ 针刀松解方法。松解 $T_8 \sim T_9$ 只是松解胸椎序数不同，针刀松解方法参照 $T_6 \sim T_7$ 针刀松解方法。

经过1周的卧床休息结束以后，需拍X线片复查，了解骨关节是否彻底复位。如未彻底复位，可隔1周或根据具体情况安排下一次治疗，目的是使骨关节移位得到彻底纠正。

$C_6 \sim C_8$ 胸椎的上、下、左、右脊柱区带范围内有压痛或结节或条索时，按如下方法治疗：在其压痛点、结节、条索处定若干点，在各点处进针刀，刀口线均和人体纵轴平行，深度可达肋横突关节骨面。如在横突之间深度也不得超过肋骨的外表面；如在棘突之间深度达椎管外3mm以上，各点针刀达到相应深度后，务必将结节、条索切开、刮碎。

（7）注意事项　针刀术后进行手法治疗。如属于相关椎体位移，针刀术后可采用胸椎后移位的复位手法：让患者俯卧治疗床上，医生右手握拳，食指和中指的掌指关节扣在患椎棘突上，左手握住自己右手的腕部，令患者吸气，当吸气到最大限度时，医生突然将中、食指的掌指关节平衡下压，速度要快，1秒钟左右，此时即可有震动感或弹响声，手法结束，即告复位。如属于脊柱区带软组织损伤者，针刀术后，在各个进针点处指压20秒钟，以促进局部的微循环。

2. 第2次针刀调节局部的电生理线路

①在胸剑联合中点与脐连线的中点（中脘穴）定1点　针刀体和腹部平面垂直，刀口线和腹中线平行，刺入 0.3 ~ 0.5 寸深处，纵行剥离 3 ~ 4 下。如食欲不振者纵行剥离速度应缓慢；如经常感到饥饿者，纵行剥离后，行快速的横行剥离 5 ~ 6 下（图 15 – 2）。

②在前臂内侧腕横纹中点上2寸处（内关穴）定1点　该点位于掌长肌与桡侧腕屈肌之间，针刀从此点刺入，针刀体垂直于前臂内侧面，刀口线和前臂中线平行，刺入 1 ~ 1.5 寸分深处，纵行剥离 3 ~ 4 下。如食欲不振者纵行剥离速度应缓慢；如经常感到饥饿者，纵行剥离后，即行快速的横行剥离 5 ~ 6 下（图 13 – 2）。

③在 T_{12} 棘突下向两侧各旁开1.5寸（胃俞穴）取2点　在此2点上进针刀，针刀体与背部皮肤垂直，刀口线和脊柱中线平行，刺入 0.7 ~ 1 寸深处，纵行剥离 3 ~ 4 下。如食欲不振者纵行剥离速度应缓慢；如经常感到饥饿者，纵行剥离后，即行快速横行剥离 5 ~ 6 下（图 15 – 3）。

④在 T_{11} 棘突下向两侧各旁开1.5寸（脾俞穴）取2点　在此2点上进针刀，针刀体与背部皮肤垂直，刀口线和脊柱中线平行，刺入 0.7 ~ 1 寸深处，纵行剥离 3 ~ 4 下。如食欲不振者纵行剥离速度应缓慢；如经常感到饥饿者，纵行剥离后，即行快速的横行剥离 5 ~ 6 下（图 15 – 3）。

⑤血海穴在双侧大腿内侧面之下部股骨内上髁，向上1寸处在缝匠肌与股内侧肌之间各定1点　针体和进针处的平面垂直，刀口线和大腿的纵轴平行，从内向外刺入1～1.5cm深处；纵行剥离2～3下，再横行剥离2～3下即可（图15－6）。

⑥膈俞穴在T_7～T_8棘突间向两旁旁开各1.5寸取2点　在此2点上进针刀，针体和背部平面垂直，刀口线和脊柱中线平行，刺入0.7～1cm深处，纵行剥离3～4下，即行快速的横行剥离5～6下，向棘突方向斜刺点弹3～4下（图15－7）。

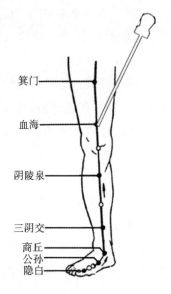

图15－6　从血海穴处进针刀

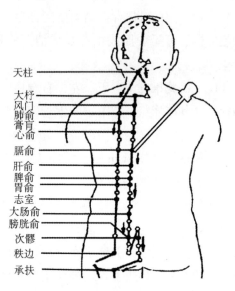

图15－7　从膈俞穴处进针刀

【针刀术后手法治疗】

无需手法治疗。

【针刀术后康复治疗】

（一）目的

消化性溃疡针刀整体松解术后康复治疗的目的是进一步调节背部及腹部的弓弦力学系统的力平衡，促进局部血液循环，加速局部的新陈代谢，有利于损伤组织的早期修复。

（二）原则

消化性溃疡针刀术后48～72小时后可选用下列疗法进行康复治疗。

（三）方法

1. 针刺疗法

处方一：脾俞、胃俞、中脘、内关、足三里、关元、公孙。

操作：局部常规消毒，脾俞、胃俞向脊柱方向斜刺，其余穴位均直刺，得气后，用捻转补法，后用温针灸，留针20分钟。每日1次，10次为1个疗程。

处方二：脾俞、中脘、章门、足三里、三阴交、照海、胃俞。

操作：局部常规消毒，脾俞、胃俞针刺方向向脊柱斜刺，其余穴位均直刺，针刺得气后，行捻转补法，留针 30 分钟。每日 1 次，10 次为 1 个疗程。

2. 电针法

处方：中脘、足三里、合谷。

操作：针刺后，接 G6805 电针仪，用疏密波，强刺激，针 30 分钟，间歇 15 分钟，间歇时间根据腹痛情况适当缩短或延长。连续针 8 小时后，患者腹痛缓解，腹肌松弛，压痛反跳痛减轻，可停止针刺。

3. 穴位埋线法

处方一：胃俞透脾俞、中脘透上脘、胃仓透意舍、梁门、溃疡点、$T_8 \sim T_{12}$ 夹脊。

操作：选取 1 对或 2 对穴位，按上法把适当长羊肠线植入，视疗效不同，可在 2 ~ 4 周时间内选择另外 2 对穴位作第 2 次埋线。

4. 穴位注射法

处方：中脘、梁门、脾俞、胃俞。

操作：用维生素 B_1 100mg/2ml 加 0.25% 普鲁卡因溶液 18ml，每穴 10ml，每日 1 次。两组穴位交替注射，10 次为 1 个疗程。

5. 灸法

处方：脾俞、胃俞、中脘、梁门、足三里。

操作：用艾条灸以上穴位，每穴熏灼 5 ~ 10 分钟，使之局部及胃脘部发热为佳。亦可用艾炷灸，每穴 7 ~ 9 壮，最好在灸背部、上腹部穴位时，在穴位周围用物阻挡，不使热量走散，以利于局部发热。每日 1 ~ 2 次，6 周为 1 个疗程。

第三节 功能性便秘

【概述】

功能性便秘是指排便不顺利的状态，包括粪便干燥排出不畅和粪便不干亦难排出两种情况。无任何器质性损伤一般每周排便少于 2 ~ 3 次（所进食物的残渣在 48 小时内未能排出）即可称为便秘。

正常人的排便习惯差别很大，这与个体差异、生活习惯，尤其是饮食习惯有关。一般情况下，正常人每天排便 1 ~ 2 次，有的 2 ~ 3 天 1 次（只要无排便困难及其他不适均属正常），但大多数人（约占 60% 以上）为每天排便 1 次。

【针刀应用解剖】

大肠位于消化管最后的一段，长约 1.5 米，起自右髂窝，终于肛门，可分为盲肠、结肠和直肠 3 段。大肠的主要功能是吸收水分，将不消化的残渣以粪便的形式排出体外。盲肠是大肠的开始部，位于右髂窝内，左接回肠，上通升结肠。在盲肠的后内壁伸出一条细长的阑尾，其末端游离，内腔与盲肠相通，它是盲肠末端在进化过程中退化形成的。结肠围绕在空、回肠的周围，可分为升结肠、横结肠、降结肠和乙状结肠 4 部分。升结肠

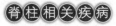

是盲肠向上延续的部分，至肝右叶下方弯向左形成横结肠。横结肠左端到脾的下部，折向下至左髂嵴的一段叫降结肠。左髂嵴平面以下的一段结肠位于腹下部和小骨盆腔内，肠管弯曲，叫乙状结肠，在第3骶椎平面续于直肠。

直肠位于盆腔内，全长15~16cm，从第3骶椎平面贴骶尾骨前面下行，穿盆膈终于肛门。盆膈以下的一段直肠又叫肛管，长3~4cm。直肠的肌层和其他部分一样，也是由外纵、内环两层平滑肌构成。环形肌在肛管处特别增厚，形成肛门内括约肌。围绕肛门内括约肌的周围有横纹肌构成的肛门外括约肌，括约肌收缩可阻止粪便的排出。

【病因病理】

急性便秘的原因多为器质性，如脊椎的急性损伤、肠扭转、肠绞窄等。慢性便秘的原因比较多，有器质性的，如肿瘤（如结、直肠癌）、炎症（如肠结核、克罗恩病、溃疡性大肠炎等）、肠粘连、慢性阻塞性肺气肿、甲状旁腺功能亢进症、甲状腺功能减退症、糖尿病合并神经病变、硬皮病、长期服用抗抑郁药或镇静剂等；有功能性的，如进食量太少或食物中纤维含量太少，造成粪便量不足引起的单纯性便秘，如由肠神经系统功能障碍引起的肠易激综合征。临床上，慢性便秘原因中最多见的还是功能性便秘。

【临床表现】

便秘的临床表现与引起便秘的病因有关，有时便秘患者的表现只有粪便干硬、排便费力。另外，由于用力排出干硬粪便会引起肛裂，有些患者还可能有腹胀、恶心、食欲减退、乏力、头昏等症状，但这些症状均缺乏特异性。在为便秘患者作体格检查时，常可在其左下腹触及粪块和痉挛的结肠。

【诊断要点】

（1）有关病史　仔细的病史询问对便秘的诊断有极重要的价值。便秘病程长，若患者在体重、食欲、体力方面无明显变化，常提示为功能性便秘；食量过少和食物过于精细，常与单纯性便秘有关；由精神因素、生活形态改变、长途旅行等原因引起的便秘常与肠易激综合征有关；腹部手术后的肠粘连也与便秘有关等等。

（2）粪便常规检查和粪潜血试验　可观察到粪便的形状、数量、有无脓血和黏液等；潜血试验则有助于发现肠道的少量出血。

（3）X线检查　腹部正面摄影如有肠道扩张，且伴有液体平面时，应考虑肠阻塞的可能；如发现肠道内有粪便潴留，尤其粪便潴留于乙状结肠内时，要考虑结肠的排便异常。

（4）钡剂肠摄影及大肠镜检查　可观察结、直肠内有无狭窄和阻塞。

（5）相应的临床表现。

【针刀治疗】

（一）治疗原则

根据针刀医学理论脊柱相关疾病理论及慢性软组织损伤病因病理学理论和软组织损伤病理构架的网眼理论，长期便秘是由于支配胃肠的内脏神经在行径途中被卡压，使肠道长期处于半麻痹状态，依据上述理论，针刀整体松解后腰部软组织慢性损伤的粘连、瘢痕，解除被卡压的内脏神经，并调节相关经络的电生理线路，恢复肠道的动态平衡，可使此病得到治愈。

（二）操作方法

1. 第 1 次针刀松解上腰段关节突关节韧带的粘连、瘢痕、挛缩和堵塞

（1）体位　俯卧位。

（2）体表定位　$L_1 \sim L_2$、$L_2 \sim L_3$ 关节突关节（图 15 – 8）。

（3）消毒　在施术部位，用活力碘消毒 2 遍，然后铺无菌洞巾，使治疗点正对洞巾中间。

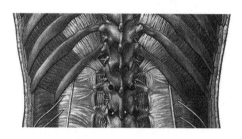

图 15 – 8　上腰段关节突关节韧带松解术体表定位

（4）麻醉　用 1% 利多卡因局部浸润麻醉，每个治疗点注药 1ml。

（5）刀具　使用汉章 I 型针刀。

（6）针刀松解术　以松解右侧和 $L_1 \sim L_2$ 关节突关节韧带为例。摸准在 L_1 棘突顶点下缘旁开 2cm 进针刀，刀口线与脊柱纵轴平行，针刀体与皮肤垂直，针刀经皮肤、皮下组织、胸腰筋膜浅层、竖脊肌，到达骨面。刀刃在骨面上向外移动，可触及一骨突部，此为 L_1 的下关节突。再向外移动，刀下有韧性感时，即到 $L_1 \sim L_2$ 关节突关节韧带。在此用提插刀法切割 2 ~ 3 刀，深度不超过 0.5cm，以松解关节突关节韧带的挛缩、粘连和瘢痕。其他节段关节突关节韧带松解方法与此相同（图 15 – 9）。

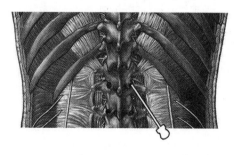

图 15 – 9　上腰段关节突关节韧带松解示意图

2. 第2次调节相关经络的电生理线路

在外膝眼下3寸，距胫骨前外缘侧一横指（足三里穴）定点，刀口线与下肢长轴一致，针刀体与皮肤垂直，针刀经皮肤、皮下组织，当患者有酸、麻、胀感时，快速纵行疏通2～3刀（图13-3）。

【针刀术后手法治疗】

腰部针刀术后进行抖牵法。患者俯卧位，肌肉腰部放松，双手拉住床头。一助手立于床尾，两手握两踝部牵引，在牵引的基础上，用力上下抖动数下，连续作3～5遍。术者立于患者躯干一侧，双手重叠放于 L_1～L_2 棘突上，当助手用力牵引时，术者向下弹压1次。此手法可隔2～3日1次。

【针刀术后康复治疗】

（一）目的

功能性便秘针刀整体松解术后康复治疗的目的是进一步促进局部血液循环，加速局部的新陈代谢，有利于疾病的早期修复。

（二）原则

功能性便秘针刀术后48～72小时可选用下列疗法进行康复。

（三）方法

1. 针灸推拿疗法

（1）针刺疗法

处方：内庭、天枢、大肠俞、气海、照海、石门、肾俞、关元俞。

操作：穴位常规消毒后，毫针刺，进针得气后，用补法，留针20分钟，可加灸。每日1次，7次为1个疗程。

（2）灸法

处方：脾俞、肾俞、命门、复溜；大横、三阴交、气海。

操作：两组穴位交替用，间日治疗，前方取俯卧位，后方取仰卧位。进针得气后留针20～30分钟，留针期间用隔姜或隔附子饼灸3～5壮，艾炷如半个枣核大。每日1次，7次为1个疗程。

（3）电针法

处方：大横、下巨虚、石门、支沟。

操作：2组穴位交替使用。局部皮肤常规消毒后，毫针刺，进针得气后通电10～20分钟，选用疏密波。隔日1次，7次为1个疗程。

2. 现代物理疗法

（1）红外线疗法

处方：患侧局部。

操作：选用穿透能力强的近红外线，对着患侧照射，灯距一般是15～20cm，以患者舒适的热感为准。每日1次，每次30分钟左右，5次为1个疗程。

（2）低频调制中频电疗

处方：使用时按不同病情选择处方，如止痛处方、调节神经功能处方、促进血液循环处方。

操作：在腹部，每次治疗 20 分钟，每天 1 次，5 次为 1 个疗程。

第四节　慢性腹泻

【概述】

凡病程在 2 个月以上的腹泻或间歇期在 2～4 周内的复发性腹泻均称为慢性腹泻。

【针刀应用解剖】

小肠是消化管中最长的一段，成人全长 5～7 米。上端从幽门起始，下端在右髂窝与大肠相接，可分为十二指肠、空肠和回肠 3 部分。十二指肠固定在腹后壁，空肠和回肠形成很多肠襻，盘曲于腹膜腔下部，被小肠系膜系于腹后壁，故合称为系膜小肠。空肠上端起于十二指肠空肠曲，回肠下端与盲肠相连。空肠与回肠盘绕于腹腔的中、下部，两者间无明显的界限，空肠约占空回肠的上 2/5，主要位于左外侧区和脐区，其特点是血管丰富，较红润，管壁厚，管腔大，黏膜面有高而密的环形皱襞，并可见许多散在的孤立淋巴滤泡。小肠是食物消化、吸收的主要部位。

大肠位于消化管最后的一段，长约 1.5 米，起自右髂窝，终于肛门，可分为盲肠、结肠和直肠 3 段。大肠的主要功能是吸收水分，将不消化的残渣以粪便的形式排出体外。盲肠是大肠的开始部，位于右髂窝内，左接回肠，上通升结肠。在盲肠的后内壁伸出一条细长的阑尾，其末端游离，内腔与盲肠相通，它是盲肠末端在进化过程中退化形成的。结肠围绕在空、回肠的周围，可分为升结肠、横结肠、降结肠和乙状结肠 4 部分。升结肠是盲肠向上延续的部分，至肝右叶下方弯向左形成横结肠。横结肠左端到脾的下部，折向下至左髂嵴的一段叫降结肠。左髂嵴平面以下的一段结肠位于腹下部和小骨盆腔内，肠管弯曲，叫乙状结肠，在第 3 骶椎平面续于直肠。

直肠位于盆腔内，全长 15～16cm，从第 3 骶椎平面贴骶尾骨前面下行，穿盆膈终于肛门。盆膈以下的一段直肠又叫肛管，长 3～4mm。直肠的肌层和其他部分一样，也是由外纵、内环两层平滑肌构成。环形肌在肛管处特别增厚，形成肛门内括约肌。围绕肛门内括约肌的周围有横纹肌构成的肛门外括约肌，括约肌收缩可阻止粪便的排出。

【病因病理】

慢性腹泻的患者在受到重复感染、饮食、情绪等各种因素的刺激后，有可能引起急性发作。

（1）慢性肠道感染性疾病　如慢性细菌性痢疾、真菌感染等疾病。

（2）某些肠道寄生虫病　如慢性阿米巴痢疾、肠道滴虫病、钩虫病、蛔虫病等。由于寄生于人体消化道不同的寄生虫的排泄物、代谢产物以及机械因素的刺激，往往也会造成不同程度的消化道功能紊乱，也可引起不同程度的腹泻和便秘。其中钩虫对人体的最大影响是肠道失血，导致大便潜血和贫血。

（3）非感染性炎症性肠病　常见的有溃疡性结肠炎等。引起腹泻时往往伴有腹痛、大便带黏液，严重时有明显的全身症状。

（4）消化功能不良和吸收功能障碍　包括各种引起消化酶的分泌减少，如慢性胰腺炎、胰腺癌、因手术切除过多肠段造成的短肠综合征、系统性硬化病对肠道的影响、溃疡性结肠炎对肠黏膜的反复破坏与修复致肠黏膜瘢痕化等均会影响肠黏膜的吸收功能。

（5）肠道肿瘤　包括大肠癌、小肠淋巴瘤、类癌、胃肠道激素细胞瘤、结肠腺瘤病等。肠道肿瘤很大程度地影响肠道的消化吸收功能和肠道运动功能。

（6）运动性腹泻　各种原因引起肠蠕动紊乱均可导致腹泻，比如内分泌代谢障碍疾病（如甲状腺功能亢进、糖尿病性肠病等）、不完全性肠梗阻和迷走神经切断术都可促进肠蠕动。肠激惹综合征、胃肠神经官能症等引起腹泻的主要原因也是肠蠕动紊乱。

（7）药源性腹泻　某些抗生素引起伪膜性肠炎和出血性肠炎，也可能导致慢性腹泻。降压药利血平以及番泻叶等，均会不同程度地刺激肠黏膜的渗出和分泌，从而引起腹泻。

慢性腹泻的发病机制有以下几点：

（1）肠蠕动增强，排空过速　由于各种原因所致肠蠕动增强，肠的排空速度过快均可导致腹泻。如肠神经官能症时，肠内容物的量正常，但由于神经兴奋性的异常增高，使肠蠕动加速，出现腹泻；慢性菌痢、慢性肠阿米巴病、肠结核等，因肠道有慢性炎症而发生腹泻；肠大部切除术后，肠内容物在肠道内停留的时间过短也会发生腹泻。

（2）食物在肠内消化不完全　如倾倒综合征、慢性胰腺疾病、肠大部切除术后等，食物在肠内不能完全消化而发生腹泻。

（3）食物吸收不良　原发性与继发性吸收小肠综合征等均因被消化的食物不能被很好地吸收而发生腹泻。

【临床表现】

病变位于直肠和乙状结肠的患者多有便意频繁和里急后重，每次排便量少，有时只排出少量气体和黏液，粪色较深，多呈黏冻状，可混有血液。小肠病变的腹泻无里急后重，粪便稀烂呈液状，色较淡。小肠吸收不良者粪呈油腻状多泡沫含食物残渣，有恶臭。慢性痢疾血吸虫、溃疡性结肠炎、直肠癌等引起的腹泻每日排便数次，粪便常带脓血。溃疡性肠结核者常有腹泻与便秘交替现象。遇慢性大量水泻伴失水缺钾和酸中毒表现、不能因禁食和抗生素治疗而止泻的病例，要怀疑少见的胰性霍乱综合征，肠易激综合征的功能性腹泻多在清晨起床后和早餐后发生，每日2～3次，粪便有时含大量黏液。

【诊断要点】

慢性腹泻的原因十分复杂，有时给诊断和鉴别诊断造成极大的困难。因此，对每个疑难病例，必须细致地询问病史、体检、粪便镜检，以及有选择性的器械检查，如乙状结肠镜纤维结肠镜、X线钡剂造影、钡剂灌肠造影、肠黏膜活检等，以利于诊断和鉴别

诊断

首先，要注意患者的年龄及性别，如菌痢多见于儿童和青壮年，而大肠癌、胰腺癌多见于中老年人，老年人也容易发生小肠缺血性腹泻。中年女性则容易发生功能性腹泻。

其次，要注意腹泻的症状及其伴随的症状。不少慢性疾病，特别是胃肠道疾病以腹泻为主要症状，也有以其他症状为主要症状的。即使同种疾病，有的以腹泻为主；有的腹泻很轻或无腹泻，而以其他症状为主；有的腹泻时发时止，时好时坏，如溃疡性结肠炎、慢性肠阿米巴病等。与腹泻并存的某些症状也有助于鉴别诊断，如腹泻伴有痉挛性下腹疼痛，大便后腹痛减轻或消失，常见于结肠疾病；若在脐周或右下腹部常发生腹痛，大便后腹痛并不减轻者，多为小肠病变；腹痛伴有里急后重，常提示直肠与乙状结肠疾病；腹泻伴有阵发性绞痛，局部起包块或局限性腹胀，肠蠕动亢进，常提示有不完全性肠梗阻，应注意与肠结核、克隆恩病、小肠恶性淋巴瘤、大肠癌等鉴别；便秘与腹泻交替出现，常见于肠结核、大肠癌、克隆恩病、结肠憩室炎、慢性结肠炎等；慢性腹泻伴有发热，应注意小肠恶性淋巴瘤、克隆恩病、肠结核、大肠癌、结缔组织疾病等；若慢性腹泻伴有便血，应注意肠结核、小肠恶性淋巴瘤、大肠癌等，如病程超过 2 年以上，大肠癌的可能性较小；慢性腹泻伴有腹痛，为非炎症性疾病，如肠大部切除术、原发性吸收不良综合征等；慢性腹泻伴有食欲不振，常见于慢性肝、胆疾病，重症慢性结肠炎、恶性肿瘤；而成人胰性脂肪泻时，常有食欲亢进。

【针刀治疗】

（一）治疗原则

依据针刀医学的脊柱相关疾病理论及慢性软组织损伤病因病理学理论和软组织损伤病理构架的网眼理论，慢性腹泻是由于支配胃肠的内脏神经在行径途中被卡压，使肠道长期处于高蠕动状态。依据上述理论，针刀整体松解后腰部软组织慢性损伤的粘连、瘢痕，解除被卡压的内脏神经，恢复肠道的动态平衡，此病就得到治愈。

（二）操作方法

1. 第 1 次针刀松解上腰段关节突关节韧带的粘连、瘢痕、挛缩和堵塞

（1）体位　俯卧位。

（2）体表定位　$T_{12} \sim L_1$、$L_1 \sim L_2$ 关节突关节（图 15 - 8）。

（3）消毒　在施术部位，用活力碘消毒 2 遍，然后铺无菌洞巾，使治疗点正对洞巾中间。

（4）麻醉　用 1% 利多卡因局部浸润麻醉，每个治疗点注药 1ml。

（5）刀具使用汉章 I 型针刀。

（6）针刀松解术　以松解右侧 $T_{12} \sim L_1$ 关节突关节韧带为例。摸准 T_{12} 棘突顶点下缘定位，棘突中点旁开 2cm 进针刀。刀口线与脊柱纵轴平行，针刀体与皮肤垂直，针刀经皮肤、皮下组织、胸腰筋膜浅层、竖脊肌，到达骨面。刀刃在骨面上向外移动，可触及一骨突部，此为 T_{12} 的下关节突。再向外移动，刀下有韧性感时，即到 $T_{12} \sim L_1$ 关节突关节韧带。在此用提插刀法切割 2~3 刀，深度不超过 0.5cm，以松解关节突关节韧带的挛缩、粘连和瘢痕。其他节段关节突关节韧带松解方法与此相同。（图 15-9）

2. 第 2 次调节相关经络的电生理线路

在外膝眼下 3 寸，距胫骨前外缘侧一横指（足三里穴）定点，刀口线与下肢长轴一致，针刀体与皮肤垂直，针刀经皮肤、皮下组织，当患者有酸、麻、胀感时，缓慢纵行疏通 2~3 刀（图 13-3）。

【针刀术后手法治疗】

腰部针刀术后进行抖牵法。患者俯卧位，腰部肌肉放松，双手拉住床头。一助手立于床尾，两手握两踝部牵引，在牵引的基础上，用力上下抖动数下，连续作 3~5 遍。术者立于患者躯干一侧，双手重叠放于 T_{12}~L_1 棘突上，当助手用力牵引时，术者向下弹压 1 次。此手法可隔 2~3 日 1 次。

【针刀术后康复治疗】

（一）目的

慢性腹泻针刀整体松解术后康复治疗的目的是进一步促进局部血液循环，加速局部的新陈代谢，有利于疾病的早期修复。

（二）原则

慢性腹泻针刀术后 48~72 小时可选用下列疗法进行康复。

（三）方法

1. 针灸推拿疗法

（1）针刺疗法

处方：上巨虚、天枢、曲池、阴陵泉、大横、支沟、足三里、公孙、中脘。

操作：选取 4~6 穴，局部皮肤常规消毒，毫针刺，进针得气后，施捻转泻法。留针 30 分钟，每日 1 次，7 次为 1 个疗程。

（2）电针法

处方：中脘、气海、关元、天枢、地机、足三里。

操作：每次取 3 个腹部穴和 2 个四肢穴，毫针常规刺，得气后接 G6805 电针治疗仪，连续波刺激，强度以患者能耐受为度。每日 1 次，每次 30 分钟，7 次为 1 个疗程。

（3）灸法

处方：脾俞、胃俞、中脘、天枢、足三里、命门、肾俞、阴陵泉。

操作：上述诸穴，用毫针刺，提插补法，得气后留针，除阴陵泉外，余穴在针柄上套上 1.5cm 长艾段，点燃行温针灸，每穴 3 壮。每日 1 次，7 次为 1 个疗程。

2. 现代物理疗法

（1）超短波

处方：患部。

操作：应用超短波治疗仪，电源 220V、50Hz，功率 200W，波长 7.37m，电极 20cm×

15cm，间隙1~2cm；并置安放于患侧，连续振动与间歇振动交替进行，温度控制在50~60℃，以患者能耐受为度。每天1次，每次30分钟，5次为1个疗程。

（2）中频电刺激疗法

处方：患部。

操作：采用中频电脑治疗仪（技术参数：电源220V、50Hz；消耗功能12W；输出中频频率1k~10kHz；低频调制频率0.1~60Hz；输出基本波形：方波、尖波、三角波、正弦波、指数波等）进行治疗。将中频电治疗仪阴极置于患肌的运动点上，阳极置于躯干，电极下放置厚衬垫，电流强度以能引起肌肉收缩而无疼痛为度。每次15分钟，每日1次，5次为1个疗程。

第五节　慢性溃疡性结肠炎

【概述】

慢性溃疡性结肠炎又称慢性非特异性溃疡性结肠炎，是种原因不明的慢性结肠炎，病变主要位于结肠的黏膜层，可累及直肠和结肠远端，甚至遍布整个结肠。主要症状有腹痛、腹泻、脓血便和里急后重，病程漫长，反复发作，用目前常见的中西方法治疗收效甚微，针刀医学根据其四大基本理论对该病进行了长期的实验研究，找到了它的病因所在，用针刀配合药物治疗，取得了满意的疗效。

【针刀应用解剖】

1. 结肠的分部及其毗邻

结肠是围绕在小肠周围，界于盲肠和直肠之间的部分。按其所处位置和形态，可分为升结肠、横结肠、降结肠和乙状结肠4部分。其中升及降结肠为腹膜间位，借结缔组织附着于腹后壁，因而较为固定，而横结肠及乙状结肠均为腹膜内位，具有明显的肠系膜，因而活动幅度较大。

（1）升结肠　全长约18.6cm。在右髂窝内由盲肠延续而成，沿腰方肌和右肾前面上升，至右季肋区，于肝右叶下面转向左前下方，移行于横结肠。升结肠大部分位于右腹外侧区，较降结肠稍接近躯干正中线。其在腰背部的投影，相当于腰椎的横突附近。

升结肠的后面借疏松结缔组织连于右髂腰筋膜和右肾筋膜前层的下外侧部，与右肾相接，在该部结缔组织内，有股外侧皮神经、髂腹下神经、髂腹股沟神经和第四腰动脉横过；其内面与小肠袢相邻；前及外面与腹前壁、腹外侧壁或大网膜右缘及部分小肠袢相邻。当肠腔空虚时，其近段的前面可完全被小肠袢遮盖。结肠右曲位于右肾与肝右叶之间，因直接与肝右叶相接，故在肝右叶下面常形成压迹；其前内侧与十二指肠降部及胆囊底相接；前面与第10肋软骨相对。

（2）横结肠　长约50cm。在右季肋区起自结肠右曲，起初向左下前方延伸，逐渐转向左上后方，直至左季肋区，构成一向下的弓形弯曲。在脾门的下侧，横结肠由后向前转向下，形成结肠左曲或称脾曲。

横结肠的起始端为腹膜间位，前面由腹膜覆盖，后面则借结缔组织连于十二指肠降部胰头的前面，而其余部分直到脾曲，均为腹膜内位，完全被腹膜包裹，并且沿着系膜带，2层腹膜构成宽阔的横结肠系膜，把横结肠悬系在胰体的前面。

横结肠的毗邻，上方由右向左依次与肝右叶、胆囊、胃大弯和脾相邻；下方邻小肠祥；前面与腹前壁之间有大网膜相隔；后面与十二指肠降部、胰、十二指肠空肠曲及部分小肠祥相邻。结肠脾曲前面被肋骨掩盖，上方与胰尾及脾内面的下部相接，后内侧借腹膜和腹膜后结缔组织与左肾前筋膜相连。

（3）降结肠　于左季肋区结肠左曲开始，沿左肾外侧缘和腰方肌的前面下行，达髂嵴平面，移行为乙状结肠。降结肠位于左腹外侧区，较升结肠距中线稍远，位置深，管径相对稍小。

降结肠后面与腹内筋膜、腰方肌、腹横肌和左肾外缘等相接触，其间尚有左肋下血管、左侧髂腹下神经、左髂腹股沟神经和左侧第4腰动脉等通过。前方被小肠祥覆盖。

（4）乙状结肠　是位于降结肠和直肠之间的一段肠管。因该段肠常呈“乙”字形弯曲，故而得名。乙状结肠始端在左髂嵴处与降结肠相移行。起初向内下方延至盆腔入口，于腰大肌的内缘再转向内上，形成此段肠管的第1个弯曲；肠管向内上方越过髂总动脉分叉处，急转向下，形成第2个弯曲；至第3骶椎高度续为直肠。

乙状结肠亦为腹膜内位器官。因此，腹膜包裹肠管后，形成幅度较宽的乙状结肠系膜。乙状结肠连于左髂窝和小骨盆后壁，系膜根的附着线常呈“人”字形。

当肠腔空虚时，乙状结肠的前方常被小肠祥遮盖；当充盈扩张时，则可直接与腹前壁相接，或伸入小肠祥之间；乙状结肠的外侧与左侧的髂外动脉、髂外静脉、闭孔神经、股神经、生殖股神经、股外侧皮神经和精索内动脉、精索内静脉相邻；后面接左侧髂内动脉、髂内静脉、输尿管、梨状肌和骶丛。第1个弯曲伸入盆腔，在男性紧邻膀胱，在女性则与子宫底、左输卵管和卵巢相接。

2. 结肠的组织结构

结肠壁由4层膜组成。

（1）黏膜表面　光滑，无环状皱襞和绒毛，有很多肠腺的开口。柱状细胞间夹有大量杯状细胞，固有膜较厚，与小肠的结构基本相似。固有膜内有较多的淋巴小结，常向黏膜下层侵入。黏膜肌层较发达，由内环行、外纵行2层平滑肌组成。

（2）黏膜下层　在疏松结缔组织中含有较多脂肪细胞。有较大的血管、淋巴管和黏膜下神经丛。

（3）肌层　由内环行、外纵行2层平滑肌组成。纵肌层聚集成束，形成3条结肠带。每条结肠带约有12mm宽。在各条结肠带之间，纵肌层薄弱，并且不完整。在环、纵两肌层间有肠肌丛。

（4）浆膜　结肠表面大部分被浆膜覆盖。沿结肠带附近的浆膜，有堆积成群的脂肪细胞，形成结肠周围的脂肪垂。

3. 结肠神经支配

（1）各部分的神经支配　升结肠和横结肠的神经支配是来自肠系膜上丛，也包括交感及迷走神经两种纤维。人体降结肠、乙状结肠及直肠近侧部的交感神经来自肠系膜下丛；而副交感神经是由骶部脊髓第 2~4 骶节发出的纤维，经两侧盆内脏神经、左下腹下丛，再上升至这些部分。直肠远侧部的交感神经由下腹下丛发出的纤维，伴直肠上、下动脉而来。骶节的副交感纤维，也经盆内脏神经、盆丛分布至这部分。阴部神经的肛神经运动神经纤维支配肛门外括约肌，其感觉纤维分布至肛管远侧部。

（2）消化管壁内的神经支配　消化管壁内的神经构成丛状结构，有肠肌丛，位于纵行肌和环行肌之间；及黏膜下丛，位于黏膜下层。肠肌丛及黏膜下丛中包含许多神经节，这些神经节与外来进入管壁的神经纤维及其他壁内神经节发出的纤维相互联系着。迷走神经或骶副交感神经的传出性节前纤维进入管壁，与这种神经节细胞发生突触联系。而交感神经进入管壁的纤维已是节后纤维，直接终止于效应组织。

①消化管壁内的神经丛　壁内的神经丛，在消化管的不同部分存在某些差异。在咽壁，除咽丛外，一般没有壁内神经丛。

肠肌丛是由丰富的神经纤维组成的丛状结构，可包括 3 种丛网：初级、次级及三级丛。初级丛是比较粗大的结构，它的网眼大小与形式有较大的变化，成纵行排布。次级丛与初级丛紧密相连，它是由较细的神经纤维束形成。三级丛是非常精细的纤维束网，与次级丛相联系，位置与环形肌密切邻接。肠肌丛发纤维终止于肌层内的细胞。丛内的神经节位于节点内。在肠系膜附着区域制作的切片上，外来神经的支可追踪到肠肌丛神经节；某些纤维终止于进入的第一个神经节；而其他的纤维，可能穿经此节与丛内另外的神经节接触，或进入至黏膜下丛的纤维束，到达黏膜下丛。自肠肌丛伸展入黏膜下丛的支是由节点发出，或直接自肠肌丛内的神经节发出，包括外来的神经纤维及壁内神经节的纤维。神经纤维行于环行肌纤维之间，到达黏膜下丛。

黏膜下丛是由相当细小的纤维束组成的网状结构，丛内有细小的神经节，也位于节点。丛的神经纤维在黏膜下层内，有的接近环行肌，有的接近黏膜肌层。自肠肌丛来的小支入黏膜下丛可以追踪到终止在此丛内的神经节，或穿经此节在黏膜下丛内延续到更远处。也有单支或呈小束的纤维自黏膜下丛到黏膜肌层，这种纤维穿过黏膜肌层，并在黏液腺之间分支，或延续进入小肠绒毛，终止于小肠绒毛内的肌纤维。

在肠肌丛及黏膜下丛内有许多神经节，大多数神经节位于节点处。节的形状呈扁平或晶体状，这与它们相联系的纤维排列有关。

②壁内神经节细胞　肠管壁内神经节细胞是多极细胞，但也有报道双极及假单极的神经细胞。

③细胞间神经丛　在肠肌丛及黏膜下丛的神经节内，存在着神经节内纤维的缠绕，

一部分是该神经节细胞的突起，另一部分是外来纤维参与形成的。这种细胞间神经丛的纤维，在肠肌丛神经节内比黏膜下丛神经节内更为丰富。在肠肌丛神经节内细胞周围丛中大多数细小的纤维，为迷走神经节前纤维的末梢支，这种节前纤维在细胞间丛内与神经节细胞发生突触联系。而交感神经的节后纤维经肠肌丛不参加构成细胞间丛，直接终止于平滑肌和血管。

（3）消化管的传入神经　消化管的传入纤维，混合在交感（内脏大、小神经，最小神经，腰内脏神经等）及副交感神经（迷走神经、盆内脏神经）中到达脏器。其神经元胞体存在于脊神经节和脑神经节内。现认为，经交感神经传入的纤维传递痛刺激信号，特别是内脏的不适感和痛觉，而经副交感神经传入的纤维则传递非感觉信号（与胃肠反射有关的传入信号）。但也有例外，如盆腔脏器的痛刺激可通过盆内脏神经向中枢传递，结肠的传入纤维经行于腰及胸内脏神经。有人发现，切除右侧交感神经以后，横结肠系膜或横结肠系膜的邻近部痛觉丧失，向尾侧可达横结肠中部；阑尾及阑尾系膜也失去痛觉，但在横结肠、结肠左曲及降结肠上部，其疼痛觉仍可存在。切除左侧交感神经则反应相反，髂嵴以上腹腔左侧结肠及其系膜的疼痛消失；而牵拉或电刺激盲肠、阑尾、结肠右曲和横结肠右半仍可引起疼痛，并在右下腹引起牵涉痛。这种传导疼痛纤维的配布，也是和胃的痛觉传入纤维相似，不是按原始肠管的左右，而是按肠管转位以后的解剖定位分的左右侧。在交感神经切除后，由降结肠向下的一段肠管丧失痛觉，至肛门以上16cm处（相当于直肠与乙状结肠连接处的水平高度）；在此高度以下痛觉仍存在。直肠的痛觉传入纤维及反射性质的感觉纤维都经行于盆内脏神经，而不是交感神经。

【病因病理】

病因尚不完全清楚，但和下列几种因素有关：遗传因素、过敏因素、感染因素、自身免疫因素。结肠黏膜常常只有炎症性改变而未或不形成肉眼上可见的溃疡病变，或溃疡愈合，只遗留下肉眼上的炎症性病变。病变分布在直－乙状结肠的病例可达98%。以上是现代医学对本病的认识。针刀医学原理认为，该病是由于脊柱病理区带的病理变化影响的一系列症状。

【临床表现】

1. 症状

一般起病缓慢，病情轻重不一，易反复发作。发作的诱因有精神刺激、过度疲劳、饮食失调、继发感染因素等，大便量少而黏滞带脓血，大便次数增多或便秘，里急后重，有些患者出现便前左下腹痉挛性疼痛后排便，便后疼痛缓解的规律，其他症状可见上腹饱胀不适、嗳气、恶心。重症患者因长期营养丢失及厌食，可出现体重减轻，体力下降。

2. 体征

（1）左下腹或全腹有压痛，伴有肠鸣音亢进，常可触及硬管状的乙状结肠和降结肠，提示肠壁增厚。

（2）肛门指检，可有压痛或带出黏液、脓血。

3. 辅助检查

（1）血常规检查　贫血属于轻或重度，白细胞计数活动期高，以中性粒细胞增多为主。

（2）粪便检查　有黏液及不同量的红、白细胞，在急性发作期涂片可见大量的多核巨噬细胞，粪便培养阴性。

（3）X线检查　钡灌肠检查肠管边缘模糊、黏膜皱襞失去正常形态，结肠袋消失，铅管状结肠，结肠局部痉挛性狭窄和息肉，还可以见到溃疡引起的锯齿样影像。

（4）纤维内窥镜检查　对本病的诊断价值最大，除可对病变的范围、分布情况、炎症情况和溃疡等进行直接观察，还可取活体组织进行病理鉴别诊断，并可做细胞化学、培养、生化测定和免疫学研究等项目。注意急重症患者此检查一般暂缓进行，以免穿孔或引起大量的出血。

【诊断要点】

本病诊断根据3项条件：

（1）临床上有既往病史或持续、反复发作的腹泻、黏液血便等症状。

（2）手术标本病理、肠黏膜活检组织病理、内窥检查和X线检查，有4种之一即可。

（3）除外肠道特异性感染如寄生虫、结核和肠道肿瘤，以及其他肠道炎症性疾病如克隆氏病和免疫异常性疾病等。

总之，单纯根据临床症状和（或）粪便培养除外肠道其他感染性疾病的诊断是不可靠的。

【针刀治疗】

（一）治疗原则

根据对本病的病因病理的认识，用针刀来调节电生理系统的电流量及解除脊柱区带病理变化的影响，可从根本上解决该病的治疗问题。

（二）操作方法

（1）如椎体有移位者，参见X线片，观察$T_{11} \sim L_1$有无上、下、左、右的移位，在病变椎体与其上下相邻的椎体棘突连线的中点，以及相对应的左右旁开$1 \sim 1.5$cm处定点，共6点。刀口线方向与脊柱纵轴平行，垂直刺入，松解棘间韧带，两旁刺入深度达骨面，纵行切开关节突关节囊。

（2）如属于脊柱区带有阳性反应物者，在$T_{11} \sim L_1$的上、下、左、右触及到压痛条索、结节者，在此处进针刀，刀口线方向与阳性反应物方向一致，纵行剥离$2 \sim 3$下，并将条索和结节切开，进针刀深度达$2 \sim 3$cm。

（3）调节相关经络的电生理线路

①足三里穴针刀操作参见本章第四节慢性腹泻第2次针刀治疗。

②在 L$_4$ 棘突下向左右各旁开 1.5 寸处（大肠俞穴）定 2 点，刀口线和人体纵轴平行，刺入 1.5cm，纵行剥离 2~3 下（图 15-10）。

【针刀术后手法治疗】

（1）脊柱区带有阳性反应物者，出针刀后在进针刀处按压 20 秒钟。

（2）属于椎体有移位者，患者俯卧位，腰部肌肉放松，双手拉住床头。一助手立于床尾，两手握两踝部牵引，在牵引的基础上，用力上下抖动数下，连续作 3~5 遍。术者立于患者躯干一侧，双手重叠放于 T$_{12}$~L$_1$ 棘突上，当助手用力牵引时，术者向下弹压 1 次。此手法可隔 2~3 日 1 次。

【针刀术后康复治疗】

（一）目的

慢性溃疡性结肠炎针刀整体松解术后康复治疗的目的是促进局部血液循环，加速局部的新陈代谢，有利于组织的早期修复。

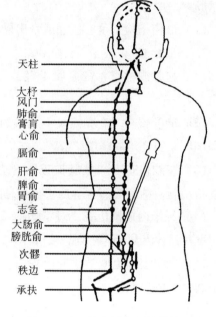

图 15-10 从大肠俞穴处进针刀

（二）原则

慢性溃疡性结肠炎炎术后 48~72 小时可选用下列疗法进行康复治疗。

（三）方法

1. 针灸推拿疗法

（1）针刺疗法

处方：上巨虚、天枢、关元、气海、足三里。腹泻严重者，加长强、止泻；升结肠炎加关元、公孙；降结肠炎加天枢；乙状结肠炎加气冲；全结肠炎加中脘、神阙。

操作：每次选用 5~7 穴，针刺得气后，适当行针，针尖朝向病变部位，使针感趋向病所。长强穴直刺，沿骶骨前向上透刺直肠，产生强烈重胀感，然后留针。其他腹部取穴行中等强度刺激。留针 30 分钟，每日 1 次，7 次为 1 个疗程。

（2）电针法

处方：大横、公孙、足三里、内关、大肠俞。

操作：选用适当的毫针刺入以上穴位，在得气的基础上，实证用泻法，虚证用补法。便秘为主者，用感应电流；腹泻为主者，用脉冲电流，强度以患者能耐受为度。隔日 1 次，每次 30 分钟，7 次为 1 个疗程。

（3）灸法

处方：天枢、足三里、脾俞、大肠俞、章门、命门、上巨虚、神阙、中脘、气海。

操作：每次选取 4~6 穴，选艾绒适量，做成 0.7cm×0.7cm 艾炷，隔药饼灸或温针灸，每次每穴 2~3 壮，7 次为 1 个疗程。

2. 现代物理疗法

（1）超短波

处方：患部。

操作：应用超短波治疗仪，电源 220V、50Hz，功率 200W，波长 7.37m，电极 20cm×15cm，间隙 1~2cm，并置安放于患侧，连续振动与间歇振动交替进行，温度控制在 50~60℃，以患者能耐受为度。每天 1 次，每次 30 分钟，5 次为 1 个疗程。

（2）超声波疗法

处方：患侧腰部。

操作：患者俯卧位，暴露腰部，用 DM－200L 型超声治疗仪治疗。超声输出设定为脉冲模式，时间为 10 分钟，根据患者热感及是否有酸胀感调节档位。剂量 0.8~1.5W/cm²，每次 8~12 分钟，每日 1 次。5 次为 1 个疗程。

（3）中频电刺激疗法

处方：患部。

操作：采用中频电脑治疗仪（技术参数：电源 220V，50Hz，消耗功能 12W，输出中频频率 1k~10kHz，低频调制频率 0.1~60Hz，输出基本波形：方波、尖波、三角波、正弦波、指数波等）进行治疗，将中频电治疗仪阴极置于患肌的运动点上，阳极置于躯干，电极下放置厚衬垫，电流强度以能引起肌肉收缩而无疼痛为度。每次 15 分钟，每日 1 次，5 次为 1 个疗程。

（4）激光疗法

处方：患部。

操作：用激光器的原光束或散焦后的光束多次照射病变部位，常用的激光器是氦－氖及小功率的二氧化氮激光器。每天 1 次，每次 15~20 分钟，5 次为 1 个疗程。

第十六章 循环系统相关疾病

第一节　颈源性血压异常

【概述】

颈源性血压异常是由于外伤、劳损、感受外邪、退变等原因，导致颈间组织失稳、错位或组织痉挛、炎症，直接或间接刺激颈交感神经、椎动脉，引起脑内缺血、血管舒缩中枢功能紊乱，而导致中枢性血压异常。

【针刀应用解剖】

参见第二章第一节项部针刀应用解剖的相关内容。

颈下神经节也称星状神经节，位于第 7 颈椎水平。其发出的灰交通支主要进入第 6 ~ 8 颈神经，分支到颈总动脉，形成颈总动脉交感丛。有时灰交通支合并成一条椎神经与椎动脉伴行，参与形成椎动脉交感丛。颈交感神经的数个灰交通支可合并成心脏支，有的与迷走神经和分支相吻合，至心脏和动脉弓形成神经丛以支配心脏。颈交感神经受大脑皮质的调节。大脑皮质的自主神经中枢调节着自主神经的功能。下丘脑是自主神经系统皮质下的高级中枢，其前部为副交感神经中枢，后部为交感神经中枢。控制血管运动中枢的低级部位在延髓网状结构，较高级的中枢在丘脑下部，更高级的中枢在大脑皮质的边缘叶。中脑和延髓对自主神经也有调节作用。中脑对血压、心率、膀胱功能活动等都有影响。

【病因病理】

颈椎病损伤（尤其是上颈段）刺激颈交感神经（尤其是颈上神经节和颈下神经节），使颈内动脉神经与椎动脉神经兴奋性增高，可导致丘脑下部的后部缩血管中枢与延髓外侧的加压区受到影响，并不断发出异常冲动，引起交感神经兴奋性增高，使血管平滑肌收缩性增强，心跳加快，冠状动脉舒张等，可导致血压升高。相反，由于交感神经兴奋性减低，血流障碍，使脑缺血，影响到丘脑下部的前部舒血管中枢与延髓内侧的减压区时，可导致血压下降。

颈椎病损伤发生在下颈段 C_5 ~ C_6、C_6 ~ C_7 椎体移位，或者发生椎周软组织损伤形成炎性渗出、局部筋膜结节，则可引起上肢交感神经与血管功能障碍，导致外周性血压异常，常发生在一侧上肢，多为低血压。

【临床表现】

本病多发生于中老年人，少部分为青年人群。患者常有颈部疼痛、酸胀或异常感觉，活动时常有局部摩擦音。早期血压多呈波动，发作期常与颈部劳累损伤等因素有关，血压波动一般经 2 ~ 3 周可缓解；中后期呈持续性高血压或低血压，多伴有交感神经功能紊乱的症状出现。严重时，由于交感神经的痉挛致血管收缩，使椎动脉供血受阻，引起脑与脊髓缺血，可出现相应的症状。部分患者伴有视力障碍、自觉发热，有时出现长时期的低热或肢体发凉、怕冷、麻木，心慌心悸，心律不齐，心动过速或过缓，有时胸闷，胸前区胀痛，胃肠蠕动增加或嗳气等。

【诊断要点】

（1）多发生于中老年人，少部分为青年人群。

（2）颈部疼痛、酸胀或异常感觉，活动时常有局部摩擦音。

（3）早期血压发作常与颈部劳累损伤等因素有关，一般经 2 ~ 3 周可缓解；中后期呈持续性高血压或低血压，多伴有交感神经功能紊乱的症状出现，严重时引起脑与脊髓缺血相应的症状。

（4）脊柱三指触诊法颈部压痛、肌筋膜结节，触到棘突或横突偏移等。

（5）其他检查：心电图，眼底，尿、血常规等检查，中后期可有异常改变。

（6）X 线片可见颈椎中下段棘突偏歪，小关节双影、双边征。

【针刀治疗】

（一）治疗原则

依据针刀医学关于人体弓弦力学系统及疾病病理构架的网眼理论，颈椎病是由于颈段的弓弦力学系统受损后，颈部的软组织形成粘连、瘢痕和挛缩，病情进一步发展引起颈段骨关节的移位，卡压神经血管，引发临床表现。应用针刀整体松解颈段软组织的粘连、瘢痕挛缩，调节颈段的力学平衡，消除软组织对神经血管的卡压。

（二）操作方法

1. 第 1 次"T"形针刀整体松解术

（1）术式设计 "T"形针刀整体松解术，这种术式包括了枕部及颈后侧主要软组织损伤的松解，包括项韧带部分起点及止点的松解，同时松解头夹肌起点、斜方肌起点、部分椎枕肌起点与止点、颈夹肌起点以及项韧带。各松解点的排列与英文字母 T 相似，故称之为"T"形针刀整体松解术（图 16 - 1）。

（2）体位 俯卧低头位。

（3）体表定位

①横线为 5 个点 中点为枕外隆凸，在上项线上距离后正中线向两侧分别旁开 2.5cm 定 2 点，在上项线上距离后正中线向两侧分别旁开 5cm 定 2 点。

②竖线为 6 个点 分别为 C_2 ~ C_7 棘突顶点，将选定的治疗点用记号笔标明。

（4）消毒 在施术部位，用活力碘消毒 2 遍，然后铺无菌洞巾，使治疗点正对洞巾中间。

（5）麻醉　用1%利多卡因局部浸润麻醉，每个治疗点注药1ml。

（6）刀具　使用Ⅰ型4号直形针刀。

（7）针刀操作（图16-2、图16-3）

①第1支针刀在枕外隆凸定点　刀口线与人体纵轴一致，针刀体向脚侧倾斜45°，与枕骨垂直，针刀经皮肤、皮下组织、项筋膜达枕骨骨面后，纵疏横剥3刀。然后调转刀口线90°，向下铲剥3刀，范围0.5cm。最后提针刀于皮下组织，向左右呈45°角贴枕骨向下铲剥3刀，范围0.5cm，以松解斜方肌起点和头半棘肌止点。

②第2、3支针刀在上项线上枕外隆凸左右各2.5cm处定点　以左侧为例加以介绍，刀口

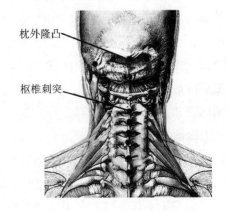

图16-1　"T"形针刀术体表定位

线与人体纵轴一致，针刀体向脚侧倾斜45°，与枕骨垂直，针刀经皮肤、皮下组织、项筋膜达枕骨骨面后，纵疏横剥3刀。然后调转刀口线90°，向下铲剥3刀，范围0.5cm。右侧第3支针刀操作与左侧相同。

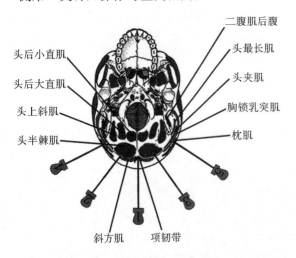

图16-2　"T"形针刀术横线松解

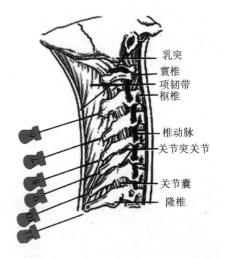

图16-3　"T"形针刀术竖线松解

③第4、5支针刀在上项线上枕外隆凸左右各5cm处定点　刀口线与人体纵轴一致，针刀体向脚侧倾斜45°，与枕骨垂直，针刀经皮肤、皮下组织、项筋膜达枕骨骨面后，纵疏横剥3刀。然后调转刀口线90°，向下铲剥3刀，范围0.5cm。右侧第5支针刀操作与左侧相同。

④"T"字形竖线即$C_2 \sim C_7$棘突顶点　以第6支针刀松解C_2棘突顶点加以介绍，刀口线与人体纵轴一致，针刀体向头侧倾斜45°，与棘突呈60°，针刀经皮肤、皮下组织、项筋膜达C_2棘突顶点骨面后，纵疏横剥3刀。然后将针刀体逐渐向脚侧倾斜与C_2棘突走

行方向一致，调转刀口线90°，沿棘突上缘向内切2刀，范围0.5cm，以切开棘间韧带。第7～11支针刀操作方法与第6支针刀操作方法相同。

⑤术毕　拔出针刀，局部压迫止血3分钟后，创可贴覆盖针眼。

（8）注意事项　初学针刀的医生，不宜做颈椎针刀松解，因为颈部神经血管多，结构复杂，由于对解剖关系不熟悉，勉强做针刀造成的严重并发症和后遗症在临床上时有发生。熟悉颈部的局部解剖，牢记神经、血管走行方向，针刀操作均在骨面上进行，针刀手术的安全性才有保证。

2. 第2次针刀松解病变颈椎及上、下相邻关节突关节囊及关节突韧带

（1）体位　俯卧低头位。

（2）体表定位　根据颈椎正侧位X线片确定病变颈椎，在病变颈椎及上、下颈椎关节突部及横突后结节实施针刀松解。如C_4～C_5钩椎关节移位，针刀松解C_3～C_4、C_4～C_5、C_5～C_6关节突韧带。从颈椎棘突顶点向两侧分别旁开2cm，作为左右关节突关节囊及韧带体表定位点，共6个治疗点（图16－4、图16－5）。将选定的治疗点用记号笔标明。

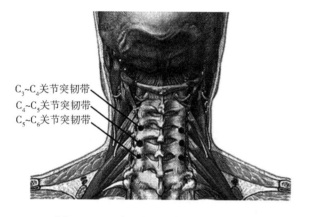

C_3～C_4关节突韧带
C_4～C_5关节突韧带
C_5～C_6关节突韧带

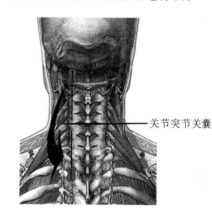

关节突节关囊

图16－4　关节突韧带体表定位　　　　图16－5　针刀松解关节突关节囊韧带

（3）消毒　在施术部位，用活力碘消毒2遍，然后铺无菌洞巾，使治疗点正对洞巾中间。

（4）麻醉　用1%利多卡因局部浸润麻醉，每个治疗点注药1ml。

（5）刀具　使用Ⅰ型4号直形针刀。

（6）针刀操作（图16－6）

①第1支针刀松解病变颈椎左侧上、下关节突关节囊韧带　从病变颈椎关节突关节体表定位点进针刀，刀口线与人体纵轴一致，针刀体先向头侧倾斜45°，与颈椎棘突呈60°，针刀经皮肤、皮下组织、筋膜肌肉直达关节突骨面。然后将针刀体逐渐向脚侧倾斜，与颈椎棘突走行方向一致，在骨面上稍移位，寻找到落空感时，即为关节囊韧带，提插刀法切3刀，范围0.5cm。

②其他5支针刀的操作方法　与第1支针刀操作方法相同。

③术毕 拔出针刀，局部压迫止血 3 分钟后，创可贴覆盖针眼。

【针刀术后手法治疗】

针刀术后，嘱患者俯卧位，一助手牵拉肩部，术者正对头项，右肘关节屈曲并托住患者下颌，左手前臂尺侧压在患者枕骨上，随颈部的活动施按揉法。用力不能过大，以免造成新的损伤。最后，提拿两侧肩部，并搓患者肩至前臂反复 3 次。

【针刀术后康复治疗】

（一）目的

颈源性血压异常针刀整体松解术后康复

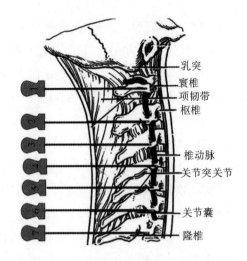

图 16 - 6 横突后结节软组织松解示意图

治疗的目的是进一步促进眼部血液循环，加速眼部的新陈代谢，有利于疾病的早期修复。

（二）原则

颈源性血压异常针刀术后 48 ~ 72 小时可选用下列疗法进行康复治疗。

（三）方法

1. 针灸推拿疗法

处方：在项部施以揉、擦、叩等手法。

操作：患者取坐位，头稍低。术者立于其后，先以揉、擦、叩法松解颈部痉挛的肌肉，使皮肤潮红，有热感。弹拨条索状物 4 ~ 5 次，最后术者以右肘夹住患者下颌，左手置于患者枕后，拇指按压偏歪的棘突上，同时用力拔伸牵引 1 分钟后，于旋转颈部至侧旋的尽头处，用力轻巧地一扳，此时可闻及清脆咔嚓声，左拇指下感到有物移动，偏歪的棘突已复位。轻揉颈肩部使肌肉放松，结束手法。

2. 现代康复疗法

坐式牵引手法旋转复位法。患者取坐位，用四头带旋吊法牵引 12 小时，开始牵引质量由 4kg 起，0.5 小时后牵引质量为 6 ~ 7kg（视患者病情和耐受力而定），坐式牵引后用手法治疗。医者位于患者后面，先将颈部软组织沿颈中心及两侧反复运用捏、提、按、拿等法约 4 分钟，待颈部肌肉松弛后，根据 X 线片示患椎位置，再试行手法旋转复位患椎。每 3 天 1 次。

第二节 阵发性心动过速

【概述】

阵发性心动过速是一种阵发性、规则而快速的异位性节律，心率一般为 160 ~ 220 次/分钟，有突然发作和突然停止的特点。根据异位起搏点的部位不同可分为房性、交界性和室性 3 种，前二者有时极难区别，故统称为室上性阵发性心动过速。室上性阵发性心动过速多发生于功能性心脏病患者，预后多良好，但冠心病、风心病及甲状腺功能亢进者亦可出现。室性心动过速大多发生于患有较严重心脏病患者，特别是急性心肌梗死或心肌炎时，亦可发生于低血钾、低血镁及原发性 Q - T 间期延长综合征，以及洋地黄、奎尼丁中毒时。

【针刀应用解剖】

心的神经来自心丛。心丛由迷走神经和交感神经的心支组成，分布于心的表面和实质。

（1）心浅丛　位于主动脉弓之下，肺动脉右支的前方。由左交感干颈上神经节发出的心上神经和迷走神经的心下支组成。在心浅丛内经常有一个小的心神经节，位于主动脉弓的下方，动脉韧带的右侧。心浅丛发出分支至心深丛、右冠状丛和左肺前丛。

（2）心深丛　位于气管分叉的前方，主动脉弓的后方，肺动脉分歧点的上方。由颈部和上胸部交感神经节发出的心神经以及迷走神经和喉返神经的心支组成。心深丛右半的分支，部分经右肺动脉的前方至右肺前丛和右冠状丛；另一些分支经右肺动脉后方至右心房和左冠状丛。心深丛左半的分支至左心房和左肺前丛，并参与左冠状丛的构成。

（3）左冠状丛　主要由心深丛左半的分支和部分右半分支构成。伴随左冠状动脉，发出分支至左心房和左心室。

（4）右冠状丛　由心浅丛和心深丛的部分分支构成。伴随右冠状动脉，发出分支至右心房和右心室。

迷走神经的心支和交感神经的心神经均含有传出和传入两种纤维（颈上神经节发出的心神经只含有传出纤维）。

交感神经传出纤维：一般认为，心交感神经节前纤维从脊髓的上 5 个或 6 个胸髓节段侧角起始，经上 5 或 6 个胸神经的白交通支至上胸部 5 ~ 6 个交感神经节，或经颈交感干至颈上神经节、颈中神经节和星状神经节，与这些神经节内的节后神经元形成突触。节后神经元发出节后纤维经心神经穿出，分布至升主动脉、肺动脉、心房和心室。交感神经可使心搏加速，冠状动脉舒张等。右侧的交感神经分布至心室肌和心传导系，主要与调节心率有关；左侧心交感神经主要止于心室肌，刺激时常引起全身血压升高，对心率无明显影响。

交感神经传入纤维：传统的观点认为传导心绞痛的交感神经传入纤维，经行于心中神经、心下神经和心胸神经内，通过白交通支入神经后根，至 T_1 ~ T_5 脊神经节。而研究表明，心交感神经传入神经元位于 T_1 ~ T_8 脊神经节。

迷走神经传出、传入纤维：迷走神经节前纤维起始于延髓的疑核、迷走神经背核以及两核之间的中间带；心的迷走神经传入纤维行于迷走神经心支内，感觉神经元胞体位于结状神经节，其中枢突终止于延髓的孤束核，但在孤束核内的定位尚不清楚。心迷走神经传入纤维主要接受心肌的压力或牵张刺激，参与心血管反射活动，与伤害性刺激引起的疼痛无关。

（5）心包的神经　心包的神经来源较多，有交感神经、副交感神经和感觉神经。交感神经来自星状神经、主动脉丛、心丛和膈丛；副交感神经来自迷走神经、左喉返神经和食管丛；感觉神经由膈神经和肋间神经分支分布。心包的感觉神经极丰富，进行心包切开、肺和食管手术时，对心包需严密麻醉。由于植物性神经丛、迷走神经和膈神经等均位于心包的后面和两侧面，故行心包切开时，从心包前壁纵切为宜。

【病因病理】

迷走神经张力降低，交感神经兴奋性加强均能引起阵发性心动过速。慢性软组织损伤和骨关节损伤导致的自主神经牵拉及卡压均可使自主神经功能紊乱。根据针刀医学关于人体电生理线路的生理功能可知，其本质是由于交感神经电流量增加或者是迷走神经电流量减少所引起的；也可以是心脏本身的电生理线路电流量增强而导致心脏自律系统的兴奋性增强所致。

【临床表现】

心动过速突然发作和突然中止，其诱发因素多为情绪激动、猛然用力、疲劳或饱餐，亦可无明显诱因。发作时主要症状为心悸、胸闷、头颈部发胀、头晕、乏力、出汗及恶心；心室性阵速发作尤其是持续时间较长时，大多有明显血流动力障碍，表现为休克、昏厥、阿－斯综合征发作、急性心力衰竭，甚至猝死，预后严重，应作紧急处理。

【诊断要点】

（1）室上性心动过速　心电图表现为心率多在 160～220 次/分钟，心律齐，QRS 时间在 0.10 秒以内。如见有 P 波，P－R＞0.12 秒，则为房性心动过速；如每个搏动前或后见到逆行 P 波，P－R＜0.10 秒，则为交界性心动过速。

（2）室性心动过速　心电图表现为心率多在 140～180 次/分钟；QRS 波群宽大畸形，间期＞0.12 秒，T 波方向与主波方向相反；如能发现 P 波，其频率比心室率慢，且彼此无固定关系；如能发现 P 波传入心室，形成心室夺获（由窦性 P 波下传引起心室激动，QRS 波群为室上性），或室性融合波（分别由窦性 P 波下传激动心室形成 QRS 波群前半部及由异位室性起搏点激动心室，形成 QRS 波群后半部分所组成），则诊断更为明确。

（3）扑动与颤动　当异位起搏点自律性增高，超过阵发性心动过速频率，便形成扑动或颤动。

①心房扑动　频率一般 250～350 次/分钟，快速而规则，如房室传导比例恒定，心室律总是规则的，多为 2:1 传导或 4:1 传导；传导比例发生改变时，则室律不规则，心电图表现为 P 波消失，代之以 250～350 次/分钟、间隔均匀、形状相同、连续的扑动波（f波），形如锯齿状；QRS 波呈室上性；心室率随不同房室比例而定，心律可规则或不规则。

②心房颤动　较常见，其心电图表现为 P 波消失，代之以大小不等、形态各异、间隔极不规则的颤动波（f 波），其频率为 350～600 次/分钟，QRS 波群间隔极不规则。

③心室扑动和心室颤动　心室扑动心电图表现为连续比较规则的大振幅波动，其频率为 250 次/分钟左右，预后严重，且一般迅速转变为心室颤动。心室颤动时，QRS - T 波群完全消失，代之以形状不一、大小各异、极不均匀的颤动波，其频率为 250~350 次/分钟。

【针刀治疗】

（一）治疗原则

根据网眼理论和关于人体电生理线路系统的理论，通过针刀整体治疗，调节相关电生理系统，恢复心脏正常功能。

（二）操作方法

1. 第 1 次松解 T_4~T_5、T_5~T_6 及 T_6~T_7 处棘突、棘间、肋横突关节的粘连

（1）体位　俯卧位，肩关节及髂嵴部置棉垫，以防止呼吸受限。

（2）体表定位　T_6~T_7 胸椎。胸椎的肋横突关节的位置一般在本椎与下胸椎棘间中点旁开 2~3cm，如 T_6 的肋横突关节位于 T_6~T_7 棘间中点旁开 2~3cm，以此类推（图 16-7）。

（3）消毒　在施术部位，用活力碘消毒 2 遍，然后铺无菌洞巾，使治疗点正对洞巾中间。

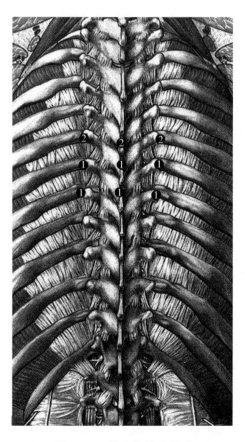

图 16-7　体表定位示意图

（4）麻醉　用1%利多卡因局部浸润麻醉，每个治疗点注药1ml。

（5）刀具　使用汉章Ⅰ型针刀。

（6）针刀操作（图16-8）

①第1支针刀松解T_6~T_7棘上韧带、棘间韧带及多裂肌止点的粘连瘢痕　在T_7棘突顶点定位，刀口线与人体纵轴一致，刀体先向头侧倾斜45°，与胸椎棘突呈60°角，按针刀四步进针规程进针刀，针刀经皮肤、皮下组织，直达棘突骨面，纵疏横剥2~3刀，范围不超过0.5cm。然后将针刀体逐渐向脚侧倾斜与胸椎棘突走行方向一致，先沿棘突骨面分别从棘突左、右侧向椎板方向铲剥2~3刀，深度达棘突根部，以松解多裂肌止点的粘连瘢痕。再退针刀到棘突表面，调转刀口线90°，从T_7棘突上缘骨面向上沿T_6和T_7棘间方向用提插刀法切割棘间韧带2~3刀，范围不超过0.5cm。

②第2支针刀松解左侧T_7肋横突关节囊韧带　从T_6~T_7棘间中点旁开2~3cm进针刀，刀口线与人体纵轴一致，针刀体与皮肤呈90°角，按针刀四步进针规程进针刀，针刀经皮肤、皮下组织、胸腰筋膜浅层、竖脊肌达横突骨面，沿横突骨面向外到横突尖部，纵疏横剥2~3刀，范围不超过2mm。

③第3支针刀松解右侧T_7肋横突关节囊韧带　针刀松解方法参照第2支针刀松解方法。

2. 第2次针刀松解T_5的上、下、左、右的压痛、结节及条索

（1）体位　俯卧位，肩关节及髂嵴部置棉垫，以防止呼吸受限。

（2）体表定位　T_5周围压痛点及痛性结节。

（3）消毒　在施术部位，用活力碘消毒2遍，然后铺无菌洞巾，使治疗点正对洞巾中间。

（4）麻醉　用1%利多卡因局部浸润麻醉，每个治疗点注药1ml。

（5）刀具　使用汉章Ⅰ型针刀。

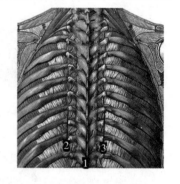

图16-8　T_6~T_7椎间
及T_7肋横突关节囊针刀松解示意图

（6）针刀操作　在T_5横突周围的压痛点或结节或条索处定若干点，刀口线均和人体纵轴平行，按针刀四步进针规程进针刀，深度可达肋横突关节骨面，如在横突之间深度也不得超过肋骨的外表面，如在棘突之间深度达椎管外3mm以上。各点针刀达到相应深度后，疼痛的点则进行纵行疏通法和横行剥离法即可，有结节和条索者则采用纵形切开法或瘢痕刮除法。术毕，贴好创可贴后，按压各点2~5分钟。在治疗期间，一般1周需复诊1次，仔细检查，新发现及上一次经过治疗的各个部位的压痛、结节、条索，需继续治疗，直至其消失为止。

3. 第3次针刀调节电生理线路

①第1支针刀调节厥阴俞穴位的电生理线路（图16-9）　通过T_4~T_5棘突之间的连线中点处作一点，通过这点作一垂直于脊柱纵轴线的垂线，并从此点沿此横线向两侧各

旁开 1.5 寸（同身寸）处定 2 点，在此 2 点定位，刀口线和脊柱纵轴线平行，针体和背部平面垂直，按针刀四步进针规程进针刀，深入达肋骨背面，纵行疏通 2～3 下即可。在纵行疏通时速度应缓慢，不可快速。

②第 2 支针刀调节心俞穴位的电生理线路（图 16－10） 在 T$_5$～T$_6$ 棘突之间通过 2 个棘突的连线的中点，通过这点作一垂直于脊柱纵轴线的垂线，并从此点沿此横线向两侧各旁开 1.5 寸（同身寸）处定 2 点，在此 2 点定位，刀口线和脊柱纵轴线平行，针体垂直于背平面刺入，按针刀四步进针规程进针刀，深入达肋骨背面，纵行疏通 2～3 下即可。在纵行疏通时速度应缓慢，不可快速。

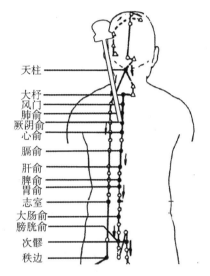

图 16－9　厥阴俞穴位电生理线路针刀调节示意图

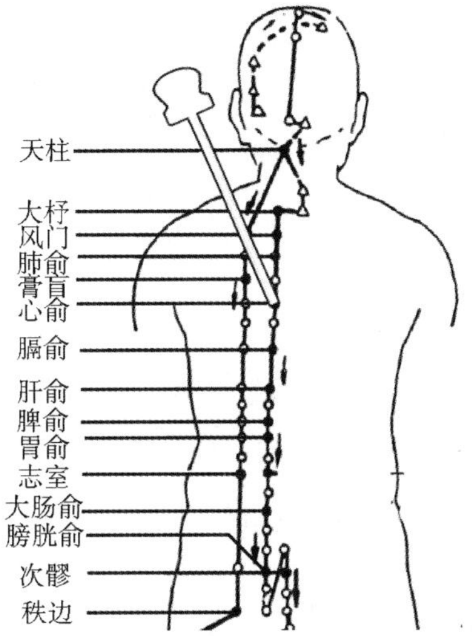

图 16－10　心俞穴位电生理线路针刀调节示意图

③第 3 支针刀调节间使穴位的电生理线路（图 16－11） 在双侧腕横纹上 3 寸，桡侧腕屈肌和掌长肌腱之间定位，刀口线和上肢纵轴平行，与皮肤垂直，按针刀四步进针规程进针刀，刺入 0.5 寸，纵行疏通 2～3 下即可，速度应慢。

（7）注意事项　参见本章第一节第一次针刀治疗中的注意事项①。

【针刀术后手法治疗】

（1）T$_5$ 关节位置变化者，针刀术后，即用有关胸椎整复手法进行整复。

（2）T$_5$ 上、下、左、右有压痛、结节、条索者，针刀术后即在局部用指揉法按揉 1 分钟即可。

（3）电生理线路功能紊乱者，无需手法。

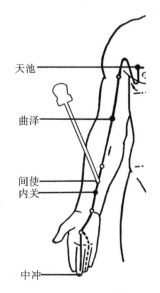

图 16－11　间使穴位电生理线路针刀调节示意图

【针刀术后康复治疗】

（一）目的

阵发性心动过速针刀整体松解术后康复治疗的目的是进一步调节电生理线路功能，调节机体内环境，促使其早期康复。

（二）原则

阵发性心动过速行针刀手术后 48～72 小时可选用下列疗法进行康复治疗。

（三）方法

1. 针灸推拿疗法

（1）针刺疗法

处方：膻中或巨阙、神门（双）、足三里、内关、照海。

操作：常规消毒后进针，平补平泻手法，得气后留针 30 分钟。每日 1 次。

（2）腕踝针疗法

处方：腕上 1、上 2。

操作：取 0.13mm×40mm 的一次性无菌针灸针。患者坐位，局部常规消毒后，沿皮下 30°角刺入皮下浅层组织，沿纵轴方向朝上轻推深度约 40mm。要求不引起针感，如有则需调整针刺角度与深度，直至针感消失，用胶布固定 3 小时，患者自行取针。每日治疗 1 次，10 次为 1 个疗程，疗程间间隔 5 日。

（3）耳针疗法

处方：心、交感、神门、枕。

操作：因器质性疾病而致心律失常，加小肠、耳迷根；合并神经衰弱者，加肾、皮质下；合并内分泌紊乱者，加内分泌、皮质下；合并高血压者，加耳背沟。发作期先用耳毫针法，在穴区内找到敏感点进针，行强刺激，留针 20～30 分钟，每日 1 次，每次一侧耳穴，两耳交替。症状缓解后可用耳穴贴压法，在穴区内找到敏感点贴压王不留行籽。

（4）皮内针疗法

处方：内关。

操作：常规消毒后，将皮内针按入内关，得气后将尺寸为 8mm×20mm×2mm 消毒磁片覆盖穴位，然后胶布固定，5 日为 1 个疗程。

2. 物理康复疗法

直流电疗法

处方：足部肾上腺反射区（右侧）、心反射区（左侧）。

操作：患者排尿脱鞋后，仰卧于床上。取准反射区，选择直流感应电疗机，将电极板固定在这 2 个反射区上，将感应电 2 个输出导线分别夹在心反射区、肾上腺反射区导线上，开机调节电流，以患者有麻感舒适为准，每次 20～30 分钟。每日 1 次，12 次为 1 个疗程。

第三节　窦性心动过缓

【概述】

当窦房结发出的冲动频率过慢，每分钟在 60 次以下称为窦性心动过缓。在正常情况下，常见于健康的青年人、运动员与睡眠状态，主要为自主神经功能紊乱，如迷走神经张力增强所致。其他原因包括甲状腺功能减退、阻塞性黄疸、颅内压增高、冠状动脉硬化性心脏病、慢性心肌病变和伤寒等。

【针刀应用解剖】

参见本章第二节阵发性心动过速的针刀应用解剖。

【病因病理】

该病是由于迷走神经张力过高所引起的。另外，因为慢性软组织损伤，所导致的自主神经牵拉及卡压，使自主神经功能减弱。根据针刀医学关于人体电生理线路的生理功能可知，其本质是由于交感神经电流量减少或者是迷走神经电流量增加，从而导致心脏自律系统的兴奋性降低所致。

【临床表现】

可无症状。但若心率减慢较明显，则可有心悸、胸闷、头晕、乏力，偶亦有发生晕厥者。听诊心率慢而规则，第一心音减弱，活动后心率可增快。

【诊断要点】

窦性 P 波规律出现，每分钟 40~60 次；P–R 间期 >0.12 秒；常伴有窦性心律不齐，即不同 PP 间期之间的差异 >0.12s。

【针刀治疗】

（一）治疗原则

根据网眼理论和关于人体电生理线路系统的理论，通过针刀治疗，增加相关电生理系统电流量，提高交感神经兴奋性，减弱迷走神经兴奋。

（二）操作方法

1. 第 1 次针刀松解 T_4~T_5 和 T_5~T_6 周围的粘连瘢痕

（1）体位　俯卧位，肩关节及髂嵴部置棉垫，以防止呼吸受限。

（2）体表定位　T_4~T_5 和 T_5~T_6 棘突及周围。

（3）消毒　在施术部位，用活力碘消毒 2 遍，然后铺无菌洞巾，使治疗点正对洞巾中间。

（4）麻醉　用 1% 利多卡因局部浸润麻醉，每个治疗点注药 1ml。

（5）刀具　使用汉章 I 型针刀。

（6）针刀操作（图 16–12）

①第1支针刀松解 $T_4 \sim T_5$ 棘上韧带、棘间韧带及多裂肌止点的粘连瘢痕 在 T_5 棘突顶点定位，刀口线与人体纵轴一致，刀体先向头侧倾斜 $45°$，与胸椎棘突呈 $60°$ 角，按针刀四步进针规程进针刀，针刀经皮肤、皮下组织，直达棘突骨面，纵疏横剥 $2 \sim 3$ 刀，范围不超过 $0.5cm$。然后将针刀体逐渐向脚侧倾斜与胸椎棘突走行方向一致，先沿棘突骨面分别从棘突左、右侧向椎板方向铲剥 $2 \sim 3$ 刀，深度达棘突根部，以松解多裂肌止点的粘连瘢痕。再退针刀到棘突表面，调转刀口线 $90°$，从 T_5 棘突上缘骨面向上沿 $T_4 \sim T_5$ 棘间方向用提插刀法切割棘间韧带 $2 \sim 3$ 刀，范围不超过 $0.5cm$。

②第2支针刀松解 $T_5 \sim T_6$ 左侧关节突关节韧带的粘连瘢痕 从 $T_4 \sim T_5$ 棘间旁开 $1.5 \sim 1.8cm$ 进针刀，刀口线与人体纵轴一致，针刀体与皮肤呈 $90°$ 角，按针刀四步进针规程进针刀，针刀经皮肤、皮下组织，到第6胸椎椎板，沿椎板上缘缓慢进针刀，当针刀有韧性感时，即到达 $T_5 \sim T_6$ 左侧关节突关节韧带的粘连瘢痕，提插切割 $2 \sim 3$ 刀，范围不超过 $2mm$。

③第3支针刀松解 $T_5 \sim T_6$ 右侧关节突关节韧带的粘连瘢痕 针刀松解方法与第2支针刀相同。

④第4支针刀松解左侧 T_5 肋横突关节囊韧带 从 $T_4 \sim T_5$ 棘间旁开 $2 \sim 3cm$ 进针刀，刀口线与人体纵轴一致，针刀体与皮肤呈 $90°$ 角，按针刀四步进针规程进针刀，针刀经皮肤、皮下组织、胸腰筋膜浅层、竖脊肌达 T_5 横突骨面，沿横突骨面向外到横突尖部，纵疏横剥 $2 \sim 3$ 刀，范围不超过 $2mm$。

⑤第5支针刀松解右侧 T_5 肋横突关节囊韧带 针刀松解方法参照第4支针刀松解方法。

⑥$T_5 \sim T_6$ 周围的粘连瘢痕的针刀松解 参照 $T_4 \sim T_5$ 针刀松解方法进行。

（7）注意事项

①做胸椎针刀操作时，为了避免针刀进入椎管而损伤脊髓，在后正中线上松解棘上韧带和棘间韧带时，应按以下步骤进行操作：进针时，刀体向头侧倾斜 $45°$，与胸椎棘突呈 $60°$ 角，针刀直达胸椎棘突顶点骨面；对棘突顶点的病变进行松解，要进入棘间；松解棘间韧带，必须退针刀于棘突顶点的上缘，将针刀体逐渐向脚侧倾斜与胸椎棘突走行方向一致，才能进入棘突间，切棘间韧带的范围限制在 $0.5cm$ 以内，如此则不会切入椎管。如超过此范围，针刀的危险性明显加大。

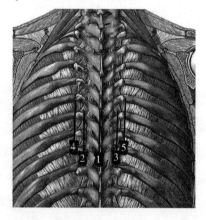

图 16-12 $T_4 \sim T_5$ 和 $T_5 \sim T_6$ 周围粘连瘢痕针刀松解示意图

②如定位困难，需要在 X 线透视下进行定位后再进行针刀手术，不能盲目定点作针刀松解，否则可能引起胸腔内脏器官损，造成严重的并发症和后遗症。

2. 第2次针刀调节电生理线路

①第1支针刀调节厥阴俞穴位的电生理线路（图16-9） 通过 $T_4 \sim T_5$ 棘突之间的连

线中点处作一点，通过这点作一垂直于脊柱纵轴线的垂线，并从此点沿此横线向两侧各旁开 1.5 寸（同身寸）处定 2 点，在此 2 点定位，刀口线和脊柱纵轴线平行，针体和背部平面垂直，按针刀四步进针规程进针刀，深入达肋骨背面，纵行疏通 2～3 下即可。在纵行疏通时速度应缓慢，不可快速。

②第 2 支针刀调节心俞穴位的电生理线路（图 16－10）　在 T$_5$～T$_6$ 棘突之间通过 2 个棘突的连线的中点，作一垂直于脊柱纵轴线的垂线，并从此点沿此横线向两侧各旁开 1.5 寸（同身寸）处定 2 点，在此 2 点定位，刀口线和脊柱纵轴线平行，针体垂直于背平面刺入，按针刀四步进针规程进针刀，深入达肋骨背面，纵行疏通 2～3 下即可。在纵行疏通时速度应缓慢，不可快速。

③第 3 支针刀调节百会穴的电生理线路（图 16－13）　两耳尖直上，头顶

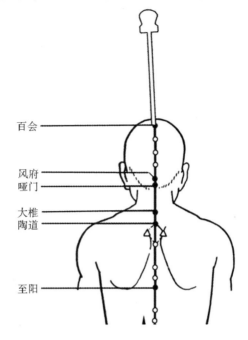

图 16－13　百会穴位的电生理线路针刀调节示意图

正中，在此点上进针刀，刀口线和脊柱纵轴线平行，针体垂直于背平面刺入，深入达肋骨背面，纵行疏通 2～3 下即可。在纵行疏通时速度应缓慢，不可快速。

【针刀术后手法治疗】

在脊柱区带，出针刀点上用拇指按压 1 分钟；单纯属于电生理功能紊乱者，不需要作手法。

【针刀术后康复治疗】

（一）目的

窦性心动过缓针刀整体松解术后康复治疗的目的是进一步调节电生理线路功能，调节机体内环境，促使其早期康复。

（二）原则

窦性心动过缓行针刀手术后 48～72 小时可选用下列疗法进行康复治疗。

（三）方法

1. 针灸推拿疗法

（1）针刺疗法

处方：主穴为内关。配穴：气虚补心俞、通里；血虚补脾俞，灸足三里；瘀血刺百会、血海，用平补平泻手法灸气海；善惊加大陵。

操作：常规消毒后进针，平补平泻手法，得气后留针 30 分钟，每日 1 次。

（2）温针灸疗法

处方：膻中、关元、内关（双）、神门（双）。心阳虚衰配命门；阳虚血瘀配双侧膈俞；痰湿壅塞配双侧丰隆。

操作：平刺膻中，直刺关元、内关及神门，捻转与提插平补平泻；直刺命门，捻转与提插补法；直刺膈俞与丰隆穴，捻转与提插补泻法。诸穴均留针 30 分钟。留针期间，将一段长约 2cm 的艾卷置于关元穴针柄上，将艾卷点燃，直至燃尽。每日 1 次，连续治疗 1 个月。

（3）穴位注射法

处方：一侧心俞穴。

操作：用一次性 3ml 注射器，抽取所需药物，常规皮肤消毒，对准穴位快速刺入，缓慢行针得气后，回抽如无回血，注入药物。首次取左侧心俞穴注射效果较好。

2. 现代康复疗法

（1）电疗法

①直流电疗法

处方：足部肾上腺反射区（右侧）、心反射区（左侧）。

操作：患者排尿脱鞋后，仰卧于床上，取准反射区，选择直流感应电疗机，将电极板固定在这 2 个反射区上，将感应电 2 个输出导线分别夹在心反射区、肾上腺反射区导线上，开机调节电流，以患者有麻感舒适为准，每次 20～30 分钟，每日 1 次，12 次为 1 个疗程。

②激光疗法

处方：定喘、肺俞、膻中、肾俞、足三里。

操作：应用小功率的 He－Ne 激光针照射，也可用光导纤维对准穴位照射。照射距离一般为 30～50cm，可根据具体情况选择。每日照射 1 次，每次取 2～4 穴，每穴照射 2～5 分钟，10～15 次为 1 个疗程，每疗程间隔 7～10 日。也可在耳穴照射，取穴平喘、肺、内分泌、肾上腺等。

第十七章

内分泌系统相关疾病

第一节 甲状腺功能亢进症

【概述】

甲状腺功能亢进症（简称甲亢）是由于多种病因（包括自身免疫、遗传和精神因素等）引起的甲状腺激素分泌过多所致的一组内分泌系统的常见病。本病临床上以高代谢症群、神经兴奋性增高、甲状腺弥漫性肿大、不同程度的突眼症为特征。患者表现为急躁亢奋、多食消瘦、恶热多汗、心悸心慌、大便量多、目突颈肿等。

【针刀应用解剖】

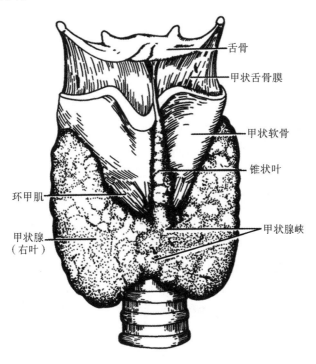

舌骨
甲状舌骨膜
甲状软骨
锥状叶
甲状腺峡
环甲肌
甲状腺
（右叶）

图 17 - 1 甲状腺前面观

甲状腺为人体最大的一个内分泌腺（图 17 - 1）。位于颈前部，气管上端的前面及两侧，上端可达喉的两侧，一般与第 5～7 颈椎及第 1 胸椎相对。它被颈固有筋膜的管前筋膜包裹。其形状和大小变化很大，随机体功能状态不同而改变。如妇女在月经期和妊娠期甲状腺胀大。甲状腺分为左、右两叶及连接两叶的甲状腺峡。有时在两叶之间还从峡部向上伸出一个细长的锥状叶。供应甲状腺的动脉是甲状腺上动脉和甲状腺下动脉，且各动脉能过分支彼此形成吻合，保证腺体有充足的血液供应。甲状腺的血管运动神经和分泌神经，主要是颈中和颈下交感神经节的节后纤维，沿动脉而行，形成甲状腺上丛和下丛。自神经丛发出的分支入腺实质后，分布于毛细血管周围及滤泡周围。亦有分支达上皮基部而形成突触终末。此外，还有来自迷走神经、舌咽神经及舌下神经袢的分支。颈中神经节位于第 6 颈椎高处，可视为由第 5、6 颈神经节合并而成，颈下神经节位于第 7 颈椎横突与第一肋骨颈之间，第 8 颈神经的前面。

甲状腺表面包有纤维性结缔组织被膜，此膜可分浅深两层：浅层疏松，与气管前组织连接；深层致密并伸入甲状腺实质形成小隔，将其分成若干小叶，小叶内充满滤泡及间质。滤泡是甲状腺结构和功能单位，是由单层上皮围绕而成的卵圆形或不规则状的囊泡。上皮包括有丰富的滤泡上皮细胞、少量的滤泡旁细胞和胶状细胞。滤泡细胞可产生甲状腺素，甲状腺素可促进细胞氧化、蛋白质合成、机体发育和调节新陈代谢等。甲状腺功能亢进，新陈代谢率升高，氧消耗量增加，可形成突眼性甲状腺肿。间质是滤泡间结缔组织，含有丰富的血管和淋巴管。

【病因病理】

弥漫性甲状腺肿伴甲亢的病因尚未完全阐明。目前多数认为本病的发生与自身免疫、遗传以及精神刺激等因素有关。

1. 自身免疫学说

大多数活动期患者血中可测出抗甲状腺球蛋白抗体和抗微粒体抗体。有研究表明，长效甲状腺刺激物（long – acting thyroid stimulator，LATS），能刺激甲状腺增生，并促进甲状腺的碘摄取、甲状腺激素的合成和释放，但约有半数患者血中测不出 LATS，患者的亲属血中也可测出 LATS，但并无甲亢。近年来在患者血中发现了一种 LATS 保护物，可阻碍 LATS 与甲状腺的结合，使其保持活性，且有 90% 的患者血清中可测 LATS 保护物。因此，有人认为 LATS – P 可能是引起甲亢的主要原因，但是血中 LATS – P 浓度和甲亢的严重程度也无明显的关系。甲亢患者中发生自身免疫反应的原因还不肯定，可能是由于甲状腺细胞的抗原性发生了变化，使免疫系统将其当作外来物质，于是发生自身免疫反应；或者由于免疫活性细胞发生了突变，出现针对自身甲状腺的淋巴细胞，由于遗传上的免疫监视功能的缺陷，不能迅速将这种突变细胞杀死，使其存活下来，而造成自身免疫。

2. 遗传

自身免疫病一般均有家族史或遗传史。甲亢患者的家庭中常常发生甲状腺疾病，故遗传是本病的易感因素。

3. 精神因素

临床证实多数患者在发病前有精神刺激或创伤的病史。有人认为精神刺激可扰乱机体免疫系统，增加对感染的易感性，减少抗体产生，促进自身免疫疾病的发生。

甲状腺呈不同程度的弥漫性肿大，腺体内血管扩张，增生。腺泡上皮细胞增生，由静止时的立方形变为柱状，腺泡壁增生皱褶呈乳头状突起伸向滤泡腔。腺泡内胶质减少。间质组织中有大量淋巴细胞及浆细胞浸润。全身淋巴组织包括脾和胸腺中淋巴组织增生。

在浸润性突眼的患者中，球后组织脂肪增加，淋巴细胞浸润、水肿，黏多糖（包括透明质酸）沉积，眼外肌水肿变性。此外，还可有颈前局限性黏液性水肿，常呈对称性皮肤增厚、淋巴细胞浸润、黏多糖沉积、胶原纤维断裂、水肿等变化，还可出现骨骼肌和心肌变性、心脏增大、肝脂肪浸润、骨质疏松等改变。

针刀医学认为，长期忿郁恼怒或忧愁焦虑的情绪性损伤使甲状腺局部软组织损伤，并使电生理线路功能发生紊乱，甲状腺的交感神经兴奋性增高，电生理线路电流量增加。另外，根据以上甲状腺的神经支配可知，甲状腺体要受颈中及颈下神经节分出的交感神经支配，这些神经节位置与 C_6、C_7 及 T_1 脊髓段有关。因疲劳性损伤、不良体位的积累性损伤、受凉、暴力及隐蔽性损伤等方式使这些相关部位的骨关节移位，脊柱区带部位软组织损伤使交感神经受到挤压、牵拉、化学物质的刺激，而出现电生理线路电流量增多，引起该病。

【临床表现】

甲亢的主要临床表现有甲状腺肿大、性情急躁、容易激动、失眠、两手颤动、怕热、多汗、食欲亢进、体质量减轻、心悸、脉快有力（脉率常在每分钟 100 次以上，休息及睡眠时仍快）、脉压增大（主要由于收缩压升高）、内分泌功能紊乱（如月经失调）等。其中脉率增快及脉压增大尤为重要，常可作为判断病情程度和治疗效果的重要标志。

【诊断要点】

除依据其主要临床表现，还需结合一些特殊检查，甲亢的特殊检查方法中，较重要的有：

1. 基础代谢率测定

可根据脉压和脉率计算，或用基础代谢测定器测定。后者较可靠，前者简便易行。常用计算公式为：基础代谢率 =（脉率 + 脉压）- 111。

测定基础代谢率要在完全安静、空腹时进行。基础代谢率正常为 ±10%；增高至 +20% ~30% 为轻度甲亢，+30% ~60% 为中度，+60% 以上为重度。

2. 甲状腺摄^{131}I 率测定

正常甲状腺 24 小时内摄取的 ^{131}I 量为人体总量的 30% ~40%。如果在 2 小时内甲状腺摄取 ^{131}I 量超过人体总量的 25%，或在 24 小时内超过人体总量的 50%，且吸 ^{131}I 高峰提前出现，都表示有甲亢。

3. 血清中 T_3 和 T_4 含量的测定

甲亢患者血清 T_3 可高于正常 4 倍左右，而 T_4 仅为正常的 2 倍半。因此，T_3 测定对甲亢的诊断具有较高的敏感性。

拍以 $C_6 \sim T_1$ 为中心的 X 光片，了解椎体的移位情况。

【针刀治疗】

（一）治疗原则

依据慢性软组织损伤病因病理学理论，慢性软组织损伤病理构架的网眼理论，颈前区甲状腺肿大，局部产生粘连、瘢痕、挛缩和堵塞，人体在自我修复过程中，引起颈后区的软组织的慢性损伤，甚至下段颈椎错位，对颈后区的病灶采用大"T"型针刀整体松解术，并根据电生理线路系统的理论调节颈部的电生理线路。

（二）操作方法

1. 第 1 次针刀操作为大"T"形针刀松解术

针刀治疗参见第十三章第四节卒中后遗症中枢性瘫痪第 1 次针刀松解术。

2. 第 2 次针刀松解病灶　适用于伴甲状腺弥漫性肿大的患者。

（1）体位　仰卧位。

（2）体表定位　胸骨切迹上 2 横指，甲状腺肿块处。

（3）消毒　在施术部位，用活力碘消毒 2 遍，然后铺无菌洞巾，使治疗点正对洞巾中间。

（4）麻醉　用 1% 利多卡因局部浸润麻醉，每个治疗点注药 1ml。

（5）刀具　使用 I 型 4 号直形针刀。

（6）针刀操作　在肿块中心定点，术者用押手固定一侧肿物，刺手持针刀从肿块腺体中心进针刀，刀口线与人体纵轴一致，垂直肿块腺体刺入，针刀经皮肤、皮下组织，刺破肿块包膜时有落空感，用提插刀法继续进针刀达肿块对侧壁有韧性感，穿过对侧包膜有落空感时停止进针刀。退针刀至皮下，再向肿块上下左右刺 4 针，深度均穿过对侧壁，出针后指压止血。如对侧有肿块，针刀操作相同（图 17-2）。

3. 第 3 次针刀调节相关经络电生理线路

①患者仰卧位，在颈前部、喉结上方、甲状软骨上切迹与舌骨体下缘之间的凹陷处定点。术者刺手持针刀，刀口线与前正中线平行，针尖向舌根部方向斜刺 1.5cm，横行摆动 2~3 下，速度宜慢（图 17-3）。

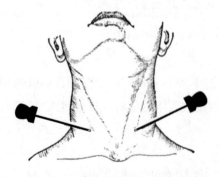 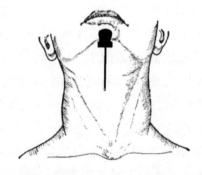

图 17-2　甲亢第 2 次针刀松解术示意图　图 17-3　从甲状软骨上切迹与舌骨体下缘之间的凹陷处进针刀

②在双侧前臂掌面的下段、腕上 3 寸，掌长肌腱与桡侧腕屈肌之间（间使穴）定点，术者刺手持针刀，刀口线与桡骨纵轴平行，针体与进针部位皮肤平面垂直刺入 0.5 ～ 1.5cm，横行剥离 2 ~ 3 下，速度宜慢（图 16 – 11）。

③如伴眼突症加用：在面部，眉弓内侧端的凹陷处（攒竹穴）定点，术者刺手持针刀，刀口线与人体纵轴平行，针尖沿皮向下斜刺 0.5cm，有酸胀感即可。

④如伴心悸失眠、易激动者加用：在 T_5 棘突下，左右各旁开 1.5 寸（心俞穴），定 2 点，术者刺手持针刀，刀口线与脊柱纵轴平行，针体与背部皮肤垂直，刺入 0.5 ～ 1cm，横行剥离 2 ~ 3 下（图 16 – 10）。

【针刀术后手法治疗】

如 X 线片显示有颈椎错位，大"T"形针刀术毕，嘱患者俯卧位，一助手牵拉肩部，术者正对患者头项，右肘关节屈曲并托住患者下颌，左手前臂尺侧压在患者枕骨，随颈部的活动施按揉法。用力不能过大，以免造成新的损伤。最后，提拿两侧肩部，并从患者肩至前臂反复揉搓几次。

药物治疗：抗生素常规预防感染 3 天。针刀治疗期间，不能停止服用治疗甲状腺的西药，针刀治疗 2 次后逐渐减量。

停药时需参考下列标准：

（1）临床症状完全消失，甲状腺缩小，杂音消失。

（2）仅需甲疏咪唑 5 ~ 15mg/d 即可维持疗效者。

（3）眼征好转或消失。

（4）甲状腺摄[131]I 已经正常。

（5）血中 TSH 已恢复正常。停药后疗效是否巩固，仍需观察。

【针刀术后康复治疗】

（一）目的

甲亢针刀整体松解术后康复治疗的目的是进一步促进局部血液循环，加速局部的新陈代谢，有利于疾病的早期修复。

（二）原则

甲亢针刀术后 48 ~ 72 小时可选用下列疗法进行康复。

（三）方法

1. 针灸推拿疗法

（1）针刺疗法

处方：臑会、合谷、足三里、天突、天容、气瘿、阴郄、复溜、风池。

操作：严格消毒，毫针刺，平补平泻，中等刺激，留针 15 分钟，每日 1 次，10 次为 1 个疗程。

（2）耳针疗法

处方：神门、皮质下、内分泌、甲状腺、平喘、心、脾、脑点。

操作：常规消毒，毫针斜刺。用较强刺激手法针刺，捻转幅度为 3～4 圈，捻转频率为每秒 3～5 个往复。每次留针 30 分钟，留针期间行针 3～5 次，每次行针 10～30 秒。每日 1 次。

（3）灸法

处方：大椎、大杼、风池、风门、肺俞、身柱为主穴。根据病情结合辨证施治选用配穴。

操作：主配穴结合分为两组，两组交替使用。分别采用麦粒灸、实按灸方法，每次每穴灸 7～10 壮，至局部皮肤红晕、药气温热透达深部为度。隔日 1 次，10 次为 1 个疗程。

（4）穴位埋线法

处方：心俞（双侧）、肝俞（双侧）。

操作：常规消毒后局麻，用 12 号腰椎穿刺针穿入羊肠线 1.5～2cm，刺入穴位得气后埋入羊肠线，以无菌干棉球按压片刻，外敷创可贴，2 周 1 次，4 次后，间隔 2 个月再埋线 4 次。同时口服甲疏咪唑片（规格：5mg ×100 片），每次 1 片，每日 2 次，45 天后减为每日 1 片，连续服用 12～18 个月。

2. 现代物理疗法

穴位激光疗法

处方：患部。

操作：采用激光聚焦照射患部。每次照射 5～7 分钟，每日 1 次，10 次为 1 个疗程。

第二节　脊源性血糖不稳

【概述】

脊源性血糖不稳是由于颈胸段关节软组织损伤、小关节错位，刺激压迫了脊神经、颈下交感神经节即星状节神经，反射性引起下丘脑前部的交感神经高级中枢功能紊乱，从而引起内环境平衡失调而引起患者血糖不稳。

【针刀应用解剖】

参见第二章第一节颈部针刀应用解剖及第二节背部针刀应用解剖的相关内容。

【病因病理】

本病主要由于颈椎下段 C_5～C_7 小关节错位，刺激压迫了脊神经、颈下交感神经节即星状节神经，反射性引起下丘脑前部的交感神经高级中枢功能紊乱，从而引起内环境平衡失调，使胰岛血液循环障碍及分泌紊乱。交感神经受刺激而兴奋，除直接引起血管收缩外，还使交感肾上腺功能亦增强，肾上腺素与去甲肾上腺素分泌增多。使副交感神经功能相对抑制，而致胰岛分泌下降，又使肝糖原分解而血糖升高。如果能重视脊椎病因的骨性刺激或压迫对交感神经低级中枢和节前纤维的伤害，将对糖尿病的防治有重要意义。

【临床表现】

糖尿病是中、老年人的常见病，主要由于胰岛素分泌不足，引起糖、脂肪及蛋白质代谢紊乱的一种疾病。通常表现为多尿、多饮、多食的"三多"症状，出现全身乏力、消瘦、易感染等现象。重症糖尿病可并发多系统脏器的损害，引起心、脑、肾、神经、肝胆、胃肠、生殖器官、皮肤、骨骼及肌肉等病变。晚期可发生酮症酸中毒昏迷或非酮症酸中毒，将危及生命。

糖尿病分为幼年型（胰岛素依赖性糖尿病）和成年型（非胰岛素依赖性糖尿病）。典型的症状为"三多一少"，即多饮、多食、多尿、体质量明显减少。一般有口渴、乏力、精神萎靡，胸背部有明显疼痛，活动时疼痛加剧。伴随症状：①皮肤瘙痒，尤其是女性患者外阴瘙痒是常见症状之一，其原因为尿糖刺激局部所致。②男性会出现勃起功能障碍（俗称阳痿），女性可出现月经紊乱或闭经。③酮症性酸中毒，是糖尿病的严重急性并发症。当代谢紊乱发展至脂肪分解加速、血酮超过正常时，称为酮血症。酮体系酸性代谢产物，消耗体内碱储备，可引起代谢性酸中毒，病情严重者可发生昏迷。④感染：包括皮肤感染、结核、泌尿系感染及其他部位的化脓性感染等。⑤血管病变：基本病理变化是动脉硬化及微血管病变，常并发高血压性以及脑血管疾病等。若眼底动脉病变可引起失明。⑥神经病变：常以末梢神经首先受损，下肢较上肢严重，常出现脚下踩棉感、肢端麻木、针刺样痛等，严重者可出现肌肉萎缩甚至瘫痪。

【诊断要点】

（1）症状典型的症状为"三多一少"，即多饮、多食、多尿、体重明显减少。

（2）伴随症状：①皮肤瘙痒；②男性会出现勃起功能障碍（俗称阳痿），女性可出现月经紊乱或闭经；③酮症性酸中毒；④感染：包括皮肤感染、结核、泌尿系感染及其他部位的化脓性感染等；⑤血管病变；⑥神经病变。

（3）实验室检查尿糖可达 1~4 个"＋"号；空腹血糖都在 6.0mmol/L 以上。

（4）脊柱三指触诊法颈椎下段棘突排列不齐；棘突旁压痛明显；错位椎体旁肌肉僵硬；后关节囊呈条索状或可触及结节状颗粒。

（5）X 线侧位片可能出现胸椎下段棘突偏歪、小关节错位、横突旋转移位。

【针刀治疗】

（一）治疗原则

依据慢性软组织损伤病因病理学理论，慢性软组织损伤病理构架的网眼理论，对胸段脊柱区的病灶采用针刀整体松解术，并根据电生理线路系统的理论调节颈部的电生理线路。

（二）针刀操作

1. 第1次针刀松解 $T_5 \sim T_7$ 棘上、棘间韧带及关节突关节囊

（1）体位　俯卧位。

（2）体表定位　在 $T_5 \sim T_7$ 椎体上、下棘间韧带及其相对应左、右各旁开2cm定点。

（3）消毒　在施术部位，用活力碘消毒2遍，然后铺无菌洞巾，使治疗点正对洞巾中间。

（4）麻醉　用1%利多卡因局部浸润麻醉，每个治疗点注药1ml。

（5）刀具　使用Ⅰ型4号直形针刀。

（6）针刀操作　在椎体上、下棘间韧带及其相对应左、右各旁开2cm定点，共9点。在定点处进针刀，松解棘间韧带，切开关节突关节囊（图15－1）。

2. 第2次针刀松解 $T_8 \sim T_{10}$ 棘上、棘间韧带及关节突关节囊

（1）体位　俯卧位。

（2）体表定位　在 $T_8 \sim T_{10}$ 椎体上、下棘间韧带及其相对应左、右各旁开1.5寸定点。

（3）消毒　在施术部位，用活力碘消毒2遍，然后铺无菌洞巾，使治疗点正对洞巾中间。

（4）麻醉　用1%利多卡因局部浸润麻醉，每个治疗点注药1ml。

（5）刀具　使用Ⅰ型4号直形针刀。

（6）针刀操作　在 $T_8 \sim T_{10}$ 椎体上、下棘间韧带及其相对应左、右各旁开2cm定点，共9点。在定点处进针刀，松解棘间韧带，切开关节突关节囊（图17－4）。

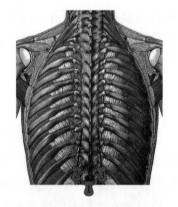

图17－4　$T_8 \sim T_9$ 棘间及关节突
关节囊针刀松解示意图

3. 第3次针刀操作为疏通相关经络电生理线路

①患者俯卧位，分别在 T_7、T_{11} 棘突下向两侧各旁开1.5寸处（膈俞、脾俞穴）定点，刀口线和人体纵轴平行，针刀尖斜向棘突根部方向，与矢状面呈45°角，刺入0.8cm，纵行剥离2～3下（图17－5）。

②患者仰卧位，在双侧外膝眼下3寸，距胫骨前外缘侧一横指处（足三里穴）定2点，刀口线和人体纵轴平行，垂直刺入1寸，纵行剥离2～3下（图13－3）。

③患者仰卧位，在两小腿内侧，当足内踝尖上3寸，胫骨内侧缘后方（三阴交穴）各定1点，刀口线与下肢纵轴平行，垂直刺入1寸，纵行剥离2～3下（图17－6）。

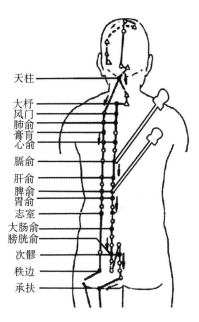

图 17 - 5　从膈俞、脾俞穴处进针刀

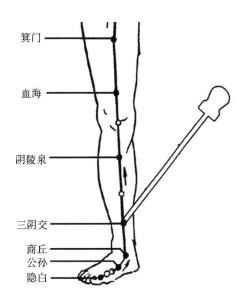

图 17 - 6　从三阴交穴处进针刀

【针刀术后手法治疗】

椎体有移位者，患者俯卧位，肌肉腰部放松，患者双手拉住床头。一助手立于床尾，两手握两踝部牵引，在牵引的基础上，用力上下抖动数下，连续 3~5 遍。术者立于患者躯干一侧，双手重叠放于错位脊柱的棘突上，当助手用力牵引时，术者向下弹压 1 次。此手法可隔 2~3 日 1 次。

【针刀术后康复治疗】

（一）目的

脊源性血糖不稳针刀整体松解术后康复治疗的目的是进一步促进局部血液循环，加速局部的新陈代谢，有利于疾病的早期修复。

（二）原则

脊源性血糖不稳针刀术后 48~72 小时可选用下列疗法进行康复。

（三）方法

1. 针灸推拿疗法

（1）针刺疗法

处方：脾俞、肝俞、肾俞、关元俞、大肠俞、次髎、气海、带脉、天枢、章门、冲门。

操作：毫针常规针刺，施提插捻转补法，留针 20~30 分钟。每日 1 次，10 次为 1 个疗程。

（2）电针法

处方：肝俞、胆俞、大椎、至阳、足三里、阳陵泉、太冲。

操作：毫针常规针刺，针刺得气后接通 G6805 治疗仪，通电 10 分钟，2 日 1 次，10 次为 1 个疗程。

2. 现代物理疗法

穴位激光疗法

处方：患部。

操作：采用激光聚焦照射患部。每次照射 5～7 分钟。每日 1 次，10 次为 1 个疗程。

第十八章 泌尿生殖系统相关疾病

第一节 慢性肾盂肾炎

【概述】

慢性肾盂肾炎通常指慢性细菌性肾盂肾炎。根据有无感染的征象和尿中有无炎症细胞及细菌可将其分为慢性活动性肾盂肾炎和慢性无活动性肾盂肾炎。前者有长期的感染，伴细菌不断生长；后者则有过去感染引起的病理损害。本病属中医的"劳淋"、"虚乏"、"腰痛"范畴。

【针刀应用解剖】

参见第二章第二节背部及第三节腰骶部针刀应用解剖的相关内容。

【临床表现】

慢性肾盂肾炎的临床表现主要有以下几种类型。

1. 反复急性发作型 患者有急性肾盂肾炎病史，以后反复发作，这是典型的慢性肾盂肾炎。主要表现为膀胱刺激征，可伴有低热或中等热度及腰部酸痛，部分患者有轻度的面部或下肢水肿。

2. 血尿型 少数患者发作时除有轻度膀胱刺激症状之外，反复发作血尿，大多为镜下血尿，尿色黯红而混浊，多伴有腰酸或腰痛。

3. 长期低热型 无膀胱刺激症状，仅有低热、头昏、疲乏、食欲减退、体重减轻及面色萎黄等。

4. 高血压型 患者以头昏、头痛及疲乏无力为主，无明显膀胱刺激症状，检查时发现有高血压。慢性肾盂肾炎患者15%～20%并发高血压，个别患者可演变为恶性高血压。

5. 无症状菌尿型 患者既无全身症状，也无膀胱刺激症状，但尿中含有大量细菌，影像学检查可有慢性肾盂肾炎的表现，病变呈隐匿性发展。

【诊断要点】

除反复发作的尿路感染病史之外，尚需结合影像学及肾脏功能检查。

（1）肾外形凹凸不平，且双肾大小不等。

（2）静脉肾盂造影可见肾盂、肾盏变形，缩窄。

（3）持续性肾小管功能损害。

具备上述第1、2条中任何一项再加第3条可诊断为慢性肾盂肾炎。

【针刀治疗】

1. 治疗原则

根据以上对该病病因病理的认识，针对内脏慢性软组织损伤、胸腰椎骨关节损伤以及电生理系统进行治疗，可以消除该病的致病因素。

2. 操作方法

1. 第1次针刀松解 $T_{11} \sim L_1$ 棘间韧带

（1）体位　俯卧位。

（2）体表定位　在 $T_{11} \sim L_1$ 椎体上、下棘间韧带或在 $T_{11} \sim L_1$ 部位的脊柱区带范围内的压痛、结节和条索点。

（3）消毒　在施术部位，用活力碘消毒2遍，然后铺无菌洞巾，使治疗点正对洞巾中间。

（4）麻醉　用1%利多卡因局部浸润麻醉，每个治疗点注药1ml。

（5）刀具　使用Ⅰ型4号直形针刀。

（6）针刀操作（图18-1）

①骨关节移位型　针刀体与皮肤垂直，刀口线与人体纵轴一致，按照四步进针刀规程进针刀，针刀经皮肤皮下直达棘突骨面，纵疏横拨2刀，在棘间韧带操作，深度达椎管外3mm。然后调转刀口线和人体纵轴垂直，用切开剥离法，将韧带松解1~3刀，两侧共4刀，深度达关节囊部位。

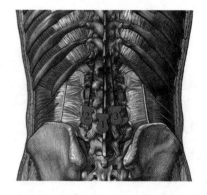

图18-1　$T_{11} \sim T_{12}$ 棘间及关节突
关节囊针刀松解示意图

②慢性软组织损伤　在 $T_{11} \sim L_1$ 部位的脊柱区带范围寻找压痛、结节和条索，刀口线和人体纵轴平行，疼痛的点进行纵行剥离，然后横行剥离。有条索和硬结者，将其切开、刮碎。

2. 第2次针刀松解相关经络电生理线路

①分别在 L_1 及 L_2 棘突下向两侧各旁开1.5寸处（三焦俞、肾俞穴）定点，从此4点处进针刀，刀口线和人体纵轴平行，针刀体与局部表面垂直刺入1cm，纵行剥离2~3下（图18-2）。

②前正中线上，脐上1寸处（水分穴）定1点，刀口线和人体纵轴平行，针刀体与局部表面垂直刺入0.8cm，纵行剥离2~3下（图18-3）。

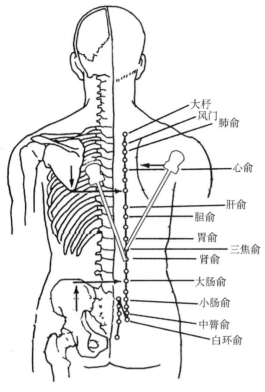

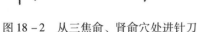

图 18 - 2　从三焦俞、肾俞穴处进针刀

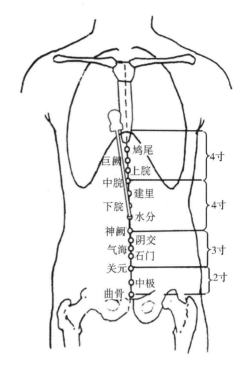

图 18 - 3　从水分穴处进针刀

③在双侧外膝眼下 3 寸，距胫骨前缘处（足三里穴）各定 1 点，刀口线和人体纵轴平行，垂直刺入 1cm，纵行剥离 2 ~ 3 下（图 13 - 3）。

【针刀术后手法治疗】

（1）椎体有移位者患者　俯卧位，肌肉腰部放松，患者双手拉住床头。一助手立于床尾，两手握两踝部牵引，在牵引的基础上，用力上下抖动数下，连续作 3 ~ 5 遍。术者立于患者躯干一侧，双手重叠放于错位脊柱的棘突上，当助手用力牵引时，术者向下弹压一次。此手法可隔 2 ~ 3 日 1 次。

（2）慢性软组织损伤者　在出针刀点上用拇指揉按 1 分钟，单纯电生理功能紊乱者，不需用手法治疗。

【针刀术后康复治疗】

（一）目的

慢性肾盂肾炎针刀整体松解术后康复治疗的目的是进一步促进局部血液循环，加速局部的新陈代谢，有利于疾病的早期康复。

（二）原则

慢性肾盂肾炎术后 48 ~ 72 小时可选用下列疗法进行康复治疗。

（三）方法

1. 针灸推拿疗法

（1）针刺疗法

处方：肝俞、肾俞、期门、足三里、三阴交。

操作：毫针常规针刺，施提插捻转补法，留针 20～30 分钟。每日 1 次，10 次为 1 个疗程。

（2）电针法

处方：肝俞、胆俞、大椎、至阳、足三里、阳陵泉、太冲。

操作：毫针常规针刺，针刺得气后接通 G6805 治疗仪，通电 10 分钟。2 日 1 次，10 次为 1 个疗程。

（3）刺络拔罐法

处方：第 1 组取大椎、脾俞；第 2 组取至阳、期门、胆俞。

操作：每次取 1 组穴位，两组交替使用。穴位局部常规消毒后，先用梅花针叩刺，待微出血后再行拔罐，每日 1 次。

（4）腕踝针法

处方：根据身体相应区在腕踝部上选上Ⅱ（双）、下Ⅱ（双）。

操作：局部穴位常规消毒，毫针直刺，得气后留针 30 分钟。每日 1 次，10 次为 1 个疗程。

（5）灸法

处方：肝俞、脾俞、大椎、至阳、足三里、期门、章门、中脘、膻中、太渊上 3 寸。

操作：前 5 穴与后 5 穴交替采用麦粒灸或隔饼灸。麦粒灸每壮艾炷约 1.5cm，每次每穴 7 壮；隔饼灸艾炷质量为 2g，下衬附子饼和脱脂棉花，每穴每次灸 5 壮。两法均隔日施治 1 次。

2. 现代物理疗法

（1）紫外线疗法

处方：紫外线照射患处，隔日 1 次，每次或隔次剂量增加。

操作：①用多孔测定器放在腹部，在固定的距离下，按阶梯递增的剂量照射各孔，常于 24h 后观察结果，将红斑孔的前一孔照射时间或辐照量作为生物剂量。②照射方法和剂量：治疗部位的中央应与灯的中心垂直，相隔一定的距离照射。其剂量可分 3 种：亚红斑量（<1 个生物剂量）、红斑量（1～5 个生物剂量）、超红斑量（>5 个生物剂量）。亚红斑量或红斑量隔日用射 1 次，并每次或隔次增加上次剂量的 10%～20%（最多不超过 40%），以保证一定的反应。

（2）激光疗法

处方：激光照射患部。

操作：用波长为 632.8mm，输出功率为 10～40mW 的氦氖激光的照射患处。每次治

疗剂量为 $0.5 \sim 1.0 J/cm^2$，每日照射 1 次或隔日 1 次，10 日为 1 个疗程。一般 $1 \sim 2$ 个疗程就可痊愈，疗程间不需间隔。

（3）穴位激光照射法

处方：激光照射穴位。

操作：用氦－氖激光仪对准疼痛区局部照射，功率 4.7mW，光斑 0.5cm，波长 632.8mm，每次照射 $5 \sim 10$ 分钟。每日 1 次，10 日为 1 个疗程。

第二节　脊源性排尿异常

【概述】

脊源性排尿异常，是指脊柱外伤或脊柱周围软组织损伤、小关节错位或增生退变使脊柱力学平衡改变，而引起的排尿异常，包括尿频、尿急、尿失禁、尿量增多或减少所导致的小便失控等，在临床上是一种常见病、疑难病。引起本病的脊柱损伤部位多在肾病区胸腰关节段，以 $T_{12} \sim L_2$ 之间为高发段。

【针刀应用解剖】

肾脏为成对的扁豆状器官，位于腹膜后脊柱两旁浅窝中。长 $10 \sim 12cm$、宽 $5 \sim 6cm$、厚 $3 \sim 4cm$，质量为 $120 \sim 150g$；左肾较右肾稍大，肾纵轴上端向内、下端向外，因此两肾上极相距较近，下极较远；肾纵轴与脊柱所成角度为 30°左右。肾脏一侧有一凹陷，称为肾门。它是肾静脉、肾动脉出入肾脏以及输尿管与肾脏连接的部位。这些出入肾门的结构，被结缔组织包裹，合称肾蒂。由肾门凹向肾内，有一个较大的腔，称肾窦。肾窦由肾实质围成，窦内含有肾动脉、肾静脉、淋巴管、肾小盏、肾大盏、肾盂和脂肪组织等。

【病因病理】

当胸腰关节段外伤、劳损等原因引起椎体及小关节错位及周围软组织损伤，继而刺激有关组织而导致排尿异常。如发生在颈椎，影响到经颈椎横突孔的椎动脉，使下丘脑供血受阻，脑内排尿中枢缺血，引起中枢性排尿异常；发生在 $T_{12} \sim L_2$ 时，可损伤腰膨大而致膀胱自主排尿中枢功能障碍；发生在下腰段，影响到马尾神经的正常功能；发生在骶部而影响副交感神经；发生在梨状肌孔而因梨状肌痉挛或炎症蔓延影响阴部神经。如此种种原因，中断或减弱了脊髓低级中枢与高级中枢之间的联系。高级中枢对膀胱的反射抑制作用减弱，从而出现尿频、尿急、尿痛；若排尿活动完全由脊髓反射所控制，则出现排尿困难或尿失禁。

中医学认为，脊椎乃督脉之通道，其两侧面膀胱经所行。督脉与膀胱经脉损伤、经脉不通，气化失调或湿聚下焦，导致排尿异常。

【临床表现】

本病好发人群为青少年或壮年，女性多于男性，常有脊柱和腰骶部病史。本病以尿频、尿痛、尿量增多、遗尿或排尿困难为主要临床表现。脊柱三指触诊法示，颈椎上部软组织僵硬，$T_{12} \sim L_2$ 棘突偏歪，项韧带可有钙化，局部压痛明显，胸或腰椎亦可有棘突偏歪、压痛。尿常规检查一般无异常等，X线检查腰椎生理曲度改变，部分伴有棘突偏歪、小关节错位。

【诊断要点】

（1）本病多发在青少年或壮年，女性多于男性，常有脊柱和腰骶部病史。

（2）尿频指患者排尿次数增多，不同于多尿，每次尿量很少，轻者每日 3~5 次，重者十余次不等。

（3）尿急指有尿意时，立即就要小便，有时因来不及而尿裤子。

（4）尿痛指排尿时感到不适，尿道口疼痛并有烧灼刺激感。

（5）尿量增多指成人 24 小时内超过 1.5L。

（6）遗尿指夜间或某种情况下出现不随意的排尿，不伴有其他排尿异常。

（7）排尿困难指排尿时不能立即将尿排出，必须经一定的时间如数秒或数分钟后才能排尿。

（8）触诊时颈椎上部软组织僵硬，$T_{12} \sim L_2$ 棘突偏歪，项韧带可有钙化，局部压痛明显，胸或腰椎亦可有棘突偏歪、压痛。

（9）尿常规检查一般无异常等。

（10）X线检查腰椎生理曲度改变，部分伴有棘突偏歪、小关节错位。

【针刀治疗】

（一）治疗原则

依据关于针刀医学慢性内脏软组织损伤理论及电生理线路的理论，用针刀治疗局部软组织损伤和调整电生理线路电流量，配合药物，从根本上予以治疗。

（二）操作方法

1. 第 1 次针刀松解 $T_{12} \sim L_2$ 棘突和横突

（1）**体位** 让患者俯卧于治疗床上，肌肉放松。

（2）**体表定位** $T_{12} \sim L_2$ 棘突和横突。

（3）**消毒** 在施术部位，用活力碘消毒 2 遍，然后铺无菌洞巾，使治疗点正对洞巾中间。

（4）**麻醉** 用 1% 利多卡因局部浸润麻醉，每个治疗点注药 1ml。

（5）**刀具** 使用 I 型 4 号直形针刀。

（6）**针刀操作**（图 18-4）

①第 1 支针刀松解棘上韧带及棘间韧带 以松解 T_{12} 棘突为例。两侧髂嵴连线最高点与后正中线的交点为第 4 腰椎棘突，向上摸清楚 T_{12} 棘突顶点，在此定位，从棘突顶点进针刀，刀口线与脊柱纵轴平行，针刀经皮肤、皮下组织，直达棘突骨面，在骨面上纵疏横剥 2~3 刀，范围不超过 1cm。调转刀口线 90°，沿 T_{12} 棘突上缘及下缘用提插刀法切割 2~3 刀，深度不超过 1cm。

②第 2、3 支针刀松解两侧横突 以 L_1 横突为例（T_{12} 不做横突松解）。摸准 L_1 棘突顶点，从 L_1 棘突中点旁开 2cm，在此定位。刀口线与脊柱纵轴平行，针刀经皮肤、皮下组织，直达横突骨面，刀体向外移动，当有落空感时，即到 L_1 横突尖，在此用提插刀法切割横突尖的粘连、瘢痕 2～3 刀，深度不超过 0.5cm，以松解竖脊肌、腰方肌及胸腰筋膜在横突尖部的粘连和瘢痕。然后，调转

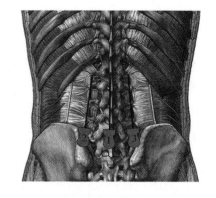

图 18-4　T_{12}～L_1 棘间及横突针刀松解示意图

刀口线 90°，沿 L_1 横突上下缘用提插刀法切割 2～3 刀，深度不超过 0.5cm，以切开横突间肌。L_2 横突尖松解方法与此相同。

2. 第 2 次针刀松解相关经络电生理线路

①患者仰卧位，脐正下方 3 寸（关元穴）定点，刀口线与人体纵轴平行，针刀体与进针部位皮肤平面垂直刺入 0.5～1cm，纵行缓慢剥离 2～3 下（图 18-5）。

②患者仰卧位，在脐正下方 4 寸（中极穴）定点，刀口线与人体纵轴平行，针刀体与进针部位皮肤平面垂直刺入后，沿耻骨联合内面平行，紧贴内面刺入 1.5～2.5cm，纵行疏通横行剥离（图 18-6）。

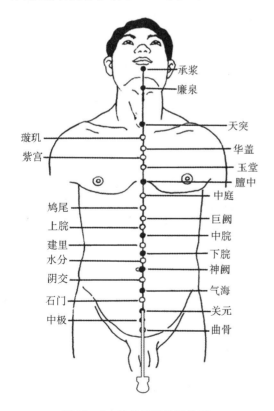

图 18-5　从关元穴处进针刀

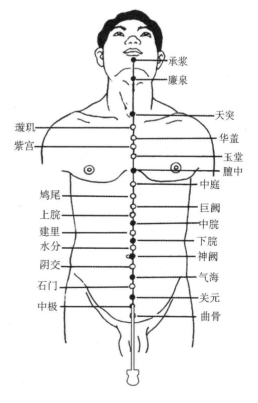

图 18-6　从中极穴处进针刀

③患者仰卧位，在两小腿内侧，当足内踝尖上3寸，胫骨内侧缘后方（三阴交穴）各定1点，刀口线与下肢纵轴平行，垂直刺入1寸，纵行剥离2～3下（图17-7）。

【针刀术后手法治疗】

如有脊柱外伤史，而且病程在3天以内者，可单用手法治疗。患者俯卧位，两助手分别通过腋下和双踝部作对抗牵引1分钟后，施术者根据患者脊柱外伤及椎体移位的情况做相应的手法复位即可。

【针刀术后康复治疗】

（一）目的

脊源性排尿异常针刀整体松解术后康复治疗的目的是进一步促进局部血液循环，加速局部的新陈代谢，有利于疾病的早期康复。

（二）原则

脊源性排尿异常术后48～72小时可选用下列疗法进行康复治疗。

（三）方法

1. 针灸推拿疗法

（1）温针灸法

处方：膈俞、肝俞、肾俞、大肠俞、腰阳关、八髎。

操作：俯卧位所取穴用28号3寸毫针，进针2寸；进针得气后用平补平泻手法，小幅度捻转2～3分钟，使针感传至阴茎部，然后施温针灸操作，约30分钟。

（2）电针法

处方一：①中极、关元、归来、足三里、三阴交、太冲；②肾俞、气海俞、次髎、阴陵泉、三阴交、太溪。

操作：两组穴位交替使用，排空小便后，平补平泻法，接G6805电针仪，选用疏密波，留针30分钟。2日1次，共治30日。

处方二：①肾俞、中膂俞、会阴、委中；②气海、关元、水道、三阴交。

操作：两组交替使用，随证加减，其中关元、气海用补法；肾俞、中膂俞、会阴、气海、关元、水道加电针。每日2次，30次为1个疗程。

（3）灸法

处方：关元、气海、会阴。

操作：用仿灸仪，每次20分钟，10次为1个疗程。

2. 现代物理疗法

（1）音频电疗后做碘离子导入疗法

处方：用音频电刺激患部，每次15分钟，后用碘离子导入，每日1次，每次12～15分钟。

操作：采用音频电疗机，频率2000Hz，长条形电极置于患侧，电流量4～5mA，每次治疗15分钟。直流电离子导入用10%碘化钾溶液，用一个直径3cm小圆形电极连接阴极置患处，另一直径4cm之圆形电极置于患侧颈后或患侧足三里处，电流强度0.4～1.2mA，每次12～15分钟。每日1次，12次为1个疗程，2个疗程间隔1周到半个月。

（2）电磁波疗法

处方：电磁波照射患部。

操作：采用单头落地式治疗机，辐射板直径78mm。电磁波谱范围2～50μm，调整辐射头照射区域的角度，对准患侧的胸锁乳突肌，距离30cm，每次照射15～20分钟，每日1次。

（3）穴位激光疗法

处方：激光照射穴位。

操作：采用激光聚焦照射穴位，主穴每次照射5～7分钟，辅穴每次照射3～5分钟，每日1次，10次为1个疗程。治疗1～2个疗程后待病情缓解后，休息数日，再巩固1～2个疗程（隔日1次）。

第三节　男性性功能障碍

【概述】

男性的性功能障碍是以性功能异常改变为特征的常见病。可能因下丘脑垂体纤维受损影响垂体前叶促性腺激素释放，或下丘脑脊髓纤维受损影响调节脊髓各中枢活动引起。表现为性欲减退、阳痿、性早熟以及发育延迟等。

【针刀应用解剖】

参照第二章第三节腰骶部针刀应用解剖的相关内容。

【病因病理】

（1）颈椎病造成高级神经功能及神经中枢的功能失调，使内分泌功能紊乱，抑制垂体的促性腺激素分泌造成睾丸生精功能减退。

（2）阴茎的海绵体内有与动脉相通的血窦。当动脉扩张时，一方面由于流入阴茎的血液增多，并充满于血窦内，使阴茎体积增大而勃起；另一方面，由于静脉被胀大的海绵体压迫而使静脉血回流受阻，进一步促进勃起。阴茎内的小动脉同时受盆内脏神经（副交感神经）和腹下神经（交感神经）支配。盆内脏神经兴奋，血管扩张，引起勃起；腹下神经兴奋，则血管收缩，阴茎变软。脊髓的勃起中枢在骶髓1～3节段，并受大脑皮质的控制。颈椎病由于刺激和压迫交感神经及椎动脉，反射性地使大脑皮质中枢受到抑制而引起。

（3）脊柱力学平衡失稳可造成各级性控制中枢兴奋性增高与降低。阳痿与早泄是各级性控制中枢兴奋与抑制两方面协调失平衡的两种表现，很可能是性兴奋性一度增高，于是各中枢负担加重，最终导致衰竭而进入抑制状态。

【临床表现】

（1）阳痿　指阴茎不能勃起或勃起不满意。

（2）无性欲、性欲降低、性欲旺盛　性欲达到一定程度时，即引起阴茎勃起。只有长时期在适当刺激下不引起性欲或在同样条件下性欲出现显著改变，才有实际意义。

（3）早泄　是指射精过早。健康的壮年一般在性交 2~6 分钟左右时射精，在更短时间内射精亦是正常的。因此，只有在阴茎进入阴道前就射精才能肯定为早泄。

（4）遗精　指在无性交活动时的射精。在未结婚的青年人，一定频率的遗精是正常的。由于性欲观念在清醒时发生遗精，或在正常性生活的情况下经常遗精，都是病理性的。

除以上症状外，还有性交困难、不射精等。

【诊断要点】

（1）性生活的经历、频率、持续时间、性欲、勃起、射精和情欲高潮的情况；手淫的频率；有无精神症状；对不能射精的患者应了解有无遗精；对勃起障碍者应了解性交和不性交时的差别；有无功能性和器质性病变史。

（2）有无生殖系统畸形和炎症；有无神经系统和内分泌系统疾病。

【针刀治疗】

（一）治疗原则

依据关于针刀医学慢性内脏软组织损伤理论及电生理线路的理论，用针刀治疗局部软组织损伤和调整电生理线路电流量，配合药物，从根本上予以治疗。

（二）操作方法

1. 第 1 次针刀松解骶骨背面的粘连瘢痕

（1）体位　仰卧位。

（2）体表定位　第 2~4 骶后孔。

（3）消毒　在施术部位，用活力碘消毒 2 遍，然后铺无菌洞巾，使治疗点正对洞巾中间。

（4）麻醉　用 1% 利多卡因局部浸润麻醉，每个治疗点注药 1ml。

（5）刀具　使用 I 型 4 号直形针刀。

（6）针刀操作（图 18－7）

①第 1 支针刀松解左侧第 2 骶后孔摸准骶正中嵴最上方　在其下外方 3cm 左右定位，左侧为左第 2 骶骨后孔。如无法定位，可以在电视透视下定位。刀口线与脊柱纵轴平行，针刀体与皮肤垂直，针刀经皮肤、皮下组织，直达骶骨骨面，刀体向四周移动，当有落空感时即到第 2 骶后孔，在此纵疏横剥 2~3 刀，以松解左侧第 2 骶神经后支的粘连和瘢痕。

②第 2 支针刀松解右侧第 2 骶后孔摸准骶正中嵴最上方　在其下外方 3cm 左右定位，右侧为右第 2 骶骨后孔。如无法定位，可以在电视透视下定位。刀口线与脊柱纵轴平行，针刀体与皮肤垂直，针刀经皮肤、皮下组织，直达骶骨骨面，刀体向四周移动，当有落空感时即到第 2 骶后孔，在此纵疏横剥 2~3 刀，以松解右侧第 2 骶神经后支的粘连和

瘢痕。

③第3支、第4支针刀松解左右侧第3骶后孔 分别在第1、2支针刀的基础上，向下2cm定位。如无法定位，可以在电视透视下定位。针刀松解方法参见第1、2支针刀松解方法。

④第5支、第6支针刀松解左右侧第4骶后孔 分别在第3、4支针刀的基础上，向下2cm定位。如无法定位，可以在电视透视下定位。针刀松解方法参见第1、2支针刀松解方法。

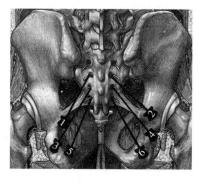

图18-7　骶神经针刀松解示意图

⑤有阳性压痛点、条索结节　在 T_{12} ~ L_2 病理区带范围内找到，或者在骶骨孔周围者，在此处进针刀，刀口线和阳性物纵轴平行，垂直刺入，条索和硬结者须切开、刮碎。

2. 第2次针刀调节相关经络电生理线路

①患者仰卧位，脐正下方3寸（关元穴）定点，刀口线与人体纵轴平行，针刀体与进针部位皮肤平面垂直刺入0.5~1cm，纵行缓慢剥离2~3下（图18-5）。

②患者仰卧位，在脐正下方4寸（中极穴）定点，刀口线与人体纵轴平行，针刀体与进针部位皮肤平面垂直刺入后，沿耻骨联合内面平行，紧贴内面刺入1.5~2.5cm，纵行剥离横行剥离（图18-6）。

【针刀术后手法治疗】

无需手法治疗。

【针刀术后康复治疗】

（一）目的

男性性功能障碍针刀整体松解术后康复治疗的目的是进一步促进局部血液循环，加速局部的新陈代谢，有利于疾病的早期康复。

（二）原则

男性性功能障碍术后48~72小时可选用下列疗法进行康复治疗。

（三）方法

1. 针灸推拿疗法

（1）温针灸法

处方：膈俞、肝俞、肾俞、关元俞、腰阳关、八髎。

操作：俯卧位，所取穴用28号3寸毫针，进针2寸。进针得气后用平补平泻手法，小幅度捻转2~3分钟，使针感传至阴茎部，然后施温针灸操作，约30分钟。

（2）电针法

处方：①中极、关元、归来、足三里、三阴交、太冲；②肾俞、气海俞、次髎、阴陵泉、三阴交、太溪。

操作：两组穴位交替使用，排空小便后，平补平泻法，接 G6805 电针仪，选用疏密波，留针 30 分钟。2 日 1 次，共治 30 日。

处方二：①肾俞、中膂俞、会阴、委中；②气海、关元、水道、三阴交。

操作：两组交替使用，随证加减。其中关元、气海用补法；肾俞、中膂俞、会阴、气海、关元、水道加电针。每日 2 次，30 次为 1 个疗程。

（3）穴位注射法

处方一：主穴为关元、曲骨、会阴、肾俞；配穴为上髎、命门、足三里。

操作：取复方麝香注射液、鱼腥草注射液及维生素 B_{12} 250mg，3 种药物混合使用。每次取 2~3 穴，针刺后再用药液 5ml 注射。每日 1 次，10 次为 1 个疗程，共治 3 个疗程。

（4）灸法

处方：关元、气海、会阴。

操作：用仿灸仪，每次 20 分钟，10 次为 1 个疗程。

2. 现代物理疗法

（1）音频电疗后做碘离子导入疗法

处方：用音频电刺激患部，每次 15 分钟，后用碘离子导入，每日 1 次，每次 12~15 分钟。

操作：采用音频电疗机，频率 2000Hz，长条形电极置于患侧，电流量 4~5mA，每次治疗 15 分钟。直流电离子导入用 10% 碘化钾溶液，用一个直径 3cm 小圆形电极连接阴极置患处，另一直径 4cm 之圆形电极置于患侧颈后或患侧足三里处，电流强度 0.4~1.2mA，每次 12~15 分钟。每日 1 次，12 次为 1 个疗程，2 个疗程间隔 1 周到半个月。

（2）超声波疗法

处方：超声波刺激患部。

操作：采用超声治疗仪，超声频率为 800kHz±8kHz，输出声强为（0.5±0.075）W/cm^2。在超声探头上均匀涂抹超声耦合剂，探头贴放在病灶部位，并适当加压，将超声头做缓慢回旋或往返运动，速度 1~2cm/s，每次 25 分钟。每日 1 次，周日休息，连续治疗 3 个月。

（3）电磁波疗法

处方：电磁波照射患部。

操作：采用单头落地式治疗机，辐射板直径 78mm。电磁波谱范围 2~50μm，调整辐射头照射区域的角度，对准患侧的胸锁乳突肌，距离 30cm，每次照射 15~20 分钟，每日 1 次。

（4）穴位激光疗法

处方：激光照射穴位。

操作：采用激光聚焦照射穴位，主穴每次照射 5~7 分钟，辅穴每次照射 3~5 分钟，每日 1 次，10 次为 1 个疗程。治疗 1～2 疗程后待病情缓解后，休息数日，再巩固 1～2 个疗程（隔日 1 次）。

第四节　骶源性前列腺炎

【概述】

骶源性前列腺炎是男性泌尿生殖系的常见病，发病率高，占泌尿科男性患者的 35%～40%，多发于 20～40 岁的青壮年。本病发病缓慢，经久难愈。分为细菌性慢性前列腺炎和非菌性慢性前列腺炎两种，且以后者较多见。

【针刀应用解剖】

前列腺是位于膀胱与尿生殖膈之间的不成对的实质性器官，由腺组织和肌组织构成。表面包有筋膜鞘，称为前列腺囊。囊与前列腺之间有前列腺静脉丛。前列腺的分泌物是精液的主要组成部分。前列腺呈前后稍扁的栗子形，上端宽大称为前列腺底，邻接膀胱颈。下端尖细，位于尿生殖膈上，称为前列腺尖。底与尖之间的部分称为前列腺体。体的后面较平坦，在正中线上有一纵行浅沟，称为前列腺沟。男性尿道在腺底近前缘处穿入前列腺，经腺实质前部，由前列腺尖穿出。近底的后缘处，有一对射精管穿入前列腺，开口于尿道前列腺部后壁的精阜上。前列腺的排泄管开口于尿道前列腺部的后壁。前列腺有阴部内动脉、膀胱下动脉、直肠下（中）动脉的分支分布。前列腺底及两侧分布有前列腺静脉丛，此丛经膀胱下静脉入髂内静脉。前列腺淋巴管较发达，主要入髂内淋巴和骶淋巴结。前列腺有下腹下神经丛下部（盆丛）的分支分布，并构成前列腺神经丛。

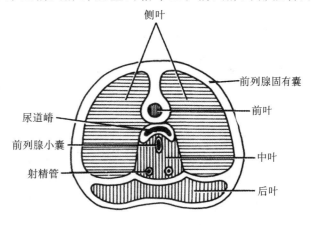

图 18 - 8　前列腺（横断面）

前列腺一般分为 5 个叶，即前叶、中叶、后叶和两侧叶（图 18 - 8）。中叶呈楔形，位于尿道与射精管之间。40 岁以后，中叶可变肥大，向上凸顶膀胱，使膀胱垂明显隆起，并压迫尿道引起排尿困难。两侧叶的肥大可从两侧压迫尿道，而致尿潴留。

前列腺为复管泡状腺，腺周围有结缔组织和平滑肌组成的被膜，并伸入腺内构成隔，其内含有大量平滑肌，收缩时可促进腺体分泌。腺腔较大多皱襞，上皮高低不一，有呈立方、扁平、柱状或假复层柱状，这表示各种不同阶段的分泌活动。前列腺分泌物系黏稠蛋白液，呈碱性，具有特殊臭味。男性激素睾酮可促进前列腺的生长发育，摘除睾丸后，前列腺有相应的改变，分泌物消失。

【病因病理】

1. 病因

慢性前列腺炎可分为两种类型，即细菌性慢性前列腺炎和非细菌性慢性前列腺炎。

（1）细菌性慢性前列腺炎　多数由尿道的逆行感染所致。前列腺分内层与周围层，内层腺管为顺行性，而周围层腺管为逆行倒流。因此，在射精时如后尿道有感染，可使大量致病菌挤向周围层腺管。下尿路或结肠的炎症也可通过淋巴管感染前列腺。另外，性欲过旺、前列腺充血、会阴部及尿道损伤，以及其他泌尿生殖系统病变，如尿道狭窄、前列腺增生、下尿路梗阻，都可成为慢性细菌性前列腺炎的诱因。

（2）非细菌性慢性前列腺炎　盆腔充血、中断性交、长途骑车、经常坐位工作常可诱发，使前列腺经常反复或长时间充血，而引发非细菌性慢性前列腺炎。

2. 病理

慢性前列腺炎的病理变化为腺泡、腺管和间质呈炎性反应，有多核细胞、淋巴细胞、浆细胞和巨噬细胞浸润和结缔组织增生，坏死灶纤维化、腺管管径狭窄或小管被脓细胞或上皮细胞堵塞引起腺泡扩张，使腺体结构破坏、皱缩、纤维化，而变小变硬。细菌性前列腺炎患者前列腺周围层可见大量致病菌。因多数抗生素不能透入前列腺，故本病不易根治。

3. 针刀医学的病因病理

从病因和组织结构的病理变化来看，该病由内因和外因两方面共同作用而引起。

（1）内因　性生活过度，前列腺频繁强烈收缩，使前列腺及周围组织发生疲劳性损伤，大量瘢痕组织堆积，导致前列腺腺体增大，外层包膜增生。增生的包膜又可刺激前列腺，使其变硬变厚，失去弹性。增大的前列腺腺体会压迫尿道和精道管，使之缩窄，甚至堵塞。

（2）外因　机体抵抗力下降，致病菌的侵害。内因反复作用可引起非细菌性慢性前列腺炎，内外因共同作用就可引起细菌性慢性前列腺炎。

【临床表现】

1. 症状

慢性前列腺炎症状表现多样，且无特异性。

（1）排尿症状　由于后尿道炎可引起尿频、轻度尿急、尿痛或尿道烧灼感，并可放射到阴茎头部。严重者出现排尿困难，甚至尿潴留。可见终末血尿。细菌性慢性前列腺炎患者清晨尿道口有黏液、黏丝及脓液分泌。

（2）局部症状　后尿道、会阴部和肛门部钝痛，肛门坠胀感，下蹲或大便时加重。下腰部有反射痛，可放射至阴茎、精索、睾丸、腹股沟部、耻骨上区、大腿内侧、臀部等处。

（3）性功能障碍　性欲减退或消失、射精痛、血精、阳痿、遗精、早泄以及不育。

（4）精神症状 患者情绪低落，甚或并发神经官能症，表现为乏力、头晕、眼花、失眠、精神抑郁。

2. 体征

肛门指诊可扪及前列腺表面大小不同的结节。它可以有一定弹性和活动度，或完全硬固，腺体周围粘连固定，大多数有轻度压痛。

3. 实验室及其他检查

慢性前列腺炎的临床症状和体征比较复杂而又无特异性，仅根据症状和体征做出诊断是不可靠的。实验室及其他检查对提高慢性前列腺炎诊断水平有决定性的意义。

（1）尿液检查 尿的常规检查和培养意义不大。尿三杯试验有较大诊断价值。前列腺炎常在第 1 杯出现碎屑，第 2 杯清晰，第 3 杯继续有碎片、白细胞及上皮细胞。

（2）前列腺液检查 对慢性前列腺炎的诊断目前仍以前列腺液中白细胞的多少作为主要依据。正常前列腺液镜检每一高倍视野白细胞不超过 10 个，还可看到许多黄色屈光的卵磷脂小体；若每高倍视野细胞超过 10 个以上，即可诊断，此时磷脂小体也显著减少或消失。

（3）前列腺液培养 在慢性前列腺炎诊断，特别是鉴别细菌性或非细菌性前列腺炎有诊断价值。

（4）尿液或前列腺液分段定位培养和菌落计数（Meares – stamey 检查法） 按要求无菌操作下分别收集按摩前列腺前首先排出的 10ml 尿（VB1），代表尿道标本；排尿 200ml 弃去，留取 10ml 中段尿（VB2），代表膀胱标本；经按摩后排出的纯前列腺液（expressed prostatic secretion，EPS）以及前列腺按摩后立即排出的 10ml 尿（VB3），代表前列腺及后尿道标本。将收集的各标本作培养及定量菌落计数和药敏试验。若 VB2 菌落数多而超出 1000 个/ml，为膀胱炎；VB1 菌落之最高污染极限为 100 菌落/ml，在 VB2 无菌时，VB1 菌落数明显 >EPS 或 VB3，为尿道炎；若 VB1 及 VB2 阴性，或 <3000 个菌落数/ml，而 EPS 或 VB3 超过 5000 个菌落数/ml，即 VB3 超过 VB2 2 倍时，就可诊断为细菌性前列腺炎；VB1 等 4 个标本均无菌时可诊断为非细菌性前列腺炎。

（5）精液检查 前列腺感染严重时，在精液中可发现大量脓细胞和细菌。对不愿作前列腺按摩或按摩失败者，精液检查有一定参考价值。

（6）前列腺液 pH 值测定 目前一般认为前列腺液的 pH 值为 6~7，即呈弱酸性。在慢性前列腺炎，前列腺液 pH 值则明显增高，并观察到前列腺治愈之程度和前列腺液 pH 值恢复正常成正比。因此，前列腺液 pH 值的测定不仅可作为慢性前列腺炎诊断的参考，而且还可作为衡量疗效的一项指标。

（7）前列腺液免疫球蛋白测定 在慢性前列腺炎的前列腺液中，3 种免疫球蛋白都有不同程度的增加，其中 IgA 最明显，其次为 IgG，而且这种增加在细菌性前列腺炎比非细菌性前列腺炎更明显。

（8）尿流动力学检查 慢性前列腺炎中层最高尿流率偏低，尿流曲线高峰多呈锯齿状，曲线升线和降段呈长斜坡状。

4. 并发症

（1）过敏反应由细菌毒素引起，主要表现为神经炎、神经痛、虹膜炎、结膜炎或关节炎。

（2）细菌性前列腺炎可继发附睾炎，致病菌经输精管逆行进入附睾造成炎症反应，可有周身不适及发热、阴囊红肿、附睾肿大触痛等症。

（3）继发不育，前列腺炎可减少精子数量，降低其活动力；前列腺液有细菌存在，可引起精细胞分解，精子寿命缩短及精子凝集等现象，可以导致不育。

【诊断要点】

本病诊断主要依据病史、症状、体征，辅以实验室检查。一般说来，如果无尿路感染及全身症状，而前列腺液检查每一高倍视野有 10 个以上白细胞，前列腺液培养找到一定量的致病菌即可作出细菌性前列腺炎诊断；若症状像慢性前列腺炎，前列腺液有白细胞增多，但前列腺液涂片及培养都没有细菌，尿液检查细菌阴性者，则可诊为无菌性慢性前列腺炎。本病须与慢性尿道炎、膀胱炎、前列腺化脓性感染、前列腺淋菌感染、前列腺结核、前列腺结石、前列腺增生症、前列腺癌及某些肛门疾病等进行鉴别。

【针刀治疗】

（一）治疗原则

依据关于针刀医学慢性内脏软组织损伤理论及电生理线路的理论，用针刀治疗局部软组织损伤和调整电生理线路电流量，配合药物，从根本上予以治疗。

（二）操作方法

1. 第 1 次针刀松解骶骨背面的粘连瘢痕

针刀治疗参见本章第三节男性性功能障碍。

2. 第 2 次针刀调节相关经络电生理线路

①在脐正下方 4 寸（中极穴），刀口线与身体纵轴平行，针刀体与进针刀点皮肤表面垂直刺激入 0.5~1cm，用纵行剥离法，剥离 2~3 下，速度宜慢（图 18-6）。

②在双侧小腿内侧面的下部，内踝尖缘上 3 寸（三阴交穴），刀口线与下肢纵轴平行，针刀体与进针刀点皮肤皮面垂直刺入，纵行剥离 2~3 下（图 17-7）。

③在双侧臀部第 4 骶椎下方凹陷的旁开 3 寸处（秩边穴），刀口线与脊柱纵轴平行，针刀体与进针部位皮肤垂直刺入 1.2cm，纵行剥离 2~3 下，速度宜慢（图 18-9）。

④在脐下 3 寸，前正中线左右各旁开 2 寸（水道穴），刀口线与人体前正中线平行，针刀体与腹部皮肤平面垂直刺入 1.2cm，纵行剥离 2~3 下，速度宜慢（图 18-10）。

⑤如伴有尿道灼热，会阴部胀痛者，在平脐左右各旁开 2 寸处（天枢穴），刀口线与前正中线平行，针刀体与腹部皮肤平面垂直刺入 1.2cm，用横行剥离法，剥离 2~3 下（图 18-10）。

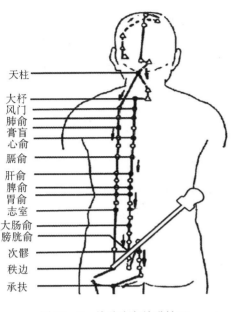

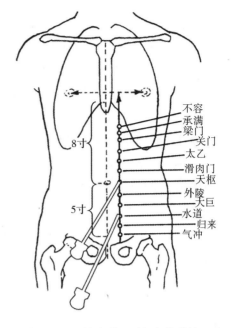

图 18 – 9　从秩边穴处进针刀

图 18 – 10　从水道、天枢穴处进针刀

⑥如伴有下腹坠胀、精神疲惫的，可加用：

a. 脐正下方 3 寸（关元穴）。在此纵行剥离 2 ~ 3 下，速度宜慢（图 18 – 5）。

b. T_{11} 棘突下向左、右各旁开 1.5 寸（脾俞穴）。在此 2 穴处各定一点，刀口线与脊柱纵轴平行，针刀体与背部平面垂直，刺入 1cm，纵行剥离 2 ~ 3 下，速度宜慢（图 18 – 11）。

⑦如会阴部酸胀，分泌物减少，前列腺硬化，可加如下治疗：

a. 屈膝，在大腿内侧，髌底内侧端上 2 寸，当股四头肌内侧头的隆起处（血海穴）定点，刀口线与大腿纵轴平行，针刀体垂直于进针部位皮肤刺入纵行剥离 2 ~ 3 下（图 15 – 6）。

b. 在足背侧，第 1、2 趾间，趾蹼缘的后方赤白肉际处（行间穴）定点，刀口线方向与跖骨纵轴方向平行，针刀体与皮肤平面垂直刺入 0.3cm，纵行剥离 2 ~ 3 下，速度易慢（图 18 – 12）。

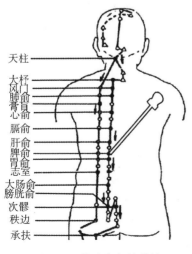

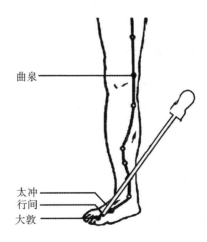

图 18 – 11　从脾俞穴处进针刀

图 18 – 12　从行间穴处进针刀

c. 患者跪位，充分暴露会阴囊根部与肛门连线的中点处（会阴穴），在此处定点。备皮后严格消毒，刀口线与其连线方向平行，针刀体与进针部位皮肤垂直进针，深度 2 ~ 3cm，横行剥离 2 ~ 3 下，出针刀，按压片刻，用小块无菌纱布覆盖（图 18 - 13）。

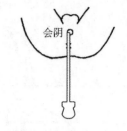

图 18 - 13　从会阴穴处进针刀

3. 第 3 次针刀松解前列腺包膜的挛缩

（1）体位　俯卧位。

（2）体表定位　下腹部。

（3）消毒　在施术部位，用活力碘消毒 2 遍，然后铺无菌洞巾，使治疗点正对洞巾中间。

（4）麻醉　用 1% 利多卡因局部浸润麻醉，每个治疗点注药 1ml。

（5）刀具　使用汉章Ⅰ型针刀。

（6）针刀操作　医生左手食指从肛门插入即可触到前列腺，用食指将前列腺推顶至小腹腹壁，用针刀刺穿腹壁，刀口线和腹中线平行，针刀体和进针部位垂直，刀锋达前列腺表面，纵行切开 3 ~ 4 刀，即是将前列腺表面张力很大的包膜切开。拔出针刀后，用力压迫针孔 3 ~ 5 分钟，小便可顿时通畅。

【针刀术后手法治疗】

按摩前列腺每周 1 次，以促进前列腺内炎性分泌物的排出，改善前列腺血液循环，加速炎症的吸收和消退。

前列腺按摩术通常采用膝胸位或直立前伏位（下肢分开站立，胸部伏于检查台上），体质虚弱者可用侧卧位或仰卧位。按摩前嘱患者排净小便。术者立于患者左侧，指套及肛门处涂以石蜡油，末节指腹轻压肛门，同时嘱患者张口呼吸以缓解肛门括约肌痉挛。食指伸入直肠约 5cm 深，摸到前列腺后，分别从左右两叶外侧由上而下向中线按压，再沿中线向尿道方向推挤。如此反复 2 ~ 3 次，即可见前列腺液由尿道外口滴出。操作时用力要轻柔均匀，每次 3 ~ 5 分钟，若患者疼痛难忍，应停止操作。每周 1 次，6 ~ 8 次为 1 个疗程。

急性前列腺炎时，按摩可促使炎症扩散，应当禁忌。

【针刀术后康复治疗】

（一）目的

骶源性前列腺炎针刀整体松解术后康复治疗的目的是进一步促进局部血液循环，加速局部的新陈代谢，有利于疾病的早期康复。

（二）原则

骶源性前列腺炎术后 48 ~ 72 小时可选用下列疗法进行康复治疗。

（三）方法

1. 针灸推拿疗法

（1）针刺疗法

处方一：主穴为小肠俞、膀胱俞、脾俞、次髎、关元、中极；配穴为阴陵泉、三阴交、太溪。实证加曲骨、外关；虚证加肾俞、足三里。

操作：俯卧位，所取穴用28号3寸毫针，进针2寸；仰卧位，所取穴用30号1.5寸毫针，进针0.5～1寸。实证进针得气后用泻法，提插、捻转2～3分钟，使针感传至腰骶部，用G6805治疗仪，选用疏密波，留针20～30分钟；虚证得气后用平补平泻手法，小幅度捻转2～3分钟，使针感传至阴茎部，然后施温针灸操作，约30分钟。以上治疗每日1次，每次取主、配穴3～4个，交替选用。俞募穴兼取时，先针俯卧位，后针仰卧位。一般每次只针俯卧位或仰卧位。10日为1个疗程，疗程间休息3～5日。

处方二：会阴、合谷。

操作：患者仰卧，以75%酒精棉球行会阴部皮肤消毒后，选用28号3寸毫针向前上方施以合谷刺（合谷刺所在的平面与水平面呈20°角），即毫针针尖向前上方正中刺入6～7cm。然后将毫针由深出浅，在上述平面内分别向两侧斜刺同样深度（向两侧斜刺的方向和正中针刺方向的夹角分别为10°）。每次由浅入深时患者会阴部有酸胀重等感觉，并可向小腹、腰骶部放射。在针尖刺入约6cm时可有脱空感，此时应继续深入0.5～1cm，以直达病所。不提插，不捻转，不留针。每日治疗1次，6次为1个疗程，每个疗程间休息1日，共治疗4个疗程。

（2）电针法

处方一：①中极、关元、归来、足三里、三阴交、太冲；②肾俞、气海俞、次髎、阴陵泉、三阴交、太溪。

操作：两组穴位交替使用。排空小便后，平补平泻法，接G6805电针仪，选用疏密波，留针30分钟。2日1次，共治30日。

处方二：①肾俞、中膂俞、会阴、委中；②气海、关元、水道、三阴交。

操作：两组交替使用，随证加减。其中关元、气海用补法；肾俞、中膂俞、会阴、气海、关元、水道加电针。每日2次，30次为1个疗程。

（3）刺血法

处方：督脉、夹脊穴。

操作：以L_5棘突为中心，上下左右各1寸为针刺区。患者取俯卧位，暴露针刺区，常规消毒后，医者右手持宽约1.2mm、厚约0.5mm的剑形特制钢针，左手捏起皮肤，按先督脉、后夹脊穴的顺序，快速刺入约1cm后出针，然后加拔火罐20分钟，使其充分出血。5日治疗1次，6次为1个疗程。

（4）穴位注射法

处方一：主穴为关元、曲骨、会阴、肾俞；配穴为上髎、命门、足三里。

操作：取复方麝香注射液、鱼腥草注射液及维生素B_{12}250mg，3种药物混合使用。每次取2～3穴，针刺后再用药液5ml注射。每日1次，10次为1个疗程，共治3个疗程。

处方二：会阴。

操作：先取前列腺液做细菌培养及药敏检查，根据药敏结果选用有效药物。常用的有庆大霉素、林可霉素、头孢类霉素及卡那霉素等抗菌药物。先在会阴穴注入药物 1ml，随即将针退至皮下，分别斜向前列腺左右叶，穿过前列腺上皮脂膜各注入药液 2～3ml。每周 2 次，10 次为 1 个疗程。

（5）灸法

处方：关元、气海、会阴。

操作：用仿灸仪，每次 20 分钟，10 次为 1 个疗程。

2. 现代物理疗法

（1）激光照射法

处方：会阴。

操作：令患者侧卧位，屈膝，取会阴穴常规消毒，将直径 $80\mu m$ 的光导纤维，经特制的空芯激光针，于会阴穴即会阴部的中点与皮肤垂直方向刺入，深度约 2cm，留针 20 分钟。每日 1 次，10 次为 1 个疗程，间隔 3 日，可进行第 2 个疗程。

（2）磁疗法

处方一：三阴交、归来、水道、阴陵泉、气海、关元。

操作：腹部与下肢穴配合使用，均双侧交替使用。选用特制稀土钴合金为磁片，对准所取穴位并接通 G6805 治疗仪导线通电 30 分钟。每日 1 次，5 次为 1 个疗程。

处方二：关元、曲骨、会阴、前列腺穴。

操作：取上穴用磁片贴敷，每次轮贴 3 穴，隔日换贴 1 次。连贴 7 次为 1 个疗程，疗程间隔 3 日。

第十九章　妇科相关疾病

第一节　痛经

【概述】

凡在经期前后或行经期出现下腹疼痛或其他不适，影响工作及生活者，称为痛经。痛经分为原发性及继发性两种。前者是生殖器官无器质性病变者，后者是指由生殖器官器质性病变而致的痛经。本节主要介绍原发性痛经。

【针刀应用解剖】

1. 盆腔韧带

盆腔韧带有连接盆腔器官并支持各器官的位置的功能，主要是由结缔组织增厚而成，有的韧带中含有平滑肌。

（1）主韧带　又称子宫颈横韧带。位于子宫两侧阔韧带基底部，从内侧子宫颈阴道上部的侧方，向外侧达骨盆壁。其中含有宽厚的结缔组织和平滑肌纤维，与盆膈膜的上筋膜相连，这一部分组织非常坚韧，对维持固定子宫颈的位置起主要作用。其上缘为子宫动、静脉。

（2）圆韧带　从两侧子宫角的前面，输卵管起始部的内下方开始，在阔韧带内向前下方伸展到骨盆侧壁，再经腹股沟管止于大阴唇内。其作用是维持子宫前倾位置。此韧带呈扁圆索状，较坚硬，全长 12～14cm，由结缔组织和来自子宫肌纤维的平滑肌组成，其内有细小的血管、淋巴管及神经纤维。其作用是将子宫颈向后及向上牵引，协助维持子宫正常位置。

（3）阔韧带　呈翼状，由两层腹膜及其内的结缔组织所组成。从子宫两侧开始，向外直达骨盆侧壁，将骨盆腔分为前后两部，其上缘内侧 2/3 覆盖输卵管，外侧的 1/3 由输卵管伞端向外上方延展到骨盆侧壁，称之为骨盆漏斗韧带，因支持卵巢，故又称卵巢悬韧带。其中有卵巢的动、静脉和淋巴管通过。在输卵管以下，卵巢附着处及卵巢固有韧带以上的部分，称为输卵管系膜。阔韧带后层与卵巢相接处，称为卵巢系膜。其余的大部分称为阔韧带基底部。在子宫和子宫颈两侧的阔韧带内，有多量疏松结缔组织，称为子宫旁组织。

（4）膀胱宫颈与膀胱耻骨韧带　盆腔腹膜外组织在子宫颈、阴道前壁两侧与膀胱之间，增厚成为纤维束，形成膀胱宫颈韧带。输尿管的最后一段埋存于其中。在膀胱与耻骨弓后壁之间亦有筋膜相连，形成膀胱耻骨韧带，有支持膀胱底的作用。

（5）子宫骶骨韧带　自子宫颈后上侧方相当于子宫颈内口处开始，向后绕过直肠两侧，呈扇形止于第2、3骶椎前的筋膜上。此韧带内含有结缔组织和少量平滑肌。

2. 盆腔腹膜、筋膜、肌肉

（1）盆腔腹膜　系指覆盖盆壁及盆腔器官的腹膜。前腹壁腹膜向下行至膀胱顶，继续向后向下覆盖膀胱上面及后壁，在子宫与膀胱之间形成浅的腹膜皱褶，称为子宫膀胱凹。再顺序经子宫底、子宫后壁、阴道后壁顶部反折至直肠前壁，形成较深的凹陷，称为子宫直肠窝。继续上行覆盖直肠上部及两侧盆壁，大约在第3骶椎水平，腹膜从直肠转折到骶骨前面沿中线上行，超出骶骨岬与后腹膜相连。盆腔腹膜于子宫两侧形成阔韧带。骶骨上部的腹膜后，有疏松的结缔组织，其中含有骶前神经和淋巴、血管等。子宫直肠窝为盆腔最低部位，若腹腔内有渗出液、血液或脓液时，常集聚于此处。它与阴道后穹隆仅隔一层阴道壁，故临床上可采用后穹隆穿刺，检查积液的性质，以明确诊断。

（2）盆腔筋膜　盆腔内各器官的外围，皆有一层坚实的筋膜包裹。筋膜层位于腹膜和该器官的肌层之间，并与盆膈的筋膜相连，它对维持盆腔器官正常位置有一定的作用。子宫和阴道的筋膜来源于盆膈的筋膜，在子宫颈周围此筋膜坚韧有力，其两侧与主韧带及子宫骶骨韧带相连，当上行至子宫体时，逐渐变薄而不明显。直肠阴道筋膜位于阴道后壁与直肠前壁之间、子宫直肠窝以下和盆膈以上。

（3）膀胱筋膜　后下方较厚，前侧方与侧脐韧带及膀胱上动脉相连，附着在耻骨联合后面。膀胱下部的筋膜，有加强耻骨和子宫颈之间的作用。在相当尿道内口处，膀胱筋膜与阴道筋膜相融合。在后方，膀胱筋膜与直肠筋膜较薄且疏松，至直肠上部逐渐变得不明显。

（4）盆腔肌肉　骨盆前侧壁为闭孔内肌（起于骶骨的前面，经坐骨大孔，止于股骨大转子尖），骨盆出口为多层肌肉及筋膜构成的骨盆底。

3. 盆腔血管

女性生殖器官的血流主要来自卵巢动脉、子宫动脉、阴道动脉及阴部内动脉。

（1）卵巢动脉　由腹主动脉前壁分出，左侧可来自左肾动脉，在腹膜后沿腰大肌前缘向下行至盆腔，并跨越输尿管及髂外动脉的外侧，然后经骨盆漏斗韧带向内再经卵巢系膜达卵巢，并在输卵管系膜内分出若干支供应输卵管。

（2）子宫动脉　系髂内动脉的分支，在腹膜后沿盆腔侧壁向下向前走行，经阔韧带基底部、子宫旁组织到达子宫外侧，在距子宫颈（内口水平）2cm处跨过输尿管，此后分出两支：第1支为子宫颈阴道支，分布到子宫颈、阴道及膀胱的一部分；第2支为子宫体支，走向子宫峡部，并沿子宫外侧蜿蜒上行，至子宫角处分为子宫底支、卵巢支及输卵管支，分布于输卵管。

（3）阴道动脉　系髂内动脉的一个分支，分布于阴道中下段前后两面，与子宫动脉的阴道支和阴部内动脉的分支相吻合。因此，阴道上段由子宫动脉的子宫颈阴道支供给，中段由阴道动脉供给，下段主要由痔中动脉和阴部内动脉供给。

（4）阴部内动脉　是髂内动脉前干的终支，经坐骨大孔的梨状肌下孔穿出骨盆腔，绕过坐骨棘的背面，再经坐骨小孔到达会阴及肛门。阴部内动脉分出4支：痔下动脉，供给直肠下段及肛门部；会阴动脉，分布在会阴浅部；阴唇动脉，分布在阴唇；阴蒂动脉，分布到阴蒂及前庭球。

4. 神经

（1）内生殖器官　主要由交感神经与副交感神经支配。交感神经在腹主动脉前面形成含有神经节的腹主动脉丛。自上而下再分出：

①卵巢丛　经卵巢门进入卵巢，并在阔韧带内形成小支，分布于输卵管。

②骶前神经丛　又称上腹下神经丛，由腹主动脉丛的主要部分形成，在骶骨岬前方下行进入骨盆腔，分布于子宫、直肠和膀胱。

③下腹下神经丛　位于直肠壶腹后面，分为左右2束，其中少量神经纤维分布于子宫，主要部分形成骨盆神经丛。

④骨盆神经丛除由上述交感神经纤维组成外，还有来自第2、3、4骶神经的副交感神经纤维。大部分盆腔各器官由骨盆神经丛支配，如子宫体、子宫颈、阴道、直肠及膀胱上部等。生殖器官除了有离心传导的交感、副交感神经外，也有向心传导的感觉神经，能将子宫的冲动传向中枢，从而可以反射性引起子宫收缩。

（2）外生殖器官　外阴部皮肤及盆底随意肌系由阴部神经支配。阴部神经由2、3、4骶神经的分支组成，与阴部内动脉并行，在坐骨结节内侧下方分成3支：

①会阴神经　又分深浅2支，分布在会阴、大阴唇及会阴部肌肉，如会阴深，浅横肌，球海绵体肌，坐骨海绵体肌等。

②阴蒂背神经　为许多的小支，分布于阴蒂及包皮。

③肛门神经　又称痔下神经，分布于肛门周围。

【病因病理】

引起痛经的因素有多种，如神经精神因素、卵巢内分泌因素以及子宫因素等，其他因素，如血管加压素、子宫神经与神经递质等也可引起痛经。

子宫肌肉强烈收缩，子宫血流量减少，使宫腔内压力增高而引起疼痛。子宫血流量减少，缺血缺氧也会引发剧烈的疼痛。此外，痛经还与前列腺素（prostaglandin，PG）含量的升高有关。原发性痛经的子宫肌肉过强收缩与$PGF_{2\alpha}$大量释放有关。原发痛经妇女的经血和子宫内膜中PG含量比正常人明显增多，严重痛经患者宫内膜中PG含量比正常人高10多倍。$PGF_{2\alpha}$活性明显增加，引起子宫过强收缩，导致痛经，尤其在经期初36小时内。月经来潮时，子宫内膜的PG经子宫肌与阴道壁血管、淋巴管被吸收进入血液，引起胃肠泌尿道和血管平滑肌的收缩，而产生一系列全身症状，如恶心呕吐、腹泻、晕厥等。PG活性丧失后，症状消失。

针刀医学认为，痛经的主要原因是支配盆腔的骶神经受到卡压及人体电生理线路功能紊乱，引起人体内生化成分的改变所致。

【临床表现】

下腹疼痛是痛经的主要症状，疼痛常于经前数小时开始，逐渐或迅速加剧，呈阵发性绞痛、痉挛性、瘀血性或进行性加重，持续时间长短不一，多于 2～3 天后缓解，严重者疼痛可放射到外阴、肛门、腰骶部，并伴有恶心、呕吐、腹痛、腹泻、头痛、烦躁、四肢厥冷、面色苍白等全身症状。

腰骶骨疼痛，患者常有腰骶部酸、胀痛，常常由于下腹痛明显而遮盖了腰部的症状。

【诊断要点】

根据经期腹痛的症状及盆腔检查诊断一般不难。检查时应注意盆腔内有无器质性病变并做相应的辅助检查。

【针刀治疗】

1. 治疗原则

依据慢性软组织损伤病理构架的网眼理论，在腰部病变关键点，进行针刀整体松解有效。本疗法不适合于器质性病变引起的痛经。

2. 操作方法

（1）第 1 次针刀松解 L_2～L_4 棘上韧带及横突的粘连瘢痕

1）体位　俯卧位。

2）体表定位　L_2～L_4 棘上韧带及横突尖。

3）消毒　在施术部位，用活力碘消毒 2 遍，然后铺无菌洞巾，使治疗点正对洞巾中间。

4）麻醉　用 1% 利多卡因局部浸润麻醉，每个治疗点注药 1ml。

5）刀具　使用汉章 I 型针刀。

6）针刀操作（图 19-1）

①第 1 支针刀松解棘上韧带　以 L_2 棘突为例。两侧髂嵴连线最高点与后正中线的交点为 L_4 棘突，向上摸清楚 L_2 棘突顶点，在此定位。从棘突顶点进针刀，刀口线与脊柱纵轴平行，针刀经皮肤、皮下组织，直达棘突骨面，在骨面上纵疏横剥 2～3 刀，范围不超过 1cm。然后贴骨面向棘突两侧分别用提插刀法切割 2 刀，深度不超过 0.5cm。其他棘突棘上韧带松解方法与此相同。

②第 2 支针刀松解横突　以 L_2 横突为例。摸准 L_2 棘突顶点，从 L_2 棘突中点旁开 3cm，在此定

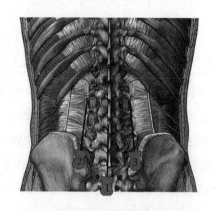

图 19-1　L_2 棘上韧带及横突松解示意图

位。刀口线与脊柱纵轴平行，针刀经皮肤、皮下组织，直达横突骨面，刀体向外移动，当有落空感时，即到 L_2 横突尖，在此用提插刀法切割横突尖的粘连、瘢痕 2～3 刀，深度不超过 0.5cm，以松解竖脊肌、腰方肌及胸腰筋膜在横突尖部的粘连和瘢痕。然后，调转刀口线 90°，沿 L_2 横突上下缘用提插刀法切割 2～3 刀，深度不超过 0.5cm，以切开横突间肌。其他横突尖松解方法与此相同。

（2）第 2 次针刀松解腰肋韧带的粘连瘢痕

1）体位　俯卧位。

2）体表定位　腰肋韧带起止点。

3）消毒　在施术部位，用活力碘消毒 2 遍，然后铺无菌洞巾，使治疗点正对洞巾中间。

4）麻醉　用 1% 利多卡因局部浸润麻醉，每个治疗点注药 1ml。

5）刀具　使用汉章 I 型针刀。

6）针刀操作（图 19－2）

①第 1 支针刀松解腰肋韧带起点　在第 12 肋压痛点定位，刀口线与人体纵轴一致，针刀体与皮肤呈 90° 角，针刀经皮肤、皮下组织，直达肋骨，调转刀口线 45°，使之与 12 肋骨走行方向一致，在肋骨骨面上左右前后方向铲剥 2～3 刀，范围不超过 0.5cm。然后，贴骨面向下到肋骨下缘，提插刀法切割 2 刀，范围不超过 0.5cm。

②第 2 支针刀松解腰肋韧带止点在髂嵴后份附着部在髂嵴后份压痛点定位，刀口线与人体纵轴一致，针刀体与皮肤呈 90° 角，针刀经皮肤、

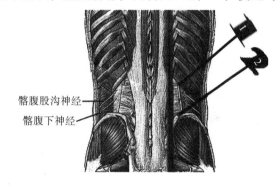

髂腹股沟神经
髂腹下神经

图 19－2　腰肋韧带起止点针刀松解示意图

皮下组织，直达髂嵴，调转刀口线 90°，在髂嵴骨面上内外前后方向铲剥 2～3 刀，范围不超过 0.5cm。

（3）第 3 次针刀调节相关经络电生理线路

①在小腿内侧足内踝尖上 3 寸，胫骨内侧缘后方（三阴交穴）处进针刀，刺入 1 寸，纵行剥离 2～3 下（图 17－7）。

②在下腹部前正中线上，当脐中下 3 寸（关元穴）处进针刀，刺入 0.8 寸，纵行剥离 2～3 下（图 18－5）。

③在腰部第 2 腰椎棘突下，旁开 1.5 寸（肾俞穴）处进针刀，刺入 1 寸，纵行剥离 2～3 下（图 19－3）。

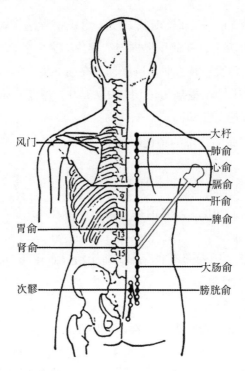

图 19 - 3　从肾俞穴处进针刀

④ 外膝眼下 3 寸，距胫骨前缘一横指（足三里穴）处进针刀，刺入 1 寸，纵行剥离 2 ~ 3 下（图 13 - 3）。

⑤ 在下腹部前正中线上，当脐中下 1.5 寸（气海穴）处进针刀。刀口线与人体长轴一致，针刀体与皮肤垂直，刺入 1 寸，纵行剥离 2 ~ 3 下（图 19 - 4）。

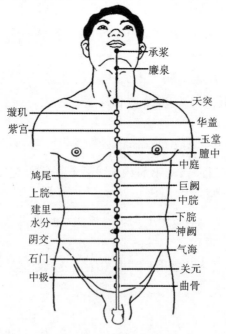

图 19 - 4　从气海穴处进针刀

⑥ 在下腹部脐中下 4 寸，距前正中线 2 寸（归来穴）进针刀，刀口线与人体长轴一致，针刀体与皮肤垂直，刺入 1 寸，纵行剥离 2～3 下（图 19－5）。

⑦ 在背部第 9 胸椎棘突下，旁开 1.5 寸（肝俞穴）处进针刀，刺入 1 寸，纵行剥离 2～3 下（图 19－6）。

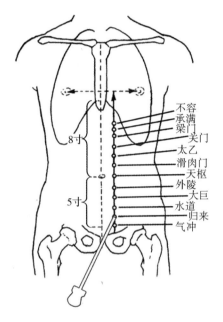

图 19－5　从归来穴处进针刀

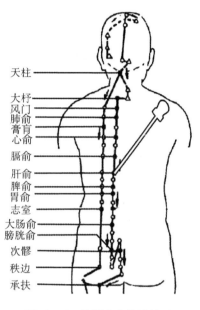

图 19－6　从肝俞穴处进针刀

【针刀术后手法治疗】
无需手法治疗。

【针刀术后康复治疗】

（一）目的
痛经针刀整体松解术后康复治疗的目的是进一步促进局部血液循环，加速局部的新陈代谢，有利于疾病的早期修复。

（二）原则
痛经患者术后 48～72 小时可选用下列疗法进行康复治疗。

（三）方法

1. 针灸推拿疗法

（1）毫针法

处方：中极、气海、关元、足三里、三阴交。

操作：穴位常规消毒，针刺上述穴位。腹部穴得气后，针感向会阴部放射者为佳。下肢穴位，针感向上传者佳。留针 20～30 分钟，每日 1 次，每于行经前 3～4 日进行针刺治疗，连针 3 个月经周期。

（2）电针法

处方：关元、大赫、中极、归来、合谷、三阴交。

操作：躯干部穴用脉冲电流，合谷、三阴交二穴通感应电流。经期每日治疗1次，经止后隔日1次，上穴轮流使用，每次取3~5穴，针刺得气后通电20分钟。

（3）针罐法

处方：次髎、关元、三阴交、足三里、十七椎、地机。

操作：用直径0.38mm针迅速刺入，留针15分钟，每5分钟行针1次，平补平泻。起针后在次髎、关元穴用闪火法拔罐，留罐5分钟。一般在月经来潮前5天施术，隔日1次，3次为1个疗程。

（4）温针法

处方：气海、关元、双侧子宫穴。

操作：嘱患者排空小便，腹部常规消毒后，术者用1.5~3寸的毫针针刺上穴，深度因患者胖瘦而定。待出现酸胀感后，取4段1寸长的艾条，用牙签扎孔后，套在针柄上，针孔处垫4块纸板，以防烫伤。从艾条下端点燃艾条，至艾条灰烬完全熄灭后起针，每次持续大约半小时。月经前1~2日或行经疼痛时针刺均可，针刺后疼痛不减者，次日再针，直至完全止痛。

（5）皮肤针法

处方：①下腹部，任脉、肾经、胃经、脾经；②腰骶部，督脉、华佗夹脊、膀胱经。

操作：先用酒精消毒叩刺部位，腹部从脐孔至耻骨联合，腰骶部从腰椎至骶椎，先上后下，先中央后两旁。疼痛剧烈时可重叩强刺激，发作前或疼痛较轻或体弱患者，施以中等强度刺激，边叩刺边询问腹痛情况，并注意察形观色以防晕针。每次叩刺10~15分钟，以痛止腹部舒适为度。

2. 现代物理疗法

（1）热敷法

处方：小腹。

操作：痛经时觉得以热水袋在腹部上热敷可以减轻疼痛，还可用痛经贴，温暖子宫，促进腹部血液循环，有效缓解或减轻女性经期的腹痛和腰骶酸痛。

（2）磁电疗法

处方：中极穴。

操作：采用810型经络磁电治疗仪进行治疗。该机脉冲电输出电压高档为0~600V，低档为0~100V，脉冲频率为50周/秒。将1分铝币大小的金属极片分别置于中极穴，金属片下置浸湿的7层纱布衬垫，将高低档选择开关"1"拨向右侧，"2"拨向左侧，打开电源总开关，再按开关1或2即可见治疗氖灯亮，调输出调节器至患者感觉舒适或压重感，以能忍受为度。每次20~30分钟，每日1~2次，10~15次为1个疗程。

第二节　闭经

【概述】

闭经是妇科疾病的常见症状，可分为原发性和继发性两类。前者是指女性年过 18 岁，月经尚未来潮者；后者是指女性在建立了正常月经周期后，停经 6 个月以上者。

【针刀应用解剖】

参见本章第一节的针刀应用解剖。

【病因病理】

下丘脑－垂体－卵巢轴的任何一个环节发生故障都可以导致闭经。

（1）子宫性闭经　患者的卵巢功能和垂体促性腺激素分泌功能正常，但子宫内膜不能对卵巢激素产生正常的反应。

（2）卵巢性闭经　如果卵巢缺如或发育不良，卵巢损坏或早衰，致体内无性激素产生时，子宫内膜即不能生长，也不能发生周期性变化和剥脱，月经不能来潮。

（3）脑垂体性闭经　脑垂体前叶功能失调可影响促性腺激素的分泌，继而影响卵巢功能而引起闭经。

（4）丘脑下部性闭经　丘脑下部的功能失调可影响垂体，进而影响卵巢引起闭经。引起丘脑下部功能失调有神经精神因素、消耗性疾病或营养不良、药物抑制综合征、闭经泌乳综合征，以及其他内分泌腺功能的异常。

针刀医学认为，闭经固然由上述一些器官变化引起，但根本原因还是电生理线路系统功能紊乱所引起。用针刀调节电生理线路系统使之恢复正常功能，该病就可治愈。但是如属于肿瘤、生殖器官畸形、结核等原因引起者，不适用本疗法。

【临床表现】

1. 子宫性闭经

（1）先天性无子宫或子宫发育不良　都为原发性闭经，外生殖器和第二性征发育良好，无阴道或仅有很浅的隐窝。如已婚，常诉性交困难，妇科检查可扪及偏小的子宫或只有残迹。

（2）子宫内膜粘连　常引起继发性闭经，伴有周期性下腹或腰背痛，外生殖器和第二性征正常。

2. 卵巢性闭经

（1）先天性卵巢发育不良　原发性闭经，矮身材，桶胸，肘外翻，后发际低，第二性征不发育，生殖器呈幼稚型，常并发主动脉狭窄与泌尿系统异常。先天性卵巢发育不良的另一种表现是身材高大，骨骺闭合延迟，阴毛少，乳房小，骨盆狭窄，原发性闭经。

（2）无反应性卵巢综合征　原发性闭经，第二性征发育不良，腋毛、阴毛稀少或缺如，外阴及乳房发育较差，其临床表现酷似单纯性卵巢发育不全。

（3）卵巢功能早衰　此症多发生在20～30岁妇女，患者可有正常生育史，然后突然出现闭经，也可先有月经过少而后长期闭经。少数病例在月经初潮后有1～2次月经即出现闭经。由于雌激素水平低落，出现阴道干枯、性交困难、面部潮热、出汗烦躁等更年期综合征症状和体征。

3. 垂体性闭经

垂体前叶功能减退症最早出现和最常见的症状是产后无乳，然后出现产后闭经、性欲减退、第二性征逐渐消退、生殖器萎缩。如果促甲状腺素及促肾上腺素的分泌也受到影响，患者除闭经外，出现乏力、怕冷、毛发脱落、反应迟钝、心动过缓、血压降低等症状。

4. 丘脑下部性闭经

症状有嗜睡或失眠、多食、肥胖或顽固性厌食、消瘦、发热或体温过低、多汗或不出汗、手足发绀、括约肌功能障碍、精神变态、喜怒无常。

如为肥胖性生殖无能营养不良症，除闭经外，有生殖器官及第二性征发育不全和脂肪分布集中于躯干，大腿及肩臂、膝肘以下并不肥胖。如同时出现尿崩症、肢端肥大或溢乳症等，提示病变在下丘脑。

5. 其他

内分泌腺功能异常，如肾上腺皮质功能和甲状腺功能异常。

【诊断要点】

根据病史、体格检查、药物实验及相关的实验室检查可明确诊断。

【针刀治疗】

1. 治疗原则

依据慢性软组织损伤病理构架的网眼理论，在腰部病变关键点，进行针刀整体松解有效。本疗法不适合于器质性病变引起的痛经。

2. 操作方法

1. 第1次针刀松解骶骨背面的粘连瘢痕

针刀治疗参见第十八章第三节男性性功能障碍。

2. 第2次针刀调节相关经络电生理线路

①在小腿内侧足内踝尖上3寸（三阴交），胫骨内侧缘后方处进针刀，刺入1寸，纵行剥离2～3下（图17－7）。

②在下腹部前正中线上，脐中下3寸（关元）处进针刀，刺入0.8寸，纵行剥离2～3下（图18－5）。

③屈膝，在大腿内侧，髌底内侧端上2寸（血海），当股四头肌内侧头的隆起处进针刀，刺入1寸，纵行剥离2～3下（图15－6）。

④在腰部L_2棘突下，旁开1.5寸处（志室）进针刀，刺入1寸，纵行剥离2～3下（图19－7）。

⑤在背部T_{11}棘突下，旁开1.5寸处（意舍）进针刀，刺入1寸，纵行剥离2～3下

（图 19 - 6）。

⑥ 在小腿前外侧，外膝眼下 3 寸，距胫骨前缘一横指（足三里）处进针刀，刺入 1 寸，纵行剥离 2 ~ 3 下（图 13 - 3）。

【针刀术后手法治疗】

无需手法治疗。

【针刀术后康复治疗】

（一）目的

闭经针刀整体松解术后康复治疗的目的是进一步促进局部血液循环，加速局部的新陈代谢，有利于疾病的早期修复。

（二）原则

闭经患者术后 48 ~ 72 小时可选用下列疗法进行康复治疗。

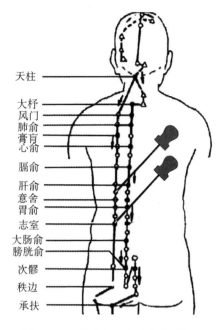

图 19 - 7　从志室、意舍穴处进针刀

（三）方法

1. 针灸推拿疗法

（1）针刺疗法

处方：中极、气海、关元、足三里、三阴交。

操作：穴位常规消毒，针刺上述穴位。腹部穴得气后，针感向会阴部放射者为佳。下肢穴位，针感向上传者佳。留针 20 ~ 30 分钟，每日 1 次，每于行经前 3 ~ 4 日进行针刺治疗，连针 3 个月经周期。

（2）电针法

处方：关元、大赫、中极、归来、合谷、三阴交。

操作：躯干部穴用脉冲电流，合谷、三阴交二穴通感应电流。经期每日治疗 1 次，经止后隔日 1 次，上穴轮流使用，每次取 3 ~ 5 穴，针刺得气后通电 20 分钟。

（3）针罐法

处方：次髎、关元、三阴交、足三里、十七椎、地机。

操作：用直径 0.38mm 针迅速刺入，留针 15 分钟，每 5 分钟行针 1 次，平补平泻。起针后在次髎、关元穴用闪火法拔罐，留罐 5 分钟。一般在月经来潮前 5 天施术，隔日 1 次，3 次为 1 个疗程。

2. 现代物理疗法

（1）磁电疗法

处方：中极穴。

操作：采用 810 型经络磁电治疗仪进行治疗。该机脉冲电输出电压高档为 0 ~ 600V，低档为 0 ~ 100V，脉冲频率为 50 周/秒。将 1 分铝币大小的金属极片分别置于中极穴，金属片下置浸湿的 7 层纱布衬垫，将高低档选择开关"1"拨向右侧，"2"拨向左侧，打开电源总开关，再按开关 1 或 2 即可见治疗氛灯亮，调输出调节器至患者感觉舒适或压重感，以能忍受为度。每次 20~30 分钟，每日 1~2 次，10~15 次为 1 个疗程。

第三节　功能性子宫出血

【概述】

功能失调性子宫出血（简称功血）是由于腰骶段软组织损伤、小关节错位等因素，刺激压迫骶部的相应神经、血管，引起神经内分泌功能失调而引起的子宫出血。功血是妇科常见病，亦是月经病中常见类型之一。针刀通过调节内脏神经功能，疏通其电生理路线，治疗本病效果良好。

【针刀应用解剖】

（一）子宫的形态和结构组织

子宫为空腔器官，呈倒置梨形。成年妇女子宫长 7~8cm，宽 4~5cm，厚 2~3cm，质量约 50g，宫腔容量约 5ml。子宫位于盆腔中央，依靠圆韧带、阔韧带、主韧带、宫骶韧带 4 对韧带的作用固定。子宫上部较宽称子宫体，上端隆突部分称子宫底，宫底两侧为子宫角，与输卵管相通，子宫下部较窄呈圆柱状称子宫颈。子宫体与子宫颈之间形成子宫峡部，非孕期长约 1cm，分娩时可伸展拉长 7~10cm，成为产道的一部分（图 19 - 8）。子宫壁很厚，由外层浆膜层、中层肌层、内层黏膜层即子宫内膜组成，子宫内膜从青春期到更年期，受卵巢激素的影响，有周期性改变并产生月经。

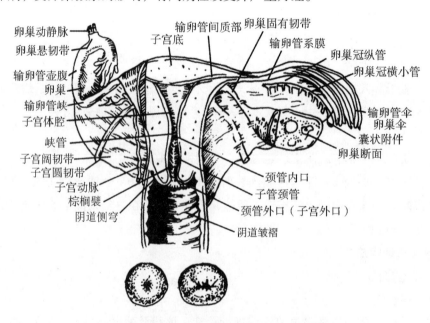

图 19 - 8　女性内生殖器解剖图（前面观）

（二）卵巢的功能及其周期性变化

卵巢为女性的性腺，左右各一，为灰白色扁平椭圆体。成年卵巢大小约为 $4cm \times 3cm \times 1cm$，质量为 $5 \sim 6g$。卵巢表面由单层立方上皮覆盖，称生殖上皮。卵巢分皮质及髓质，外层皮质含有不同阶段的卵泡，内层为髓质，居中心，含有血管、淋巴管及神经。卵巢的功能主要是产生卵子和分泌性激素。

1. 卵巢的周期性变化

在正常成年妇女的卵巢中，每月都有数个始基卵泡发育，但只有 1 个卵泡发育成熟，其余的自行退化（这个退化过程叫卵泡闭锁）。这一系列变化与月经周期有相应的关系，称卵巢的周期性变化，包括卵泡的发育、排卵、黄体形成和退化。

2. 卵巢的内分泌功能

卵巢能分泌雌激素、孕激素和少量的雄激素，这 3 种激素的基本结构与胆固醇相似，故称为类固醇激素或甾体激素。它们合成的基本途径都是统一的，只是因不同组织中酶系统的差别决定其所合成的激素，此外睾丸、肾上腺皮质也能分泌甾体激素。

（1）雌激素　由卵泡内膜细胞、颗粒细胞和黄体细胞所分泌，此外肾上腺皮质亦能分泌少量雌激素。雌激素的作用：①能促进子宫发育，肌层增厚，促进子宫收缩，使子宫内膜增厚。②能促进输卵管发育，增强其平滑肌蠕动，利于细胞输送，使阴道上皮增生、角化、成熟、黏膜增厚。③促进第二性征的发育，能协同垂体促卵泡素促进卵泡发育，使卵泡内膜细胞和颗粒细胞合成黄体生成素受体，以支持黄体生成素调节卵泡的内分泌功能，并有助于卵巢积聚胆固醇以合成性激素。④通过对下丘脑 GnRH（促性腺激素释放激素）的作用，能抑制垂体 FSH 的分泌，促进 LH 的分泌，进而间接调节卵巢的功能。

（2）孕激素　主要由黄体的黄体细胞所分泌，卵泡颗粒细胞及肾上腺皮质亦能分泌少量孕激素。孕激素的作用主要在于子宫，并且先要有雌激素作用为基础，但也能拮抗雌激素的作用。

雌激素、孕激素的协同作用表现在雌激素促进女性生殖器官及乳腺发育，而孕激素则在雌激素作用的基础上，进一步使乳房和子宫发育，为妊娠作准备。另一方面，在子宫的收缩、输卵管的蠕动、子宫颈黏液的变化、阴道上皮细胞的角化和脱落，以及钠和水的排泄等方面，二者又有拮抗作用。

（3）雄激素　主要来源于肾上腺皮质，卵巢间质亦可产生极少量雄激素。雄激素能促进外阴部、阴毛、腋毛生长，并促进蛋白质合成，少女青春期生长迅速与雄激素有关。大量雄激素可拮抗雌激素的作用。

（三）血管、淋巴及神经

1. 血管

女性内外生殖器的血液供应主要来自卵巢动脉、子宫动脉、阴道动脉及阴部内动脉。各动脉均有同名静脉伴行，并在相应器官及其周围形成静脉丛互相吻合，故盆腔静脉感染易蔓延。

（1）卵巢动脉　来自腹主动脉（左侧可来自左肾动脉，左卵巢静脉回流至左肾静脉，故左侧盆腔静脉曲张较多见）。卵巢动脉分布于卵巢、输卵管、子宫角，与子宫动脉上行支吻合。

（2）子宫动脉　由髂内动脉分出，沿骨盆侧壁下行，直达阔韧带基底部，相当于子宫颈内口水平距子宫颈2cm处横跨输尿管而达子宫侧缘，分为上、下2支。上支分布于子宫底，卵巢及输尿管，下支分布于子宫颈、阴道上部。

（3）阴道动脉　为髂内动脉前干的分支。分布于膀胱及阴道中下段，与子宫动脉下支及阴部内动脉支相吻合。

（4）阴部内动脉　为髂内动脉前干分支。分布于直肠下段、肛门、会阴部、阴唇、前庭及阴蒂。

2. 神经

（1）外生殖器神经支配　由躯体神经（包括运动神经与感觉神经）支配外阴皮肤及随意肌。分布于肛门、阴蒂、阴唇及会阴。

（2）内生殖器神经支配　由交感和副交感神经支配，分布于子宫体、子宫颈、卵巢、输卵管、膀胱上部。子宫肌肉虽然受骨盆神经支配，但子宫平滑肌有自律活动，所以临床上可见下半身截瘫的产妇能自然分娩。

【病因病理】

机体内外许多因素，如精神过度紧张、恐惧、环境和气候的骤变、劳累、营养不良或代谢紊乱等等，都通过大脑皮层的神经介质干扰下丘脑－垂体－卵巢的互相调节和制约的机制，以致失去其正常有规律的周期性变化，突出表现在卵巢功能失调，性激素分泌量的异常，影响靶器官子宫内膜，从而使月经紊乱和出血异常。

大多数由于雌激素水平的下降或雌、孕激素比例的失调而引起出血。在雌激素持续性作用下的子宫内膜，若雌激素水平突然明显下降，则可引起撤退性子宫出血。若内源性或药物性雌激素不足以维持子宫内膜增厚的速度，亦能出现少量突破性出血。雌、孕激素比例失调，常因雌激素不足而有突破性出血。

无排卵功血患者在雌激素的长期作用下，除子宫内膜可出现增生过长、腺瘤型增生等外，由于缺乏间歇性孕激素对抗作用，子宫内膜增厚，血管供应增多，腺体亦增多，间质支架缺乏，组织变脆，内膜中的螺旋小动脉也不发生节段性收缩和放松，从而使内膜不产生大片坏死脱落，但往往脱落不规律或不完全，创面血管末端不收缩，使流血时间延长，流血量较多且不易自止。此外，多次组织的破损活化了血内纤维蛋白溶酶，而引起更多纤维蛋白裂解、血凝块不易发生，进一步加重出血。

西医学对功血的认识不无道理，但针刀医学认为其实质原因还是由生理线路功能紊乱所引起。

【临床表现】

无排卵型功血多发于青春期及更年期妇女。无规律的子宫出血是本型的主要症状，其表现特点是月经周期、经期、经量都不正常，常见月经周期紊乱、经期长短不一、出血量时多时少，甚至大量出血休克，半数患者先有短期停经，然后发生出血，出血量往往较多，持续长达月余不能自止，有时一开始即表现为不规则出血，也有开始时周期尚准，但经量多、经期长。出血多者可伴有贫血。

排卵型功血多发于生育年龄妇女，尤多见于产后或流产后，表现为月经规律，但周期缩短，月经频发，经期流血时间延长，可长达 10 日以上。月经量也较多，少数可出现贫血。

【诊断要点】

根据详细的病史、全身检查和妇科检查结合临床表现一般不难诊断。

【针刀治疗】

（一）治疗原则

依据慢性软组织损伤病理构架的网眼理论进行针刀整体松解有效。此种疾病依据电生理线路理论进行治疗，可收到事半功倍之效。

（二）操作方法

1. 第 1 次针刀松解骶骨背面粘连瘢痕

针刀治疗参见第十八章男性性功能障碍。

2. 第 2 次针刀操作为调整相关经络电生理线路

①腰部后正中线上，第 2 腰椎棘突下（命门穴）进针刀，刀口线与脊柱正中线平行，针刀体与进针处皮肤平面垂直刺入 1 寸，纵行剥离 2 ~ 3 下（图 19 - 9）。

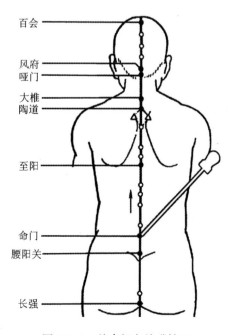

图 19 - 9　从命门穴处进针刀

②在小腿内侧内踝尖上 3 寸，胫骨内侧缘后方处（三阴交穴）进针刀。刀口线和胫骨中线平行，针刀体和进针部位平面垂直刺入。当刀锋进入皮肤后，针刀体向内后侧倾斜，直达胫骨骨面，深度约 1 寸，纵行剥离 2～3 下（图 17－7）。

③下腹部前正中线上，脐中下 3 寸处（关元穴）进针刀，刺入 0.8 寸，纵行剥离 2～3 下（图 18－5）。

④在背部第 7 胸椎棘突下，后正中线旁开 1.5 寸处（膈俞穴）进针刀。刀口线与脊柱正中线平行，针刀体与进针处皮肤平面垂直刺入 1 寸，纵行剥离 2～3 下（图 15－7）。

⑤屈膝，在大腿内侧，髌底内侧端上 2 寸，当股四头肌内侧头的隆起处（血海穴）进针刀，刺入 1 寸，纵行剥离 2～3 下（图 15－6）。

⑥在腰部第 2 腰椎棘突下，后正中线旁开 1.5 寸处（肾俞穴）进针刀，刺入 1 寸，纵行剥离 2～3 下（图 19－2）。

【针刀术后手法治疗】

无需手法治疗。

【针刀术后康复治疗】

（一）目的

功能失调性子宫出血针刀整体松解术后康复治疗的目的是进一步调节脊柱弓弦力学系统的力平衡，促进局部血液循环，加速局部的新陈代谢，有利于损伤组织的早期修复。

（二）原则

功能失调性子宫出血行针刀手术后 48～72 小时可选用下列疗法进行康复治疗。

（三）方法

1. 针灸推拿疗法

（1）电针法

处方：三阴交、隐白、关元。

操作：选 1.5 寸毫针，直刺，接电针机电疗 30 分钟。隔日治疗 1 次，7 天为 1 个疗程。

（2）温针法

处方：三阴交、隐白、关元、足三里、解溪。

操作：以上穴位均取患侧，针刺得气后施以平补平泻法。然后将 2cm 左右长艾段套在针柄上，每穴每次灸 2～3 壮，每日治疗 1 次。

2. 现代物理疗法

（1）红外线

处方：骶部。

操作：暴露骶部皮肤，在局部应用 TDP 照射。照射时注意照射距离，以患者耐受为度，不宜过近，以防烫伤。

（2）中频

处方：骶部、下腹部。

操作：采用北京天长福医疗设备制造有限公司生产的 T99 – B 型电脑中频电疗仪 4 号进行治疗。每次治疗 20 分钟，1 日 1 次，20 次为 1 个疗程。

（3）电疗

处方：骶部。

操作：电极面积 $100cm^2 \times 2$，于患者患肘痛点对置。频率 40Hz，脉宽 350s，波形指数波，通断比 1:1，强度为感觉阈上。每日 1 次，每次 20 分钟，6 天为 1 个疗程。

第四节　慢性盆腔炎

【概述】

本病指内生殖器（包括子宫、输卵管和卵巢）及其周围结缔组织、盆腔腹膜的慢性炎症，可局限于某部位，也可涉及整个内生殖器，常因急性期未经彻底治疗而转为慢性。

【针刀应用解剖】

参见本章第三节功能失调性子宫出血相关解剖。

【病因病理】

一般为混合感染，致病菌，如溶血性链球菌、厌氧链球菌、葡萄球菌、大肠杆菌、变形杆菌、沙眼衣原体等，通过血液、淋巴或直接扩散引起盆腔器官及结缔组织产生粘连、增厚、瘢痕增生，有时炎性渗出液未被吸收而形成囊性包块。

针刀医学认为，本病的根本原因是由内脏器官慢性软组织损伤、脊柱区带病理变化和电生理线路紊乱，导致支配内生殖器的神经电流量异常所致的一种慢性疾病。

【临床表现】

一般由急性期未经彻底治疗转化而来，大多数人全身症状不明显，下腹坠胀、疼痛及腰骶部疼痛，在劳累、性生活后和经期加剧，常伴有月经不调，白带增多。子宫活动受限，在子宫及输卵管一侧或双侧可能触及囊状物，并有轻度压痛。盆腔结缔组织炎时，一侧或双侧有结状增厚、压痛或可扪到包块。

【诊断要点】

根据以上的临床表现、体征及辅助检查的情况，可以确诊。

需要与子宫内膜异位症和盆腔淤血症、盆腔结核等相鉴别。

【针刀治疗】

1. 治疗原则

根据针刀医学关于慢性软组织损伤、网眼理论、脊柱区带病因学和人体电生理线路的原理，对相关的骶神经后支的粘连、瘢痕进行整体松解，并对相关电生理线路进行整体松解，可取得较好疗效。

2. 操作方法

1. 第 1 次针刀松解骶骨背面的粘连瘢痕

针刀治疗参见第十八章男性性功能障碍。

2. 第 2 次针刀操作为调节相关经络电生理线路

①在脐正下方 3 寸处（关元穴）定一点，刀口线和人体纵轴平行，针刀体与皮肤平面垂直刺入 0.8cm，纵行剥离 2~3 下（图 18-5）。

②在脐正下方 4 寸处（中极穴）定一点，刀口线和人体纵轴平行，针刀体与皮肤平面垂直刺入 0.8cm，纵行剥离 2~3 下（图 18-6）。

③在双侧小腿前内侧面的下部，当内踝尖上 3 寸，及胫骨内侧缘后方凹陷处（三阴交穴）定 2 点，刀口线和人体纵轴平行，针刀体与皮肤平面垂直刺入 1cm，刺入纵行剥离 2~3 下（图 17-7）。

④在 L_2 棘突下左右各旁开 1.5 寸（肾俞穴）定 2 点，刀口线和人体纵轴平行，针刀体与皮肤平面垂直刺入 1cm，纵行剥离 2~3 下。注意剥离时，速度应慢（图 19-2）。

【针刀术后手法治疗】

（1）相关椎体位移，针刀术后立即进行手法治疗。

（2）单纯电生理线路紊乱者，勿需配合手法。

（3）脊柱区带软组织损伤者，针刀术后在各个进针点处，指压 20 秒，以促进局部的微循环，使电生理线路能够迅速恢复。

【针刀术后康复治疗】

（一）目的

慢性盆腔炎针刀整体松解术后康复治疗是为了加速局部血液循环，有利于患者的康复。

（二）原则

慢性盆腔炎患者术后 48~72 小时可接受针刀康复治疗。

（三）方法

1. 针灸推拿疗法

（1）艾灸疗法

处方：气海、中级、归来、大肠腧、次髎（前 3 个为主穴）。

操作：以主穴为主，效不显时加配穴。每次取 2~3 穴。操作可用传统法隔姜灸亦可用经穴灸疗仪灸照。传统法：取纯艾做成直径 1.5cm，高 1.8cm 的艾炷，置于 0.4cm 厚之鲜姜片上点燃，每次灸 3 壮，每壮需 6~7 分钟。灸照法：用经穴灸疗仪，灸头固定在穴位上，穴上置 0.2cm 厚之鲜姜片，每次灸照 20 分钟，温度以患者感到舒适为度。上述均为每日 1 次，10 次为 1 个疗程，疗程间隔 3~5 天。需 3 个疗程。

（2）拔罐疗法

处方：主穴为关元、肾俞、三阴交、第十七椎下；配穴为气海、腰眼、大椎、八髎。

操作：主穴为主，效欠佳时加取或改取配穴。每次选用 2～3 穴，先按摩穴位，待周围络脉显露后，即用三棱针点刺，按症情轻重而决定点刺数量及深浅，再以投火法或抽吸法拔罐 5～10 分钟。出血量少则 3～5ml，多可达数十毫升。并可先取罐具以闪火法吸拔，留罐 15～20 分钟，再以三棱针（亦可用皮肤针）迅速点刺十数下，散刺轻刺，以微出血为准，接着艾条薰灸 15 分钟。上穴方法每日或隔日 1 次，穴位交替轮用，10 次为 1 个疗程。

（3）穴位敷贴疗法

处方：主穴：下腹痛：归来、水道；腰痛：命门、肾俞、气海俞、腰阳关；腰骶痛：关元俞、膀胱俞、上髎、次髎；炎性包块：阿是穴。

操作：敷药制备：炮姜 30g，草红花 24g，肉桂 15g，白芥子、胆南星各 18g，麻黄、生半夏、生附子各 21g，红娘子、红芽大戟各 3g。用香油 250g 将上药炸枯去渣，按每 250g 油加入樟丹 240g，750g 油加麝香 4g、藤黄面 30g，摊成大膏药每张质量为 6g，小膏药每张质量为 3g，备用。使用时将所选穴区洗净拭干，把膏药加温烘烊后贴穴，除阿是穴用大膏药，余均用小膏药。夏季 12 小时换药 1 次，冬季 2 日换药 1 次。月经期停用，12 次为 1 个疗程。

（4）温针灸法

处方：关元、归来、足三里。

操作：先让患者排空小便，以 1.5～2 寸毫针刺入穴区，得气后，采用中等刺激 1～2 分钟。然后在针柄上套一 2～3cm 长的艾段，点燃。为防烫伤，可在穴区方一纸垫，待艾段燃尽针冷后出针。每日 1 次，10 次为 1 个疗程，疗程间隔 3 天。共 3 个疗程。

2. 现代物理疗法

（1）穴位激光照射

处方：主穴为子宫。配穴分 3 组。①中极、气海、关元、肾俞、血海；②足三里、关元俞、三阴交、八髎；③子宫、内分泌、盆腔、卵巢（均为耳穴）。

操作：主穴每次必取，如为附件炎、输卵管不通等症，加取第 1 组配穴，每次照射共 4 穴；如为盆腔内肿块，加第 2 组配穴。效不显时，酌加第 3 组。用氦氖激光治疗仪，波长 6328 埃。主穴加第 1 组配穴，输出功率为 3～5mW，子宫穴照射 10 分钟，配穴每穴照 5 分钟；主穴加第 2 组配穴，输出功率为 25mW，每次共照射 20 分钟。耳穴用导光纤维直接接触皮肤，输出功率为 7mW，光斑直径 4mm，面积为 $12.56mm^2$。每次选 2～3 穴，每穴照射 5 分钟。均为每日 1 次，15 次为 1 个疗程。

（2）强脉冲光治疗

处方：病患局部。

操作：使用强脉冲光治疗，照射患处。每次击发可选择 1～3 个脉冲，波长连续 560～

1200nm。4 周为间隔，共治疗 4 次。

（3）点阵激光

处方：病患局部。

操作：用 15～50nm 点阵激光治疗，每 1～2 周 1 次，5 次为 1 个疗程。

第一节　颈肋综合征

【概述】

颈肋综合征是胸廓出口区重要的血管神经受压引起的复杂的临床症候群，又名颈胸廓出口综合征、前斜角肌综合征、胸小肌综合征、肋锁综合征、过度外展综合征等，是指胸廓上口出口处，由于某种原因导致臂丛神经、锁骨下动静脉受压迫而产生的一系列上肢血管、神经症状的总称。

【针刀应用解剖】

参照第二章第一节颈部针刀应用解剖及第二节背部针刀应用解剖。

【病因病理】

颈肋可表现多种多样，最多者在 C_7 一侧或是两侧，有时亦可同时发生于 C_6 及 C_7 的一侧或两侧，但此情况较少。颈肋的长短可不一致，即在同一患者的两侧亦可长短不一。按颈肋长短及其附着点对情况，可分为下列 4 型。

1. 短小型

仅 C_7 横突上的肋突较长，常由一纤维带或纤维肌肉带与第 1 肋骨相连。此种畸形甚小，在 X 线片上有时不能看出，但因纤维带的存在而可产生相关症状（图 20 - 1）。

2. 中间型

颈肋较前者为长，其外端游离或由一纤维肌肉带与第 1 肋骨接连（图 20 - 2）。

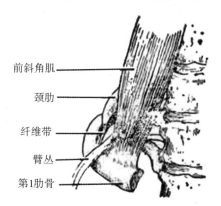

图 20 - 1　短小颈肋及短纤维带，患者无症状

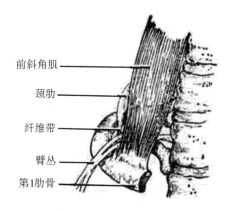

图 20 - 2　短小颈肋，但纤维带较长，造成神经挤压

3. 长大型

为一套近乎完整对肋骨，并由一纤维带与第 1 肋骨相连（图 20 - 3、图 20 - 4）。

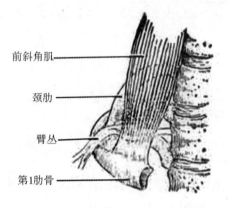

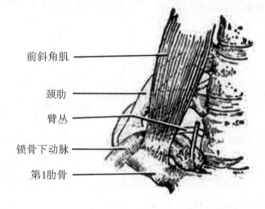

图 20 - 3　长大颈肋，引起神经挤压

图 20 - 4　长大颈肋，引起神经血管挤压

4. 完整型

肋骨状似一真颈肋，与第 1 肋软骨相连接。

以上分类中，以第 2、3 型较为多见。产生症状最多者为小颈肋及长纤维带，完整颈肋产生症状者较少，但症状可较为广泛。

【临床表现】

本病以女性多见，男女之比为 1 : (2 ~ 3)。初诊年龄多为 20 ~ 40 岁。

1. 症状

最常见的症状为上肢的疼痛、麻木或疲劳感，其次为肩部的疼痛，再次为颈部的疼痛，有时可有寒冷感。根据受压成分的不同可以神经、动脉或静脉受压症状为主，其中多数主要表现为神经受压症状，以臂丛下干受累机会为多，故常表现为尺神经支配区的损害症状。

2. 体征

患者肩部多肌肉饱满，锁骨上窝区多较浅，有时可触及隆起的包块或肥厚的斜角肌。斜角肌三角处可有压痛，部分病例可于锁骨上窝闻及血管杂音。由于斜角肌的紧张，颈椎的后伸及侧屈活动常常受限。

神经学检查可见上肢肌力尤其是手的握力减退，但一般无明显的肌萎缩，严重者可出现手内在肌的萎缩。约 10% 的患者可出现尺神经支配区的痛觉减迟。上肢神经反射、颈神经根压迫试验多正常。

当血管受压时可出现上肢皮肤颜色改变和静脉怒张，手指有时可出现 Raynaud 现象。严重者还可发生皮肤的溃疡和坏疽。

3. 影像学检查

（1）X 线平片　应常规摄胸部、颈椎及肩部 X 线片，在胸片上可观察是否有右肺上部肿瘤，颈椎片主要检查有无颈肋、C_7 横突过长、锁骨和第 1 肋骨畸形以及其他颈椎异常。但不应过分强调 X 线片的诊断价值，因有时虽有颈肋存在，但症状却系由其他疾病引起或完全无症状，而有时 X 线检查并无阳性发现，但却可存在纤维肌肉索带引起的压迫症状。

（2）血管造影　包括动脉造影与静脉造影，不宜常规采用。可显示血管受压的部位以及血管内的改变，其中以动脉造影更为常用。

（3）臂丛造影　可显示前斜角肌三角、肋锁间隙处的臂丛受压情况。

【诊断要点】

（1）上肢麻痛，感觉异常，以手、前臂内侧或肩胛部疼痛为主，或上肢疼痛、乏力、怕冷、容易疲劳等。

（2）神经分布区域皮肤感觉减弱或消失。

（3）斜角肌试验、过度伸展试验、肋锁试验阳性。

（4）胸 X 线片显示颈椎横突过长，形成颈肋。

【针刀治疗】

针刀治疗的颈肋综合征适应证为第 2、3 型颈肋引起的神经血管卡压。

1. 第 2 型颈肋引起的神经血管卡压针刀松解术

（1）体位　仰卧位。

（2）体表定位　在患侧第 1 肋骨 Tinal 氏征阳性点。

（3）消毒　在施术部位，用活力碘消毒 2 遍，然后铺无菌洞巾，使治疗点正对洞巾中间。

（4）麻醉　用 1% 利多卡因局部浸润麻醉，每个治疗点注药 1ml。

（5）刀具　使用 I 型弧形针刀。

（6）针刀操作　从体表定位点进针刀，刀口线与人体纵轴一致，针刀体与皮肤垂直，严格按照四步进针规程进针刀，针刀经皮肤、皮下组织、筋膜到达第 1 肋骨骨面，调转刀口线 90°，针刀弧形向上，针刀刃端在骨面上铲剥 3 刀（图 20 – 5）。

2. 第 3 型颈肋引起的神经血管卡压针刀松解术

（1）体位　仰卧位。

（2）体表定位　在患侧第 1 肋骨 Tinal 征阳性点。

（3）消毒　在施术部位，用活力碘消毒 2 遍，然后铺无菌洞巾，使治疗点正对洞巾中间。

（4）麻醉　用 1% 利多卡因局部浸润麻醉，每个治疗点注药 1ml。

（5）刀具　使用 II 型弧形针刀。

（6）针刀操作　从体表定位点进针刀，刀口线与人体纵轴一致，针刀体与皮肤垂直，严格按照四步进针规程进针刀，针刀经皮肤、皮下组织、筋膜到达第 1 肋骨骨面，调转刀口线 90°，针刀弧形向上，针刀刃端在骨面上铲剥 3 刀，当刀下有落空感时停止进针刀

（图 20 – 6）。

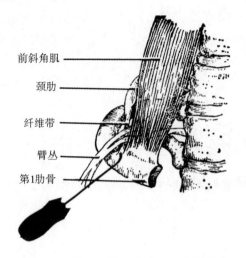

图 20 – 5   第 2 型 第 1 肋骨 Tinal 征阳性点

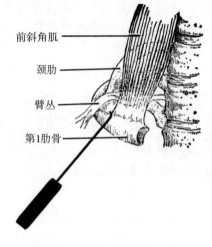

图 20 – 6   第 3 型 第 1 肋骨 Tinal 征阳性点

（7）注意事项   颈部神经血管多，结构复杂，初学针刀的医生，不宜做颈椎针刀松解。由于对颈部解剖关系不熟悉，勉强做针刀造成的严重并发症和后遗症在临床上时有发生。熟悉颈部的局部解剖，牢记神经、血管走行方向，针刀操作均在骨面上进行，针刀手术的安全性才有保证。

【针刀术后手法治疗】

针刀松解术毕，患者俯卧位，一助手牵拉双侧肩部。术者正对患者头项，右肘关节屈曲并托住患者下颌，左手前臂尺侧压在患者枕骨，向健侧牵拉颈部 1 ~ 2 次，用力不能过大，以免造成新的损伤。最后，提拿两侧肩部，并从患者肩至前臂反复揉搓几次。肩关节主动外展到最大位置 2 ~ 3 次，进一步拉开胸小肌的粘连和瘢痕。

【针刀术后康复治疗】

（一）目的

颈肋综合征针刀整体松解术后康复治疗的目的是进一步调节颈部以及颈肋部的弓弦力学系统的力平衡，促进局部血液循环，加速局部的新陈代谢，有利于损伤组织的早期修复。

（二）原则

颈肋综合征针刀术后 48 ~ 72 小时可选用下列疗法进行康复治疗。

（三）方法

1. 针刺疗法

处方：风池、风府、大椎、曲池、外关、合谷。

操作：选用 1 ~ 1.5 寸针灸针，用 75% 酒精棉球消毒皮肤，刺入穴位，留针 20 ~ 30 分钟。每日 1 次。2 周为 1 个疗程。

2. 拔罐法

处方：大椎、肩贞、天宗。

操作：每次选 2 个穴位，交替使用。

3. 物理治疗法

处方：相应颈肋引起的神经血管卡压处。

操作：选用超短波等高频电磁疗法，每日 1 次，10 天为 1 个疗程。

第二节 胸椎小关节紊乱症

【概述】

胸椎小关节紊乱症系指胸椎的关节突关节、肋椎关节和肋横突关节因外力、劳损、长期姿势不良或胸椎退化等原因，导致关节面不对称、关节囊充血水肿、滑膜嵌顿及关节周围韧带、肌腱、神经组织损伤或受刺激而出现的以背部、胸胁部疼痛、呼吸活动障碍为主要症状的一类病症。青壮年多见，学龄前儿童次之，老年人少见，女多于男，各种职业均可发生，但体力劳动者多见。发病部位以上段胸椎最多见。

【针刀应用解剖】

参照第二章第二节背部针刀应用解剖的相关内容。

【病因病理】

本病分为急性和慢性两种。常因急性损伤被误诊、误治，从而转变为慢性，故临床上以慢性较为多见。

1. 急性损伤

体力劳动者，尤其是搬运工人，因提搬重物姿势不良，用力不协调，使胸椎发生扭转错位；外力直接撞击背部，幼儿由床坠地，单侧肩部着地，身体向一侧扭转；在校学生在做前后滚翻运动时，或打球、摔跤等，姿势不正，单肩着地，全身向一侧歪倒；脊柱小关节紊乱均可引起胸椎小关节的扭错。

2. 慢性损伤

长期工作姿势不端正，或其他疾病继发胸椎侧弯、扭转，或肌肉痉挛，使胸椎外在肌力失衡，或慢性劳损、胸椎间盘退行性改变，椎间隙狭窄，其周围的韧带、关节囊松弛，导致胸椎的内在稳定结构失调。以上诸因素均可使胸椎单个或多个椎体发生轻度移位，并连及胸椎小关节发生移位，进而影响到相应的脊神经分支和交感神经支。由于机械性或化学（炎症）性刺激，使这些神经所支配的局部组织或器官产生功能障碍或失常，从而出现以背痛为主的各种症状和体征。

【临床表现与分型】

1. 神经根型

在生理呼吸运动中，胸椎小关节活动范围甚小，但挤压或用力过猛的扭挫伤，甚至咳嗽、打喷嚏等均可引起关节移位。轻者发生关节劳损，表现为局部的疼痛和不适；重者引起韧带撕裂、小关节半脱位，表现为"岔气"、肋间神经痛、季肋部疼痛不适、胸闷、胸部压迫堵塞感，以及相应脊神经支配区组织的感觉和运动的功能障碍。

2. 交感神经型

由于胸椎小关节紊乱及软组织无菌性炎症，刺激或压迫交感神经节后纤维，引起相应内脏自主神经功能紊乱症状。临床表现为受损交感神经支配区的特异性疼痛综合征（顽固难忍的疼痛、疼痛的广泛扩散及对各种刺激的感受异常等）、血管运动性、汗液分泌性及其全身分泌性紊乱、营养障碍等。由于内脏神经支配紊乱，出现内脏活动障碍，表现为心律失常、呼吸不畅、胃脘胀闷疼痛、腹胀、食欲不振或胃肠蠕动亢进等。在慢性期可因为内脏营养障碍发生各种内脏器质性病损。胸椎小关节紊乱引起交感神经的继发性病损，临床并不少见，但常被忽略或误诊为心血管、呼吸系统、消化系统的疾病。

【诊断要点】

1. 症状、体征

急性损伤者突然发病，多有胸背部扭挫等外伤史，背部呈持续散在性或局限性剧痛，夜间尤甚，辗转难眠，低头、弯腰、深呼吸、咳嗽、大声说话均可使疼痛加重。有时疼痛向病变相应的肋间隙、腰腹部及颈项、上肢放射。慢性损伤者病程较长，多说不出确切的病因，椎旁有明显散在或局限性压痛点，局部有条索状物，棘突偏歪或后凸。棘上韧带有肿胀增厚或剥离状改变。

2. 检查

（1）患椎相应小关节处深压痛　患椎棘突略高或偏歪，棘上或棘间韧带处压痛，并可摸到患椎处有筋结或条索状物等软组织异常改变。关节滑膜嵌顿者可见胸椎后凸或侧倾等强迫体位。

（2）X线检查　部分患者有患椎棘突偏歪改变。

【针刀治疗】

（一）治疗原则

针刀整体松解背部软组织和关节突周围的粘连、瘢痕组织，通过调节胸段软组织的力学平衡，恢复胸椎骨关节的移位等情况，从而解除症状。

（二）操作方法

以 $T_5 \sim T_6$ 小关节紊乱症为例介绍胸椎小关节紊乱症的针刀治疗。$T_5 \sim T_6$ 小关节紊乱症主要松解 $T_4 \sim T_5$、$T_5 \sim T_6$ 及 $T_6 \sim T_7$ 处棘突、棘间、肋横突关节的粘连和瘢痕。

（1）体位　俯卧位，肩关节及髂嵴部置棉垫，以防止呼吸受限。

（2）体表定位（图20-7）　$T_6 \sim T_7$。胸椎的肋横突关节的位置一般在本椎与下胸椎棘间中点旁开 $2 \sim 3cm$，如 T_6 的肋横突关节位于 $T_6 \sim T_7$ 棘间中点旁开 $2 \sim 3cm$，以此类推。

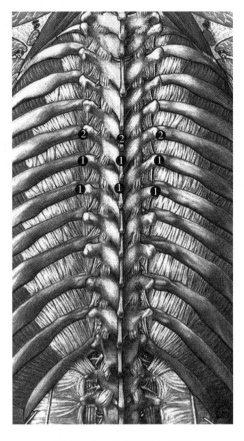

图 20 - 7　体表定位示意图

（3）消毒　在施术部位，用活力碘消毒 2 遍，然后铺无菌洞巾，使治疗点正对洞巾中间。

（4）麻醉　用 1% 利多卡因局部浸润麻醉，每个治疗点注药 1ml。

（5）刀具　使用弧形针刀。

（6）针刀操作（图 20 - 8）

①第 1 支针刀松解 $T_6 \sim T_7$ 棘上韧带、棘间韧带及多裂肌止点的粘连瘢痕　在 T_7 棘突顶点定位，刀口线与人体纵轴一致，刀体先向头侧倾斜 45°，与胸椎棘突呈 60° 角，按针刀四步进针规程进针刀，针刀经皮肤、皮下组织，直达棘突骨面，纵疏横剥 2 ~ 3 刀，范围不超过 0.5cm。然后将针刀体逐渐向脚侧倾斜与胸椎棘突走行方向一致，先沿棘突骨面分别从棘突左、右侧向椎板方向铲剥 2 ~ 3 刀，深度达棘突根部，以松解多裂肌止点的粘连瘢痕。再退针刀到棘突表面，调转刀口线 90°，从 T_7 棘突上缘骨面向上沿 T_6 和 T_7 棘间方向用提插刀法切割棘间韧带 2 ~ 3 刀，范围不超过 0.5cm。

②第 2 支针刀松解左侧 T_7 肋横突关节囊韧带　从 $T_6 \sim T_7$ 棘间中点旁开 2 ~ 3cm 进针刀，刀口线与人体纵轴一致，针刀体与皮肤呈 90° 角，按针刀四步进针规程进针刀，针刀经皮肤、皮下组织、胸腰筋膜浅层、竖脊肌达横突骨面，沿横突骨面向外到横突尖部，

纵疏横剥 2 ~ 3 刀，范围不超过 2mm。

③第 3 支针刀松解右侧 T_7 肋横突关节囊韧带针刀松解方法参照第 2 支针刀松解方法。

【针刀术后手法治疗】

椎体有移位者，患者俯卧位，肌肉腰部放松，患者双手拉住床头。一助手立于床尾，两手握两踝部牵引，在牵引的基础上，用力上下抖动数下，连续 3 ~ 5 遍。术者立于患者躯干一侧，双手重叠放于错位脊柱的棘突上。当助手用力牵引时，术者向下弹压 1 次。此手法可隔 2 ~ 3 日 1 次。

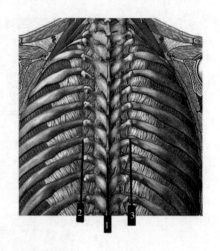

图 20 - 8　T_6 ~ T_7 椎间及 T_7 肋横突关节囊针刀松解示意图

【针刀术后康复治疗】

（一）目的

胸椎小关节紊乱症针刀整体松解术后康复治疗的目的是进一步调节胸椎小关节的弓弦力学系统的力平衡，促进局部血液循环，加速局部的新陈代谢，有利于损伤组织的早期修复。

（二）原则

胸椎小关节紊乱症针刀术后 48 ~ 72 小时可选用下列疗法进行康复治疗。

（三）方法

1. 毫针法

处方：阿是穴、肺俞、心俞、膈俞、大杼。

操作：穴位局部皮肤常规消毒，取 28 号 2 寸毫针，常规针刺，阿是穴快速捻转强刺激，其余穴位针尖刺向脊柱，平补平泻，留针 30 分钟，每 5 分钟捻针 1 次。每日 1 次，5 次为 1 个疗程。

2. 电针法

取穴：阿是穴、病变脊柱两侧的夹脊穴。

操作：穴位局部皮肤常规消毒，针刺得气后接 G6805 电针仪，选疏密波，强度以患者能耐受为原则，每次留针 30 分钟。每日 1 次，5 次为 1 个疗程。

3. 刺络拔罐法

取穴：关节紊乱处阿是穴、双侧膈俞穴、双侧委中穴。

操作：以碘伏棉球皮肤消毒后，用三棱针快速点刺出血，然后以大小适中的玻璃火罐，用闪火法迅速拔于上述穴位，留罐 5 分钟。

4. 穴位注射法

取穴：以阿是穴为主。

操作：手法复位后，局部常规消毒，用 5ml 注射器及 5 号针头，吸取 2% 利多卡因 2ml，加泼尼松龙混悬液 2ml 进行穴位注射，每次依具体情况选 1 ~ 2 个穴位，每穴 2ml。隔天治疗 1 次，7 次为 1 个疗程。

第三节　腰椎小关节错位症

【概述】

腰椎小关节错位症是由于腰部外伤或者长期劳累导致腰椎小关节发生错位的临床病症，较为常见，约占腰腿痛 20%，多发于中老年人，大多属伴发。由于多数有后关节失稳或轻度移位，所以，近期治愈后复发率较高。

【针刀应用解剖】

参见第二章第三节腰骶部针刀应用解剖的相关内容。

脊柱运动的基础是椎间盘与后关节，其周围包以薄而紧的关节囊，关节囊内有滑膜。

后关节也称关节突关节，是上一脊椎的下关节突与下一个脊椎上关节突构成，其关节面是矢状位，属微动关节，主要功能是稳定脊柱，不负重，稳定性较差。

【病因病理】

当腰部在不正确姿势下负重或活动，或突然闪扭，或感受风寒湿邪，而使腰后关节损伤。因下腰段活动受力大，故该病多发生在下腰，特别是腰骶关节。

由于后关节稳定性差，活动度小，故该关节容易造成轻度移位；腰部在活动中后关节损伤性摩擦，而造成关节炎性改变；滑膜的松弛容易造成滑膜嵌顿入关节内。较严重的后关节紊乱也可造成腰段脊髓、马尾、脊神经、自主神经的激惹损伤，而出现相应的症状。L_1 ~ L_4 棘突与横突周围筋膜结节、小关节紊乱，骶髂筋膜区损伤后，临床中出现以骶髂筋膜区及下腰段的酸胀疼痛为主要表现的症状。

【临床表现】

多有腰部闪扭劳损史。主诉急慢性下腰酸痛，甚至有臀部、大腿或骶尾部牵扯痛，一般无下肢窜痛。腰痛绵延不止，稍负重就会疼痛加剧。腰痛常在卧床休息或翻身时加剧，尤以晨起时疼痛明显，轻微活动后症状减轻，但多活动或劳累症状加重。严重者可激惹损伤马尾神经或自主神经，出现小便异常或腹胀便秘等。

检查时无神经根压迫症状，拇指触诊或可发现棘突偏歪，韧带钝厚或分离，棘旁压痛，一般无放射痛，无棘间隙改变。多数有腰活动轻度受限，以前屈、侧屈受限为主，如有滑膜嵌顿，后伸明显受限。

【诊断要点】

（1）患者多为中老年，其次是青年，多有闪扭伤或有劳损史。腰部疼痛，或牵扯至臀部、大腿，晨起痛剧，轻活动后痛减，劳累增剧。

（2）腰部有不同程度活动受限，棘旁压痛，可有棘突偏歪。

（3）X线片检查较轻者X线片无异常发现；较重者可有关节突关节左右不等宽，或关节模糊，或关节面硬化，骨质增生等。

临床应注意与腰椎间盘突出症、第3腰椎横突综合征等鉴别。

【针刀治疗】

（一）治疗原则

根据针刀医学理论，腰椎滑脱症分为先天性腰椎滑脱（真性滑脱）和由于腰部的慢性软组织损伤，使腰椎受力不平衡，尤其是下腰段椎间关节的力平衡失调，引起腰椎移位，病变椎体离开脊柱的正常阵列向前方滑动，而产生临床表现。故要使滑脱的腰椎复位，必须解决腰部软组织的粘连、瘢痕、挛缩和堵塞，再加上手法整复，才是治本之策。根据慢性软组织损伤病理构架的网眼理论，我们设计了以"回"字形针刀松解术为基础术式的针刀整体松解术。使胸腰结合部的软组织以及腰部软组织的动态平衡得到恢复，在此基础上，应用手法调整腰段脊柱的力平衡，此病方可治愈。

（二）操作方法

以 $L_4 \sim L_5$ 腰椎小关节紊乱症为例介绍腰椎小关节紊乱症的针刀治疗。

针刀松解 $L_4 \sim L_5$、$L_5 \sim S_1$ 关节突关节韧带的粘连和瘢痕

（1）体位　让患者俯卧于治疗床上，肌肉放松。

（2）体表定位　$L_4 \sim L_5$、$L_5 \sim S_1$ 关节突关节（图 20 – 9）。

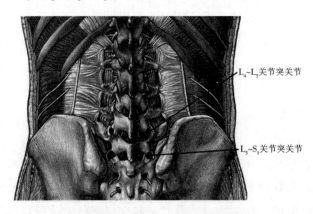

图 20 – 9　针刀松解腰椎关节突关节韧带体表定位

（3）消毒　在施术部位，用活力碘消毒 2 遍，然后铺无菌洞巾，使治疗点正对洞巾中间。

（4）麻醉　用 1% 利多卡因局部麻醉，每个治疗点注药 1ml。

（5）刀具　使用汉章 I 型针刀。

（6）针刀操作（图 20 – 10）

①第 1 支针刀松解 $L_5 \sim S_1$ 左侧关节突关节韧带粘连、瘢痕、挛缩　摸准 L_5 棘突顶点

处定位，在 L_5 棘突中点向左旁开 3cm 进针刀，刀口线与脊柱纵轴平行，针刀体与皮肤垂直，针刀经皮肤、皮下组织、胸腰筋膜浅层、竖脊肌，到达骨面，刀刃在骨面上向外移动，可触及一骨突部，此为 L_5 的下关节突，再向外移动，刀下有韧性感时，即达 $L_5 \sim S_1$ 关节突关节韧带。在此用提插刀法切割 2~3 刀，深度不超过 0.5cm，以松解关节突关节韧带的挛缩、粘连和瘢痕。

②第 2 支针刀松解 $L_5 \sim S_1$ 右侧关节突关节韧带粘连、瘢痕、挛缩　针刀操作方法同第 1 支针刀。

【针刀术后手法治疗】

针刀手术做完后，让患者俯卧于手法治疗牵引床上，做骨盆牵引，牵引力为 40~120kg。牵引 20 分钟之后，让患者仰卧位，做屈髋按压手法治疗。

（1）屈髋按压手法的治疗过程　患者仰卧于治疗床上，两手重叠平放于小腹部（需正对前移之椎体）、令患者屈髋屈膝，臀部稍稍抬离床面，以移位椎体的上一椎体做支撑点。术者屈左肘，以前臂按压于患者胫骨结节下缘，右手挽扶患者双足跟

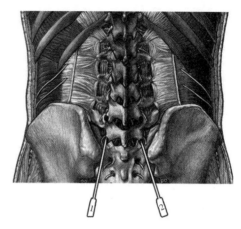

图 20－10　针刀松解腰椎关节突关节韧带

部，使双膝关节齐平，嘱患者深呼吸后屏气，术者以左前臂用力向前胸方向按压，反复数次，有时可听到椎体错动弹响声，即告复位。若检查棘突仍有凹陷，可重做上法，直到棘突平复为止。然后再用轻手法按摩后送回病房（需用担架将患者抬送至病床上，上担架和病床均应保持脊柱挺直不动）。绝对卧床 7 天。

（2）对屈髋按压手法的简要说明　腰椎前移位多发于第 4、5 腰椎，极少数也发生于上腰椎，其原因有：

①人体重心力线正好通过第 4、5 腰椎，受压力最大。

②腰椎向前的生理弧度致使该处受的剪切力最大。

③椎体前后纵韧带由上向下逐渐薄弱变窄，在此处尤为明显。

④腰骶关节面是向前倾斜的关节面，亦是前移位的解剖学原因。

⑤下腰部最易受到外力的影响。

屈髋按压手法是根据该病的发病机制和力学原理制定的，对此病的治疗整复有确定的疗效。当患者屈髋抬臀时，腰椎处于屈曲位，椎体后纵韧带、棘上韧带、棘间韧带等处于紧张的牵拉状态，产生迫使椎体后移的拉力，加上前方的外在压力以及屏气时腹腔产生的压力，三力相加作用于椎体上，使椎体向后移动而达到复位之目的。另外，在按压膝时，是以患者的大腿作为杠杆，患者重叠之双手作为支点。支点到膝部的长度一般

都是支点到大腿上端长度的4倍左右。支点力是力臂和力距两点受力之和，也就是说医生在膝部下压1kg的力，使腰椎移位的力就是5kg，所以医生用力不大，但产生复位的力却很大。

（3）做屈髋按压手法的注意事项

①操作时一定要用力柔缓，不可粗糙行事。

②术后一定要让患者绝对卧床休息，才能保证周围的软组织得到充分修复，增加复位成功率。

③手法治疗后，常出现腹胀、或疼痛不适，对症处理后3天即可消失。

【针刀术后康复治疗】

（一）目的

腰椎小关节错位症针刀整体松解术后康复治疗的目的是进一步调节腰部的力平衡，促进局部血液循环，加速局部的新成代谢，有利于损伤组织的早期修复。

（二）原则

腰椎小关节错位症针刀术后48～72小时可选用下列疗法进行康复治疗。

（三）方法

1. 牵引整脊法

（1）俯卧位腰椎牵引 牵引质量20～40kg，持续15分钟，每日1次，3日为1个疗程。

（2）俯卧腰部施行滚法10分钟、拿法5分钟、理筋5分钟。侧扳法整复腰椎，每日1次，3日为1个疗程。

2. 温针灸法

处方：肝俞（双）、胃俞（双）、关元俞（双）、秩边（双）、腰段夹脊穴、腰阳关、长强。

操作：温针时间每次30分钟，每日1次，7日为1个疗程。

3. 刺血疗法

处方：大椎、秩边、委中。

操作：每次取2穴，交替选取，每穴出血量约15ml，每周1次。

第四节 骶尾椎错位综合征

【概述】

骶尾椎错位综合征是一种骨科常见病是由于骶尾部的跌仆伤、挤压伤，造成尾骨偏歪移位，从而牵拉了骶尾椎前方的骶丛神经支及末端椎前及椎前交感神经节所构成的奇神经节引起了临床中骶尾部疼痛及男、女性生殖病症候群。

【针刀应用解剖】

参照第二章第三节腰骶部针刀应用解剖的相关内容。

【病因病理】

多由于身体坠落时臀部直接受伤，或分娩等原因，使尾骨骨折、脱位和韧带损伤或外伤性纤维组织炎刺激或压迫尾神经丛而引起骶尾骨痛。无外伤史的慢性尾骨痛，多因长期紧张坐位工作，或习惯性不良坐姿而造成。本病发病，女性多于男性。这是因为女性的骨盆具有解剖特殊性，骶尾骨后凸，使尾骨容易受到外伤。由于骶椎 2~4 节分布有副交感神经低级中枢，当骶髂筋膜挛缩或骶髂关节半错位，或者尾骨偏歪，刺激压迫了骶椎的交感神经低级中枢及尾椎前面的奇神经节，从而出现的临床症状。

【临床表现】

1. 症状

（1）多见于从事长期坐位工作者，如办公人员、出纳员、打字员等，或从事长期坐位震荡工作者，如矿区的司机、山区的拖拉机手等职业。容易造成骶尾椎挤压伤、跌仆伤。

（2）表现为尾骨尖部持续性钝痛、隐痛或灼痛，有时向臀部及腰骶部扩散。

（3）当快速坐下、起立、走路或大便时，疼痛可以加重。患者常因持续不断疼痛，而影响日常生活。

（4）女性多于男性，与女性的骨盆解剖结构特殊性有关。

（5）部分女性伴有痛经、闭经、不孕症等。

（6）男性伴有阳痿、性欲低下、性功能障碍等症状。

2. 体征

骶尾部触诊时，骶髂筋膜区软组织结节、增厚，呈筋膜结节疝，尾骨偏歪、移位、后翘或钩状，伴有胀痛、压痛、触及痛等。

3. X 线检查

需拍摄正侧位平片，以判定尾椎骨有无损伤及其程度。但有些畸形或变位，常为先天性，故应以临床症状为主要诊断依据。

【诊断要点】

根据临床症状和体征明确诊断。X 线检查判定尾椎是否有损失，如有损伤，程度如何。

【针刀治疗】

1. 治疗原则

根据针刀医学关于慢性软组织损伤、网眼理论、脊柱区带病因学和人体电生理线路的原理，对相关的骶神经后支的粘连、瘢痕进行整体松解，并对相关电生理线路进行整体松解，可取得较好疗效。

2. 操作方法

（1）第1次针刀松解术　腰部"口"字形针刀整体松解术（图9-72）

针刀治疗参见第十三章第四节卒中后遗症中枢性瘫痪的第4次针刀松解术。

（2）第2次针刀松解双侧骶结节韧带的粘连和瘢痕

1）体位　仰卧位，屈膝屈髋90°。

2）体表定位　双侧坐骨结节。

3）消毒　在施术部位，用活力碘消毒2遍，然后铺无菌洞巾，使治疗点正对洞巾中间。

4）麻醉　用1%利多卡因局部麻醉，每个穴位注药1ml。

5）刀具　使用汉章Ⅰ型针刀。

6）针刀操作（图20-11）

①第1支针刀松解右侧骶结节韧带止点的粘连和瘢痕　在定点处进针刀，刀口线与下肢纵轴平行，严格按照四步进针规程进针刀。针刀经皮肤、皮下组织，直达坐骨结节骨面，在骨面上铲剥2~3刀，范围不超过0.5cm。

②第2支针刀松解左侧骶结节韧带止点的粘连和瘢痕　针刀操作方法与第1支针刀相同。

【针刀术后手法治疗】

针刀术后在各个进针点处，指压20秒，以促进局部的微循环，使电生理线路能够迅速恢复。

【针刀术后康复治疗】

（一）目的

骶尾椎错位综合征针刀整体松解术后康复治疗的目的是进一步调节骶尾椎部的弓弦力学系统的力平衡，促进局部血液循环，加速局部的新陈代谢，有利于损伤组织的早期修复。

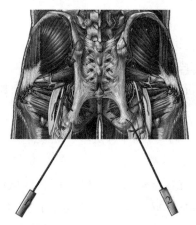

图20-11　骶结节韧带止点松解示意图

（二）原则

骶尾椎错位综合征针刀术后48~72小时可选用下列疗法进行康复治疗。

（三）方法

1. 动静整脊手法

患者取俯卧位，骨盆垫上高枕，术者两拇指在骶尾关节两侧上而下对抗牵引。术者手把患者大腿，协同拉踝之助手向后上方牵引并夹住双下肢另一手用大鱼际按压后尾骶关节处，并向上推摩。最后让患者仰卧，双下肢屈膝屈髋，术者一手用大鱼际放在尾骶关节处，让助手拿住双踝，帮助患者将双下肢伸直，同时术者在下之于向上做托按法。

2. 中药离子导入

处方：中药处方：当归 20g，白芍 20g，白芷 10g，寄生 60g，威灵仙 150g，盐附片 10g。取穴：腰阳关、长强、阿是穴。

操作：将上方浸泡于1000ml 水中，半小时后煎熬成250ml 药液，瓶装备用。离子导入30 分钟，每日 1 次，5 日为 1 个疗程。

第一节　竖脊肌下段损伤

【概述】

竖脊肌下段损伤大多被笼统诊断为腰肌劳损。竖脊肌下段损伤是腰肌劳损中的一小部分，还有更多的腰部软组织损伤疾病属于腰肌劳损。过去对腰肌劳损的病因病理缺乏正确的认识，也无较好的治疗方法。针刀医学重新认识了该病病因和病理，并取得了满意疗效。

【针刀应用解剖】

参见第二章第三节腰骶部针刀应用解剖的相关内容。

【病因病理】

竖脊肌下段处在人体腰骶部位，是脊柱做屈伸侧弯活动最频繁的部位，也是做这些运动时应力最集中的地方。损伤有积累性劳损和突然的暴力引起的牵拉伤两种情况。前者是人体持续过度牵拉而缓慢的损伤，或肌纤维、肌腱受到附近骨突的磨擦而缓慢地损伤。另外，突然的暴力使腰部过度前屈，或人体欲努力将脊柱从屈曲位变为伸直位，而又受到暴力的阻止，肌肉强烈收缩，而使竖脊肌的肌纤维和肌腱突然断裂而损伤。这些急慢性损伤，都需要自我修复。在修复过程中，肌肉本身瘢痕而和周围组织器官（筋膜、骨突、韧带等）粘连，造成局部血运和体液代谢障碍，周围组织的动态平衡被破坏。在这种情况下，腰部的屈伸和侧屈活动受到限制，勉强活动导致进一步损伤，所以在临床上都出现反复发作，并有逐渐加剧的趋势。

【临床表现】

腰骶部疼痛，弯腰困难，不能久坐和久立，不能持续做脊柱微屈体位的工作。患者喜欢用手或桌子的一角顶压腰骶部的疼痛部位。严重者上下床均感困难，生活不能自理。

【诊断要点】

（1）腰骶部有劳损史或暴力损伤史。

（2）骶骨甲或髂骨背部竖脊肌附着点处疼痛，且有压痛点。

（3）腰椎横突尖部或棘突下缘有疼痛和压痛（第3腰椎横突除外，因第3腰椎横突尖部损伤最常见，已单独列一节叙述。但第3腰椎横突综合征，也属于竖脊肌下段损伤的范围)。

(4)拾物试验阳性。

(5)让患者主动弯腰会使上述一些痛点疼痛明显加剧。

【针刀治疗】

(一)治疗原则

依据针刀医学关于慢性软组织损伤及网眼理论,竖脊肌下段损伤后,引起粘连、瘢痕和挛缩,造成腰骶部的动态平衡失调,而产生上述临床表现。在慢性期急性发作时,病变组织有水肿渗出刺激神经末梢使症状加剧。同时,竖脊肌损伤常常合并棘上韧带和棘间韧带的损伤,故松解应以整体松解为主,才能使腰骶部的动态平衡得到恢复。

(二)操作方法

1. 第1次针刀松解竖脊肌起点的粘连、瘢痕、挛缩和堵塞

(1)体位 俯卧位。

(2)体表定位 竖脊肌起点、骶髂部压痛点。

(3)消毒 在施术部位,用活力碘消毒2遍,然后铺无菌洞巾,使治疗点正对洞巾中间。

(4)麻醉 用1%利多卡因局部麻醉,每个治疗点注药1ml。

(5)刀具 使用汉章Ⅰ型针刀。

(6)针刀操作(图21-1)

①第1支针刀松解竖脊肌骶正中嵴起点 两侧髂嵴连线最高点与后正中线的交点为L_4棘突,向下摸清楚L_5棘突顶点,顺L_5棘突沿脊柱纵轴在后正中线上向下摸到的骨突部即为骶正中嵴,在此定位。从骶正中嵴顶点进针刀,刀口线与脊柱纵轴平行,针刀经皮肤、皮下组织,直达骶正中嵴骨面,在骨面上纵疏横剥2~3刀,范围不超过1cm。然后,贴骨面向骶正中嵴两侧分别用提插刀法切割2刀,深度不超过0.5cm。

②第2支针刀松解竖脊肌骶骨背面左侧起点 在第1支针刀松解竖脊肌骶正中嵴起点的基础上,从骶正中嵴左侧旁开2cm,在此定位。从骶骨背面进针刀,刀口线与脊柱纵轴平行,针刀经皮肤、皮下组织,直达骶骨骨面,在骨面上纵疏横剥2~3刀,范围不超过1cm。

③第3支针刀松解竖脊肌骶骨背面右侧的起点 在第1支针刀松解竖脊肌骶正中嵴起点的基础上,从骶正中嵴右侧旁开2cm,在此定位。从骶骨背面进针刀,刀口线与脊柱纵轴平行,针刀经皮肤、皮下组织,直达骶骨骨面,在骨面上纵疏横剥2~3刀,范围不超过1cm。

④第4支针刀松解竖脊肌髂嵴背左内侧和左骶外侧嵴起点(骶髂部压痛点) 在第1支针刀松解竖脊肌骶正中嵴起点的基础上,从骶正中嵴左侧旁开4cm,在此

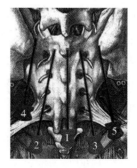

图21-1 竖脊肌起点松解示意图

定位。从骶骨背面进针刀，刀口线与脊柱纵轴平行，针刀经皮肤、皮下组织，直达骶骨骨面，在骨面上纵疏横剥 2～3 刀，范围不超过 1cm。

⑤第 5 支针刀松解竖脊肌髂嵴背右内侧和右骶外侧嵴起点（骶髂部压痛点）　在第 1 支针刀松解竖脊肌骶正中嵴起点的基础上，从骶正中嵴右侧旁开 4cm，在此定位，从骶骨背面进针刀，刀口线与脊柱纵轴平行，针刀经皮肤、皮下组织，直达骶骨骨面，在骨面上纵疏横剥 2～3 刀，范围不超过 1cm。

2. 第 2 次针刀松解腰椎棘突和横突部压痛点

（1）体位　俯卧位。

（2）体表定位　腰椎横突部压痛点、腰椎棘突旁压痛点。

（3）消毒　在施术部位，用活力碘消毒 2 遍，然后铺无菌洞巾，使治疗点正对洞巾中间。

（4）麻醉　用 1% 利多卡因局部麻醉，每个治疗点注药 1ml。

（5）刀具　使用汉章Ⅰ型针刀。

（6）针刀操作

①横突松解　以 L_3 横突为例（见图 13－14）。摸准 L_3 棘突顶点，从 L_3 棘突中点旁开 3cm，在此定位。刀口线与脊柱纵轴平行，针刀经皮肤、皮下组织，直达横突骨面，刀体向外移动，当有落空感时，即到 L_3 横突尖，在此用提插刀法切割横突尖的粘连、瘢痕 2～3 刀，深度不超过 0.5cm，以松解竖脊肌、腰方肌及胸腰筋膜在横突尖部的粘连和瘢痕。然后，调转刀口线 90°，沿 L_3 横突上下缘用提插刀法切割 2～3 刀，深度不超过 0.5cm，以切开横突间肌。其他横突尖松解方法与此相同。

②棘突松解（见图 13－13）

a. 第 1 支针刀松解棘上韧带及两侧棘肌　以松解 L_3 棘突为例。两侧髂嵴连线最高点与后正中线的交点为 L_4 棘突，向上摸清楚 L_3 棘突顶点，在此定位。从棘突顶点进针刀，刀口线与脊柱纵轴平行，针刀经皮肤、皮下组织，直达棘突骨面，在骨面上纵疏横剥 2～3 刀，范围不超过 1cm。然后，贴骨面向棘突两侧分别用提插刀法切割 2 刀，以松解两侧棘肌的粘连、瘢痕，深度不超过 0.5cm。其他棘突松解方法与此相同。

b. 第 2 支针刀松解棘间韧带　以松解 L_3～L_4 棘间韧带为例。两侧髂嵴连线最高点与后正中线的交点为 L_4 棘突，向上即到 L_3～L_4 棘突间隙，在此定位。从 L_4 棘突上缘进针刀，刀口线与脊柱纵轴平行，针刀经皮肤、皮下组织，直达棘突骨面，调转刀口线 90°，沿 L_4 棘突上缘用提插刀法切割 2～3 刀，深度不超过 1cm。其他棘间韧带松解方法与此相同。

【针刀术后手法治疗】

腰部过度屈曲 1～2 次。

【针刀术后康复治疗】

（一）目的

竖脊肌下段损伤针刀整体松解术后康复治疗的目的是进一步促进局部血液循环，加速局部的新陈代谢，有利于疾病的早期修复。

（二）原则

竖脊肌下段损伤术后 48~72 小时可选用下列疗法进行康复治疗。

（三）方法

1. 针灸推拿疗法

（1）针刺疗法

处方：肾俞、气海俞、大肠俞、志室、命门、腰眼、腰阳关及相应的夹脊穴。

操作：穴位常规消毒后，用 1 寸毫针向脊椎方向针刺，用中强刺激，留针 20 分钟。每日 1 次，10 日为 1 个疗程。

（2）刺络拔罐法

处方：肾俞、腰阳关、次髎。

操作：患者俯卧，皮肤严格消毒后，医者持三棱针在痛点散刺（豹纹刺），刺出血数滴，然后在痛点行拔罐术（用大号罐）。每次留罐 10 分钟，每日 1 次，10 天为 1 个疗程。

（3）针罐法

处方：鱼际。

操作：取双侧鱼际穴，常规消毒后，选用 28 号 2 寸不锈钢毫针，直刺 1.5 寸重提轻插捻转，行重泻手法。待患者有明显酸胀感后，令患者用力咳嗽两声，然后做下蹲、起立及腰部活动，待疼痛减轻后，在骶尾部用闪火法拔大号火罐 1 个，20 分钟后拔针去火罐。每日 1 次，10 天为 1 个疗程，治疗期间停用其他疗法。

（4）耳针法

处方：腰骶椎区、腰痛点、神门、皮质下、肾上腺。

操作：严格消毒耳郭，快速进针，捻转片刻后留针 20 分钟。每日 1 次，无效时可埋针 7 天。

（5）灸法

处方：阿是穴、命门、肾俞。

操作：将当归、白芍、红花、川断、狗脊、公丁香、桑白皮、升麻、川芎、木香各 10g，没药、乳香各 6g，全蝎 3g 共研细末，同时以 75% 酒精调制成厚约 3cm 的药饼，并用细针在药饼上戳数孔，置于命门、肾俞及阿是穴，再放上艾炷点燃隔药施灸，每穴 7 壮。每日 1 次，10 天为 1 个疗程。

2. 现代物理疗法

（1）温热脉冲电流法

处方：腰骶部和压痛点。

操作：使用温热式低周波治疗器，输入电压 220V，最大治疗电流 19.5mA，频率 3~1000Hz。该机有 1 个正极导子和 2 个负极导子，治疗前将 3 个导子加水，使其湿度均匀，分别将正极导子放至腰骶部，负极导子放至痛点，加压固定后开机。首先选择自动治疗程序，治疗强度由小到大，至患者耐受为止，此时患者有震颤感。同时调节温度旋钮，使温热度在 30~43℃，以患者感觉舒适为度。治疗 15 分钟再用选择程序，可以选择拍打、按摩、推压、按揉等仿生手法再治疗 10 分钟，每日 1 次，10 天为 1 个疗程。

（2）超声波疗法

处方：患部。

操作：患者俯卧位，暴露骶尾部，用超声治疗仪治疗。超声输出设定为脉冲模式，时间为 10 分钟，根据患者热感及是否有酸麻胀的感觉调节档位，剂量 $0.8~1.5W/cm^2$，每次 10 分钟，每日 1 次，5 日为 1 个疗程。

（3）电疗法

处方：竖脊肌下段。

操作：选用药物（冰醋酸、维生素 B、维生素 B_{12}、碘等药物或乌头、川芎等中药）浸湿衬垫置于竖脊肌下段，按药物性能接阳极或阴极，另一电极置于患侧前臂（如双臂均有症状，可两前臂隔日交替进行），每次通电 20 分钟，每日 1 次，15 日为 1 个疗程。

第二节　棘上韧带损伤

【概述】

棘上韧带的损伤比较常见。脊柱的弯曲活动，常使其劳损或损伤，腰段的棘上韧带最易受损。突然外伤也常使棘上韧带损伤。新伤用恰当的手法治疗，效果甚佳；陈旧性的慢性损伤，针刀治疗效果理想。

【针刀应用解剖】

棘上韧带为一狭长韧带，起于第 7 颈椎棘突，向下沿棘突尖部止于骶中嵴，此韧带作用是限制脊柱过度前屈，此韧带附着于除上 6 个颈椎以外的所有椎体的棘突。

【病因病理】

脊柱在过度前屈时棘上韧带负荷增加。如果把脊柱前屈时人体看作是一个弯曲的物体，那么，棘上韧带处在弯曲物体的凸面，腹部处在弯曲物体的凹面。这样，根据力学原理，凸面所受到的拉应力最大，凹面受到压应力最大。所以，棘上韧带在脊柱过度前曲时最易牵拉损伤。如果脊柱屈曲位突然受到外力从纵轴上的打击，棘上韧带也会受损，脊柱屈曲受到暴力扭屈也易损伤棘上韧带。

棘上韧带损伤点大多在棘突顶部的上下缘。损伤时间较长，棘上韧带棘突顶部上下缘结疤挛缩，引发顽固性疼痛。

【临床表现】

（1）有损伤史。

（2）拾物试验阳性。

（3）在腰椎棘突上有痛点和压痛点，且都在棘突顶部的上下缘，其痛点浅在皮下。

【诊断要点】

（1）腰背部有损伤史和劳损史。

（2）腰棘突疼痛，弯腰加重。

（3）病变棘突可触及硬结局部钝厚和压痛。

（4）拾物试验阳性。

（5）X线检查无异常。

【针刀治疗】

（一）治疗原则

依据针刀医学关于慢性软组织损伤的理论，棘上韧带损伤后，引起粘连、瘢痕和挛缩，造成腰部的动态平衡失调，而产生上述临床表现。在慢性期急性发作时，病变组织有水肿渗出刺激神经末梢，使上述临床表现加剧。依据上述理论，棘上韧带损伤的部位主要是棘突的上下缘，沿棘突的矢状面，用针刀将粘连松解、瘢痕刮除，使腰部的动态平衡得到恢复。

（二）操作方法

（1）体位　俯卧位。

（2）体表定位　棘突顶点。

（3）消毒　在施术部位，用活力碘消毒2遍，然后铺无菌洞巾，使治疗点正对洞巾中间。

（4）麻醉　用1%利多卡因局部麻醉，每个治疗点注药1ml。

（5）刀具　使用汉章Ⅰ型针刀。

（6）针刀操作　刀口线和脊柱纵轴平行，针刀体和背面成90°角，达棘突顶部骨面。将针刀体倾斜，如痛点在进针点棘突上缘，使针刀体向脚侧倾斜45°角，纵疏横剥2~3刀，如疼痛在进针点棘突下缘，使针刀体向头侧倾斜45°角，纵疏横剥2~3刀（图21-2）。

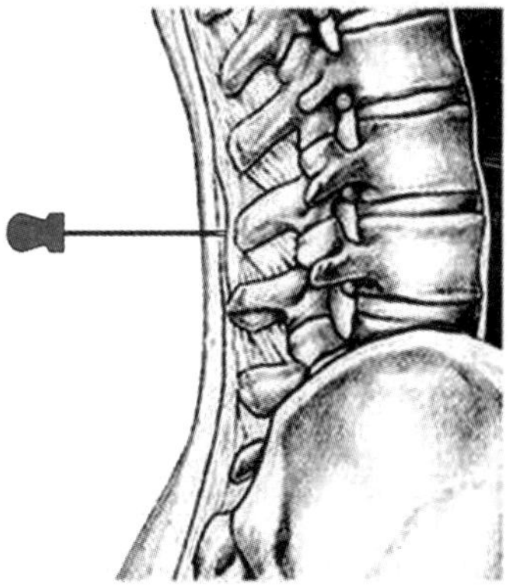

图21-2　棘上韧带松解示意图

【针刀术后手法治疗】

腰过度屈曲1~2次即可。

【针刀术后康复治疗】

（一）目的

棘上韧带损伤针刀整体松解术后康复治疗的目的是进一步促进局部血液循环，加速局部的新陈代谢，有利于疾病的早期修复。

（二）原则

棘上韧带损伤术后48~72小时可选用下列疗法进行康复治疗。

（三）方法

1. 针灸推拿疗法

（1）针刺疗法

处方：肾俞、腰阳关、委中、昆仑。

操作：皮肤消毒后，针刺以上各穴，行中强刺激，留针 20 分钟，每 5 分钟行针 1 次，并可配合艾灸、拔罐同时治疗。隔日 1 次，6 次为 1 个疗程。

（2）穴位注射法

处方：阿是穴。

操作：局部皮肤严格消毒后，将 25mg 醋酸氢化可的松加入 1% 普鲁卡因 1ml 中，进行封闭。将药液注射于棘突尖部及其上、下缘，在各部位需将针刺到骨质表面，轻轻推药，使稍有阻力，以便将该部粘连组织分离。每周 1 次，3 次为 1 个疗程。

（3）穴位埋针法

处方：阿是穴。

操作：先把毫针剪断弯成"厂"形，每边各长 1cm。再以毫针刺阿是穴放血少许，然后把厂形针的一边插入针孔，另一边留皮外，用消毒棉花少许衬垫，其上用 2cm×3cm 胶布贴封针和棉花。埋针 2 日取出。

（4）灸法

处方：阿是穴。

操作：取麦粒大小艾炷置于患者腰部压痛最敏感处，点燃。若患者感到疼痛，可将艾炷夹起，用手轻轻拍打患处，再将艾炷置于上。施灸 4 壮，注意勿烫伤皮肤。

2. 现代物理疗法

（1）超短波

处方：患部。

操作：应用超短波治疗仪，电源 220V，50Hz，功率 200W，波长 3.37m，电极 20cm×15cm，间隙 1~2cm。并置安放于患侧，连续振动与间歇振动交替进行，温度控制在 50~60℃，以患者能耐受为度。每日 1 次，每次 30 分钟，10 日为 1 个疗程。

（2）中频电疗法

处方：患侧。

操作：采用高级电脑中频治疗系统，根据患者实际情况选用适宜的电极板，对置者并置于患部，避开局部有破损的地方。波形为方形，指数波和三角波交替进行，工作幅度为连续运行，间歇加载，载波频率 4000~5000Hz，调制频率 50~80Hz，剂量以患者耐受为度。每日 1 次，每次 20 分钟，10 日为 1 个疗程。

（3）低频电流疗法

处方：用低频电刺激患部。

操作：治疗腰骶部疼痛时，将正极放在痛点，将负极放在颈部。输出电流为 5~

10mA，每次 20 分钟，每日 1 次，10 次为 1 个疗程。可以连续 3 个疗程，2 个疗程之间相隔 5 天。

第三节　棘间韧带损伤

【概述】

棘间韧带对脊柱扭转起保护作用。韧带损伤的机会少于棘上韧带，在脊柱发生突然过度扭转时，易损伤。在临床上易和棘上韧带损伤相混淆。

【针刀应用解剖】

棘间韧带位于相邻 2 个椎骨的棘突之间，棘上韧带的深部，前方与黄韧带延续，向后与棘上韧带移行。除腰骶部的棘间韧带较发达外，其他部位均较薄弱。

【病因病理】

棘间韧带因脊柱突然过度扭转牵拉而损伤，伤后棘间隐痛不适，脊柱扭转和弯曲时疼痛加剧，而使活动受限。此韧带扭伤后，多数患者因延误治疗而转为慢性损伤，棘间韧带结疤挛缩，症状日趋突出，疼痛逐渐加重。棘间韧带挛缩可使上下棘突牵拉而靠近，形成吻性棘突，并使上下椎体力学状态发生一系列变化，造成复杂的临床症状。

【临床表现】

脊柱棘突间有深在性胀痛，患者不敢做脊柱旋转动作，卧床时多取脊柱伸直位侧卧。行走时，脊柱呈僵硬态。

【诊断要点】

（1）有脊柱扭转性外伤史。

（2）棘突间有深在性胀痛，但压痛不明显。

（3）脊柱微屈被动扭转脊柱，引起疼痛加剧。

【针刀治疗】

（一）治疗原则

依据针刀医学关于慢性软组织损伤的理论，棘间韧带损伤后，引起粘连、瘢痕和挛缩，造成腰部的动态平衡失调，而产生上述临床表现。在慢性期急性发作时，病变组织有水肿渗出刺激神经末梢，可使上述临床表现加剧。依据上述理论，用针刀将粘连松解、瘢痕刮除，使腰部的动态平衡得到恢复。

（二）操作方法

（1）体位　俯卧位。

（2）体表定位　棘突。

（3）消毒　在施术部位，用活力碘消毒 2 遍，然后铺无菌洞巾，使治疗点正对洞巾中间。

（4）麻醉　用1%利多卡因局部麻醉，每个治疗点注药1ml。

（5）刀具　使用汉章Ⅰ型针刀。

（6）针刀操作　在患者自诉疼痛的棘突间隙进针刀。刀口线和脊柱纵轴平行，针刀体与进针刀平面垂直刺入1cm左右，当刀下有坚韧感，患者诉有酸胀感时，即为病变部位。先纵疏横剥2～3刀，再将针刀体倾斜，与脊柱纵轴成90°角，在上一椎骨棘突的下缘和下一椎骨棘突的上缘，沿棘突矢状面纵疏横剥2～3刀，出针刀（图21-3）。

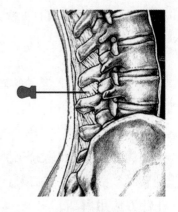

图21-3　棘间韧带松解示意图

【针刀术后手法治疗】

采用手法按揉松解。

【针刀术后康复治疗】

（一）目的

棘间韧带损伤针刀整体松解术后康复治疗的目的是进一步促进局部血液循环，加速局部的新陈代谢，有利于疾病的早期修复。

（二）原则

棘间韧带损伤术后48～72小时可选用下列疗法进行康复治疗。

（三）方法

1. 针灸推拿疗法

（1）温针灸法

处方：腰段夹脊穴、腰阳关、长强、阿是穴。

操作：常规消毒，用1～1.5寸毫针针刺上述穴位，得气后，各取1寸长的艾炷入针柄点燃，温度以患者耐受为好，每次30分钟，每日1次，7日为1个疗程。

（2）拔罐疗法

处方：夹脊穴。

操作：先暴露患处，在背腰棘突间压痛处用投火法竹筒火罐吸拔20分钟。以上治疗隔日1次，5次为1个疗程。疗程间休息5日，治疗2个疗程。

（3）刮痧疗法

处方：患部。

操作：患者俯卧位，医者站立于患者两侧，主要刮拭背部督脉和足太阳膀胱经循行的路线。在上述部位涂上刮痧油，自上而下进行排刮，每次分别刮拭20遍。隔日1次，6次为1个疗程。

（4）推拿疗法

处方：患部棘突间。

操作：患者俯卧位，医者拇指伸直，小弓步挺腰站立、尽可能靠近中轴关节用力，以指端着力于患部，余四指置于相应的位置以助力。拇指下压至一定的深度吸定，待有酸胀感时，再做与肌纤维成垂直方向有节律的拨动，一直沿着肌肉向下拨，反复操作 5 ~ 8 次。每日 1 次，7 次为 1 个疗程，连续治疗 2 个疗程。

2. 现代物理疗法

（1）高频电疗法

处方：患部。

操作：常用的有短波、超短波及微波疗法。短波及超短波治疗时，微热量，每次 15 分钟，每日 1 次，10 次为 1 个疗程。微波治疗时，格微波辐射电极置于背部照射，微热量，每次 15 分钟，每日 1 次，10 次为 1 个疗程。

（2）感应电疗法

处方：局部痛点。

操作方法：采用仪器为晶体管点送治疗机。用手柄电极，将治疗拨至感应档，电流输出 50 ~ 70mW（根据患者耐受量调整）。一极置于痛点，另一极于周围或痉挛肌肉的主、下端，或双电极从惠侧背部向腰骶部逐渐移动，以引起肌肉收缩为准。

（3）激光疗法

处方：用氦－氖激光照射损伤部位。

操作：用氦－氖激光直接照射病灶局部痛点，照射距离 100cm，输出功率 1.6mW。每次 10 分钟，每日 1 次。

第四节 腹外斜肌损伤

【概述】

腹外斜肌的损伤部位多在止点髂嵴前部，在人体屈曲并回旋脊柱时，由于突然或过度的回旋动作引起损伤。损伤在起点疼痛多诊断为肋痛，在止点多笼统诊断为腰肌劳损。

在临床上分为急、慢性损伤两种，针刀治疗适宜于慢性损伤。

【针刀应用解剖】

腹外斜肌起始自下 8 肋外面，止于髂嵴前部。另外，借腱膜止于白线，并形成腹股沟韧带。作用是前屈、侧屈并回旋脊柱。

【病因病理】

腹外斜肌损伤的患者，在临床上并不少见，大多被诊为肋痛和腰肌劳损。腹外斜肌的作用是稳定人体躯干和使人体躯干做回旋动作。所以，该肌劳损和受伤的机会较多。该肌损伤发生都是人体躯干处于前屈位做回旋动作时，应力集中点都在其肋部的起点和髂骨嵴前部边缘处的止点。急性损伤有明显疼痛或肿胀，但通过人体自身制动休息和简单治疗都可缓解，而逐渐变为慢性。由于起止点损伤处发生内出血机化、结疤、肌肉痉缩，而导致特有的临床症状。

【临床表现】

起点损伤，多诉肋痛，止点损伤者多诉腰肌疼痛，腰部活动不便。单侧腹外斜肌损伤患者多是侧屈稍后伸姿势，双侧损伤，患者肋骨多下降，腰部呈稍前凸位姿势。

【诊断要点】

（1）在腰部屈曲位，有脊柱旋转性损伤史。

（2）下8肋腹外斜肌起点处有疼痛、压痛，或在髂嵴前部止点处有疼痛、压痛。

（3）侧屈位，嘱患者做脊柱旋转运动，疼痛加重。

【针刀治疗】

（一）治疗原则

依据针刀医学关于慢性软组织损伤的理论，腹外斜肌损伤后，引起粘连、瘢痕和挛缩，造成髂嵴的动态平衡失调，而产生上述临床表现。在慢性期急性发作时，病变组织有水肿渗出刺激神经末梢使上述临床症状加剧。依据上述理论，用针刀将腹外斜肌髂嵴前部的粘连松解、瘢痕刮除，使髂嵴的动态平衡得到恢复。

（二）操作方法

（1）体位　腹外斜肌起点损伤，健侧侧卧位，腹外斜肌止点损伤，仰卧位。

（2）体表定位　肋骨外面压痛点，髂嵴前、中部压痛点。

（3）消毒　在施术部位，用活力碘消毒2遍，然后铺无菌洞巾，使治疗点正对洞巾中间。

（4）麻醉　用1%利多卡因局部麻醉，每个治疗点注药1ml。

（5）刀具　使用汉章Ⅰ型针刀。

（6）针刀操作（图21-4）

①松解起点损伤　在压痛点附近的肋骨面上（一般压痛点就在肋骨面上）进针刀，刀口线和腹外斜肌纤维走向平行，刀体与皮肤呈90°角，经皮肤、皮下组织，达肋骨面，纵疏横剥2～3刀，出针刀。

②止点损伤松解（图21-5）

a. 第1支针刀松解腹外斜肌髂嵴中份止点损伤　在髂嵴中份压痛点定位，刀口线与腹外斜肌走行一致，针刀经皮肤、皮下组织，直达髂嵴骨面，在骨面上左右前后铲剥2～3刀，范围不超过0.5cm。然后贴骨面向髂嵴内缘进针刀

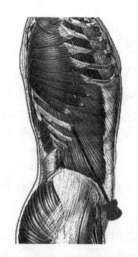

图21-4　腹外斜肌起点损伤松解示意图

0.5cm，调转刀口线90°，在骨面上左右前后铲剥2～3刀，范围不超过0.5cm，以松解相邻腹内斜肌的粘连。

b. 第 2 支针刀松解腹外斜肌髂嵴前份止点损伤　在髂嵴前份压痛点定位，刀口线与腹外斜肌走行一致，针刀经皮肤、皮下组织，直达髂嵴前部骨面，在骨面上左右前后铲剥 2 ~ 3 刀，范围不超过 0.5cm。

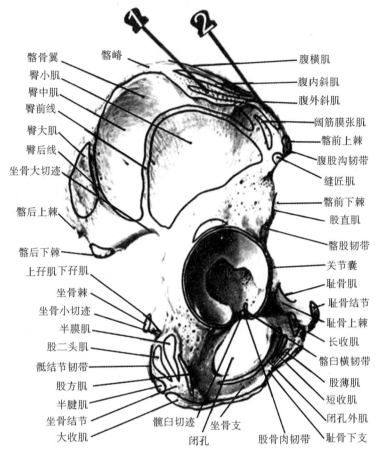

图 21 - 5　腹外斜肌止点松解示意图

（7）注意事项

①起点松解时，针刀一定在肋骨面上操作，如果进肋间隙，可引起胸腹腔重要器官的损伤。

②止点松解时，由于腹外斜肌和腹内斜止点很近，腹外斜肌损伤时，常引起附近的腹内斜肌止点也有损伤。故针刀在髂嵴上操作，松开腹外斜肌粘连以后，针刀贴骨面向髂嵴内缘进针刀 0.5cm，调转刀口线 90°，在骨面上左右前后铲剥 2 ~ 3 刀，范围不超过 0.5cm，以松解相邻腹内斜肌的粘连。这样整体横向松解，可明显降低复发率。

【针刀术后手法治疗】

患者垂直站立，两腿分开，弯腰并向健侧旋转 1 ~ 2 次。

【针刀术后康复治疗】

(一) 目的

腹外斜肌损伤针刀整体松解术后康复治疗的目的是进一步促进局部血液循环，加速局部的新陈代谢，有利于疾病的早期修复。

(二) 原则

腹外斜肌损伤术后48～72小时可选用下列疗法进行康复治疗。

(三) 方法

1. 针灸推拿疗法

(1) 针刺疗法

处方：阳性反应点。

操作：先寻找阳性反应点（压痛点或酸困点），按压此点时疼痛剧烈（或酸困剧烈并且有舒适感），可向远处放散。常规消毒，用1～1.5寸毫针，在找准的阳性反应点中心直刺1针（主针），边捻搓，亦可配合呼吸泻法，使针感加强（或有寒凉感），即可留针；再在主针上、下、左、右各1～1.5寸处分别刺入1针（辅针），一般宜向病变中心斜刺或沿皮刺，然后依次捻搓各针，使针感进一步扩散。留针30分钟左右，每日1次，5次为1个疗程。

(2) 温针法

处方：主穴取阿是穴、肾俞、腰阳关、委中；配穴取华佗夹脊、昆仑。

操作：阿是穴、相应的华佗夹脊（找到痛点后，取其同一神经节段的夹脊穴）用捻转泻法；肾俞、腰阳关用捻转补法。以上穴得气后，各取1寸长的艾炷套入针柄点燃，温度以患者能忍受为好，否则插入厚纸片以隔热。委中、昆仑平补平泻，得气后静留针。温针燃毕后起针，取明显的压痛点，用梅花针叩刺后拔罐10分钟。如痛点较多，则每次取4个，每日轮换。以上10次为1个疗程，1个疗程后休息1周。

(3) 刺络拔罐法

处方：督脉及其两侧疼痛区范围。

操作：嘱患者俯卧，用75%酒精消毒腰背部皮肤，然后涂以液体石蜡或小麻油，在腰骶部拔上火罐；沿患者督脉及其两侧疼痛区范围找出条索状硬结或压痛点，用三棱针在硬结或压痛点上针刺，以皮肤微出血为度。然后再加拔火罐，待吸出瘀血后取下。同时在两侧秉风、膈俞、委中三穴拔火罐，留罐约5分钟。每3日治疗1次，7为1个疗程，休息7日后再可继续治疗。

(4) 针罐法

处方：背部疼痛部。

操作：梅花针1支，1.5寸毫针10～15支。皮肤、针具常规消毒，先用梅花针在背部疼痛部刺络放血，然后毫针顺背部肌纤维走向斜刺进针，入针长2/3，以膀胱经之穴位和阿是穴为主。拇食指相对捻针，三进一退，使患部出现酸、胀、麻、疼，捻至背部或手指出现湿黏汗为止。再用中号或大号医用玻璃火罐 10 个，采用闪火法将罐扣住毫针并吸附肢体上形成针罐，留罐时间 15 分钟，形成针与罐的共同作用。注意：用闪火法吸附，应使局部皮肤出现潮红斑及渗血。

（5）穴位注射法

处方：患者侧卧，暴露腰背部及双侧足弓。取灵台、至阳、筋缩、悬枢、命门、腰阳点、肾俞（双）、公孙（双）、志室（双）。

操作：每次选 4 个穴位，用碘伏常规消毒，将混合注射液（混合液配制：2% 利多卡因注射液 5ml，地塞米松注射液 2mg，泼尼松注射液 12.5mg，维生素 B_1 注射液 100mg，维生素 B_{12} 注射液 0.5mg，加 0.9% 生理盐水至 24ml）行穴位皮下注射，每穴 2ml，每日 1 次，3 天 1 个疗程。

2. 现代物理疗法

（1）封闭疗法

处方：腹外斜肌压痛点。

操作：2% 利多卡因 2.5ml，曲安奈德 1ml，三磷腺苷注射液 20mg。加生理盐水稀释至 20~30ml 局部封闭 1 次。

（2）超声疗法

处方：腹外斜肌处。

操作：穴位指压治疗，患者取坐位，医者立于其后，用拇指尖端点患者腹外斜肌走行部位阿是穴，与肌肉、肌腱或经支的走向垂直，手法由轻到重，指力达到病变的深层部位，强度以患者耐受为限。每穴按压 1 分钟，每天 1 次。在穴位指压治疗后即采用穴位超声治疗机进行治疗，选用直径为 1.5cm 的声头，频率 800kHz，输出声强 0.75W/cm^2，脉冲挡的通断比为 1:2，穴位采用固定法，每穴 5 分钟，每日 1 次。

（3）超短波

处方：患部。

操作：应用超短波治疗仪，电源 220V，50Hz，功率 200W，波长 3.37m，电极 20cm × 15cm，间隙 1~2cm。并置安放于患侧，连续振动与间歇振动交替进行，温度控制在 50~60℃，以患者能耐受为度。每日 1 次，每次 30 分钟，10 天为 1 个疗程。

第五节 腰肋韧带损伤

【概述】

腰肋韧带常因腰部频繁的屈伸运动而劳损，或因腰部突然承受大重量负荷而损伤。常被诊断为腰背筋膜炎而得不到针对性的治疗。

【针刀应用解剖】

腰背筋膜为腰部的深筋膜。分3层：浅层较厚，位于背阔肌和下后锯肌的深侧面，竖脊肌的表面，向上与颈部深筋膜连续，向下附着在髂嵴和骶骨外侧；中层位于竖脊肌与腰方肌之间，呈腱膜状，白色有光泽，在竖脊肌的外侧缘与浅层筋膜愈合而构成腹肌起始的腱膜；中层筋膜的上部明显增厚的部分叫腰肋韧带，此韧带上止于第12肋背侧下缘，下附于髂嵴，内侧附于腰椎横突。此韧带腰部两侧各有1条，对维持人类的直立姿势起重要作用。腰背筋膜损伤中最多见的是腰肋韧带损伤（图21-6、图21-7）。

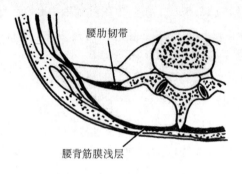

图 21-6 腰肋韧带结构横断面

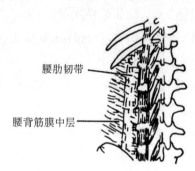

图 21-7 腰肋韧带结构冠状面

【临床表现】

腰背疼痛，腰部活动受限，呈僵硬态。如双侧损伤，患者行走呈鸭形步态，腰部喜暖怕凉。行走时，常用双手扶持腰部，严重者步履艰难。不能自穿鞋袜，腰部不敢前屈。

【诊断要点】

（1）有劳损或外伤史。

（2）在第5腰椎横突外侧缘髂嵴处或第12肋下缘第1腰椎横突外侧有疼痛和压痛。

（3）拾物试验阳性。

【针刀治疗】

（一）治疗原则

依据针刀医学关于慢性软组织损伤的理论，腰肋韧带损伤后，引起粘连、瘢痕和挛缩，造成腰部的动态平衡失调。在慢性期急性发作时，病变组织有水肿渗出刺激神经末梢，使上述临床症状加剧。依据上述理论，腰肋韧带损伤的部位主要是第5腰椎横突外侧缘髂嵴处、第12肋下缘，用针刀将第5腰椎横突外侧缘的髂嵴处或第12肋的粘连松解、瘢痕刮除，使腰部的动态平衡得到恢复。

（二）操作方法

（1）体位 俯卧位。

（2）体表定位 第12肋骨内下缘压痛点，髂嵴后份压痛点，腰椎横突压痛点。

（3）消毒 在施术部位，用活力碘消毒2遍，然后铺无菌洞巾，使治疗点正对洞巾中间。

（4）麻醉 用1%利多卡因局部麻醉，每个治疗点注药1ml。

（5）刀具 使用汉章Ⅰ型针刀。

（6）针刀操作（图21-8）

①第1支针刀松解第12肋附着部 在第12肋压痛点定位，刀口线与人体纵轴一致，针刀体与皮肤呈90°角，针刀经皮肤、皮下组织，直达肋骨，调转刀口线45°，使之与12肋骨走行方向一致，在肋骨骨面上左右前后方向铲剥2~3刀，范围不超过0.5cm。然后，贴骨面向下到肋骨下缘，提插刀法切割2刀，范围不超过0.5cm。

②第2支针刀松解髂嵴后份附着部 在髂嵴后份压痛点定位，刀口线与人体纵轴一致，针刀体与皮肤呈90°角，针刀经皮肤、皮下组织，直达髂嵴，调转刀口线90°，在髂嵴骨面上内外前后方向铲剥2~3刀，范围不超过0.5cm。

③第3支针刀松解横突附着部在横突压痛点定位，以L$_4$横突为例。

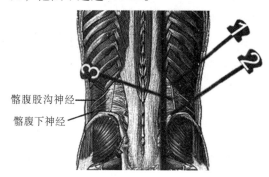

图21-8 腰肋韧带松解示意图

（图中标注：髂腹股沟神经、髂腹下神经）

摸准L$_4$棘突顶点，从L$_4$棘突中点旁开3cm，在此定位。刀口线与脊柱纵轴平行，针刀经皮肤、皮下组织，直达横突骨面，刀体向外移动，当有落空感时，即到L$_4$横突尖，在此用提插刀法切割横突尖的粘连、瘢痕2~3刀，深度不超过0.5cm，以松解腰肋韧带在横突尖部的粘连和瘢痕。然后调转刀口线90°，沿L$_4$横突上下缘用提插刀法切割2~3刀，深度不超过0.5cm，以切开横突间韧带。其他横突尖松解方法与此相同。

【针刀术后手法治疗】

过度弯腰1~2次即可。

【针刀术后康复治疗】

（一）目的

腰肋韧带损伤针刀整体松解术后康复治疗的目的是进一步促进局部血液循环，加速局部的新陈代谢，有利于疾病的早期修复。

（二）原则

腰肋韧带损伤术后48~72小时可选用下列疗法进行康复治疗。

（三）方法

1. 针灸推拿疗法

（1）梅花针叩刺配合火罐疗法

处方：患部。

操作：患者取俯卧位，充分暴露患处，在病变范围做好标记，局部常规消毒，使用消毒后的梅花针，在患处叩刺，用中等刺激量，先轻后重，反复进行，使局部可见隐隐出血。然后用卫生干棉球擦干血迹，在叩刺部位拔火罐，使之有血液流出，留罐 10 分钟后取下，擦去血迹，无菌包扎。隔日 1 次，5 次为 1 个疗程，2 个疗程后观察疗效。注意梅花针必须平齐无钩，操作时针尖需垂直而下，针后当日不宜洗澡。

（2）温针配合刺络放血疗法

处方：患部。

操作：首先找出主穴阿是穴、肾俞、腰阳关、委中，以及配穴华佗夹脊、昆仑。取阿是穴、相应的华佗夹脊（找到痛点后，取其同一神经节段的夹脊穴）用捻转泻法；肾俞、腰阳关用捻转补法；以上穴得气后，各取 1 寸长的艾炷套入针柄点燃，温度以患者能忍受为好，否则插入厚纸片以隔热。委中、昆仑平补平泻，得气后静留针。

（3）走罐法

处方：患部。

操作：患者取俯卧位，裸露背部，走罐前在施术部位常规消毒，检查所用玻璃火罐是否光滑平整。然后均匀地在背痛部位涂抹医用凡士林，再用中号火罐闪火把罐具吸在背部皮肤督脉大椎穴上，立刻从上至下，徐徐旋转移动，反复走罐 4~6 遍。脊柱两侧、膀胱经拔上罐具后，立即走罐 4~6 遍。走罐时皮肤以稍紫或出现充血红斑为宜。另外走罐时手法要轻揉，速度宜缓慢，起罐后擦净润滑油剂。此法隔日 1 次，7 次为 1 个疗程。

（4）穴位注射法

处方：取灵台、至阳、筋缩、悬枢、命门、腰阳点、肾俞（双）、公孙（双）、志室（双）。

操作：患者侧卧，暴露腰背部及双侧足弓。每次选 3~4 穴位，用碘伏常规消毒，将混合注射液（混合液配制：2% 利多卡因注射液 5ml，地塞米松注射液 2mg，泼尼松注射液 12.5mg，维生素 B_1 注射液 100mg，维生素 B_{12} 注射液 0.5mg，加 0.9% 生理盐水至 24ml）行穴位皮下注射，每穴 2ml，每日 1 次，3 次为 1 个疗程。

2. 现代物理疗法

（1）温热脉冲电流法

处方：腰骶部和压痛点。

操作：使用温热式低周波治疗器，输入电压 220V，最大治疗电流 19.5mA，频率 3~1000Hz。该机有 1 个正极导子和 2 个负极导子，治疗前将 3 个导子加水，使其湿度均匀，分别将正极导子放至腰骶部，负极导子放至痛点，加压固定后开机。首先选择自动治疗程序，治疗强度由小到大，至患者耐受为止，此时患者有震颤感。同时调节温度旋钮，使温热度在 30~43℃，以患者感觉舒适为度。治疗 10~15 分钟再用选择程序，可以选择拍打、按摩、推压、按揉等仿生手法再治疗 10 分钟，每日 1 次，10 天为 1 个疗程。

（2）超声波疗法

处方：超声波刺激患部。

操作：采用超声治疗仪，超声频率为 800kHz ± 8kHz，输出声强为 0.5W ± 0.075W/

cm^2。在超声探头上均匀涂抹超声耦合剂，探头贴放在病灶部位，并适当加压，将超声头做缓慢回旋或往返运动，速度 $1 \sim 2cm/s$，每次 25 分钟，每日 1 次，周日休息，连续治疗3 个月。

（3）电磁波疗法

处方：电磁波照射患部。

操作：采用单头落地式治疗机，辐射板直径 78mm。电磁波谱范围 $2 \sim 50 \mu m$，调整辐射头照射区域的角度，对准患侧的腰肋韧带，距离 30cm，每次照射 $15 \sim 20$ 分钟，每日1 次。

第六节　第三腰椎横突综合征

【概述】

第三腰椎横突综合征是比较常见，也是难治愈的腰痛病之一。一般治疗方法难以见效。由于针刀疗法的应用，对该病病理进行了新的探讨和认识，故在治疗上可取得立竿见影的疗效。

【针刀应用解剖】

L_3 横突有众多大小不等的肌肉附着，相邻横突之间有横突间肌，横突尖端与棘突之间有横突棘肌，横突前侧有腰大肌及腰方肌，横突的背侧有竖脊肌，腰背筋膜中层附于横突尖。在腰椎所有横突中，L_3 横突最长，活动幅度也大，受到的拉力也最大，因此，损伤机会也较多。

【病因病理】

L_3 横突比其他腰椎横突长，处于腰椎的中段，起到加强腰部稳定性和平衡的作用。由于这一生理特征，在腰部做屈伸活动时，增加了横突尖部磨擦损伤腰部软组织的机会。当人体做过多的持久的弯腰屈伸活动时，L_3 横突尖部就会磨擦损伤腰背深筋膜和竖脊肌。

受 L_3 横突尖部磨擦损伤的肌肉，会有毛细血管出血、肌肉纤维断裂，自我修复过程中，在一定条件下肌肉的内部就会结疤，而与 L_3 横突尖部粘连，限制腰背筋膜和竖脊肌的活动（腰部的屈伸）。当人体用力做弯腰活动或劳动时，深筋膜和竖脊肌就会受到牵拉而进一步损伤，引起局部出血、充血和水肿，出现严重的临床症状。经过一段时间的休息，充血和水肿被吸收，临床症状又有所缓解，但是，粘连更加严重，形成恶性循环。所以，临床上未得到有效治疗者（剥开粘连或切除 L_3 横突）都有症状逐渐加重的趋势。由于受 L_3 横突尖部磨擦牵拉损伤的肌肉部位是在 L_3 横突尖部运动范围内的 1 条线上，因此，发生粘连必在横突尖部，当粘连形成后，痛点就固定在 L_3 横突尖部这个点上，故形成第三腰椎横突综合征。

【临床表现】

腰部中段单侧或双侧疼痛，腰背强直，不能弯腰和久坐、久立。严重者行走困难，站立时，常以双手扶持腰部，通过休息和各种治疗可缓解。一旦腰部做过多活动，疼痛又加重，严重者生活不能自理，在床上翻身都感到困难。较轻者不能弯腰工作，站立工作不能持久，有时也受气候影响而加重。

【诊断要点】

（1）有外伤或劳损史。

（2）在 L_3 横突尖部单侧或双侧有敏感的压痛点。

（3）屈躯试验阳性。

【针刀治疗】

（一）治疗原则

依据针刀医学关于慢性软组织损伤的理论，L_3 横突损伤后，引起粘连、瘢痕和挛缩，造成 L_3 横突的动态平衡失调，而产生上述临床表现。在慢性期急性发作时，病变组织有水肿渗出刺激神经末梢，使上述临床表现加剧。依据上述理论，L_3 横突损伤主要在 L_3 横突末端。用针刀将其粘连松解、瘢痕刮除，使 L_3 横突末端的动态平衡得到恢复。

（二）操作方法

（1）体位　俯卧位。

（2）体表定位　L_3 横突尖。

（3）消毒　在施术部位，用活力碘消毒 2 遍，然后铺无菌洞巾，使治疗点正对洞巾中间。

（4）麻醉　用 1% 利多卡因局部麻醉，每个治疗点注药 1ml。

（5）刀具　使用汉章 Ⅰ 型针刀。

（6）针刀操作（图 21 - 9，图 21 - 10）　摸准 L_3 棘突顶点，从 L_3 棘突中点旁开 3cm，在此定位。刀口线与脊柱纵轴平行，针刀经皮肤、皮下组织，直达横突骨面，刀体向外移动，当有落空感时，即到 L_3 横突尖，在此用提插刀法切割横突尖的粘连、瘢痕 2 ~ 3 刀，深度不超过 0.5cm，以松解腰肋韧带在横突尖部的粘连和瘢痕。然后，调转刀口线 90°，沿 L_3 横突上下缘用提插刀法切割 2 ~ 3 刀，深度不超过 0.5cm，以切开横突间韧带。

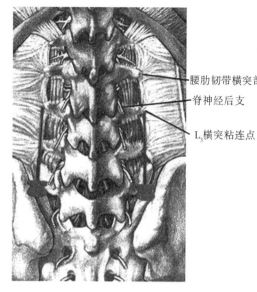

图 21 - 9　L₃横突松解后面观

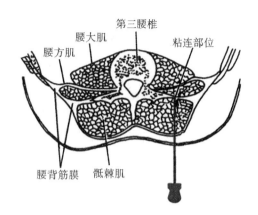

图 21 - 10　L₃横突松解横断面观

（7）注意事项　在 L₃ 横突尖及横突中部有诸多软组织附着，如胸腰筋膜中层起始部、腰大肌起点、横突间肌等，由于 L₃ 横突的长度是腰椎横突中最长的，所以受伤机会多。根据网眼理论，一侧的横突受损伤，对侧必然代偿，也有粘连和瘢痕，故针刀还要松解对侧 L₃ 横突。否则，易出现针刀治疗见效快，复发率高的局面。

【针刀术后手法治疗】

（1）手法　患者立于墙边，背部靠墙，医生一手托住患侧腹部令其弯腰，另一手压住患者背部。当患者弯腰至最大限度时，突然用力压背部 1 次，然后让患者做腰部过伸。

（2）注意事项　针刀术后应先平卧 10～15 分钟后再做手法，尤其是中老年患者，对针刀手术有恐惧感，心情紧张，如做完针刀，即叫患者下床做手法，可引起体位性低血压、摔倒，导致意外事故。

【针刀术后康复治疗】

（一）目的

第三腰椎横突综合征针刀整体松解术后康复治疗的目的是进一步促进局部血液循环，加速局部的新陈代谢，有利于疾病的早期修复。

（二）原则

第三腰椎横突综合征术后 48～72 小时可选用下列疗法进行康复治疗。

（三）方法

1. 针灸推拿疗法

（1）针刺疗法

处方：阿是穴、环跳、承扶、风市。

操作：皮肤常规消毒后，阿是穴直刺 1.5～2.5 寸，环跳直刺 2～2.5 寸，承扶直刺

1.5～2.5 寸，风市直刺 1～1.5 寸。留针 15～20 分钟，每日 1 次，10 天为 1 个疗程。

（2）电针法

处方：阿是穴、L₃ 夹脊穴。

操作：皮肤常规消毒后，将针刺入阿是穴和 L₃ 夹脊穴。得气后接治疗仪。选用连续波，电流强度以患者耐受为度。每次 20 分钟，隔日 1 次，6 次为 1 个疗程。

（3）刺络拔罐法

处方：阿是穴。

操作：皮肤常规消毒后，用皮肤针重叩局部，使局部皮肤发红，并微渗血，加拔火罐 10 分钟。隔日 1 次，6 次为 1 个疗程。

（4）针挑法

处方：阿是穴。

操作：局部常规消毒后，于 L₃ 横突纤维性硬节处，用三棱针挑刺，以挑破表皮、挑断部分肌纤维为度。每周 1 次，最多 3 次。

（5）灸法

处方：阿是穴、肾俞。

操作：将艾条点燃，对准 L₃ 横突部和肾俞穴，保持一定的距离，进行移动熏灼。每次 15 分钟。此法也可用于温针灸。每日 1 次，6 次为 1 个疗程。

2. 现代物理疗法

（1）半导体激光照射

处方：患部。

操作：半导体激光照射治疗第三横突综合征，采用半导体激光治疗仪，波长 650～830nm，输出功率 10～500mW 连续可调。令患者俯卧，于 L₃ 棘突旁取横突，激光探头置于 L₃ 棘突皮肤上斜向 L₃ 横突方向照射。每次 3 分钟，每日 1 次，连续 10 次为 1 个疗程，疗程中停用一切药物。

（2）高频电疗法

处方：患部。

操作：常用的有短波、超短波及微波疗法。短波及超短波治疗时，微热量，每次 12～15 分钟，每日 1 次，10 天为 1 个疗程。微波治疗时，格微波辐射电极置于背部照射，微热量，每次 15 分钟，每天 1 次，8 次为 1 个疗程。

（3）感应电疗法

处方：局部痛点。

操作：采用仪器为晶体管点送治疗机。用手柄电极，将治疗拨至感应档，电流输出 50～70mW（根据患者耐受量调整）。1 极置于痛点，另 1 极于周围或痉挛肌肉的主、下端，或双电极从患侧背部向腰骶部逐渐移动，以引起肌肉收缩为准。

第七节　髂腰韧带损伤

【概述】

髂腰韧带损伤在临床上较为多见，多因诊断不够明确而被误诊。

髂腰韧带因其肥厚而坚韧，即使受到强大的暴力损伤也不会完全断裂，只会发生局部损伤。它是稳定 L_4、L_5 的强有力的结构，也通过它使髂骨和 L_4、L_5 的连结更为稳固。因 L_4、L_5 为人体躯干应力的集中点，腰部伸、屈和侧弯时，髂腰韧带都要受到应力影响，因此损伤的机会较多。

髂腰韧带因在 L_4、L_5 横突和髂嵴内侧之间，有骨性组织覆盖。病变后，疼痛部位较深，且触压不到，给诊断和治疗都带来一定的困难。所以患此病后，被治愈者不多，大多数年久不愈，或自我代偿修复自愈。

【针刀应用解剖】

髂腰韧带为一肥厚而坚韧的三角形韧带，起于 L_4、L_5 横突，呈放射状止于髂嵴的内唇后半，在竖脊肌的深面。髂腰韧带覆盖于腰方肌内侧筋膜的增厚部，它的内侧与横突间韧带和骶髂后短韧带相互移行，髂腰韧带可以抵抗身体重量。因为 L_5 在髂嵴的平面以下，这个韧带可以限制 L_5 的旋转和在骶骨上朝前滑动（图 21 – 11）。

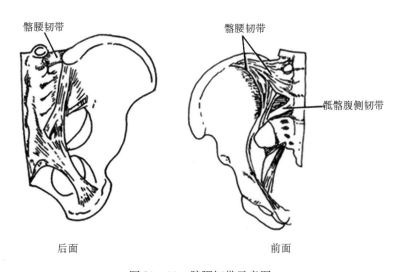

后面　　　　　　　　　前面

图 21 – 11　髂腰韧带示意图

【病因病理】

髂腰韧带的损伤，主要由腰部过度屈曲和过度扭转或侧弯引起。急性损伤较多见，伴有疼痛发作。单侧多见，双侧较少见，发生明显疼痛多为一侧，两侧较少。变为慢性钝痛，劳作后发作，休息后好转。慢性劳损多见于长期从事过度弯腰工作者，多为两侧同时发病，一侧较少。

髂腰韧带损伤慢性期的主要病理变化为：使平衡 L_4、L_5 的作用丧失，腰部呈僵硬状态。

【临床表现】

L_5 两侧或一侧深在性疼痛，患者只能指出疼痛部位，而指不出明显的痛点。腰部屈伸、侧屈、旋转活动受限。搬重物时容易引起剧痛。

【诊断要点】

（1）有腰部的外伤史或劳损史。

（2）在 L_4、L_5 外侧缘和髂骨内嵴之间的髂腰角处有深在性压痛。

（3）令患者正坐，向患侧背后转身，引起髂腰韧带处疼痛加剧。

（4）排除其他疾病。

【针刀治疗】

（一）治疗原则

依据针刀医学关于慢性软组织损伤的理论，髂腰韧带损伤后，引起粘连、瘢痕和挛缩，造成髂腰的动态平衡失调，而产生上述临床表现。在慢性期急性发作时，病变组织有水肿渗出刺激神经末梢使症状加剧。髂腰韧带损伤的部位主要是髂腰韧带的起点和止点，用针刀将其粘连松解、瘢痕刮除，使髂腰的动态平衡得到恢复。

（二）操作方法

（1）体位　俯卧位。

（2）体表定位　L_4、L_5 横突，髂嵴后份。

（3）消毒　在施术部位，用活力碘消毒 2 遍，然后铺无菌洞巾，使治疗点正对洞巾中间。

（4）麻醉　用 1% 利多卡因局部麻醉，每个治疗点注药 1ml。

（5）刀具　使用汉章 I 型针刀。

（6）针刀操作（图 21 - 12）

①第 1 支针刀松解髂腰韧带起点　以 L_4 横突为例。摸准 L_4 棘突顶点，从 L_4 棘突中点旁开 3～4cm，在此定位。刀口线与脊柱纵轴平行，针刀经皮肤、皮下组织，直达横突骨面，刀体向外移动，当有落空感时，即到 L_4 横突尖，在此用提插刀法切割横突尖的粘连、瘢痕 2～3 刀，深度不超过 0.5cm，以松解髂腰韧带起点，竖脊肌，腰方肌及胸腰筋膜。

②第 2 支针刀松解髂腰韧带止点　在髂后上棘定位，刀口线与脊柱纵轴平行，针刀经皮肤、皮下组织，直达髂后上棘骨面，针刀贴髂

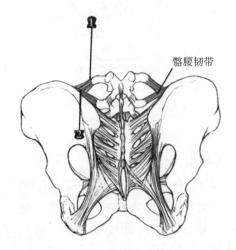

髂腰韧带

图 21 - 12　针刀松解示意图

骨骨板进针 2cm，后用提插刀法切割髂腰韧带的粘连、瘢痕 2～3 刀，深度不超过 0.5cm。

【针刀术后手法治疗】

用拇指按压 L_5 患侧，嘱患者向对侧过度弯腰数次即可。

【针刀术后康复治疗】

（一）目的

髂腰韧带损伤针刀整体松解术后康复治疗的目的是进一步促进局部血液循环，加速局部的新陈代谢，有利于疾病的早期修复。

（二）原则

髂腰损伤术后 48～72 小时可选用下列疗法进行康复治疗。

（三）方法

1. 针灸推拿疗法

（1）针刺疗法

处方：肾俞、气海俞、大肠俞、志室、命门、腰眼、腰阳关及相应的夹脊穴。

操作：穴位常规消毒后，用 1 寸毫针向脊椎方向针刺，用中强刺激，留针 20 分钟。每日 1 次，10 日为 1 个疗程。

（2）刺络拔罐法

处方：肾俞、腰阳关、次髎。

操作：患者俯卧，皮肤严格消毒后，医者持三棱针在痛点散刺（豹纹刺），刺出血数滴，然后在痛点行拔罐术（用大号罐）。每次留罐 10～15 分钟，每日 1 次，5 次为 1 个疗程。

（3）穴位注射法

处方：大肠俞（双侧）、上髎、中髎、次髎、阿是穴。

操作：患者取俯卧位，药物用维生素 B_{12} 500μg 加维生素 B_1 200mg，在选穴点先注射一小丘，然后边推边进 3.0～3.5cm，每个穴位注射 0.8～1.0ml。此时患者感注射区明显酸胀，让患者仰卧，腰骶部垫一薄枕，作牵抖复位治疗。

（4）耳针法

处方：腰骶椎区、腰痛点、神门、皮质下、肾上腺。

操作：严格消毒耳郭，快速进针，捻转片刻后留针 15～20 分钟。每日 1 次，无效时可埋针 1～7 日。

（5）灸法

处方：肾俞、大肠俞、命门、阿是穴。

操作：将生姜 50g 捣如泥，樟脑粉 10g，纱布 10cm×10cm 备用。治疗时先用温水浸湿纱布，拧干拉平，置于所取穴位上，将生姜泥铺于纱布上，厚约 1cm，压平。将樟脑粉分为 5 份，每份 2g 左右。每次取 1 份均匀地撒在生姜泥上，点燃樟脑燃灸。灸完 1 次，接着再放 1 份，直至灸完 5 次为止。

2. 现代物理疗法

（1）红外线疗法

处方：患部。

操作：裸露腰背部，灯距 50～100cm 不等，视灯的功率而异，以患者有舒适的温热感为宜。每次 20 分钟，每日 2 次，10 天为 1 个疗程。

（2）温热低频电疗法

处方：髂腰韧带处。

操作：将正负电极置于双侧髂腰韧带处，按病情选取止痛或按摩处方，感觉阈，20 分钟 1 次，15 次为 1 个疗程。

（3）磁疗法

处方：髂腰韧带处。

操作：将直径 1cm 左右、表面磁感应强度为 0.05～0.1T 的磁片敷贴于治疗部位皮肤上，每个部位可敷贴 1~2 片，同名极并列或异名极并列，最多 6 片。

第五篇

针刀医学现代研究

一、针刀治疗颈源性耳鸣的现代研究

王氏[1]运用针刀松解枕下三角治疗颈源性耳鸣40例。在下项线中内1/3（头上斜肌、头后大直肌附着点）左右各1点、枢椎棘突（头后大小直肌、头下斜肌附着点）2点，共3~4点。皮肤常规消毒、戴手套、铺无菌巾，麻醉药物应用2%利多卡因，在进针点处每点采用退出式麻醉法注射0.3~0.6ml，用针刀在上述定点处刀口线与身体纵轴平行进行松解，采用"针刀逐层切刺法"进行操作。术后嘱患者休息2小时观察病情，无不适后方能离开，每周治疗1次。治疗组患者连续治疗3次。疗程结束后随访1个月。治疗期间，停止其他治疗方法。结果：痊愈7例，显效23例，有效6例，无效4例，总有效率90%。

王氏[2]对针刀治疗颈源性耳鸣的感悟。治疗点选在右侧胸锁乳突肌的上起点和右椎板及横突压痛点等处，手术治疗以后，给患者用了点滋阴清热泻火的中药而归。治疗后的第10天，患者颈部轻松多了，既往的持续性耳鸣、耳痒以及右半侧的头部不适也消失了。与此同时，左侧的耳鸣、耳痒及头部不适却愈加明显了。第二次以相同的方式和方法对她的左侧用针刀治疗。3天后患者的左侧耳鸣、耳痒和头部不适也同样消失了。在临床上又以类似的方法治疗了10多例类似的老年患者，疗效都比较理想。

参考文献

[1] 王海东，李伟青．针刀松解枕下三角治疗颈源性耳鸣的疗效观察［J］．中国社区医师·医学专业，2010，19（12）：130.

[2] 王玉清．针刀治疗颈源性耳鸣的感悟［J］．科学之友：B版，2007，（4）：122.

二、针刀治疗颈源性眩晕的现代研究

1. 针刀治疗

谭氏[1]运用针刀治疗颈源性眩晕60例。患者俯卧位，暴露颈部。于C_2棘突侧方各定一点，C_2~C_3棘间定一点，C_2~C_3关节突定一点，项上下线之间反应点各定一点。在C_2棘突侧方操作时，刀口线与肌腱、神经、血管走行平行，刀体与皮而垂直，快速刺入皮下，逐层进入，先提插2刀，再纵行疏通，横行剥离。在C_2~C_3棘间操作时，刀口线与纵轴平行，快速刺入，先刺切2刀，再调转针刀90°，向C_2棘突下缘或C_3棘突上缘切2刀。C_2~C_3关节突同C_2棘突侧方操作，刺入切破关节囊。项上下线之间操作时，循按压痛点或反应点，刀口线与纵轴平行，快速刺入鞘帽下，切2刀即出刀，间隔5天1次，4次为1个疗程。58例患者中，痊愈10例，显效18例，有效19例，无效11例，总有效率81.03%。

胡氏[2]采用小针刀治疗颈源性头晕65例。让患者呈俯卧位姿势，在胸下垫上适当厚度的枕头，将患者下颌贴紧胸部，将颈枕区充分暴露出来，进行备皮消毒，然后根据患者影像学资料及触诊情况，寰枕筋膜压痛点及变窄椎体间隙旁开1.5cm处，两点定为针刀进针点。寰枕筋膜压痛点处去除毛发，局部常规消毒，2%利多卡因局部浸润麻醉，针刀刀口线与脊柱纵轴平行进针，刺入皮肤0.2～0.6cm，针刀触及硬组织为筋膜，稍用力即可刺入，有突破感，在此层面纵行切开2～4刀，纵行疏通后继续刺入达颅骨骨面，稍退针，先纵行切开、剥离3～5下，再横行剥离2～3下，然后退针到筋膜呈"十"字做纵行剥离2～4刀及做横行切开并剥离2～4刀，出针，干棉球按压片刻。颈椎行左右旋扳，每个进针点注入2%利多卡因2ml、维生素B_{12} 1ml、曲安奈德40mg混合液1.5ml，刀口处敷贴创可贴。每周治疗1次，2次为1个疗程。在患者治疗2个疗程后即可见到治疗的效果，如果患者在治疗2个疗程后效果不佳，可遵医嘱继续进行治疗。结果：第1个疗程治愈12例，有效14例，无效39例，总有效率40%；第2个疗程治愈38例，有效18例，无效9例，总有效率86.15%。结论：对颈源性头晕患者采用小针刀进行治疗能够取得较好的治疗效果，促进患者早日康复，对提高患者的生活质量有很大的帮助，值得在临床的治疗中广泛推广应用。

任氏[3]行星状神经节针刀触激术治疗颈源性眩晕患者90例。患者仰卧位，保持枕和背部在同一高度或将薄枕置于双肩下，使头尽量后仰，以充分暴露颈部，面向上方，颌部抬向前，口微张以减小颈前肌张力。在环状软骨水平，旁开约1.5cm与胸锁关节上2.5cm两线之重叠点为进针点。要求定位时的体位要与施术时的体位一致。左手食指触及C_7横突，下压时将胸锁乳突肌、颈总动脉、颈内动脉推向外侧与气管、食管分开在动脉搏动的内侧以右后垂直进针刀，深达左手按压的横突2.5～3.5cm，微动针刀体以加强刺激，以患者最大耐受为度，但针刀不能离开骨面滑动。伴发颈肩部疼痛者，多为上颈段（颈4、5以上）颈部软组织损伤或劳损，多见于头、颈夹肌，头半棘肌，头后大、小直肌，头上、下斜肌，斜方肌及项韧带等损伤，临床检查枕外粗隆外下方、颈1横突、颈2/3棘突间、肩胛上区压痛、紧张、僵硬。可采用针刀在上述部位进行切割松解粘连挛缩的纤维组织和筋膜，以及棘突间的压痛点。结果：患者经针刀治疗后临床治愈65例，显效14例，好转9例，无效2例，治愈率为72.2%，总有效率达97.8%。结论：针刀触激星状神经节治疗颈源性眩晕，具有易操作、创伤小、并发症少、安全、疗效显著、恢复快等优点。

陈氏[4]采用针刀松解C_2棘突项韧带及棘上棘间韧带治疗颈源性头晕患者20例。患者端坐于治疗台前，两手掌重叠置于台上，前额置于双手上，使颈部呈前倾45°角左右，在C_2棘突及侧块痛点用标记笔标记，剃去治疗区毛发，常规消毒，铺巾，施术者站于患者身后，先用2%利多卡因注射液、曲安奈德针、维生素B_{12}注射液配成4:1:1的预混液10ml，在C_2棘突、棘间各注射2ml预混液，针刀与皮肤垂直纵切进行，到达C_2棘突滑而再横切2～3下后用手牵引患者颈部几下，使偏移的C_2棘突复位。治疗中患者可有局部胀痛，术者手下感到C_2棘突韧带已松解，患者疼痛不明显后，出刀压迫止血外贴敷疗即可。如症状缓解不明显者，1周后可行2次治疗。结果：临床治愈10例（2周后），

10 例（半年后）；有效 8 例（2 周后），9 例（半年后）；无效 2 例（2 周后），1 例（半年后），总有效率95％。结论：①C_2棘突旋转移位是引起颈源性头晕的发病机制之一；②针刀松解C_2棘突项韧带及棘上棘间韧带是治疗C_2棘突旋转移位性颈源性眩晕的有效方法之一。

2. 针刀结合手法治疗

罗氏[5]龙氏正骨手法结合针刀治疗颈性眩晕30 例。患者先行龙氏正骨手法后经行针刀治疗，患者俯卧位，下颌角尽量靠近胸前，头后部充分暴露。在枕骨上下项线间、C_2关节囊、横突、$C_{2/3}$棘间韧带与枕大、小神经或第 3 枕神经出口处，以及头后椎枕肌群附着点处，找到明显的压痛点。用记号笔定位，常规消毒后，局麻下进针刀，方向沿神经走行方向及肌腱走行方向一致，纵型切割，感到针刀下有松动感即可。尤其注意在C_2棘突上下项韧带的治疗，在C_2棘突尖的平面，针刀向上将枕大神经与项韧带分离、在C_2棘突下方可将第 3 枕神经与韧带分离，摸清C_2棘突，刺入到C_2棘突尖，将斜面对准要治疗的面，不要超过C_2棘突尖平面切割，分离枕神经和项韧带。如果是眩晕以头转向某一侧较为明显，针刀松解时以病变侧为主。注意切割方向与神经走向平行。每日针刺 1 次，10次为 1 个疗程，共治疗 2 个疗程。对照组单纯采用针刀治疗，治疗方法如上。每日针刺 1次，10 次为 1 个疗程，共治疗 2 个疗程。结果：治愈14 例，显效 9 例，有效 4 例，无效3 例，总有效率90％。结论：手法配合针刀能从病因病理上纠正颈源性眩晕的生物力学失衡，是一种安全、有效的治疗方法。

参考文献

[1] 谭顺斌.电针治疗颈源性眩晕疗效的随机对照研究 [J].中医外治杂志，2013，22（6）：30－31.
[2] 胡心京.小针刀治疗颈源性头晕65 例疗效观察 [J].中国民族民间医药，2014，13：77－79.
[3] 任昶飞.针刀触激星状神经节治疗颈源性眩晕的临床效果 [J].临床研究，2013，20（21）：43－44.
[4] 陈霞，杨谦.针刀治疗颈源性眩晕的临床疗效观察 [J].中国社区医师，2012，14（26）：197－198.
[5] 罗贵聪，段俊峰，李艳武，等.龙氏正骨手法结合针刀治疗颈性眩晕临床观察 [J].中国中医急症，2012，21（3）：485－486.

三、针刀治疗慢性支气管炎的现代研究

1. 针刀联合药物

赵氏[1]采用发酵虫草菌粉胶囊（金水宝）内服联合针刀治疗慢性支气管炎30 例。运用"汉章牌" 4 号小针刀对 $C_7 \sim L_5$ 之间肺、肾、脾区、椎体棘突旁开4cm 范围内软组织进行切割、松解、疏通、剥离，1 周 1 次，4 次（n月）为 1 个疗程。结果：30 例患者中，临床治愈16 例，显效10 例，无效 4 例，总有效率86.7％。结论：金水宝联合针刀治疗慢性支气管炎具有较好疗效。

高氏[2]在结合药物治疗的基础上采用针刀松解挛缩的肌肉，解除神经及椎动脉的卡压治疗慢性支气管炎40例。治疗第一步应从上颈段开始，松解第1、2颈椎及后枕部的病变肌群，目的是解除椎动脉的刺激及卡压，以达到恢复脑供血从而改善呼吸中枢的营养。第二步再行颈神经外孔的松解，从而使呼吸肌痉挛得到解除。第三步松解呼吸肌局部病变。这是导致慢性支气管炎的外周因素。第四步松解胸神经卡压点。上述每一步的治疗过程没有严格的治疗次数及时间的限制，必须根据病变部位的多少来定，每次治疗点应不超过9点。在治疗的过程中适当应用抗生素及丹参等活血药物。在此40个人中，60岁以上的患者10人，50~60岁患者18人，30~50岁5人，30岁以下的7人，最小的9岁。最少治疗次数为3次，最多的达12次之多，2年内有9人复发，有5人经过再次治疗后症状消失。其余4人经过针刀治疗后症状马上缓解，病程明显缩短。

陈氏[3]采用针刀疗法结合痹通药酒治疗慢性支气管炎。采用针刀松解刺激以上有压痛的穴位，针刀刺入到骨面纵横松解患者有酸胀感，医者感针下有疏松感为度。针刀治疗结束后胸闷、喉痒、鼻塞之症明显减轻，术后配合"四知堂痹通药酒"口服，早上5点，晚上8点各空腹饮用1次。照方治疗后第3天晚上咳嗽、咯痰减少至5次，第5天晚上减少至2次，第7天晚上咳嗽、咯痰全消失。10天后复诊，患者自述背冷消失，鼻窍通畅，咳止痰净，睡眠香甜，饮食倍增。为防复发，坚持每天早晚复饮药酒以增保健作用。结论：针刀疗法结合痹通药酒治疗慢支疗效可靠，前景广阔，有待进一步研究应用。

2. 针刀治疗

车氏[4]采用针刀治疗脊柱源性支气管哮喘16例。让患者俯卧位，胸下垫薄枕，在$C_4 \sim T_5$段依照针刀医学影像学读片方法，X线提示椎体移位的相应节段，在移位椎体的上下棘突间及旁开1~1.5cm处分别定点，常规消毒，铺无菌洞巾，按照针刀医学之四步进针规程，刺入达到棘间韧带、椎间关节囊、肋横关节囊、软组织异常改变处，并施切割剥离，疏通手法，拔出针刀，邦迪创可贴封贴针刀口，7天1次，3次为1个疗程。结果：16例患者经治疗1~3个疗程后，基本痊愈7例，显效7例，好转2例，无一例无效者，总有效率100%。结论：针刀医学之理论对诊治哮喘病有效，比现代及传统方法治愈率高，无不良反应。

参考文献

[1] 赵以乔，刘龙忠. 金水宝胶囊联合针刀治疗慢性支气管炎30例临床观察 [J]. 遵义医学院学报，2009，32（5）：500－501.

[2] 高雨. 慢性支气管炎的病因病理及针刀治疗的研究 [C]. 中华中医药学会针刀医学分会2009年度学术会议论文集，263－264.

[3] 陈明涛，吕合群，崔秋凤，等. 针刀疗法结合痹通药酒治疗慢性支气管炎 [J]. 科学之友：B版，2007，（4）：279－280.

[4] 车兆勤，刘运法，付敏. 针刀治疗脊柱源性支气管哮喘16例体会 [J]. 中华中医药学会针刀医学分会2007年学术年会.

四、针刀治疗慢性胃炎的现代研究

李氏[1]采用针刀松解背部反应区治疗慢性胃炎 12 例。治疗方法：（1）患者取俯卧位，先在背部反应区（$T_5 \sim T_{12}$）棘突间隙及棘突两侧触诊、按压，寻找压痛点、结节或条索等阳性反应点，并用定点笔作标记。一般以棘突的两侧多见，有的右侧较著，而对侧较轻，有的反之，有的两侧均显著（一般位于 $T_5 \sim T_{10}$ 之间）。此点，称为棘突旁点。棘突间压痛点为棘间点。条索多位于脊柱中线外侧 3 cm 左右，并与脊柱平行。此点称为脊柱侧外点。每次治疗选择 6 ~ 10 个点。术毕压迫创口 3 ~ 5 min，无出血后行创可贴覆盖。而后行手法治疗，使移位的胸椎复位。每次治疗间隔 5 ~ 7 天，3 次为 1 个疗程，1 ~ 2 个疗程为 1 个阶段，根据胃镜结果，决定是否继续治疗。（2）消毒方法：治疗区常规用碘伏消毒 2 遍，消毒范围以治疗区为中心，消毒半径为 10cm 以上。（3）局部麻醉方法：每一治疗点用细注射针注射局麻镇痛液 1.2 ~ 1.5ml，总量控制在 20ml 以内。局麻镇痛液的配伍：2% 利多卡因 8ml，硫酸庆大霉素 8 万单位（2ml），安痛定注射液 2ml，维生素 B_2 0.5mg（1ml），加盐水或注射用水至 20ml。（4）操作方法：戴无菌手套后进行针刀治疗。左手持一棉球，备按压针刀孔，预防出血。①棘突旁点治疗：右手持针刀，沿棘突，刀口线与棘突平衡，针体与皮肤呈 90°角，直刺 2 ~ 3cm，纵行切开 3 ~ 5 刀，将硬化筋膜、结节、条索状反应物切开。②棘间点的针刀治疗：右手持针刀，沿棘突，刀口线与棘突平衡，针体与皮肤呈 90°角，直刺入皮下，针刀体旋转 90°角，与棘突垂直，将棘间韧带切开，以松解棘突间粘连。③脊柱外点松解法：右手持针刀，刀口线与脊柱平行，针刀体与皮肤呈 90°角，直刺入皮下，针刀体旋转 90°角，与脊柱垂直，将紧张的筋膜切开，以松解紧张筋膜张力。深部是胸腔，刺入不宜深，以防刺破胸膜，引起气胸。（5）中药治疗：一般慢性胃炎是虚寒性胃炎，必要时辅助中药治疗。基本方剂如下：白花蛇舌草 30g，公英 20g，桔梗 10g，白芍 20g，桂枝 10g，粉葛根 20g，肉桂 3g，炒鸡内金 10g，神曲 30g，砂仁 10 g。根据病情随证加减。结果：治疗结束后，12 例患者中临床治愈 6 例，占 50%；显效 6 例，占 50%；无效 0 例。总有效率 100 %。结论：局麻下用针刀松解背部反应区是治疗慢性胃炎的有效方法。

吕氏[2]采用针刀治疗慢性胃炎 206 例。针刀治疗：如属于相应椎体有移位者做如下治疗：根据 X 线胸椎正侧位片，如在 T_6、T_7、T_8 有任何一个方向的微小移位（根据针刀医学影像学原理读片），即在此椎体棘突上和下相邻棘突连线的中点定 2 点，以此 2 点作 2 条与脊柱中线垂直的线，并在此 2 条线上以上述相邻棘突的中点为起点，向两侧各旁开 1.5cm 各定 2 点，在此 6 点上进针刀，刀口线均和脊柱线平行，针体均垂直于皮肤进针，棘突间的两针刺入后，将针体略向下倾斜，刺入 0.3 ~ 0.5cm，然后将针刀口线转动 90°，沿棘间韧带横切 2 ~ 3 刀即可。脊柱两侧 4 点刺入深度达肋横突关节囊，沿关节间隙切开数刀即可。如属于脊柱区带的软组织损伤，其范围在 T_6、T_7、T_8、上、下、左、右在触诊有阳性点（如压痛、结节、条索等）处进针刀，根据阳性反应的走向决定刀口线的方向，如有结节、条索务将其切开、刮碎。

马氏[3]采用针刀松解结合按摩手法及中药治疗慢性顽固性胃炎患者 60 例。针刀松解治疗患者俯卧位，胸部垫枕，$T_6 \sim T_{10}$ 正中及椎旁寻找敏感压痛点、结节、条索。选用 1% 龙胆紫皮肤标记，对各病变压痛点进行常规皮肤消毒，铺洞巾、戴手套，用 4 号汉章针刀在定点处垂直刺入，刀口线与脊柱纵轴平行，针刀深入至有病变组织时，进行切割、剥离、松解，出针后，用无菌纱布按压片刻，创可贴覆盖。结果：治愈 43 例，好转 12 例，无效 2 例，总有效率 96.67%。结论：针刀松解结合按摩复位中药等治疗可明显提高临床疗效。

钱氏[4]采用针刀疗法治疗浅表性胃炎的理论依据及方法，根据脊柱区带病因学理论、慢性软组织损伤理论、电生理线路理论。针刀治疗点实施局麻，手术入路采用"四步进针刀法"，治疗方法运用"针刀手术八法"。5 天治疗 1 次，一般 2 次为 1 个疗程。术后注意事项：（1）针孔用无菌棉球按压 2 ~ 3 分钟止血；（2）针孔用创可贴或无菌纱布覆盖，24 小时后去除，3 天内针孔勿沾湿或污染；（3）深部针刀术后，患者要密切观察 30 分钟 ~ 1 小时，注意是否有术后出血；（4）术后预防感染、止痛等；（5）可酌情口服香砂养胃丸 1 周，1 天 2 次，1 次 6g。禁忌证：（1）精神病患者，情绪不稳定者，感知迟钝者；（2）饮酒者，要求术前 1 天、术后 3 天禁止饮酒；（3）女性患者在月经期，经前、经后 3 天内禁止针刀治疗，否则易出血，甚至会导致月经失调。

洪氏[5]采用推拿正骨针刀治脊疗法治疗慢性胃炎 30 例。推拿正骨疗法：①放松手法：以掌揉法、拇指揉法交替进行，以患椎为中心，包括其上、下 6 个椎间以内的软组织，对棘突、横突附着的肌腱疼痛敏感区按法或震法，手法要柔和、轻松。②正骨手法：分为快速复位法和缓慢复位法，使"定点"与"动点"之间的椎间关节，以多次生理性运动形式在"动中求正"而复位，前后滑脱或错位加牵抖冲压法，纠正 $T_5 \sim T_8$ 错位，每周 2 次。③针刀疗法：在病变的脊椎旁压痛点处行针刀松解、剥离、切割等手法。结果：痊愈 21 例（占 70%），好转 6 例（占 20%），无效 3 例（占 10%），总有效率达 90%。本组病例经 1 年随诊未复发。

参考文献

[1] 李改兰，王星．针刀松解背部反应区治疗慢性胃炎疗效观察［J］．世界中西医结合杂志，2013，8（10）：1052 – 1053.

[2] 吕小桃，段文杰．针刀治疗慢性胃炎 206 例临床观察［C］．中华中医药学会针刀医学分会 2009 年度学术会议论文集，176 – 178.

[3] 马东生，苏志林．针刀综合治疗顽固性胃炎的临床探讨［J］．科学之友：B 版，2007，（4）：229.

[4] 郭继山，宋信亮，类斌，等．针刀疗法治疗浅表性胃炎的疗效观察［C］．全国第七届针刀医学学术文流大会论文集，217 – 219.

[5] 洪山贵．推拿正骨针刀治脊疗法治疗慢性胃炎 30 例［C］．中华中医药学会针刀医学分会 2008 年学术会议论文集，103 – 104.

五、针刀治疗溃疡性结肠炎的现代研究

1. 针刀结合枝川疗法

叶氏[1]运用小针刀加枝川疗法治疗慢性溃疡性结肠炎31例。沿患者小腿前胫腓骨间足阳明胃经径路上触摸肌硬结，予以标记定位，如无硬结则在足三里穴定位。按照朱汉章小针刀进针规程及进针刀方法进行，于硬结处及足三里部进行纵向疏剥2~3刀即出针，每周1次，并辅以枝川疗法。全部病例经小针刀治疗2~4次，枝川注射1~3次治疗。结果：近期治愈18例（58.1%），好转11例（35.5%），无效2例（6.45%），总有效率93.5%。

2. 针刀结合中药

车氏[2]运用小针刀治疗溃疡性结肠炎患者。于患者T_{12}~L_1、L_1~L_2棘突中间各定一点，于T_{11}~L_2棘突旁开3cm处在左右各定一点，行针刀闭合性手术。隔7天1次，共治疗5次。同时口服中药六味地黄汤加桃仁10g、红花10g、枳壳10g，共30剂而愈。

参考文献

［1］叶新苗，杨威凤，孟永全.枝川疗法加小针刀治疗慢性溃疡性结肠炎31例［J］.浙江中医药大学学报，2003，27（2）：63.

［2］车兆勤，刘运法，苏伟，等.针刀配中药治疗内科病举隅［C］.中医药学术发展大会论文集，2005：426.

六、针刀治疗阵发性心动过速的现代研究

1. 针刀治疗

杨氏[1]采用小针刀治疗脊源性心律失常28例。C_2~T_7棘突旁及膻中穴附近压痛点和软组织硬结，常规消毒皮肤，用Ⅰ型4号小针刀切开后再纵疏横剥2~3次出针。心俞、厥阴俞、膈俞、内关、足三里，每次取6~8个穴位，用Ⅰ型4号小针刀切开；心俞、厥阴俞、膈俞斜向剥向脊柱，纵行疏解，横行剥离，令产生强烈针感，以向胸部放射的针感为最佳。遇到硬结切开。内关、足三里直刺，纵疏横剥2~3次。术后可贴敷贴针孔。针刺完毕后用颈部仰卧位牵扳法矫正颈椎微小错位，恢复正常解剖位置。术者左手托住患者枕部，右手扶下颌做颈前倾牵引，将颈椎小关节锁紧后稳力一扳，即可闻及"咔嚓"声，再向左做同样牵扳1次。每7天1次。4次为1个疗程。治愈16例，占57%；有效10例，占36%；无效2例，占7%；总有效率93%。治疗最短1个疗程，最长4个疗程。小针刀可疏通松解粘连挛缩病灶，配合手法矫正椎体微小关节错位，恢复正常解剖关系，使颈、胸交感神经节受到刺激的病因解除，从而达到治愈疾病的目的。

许氏[2]采用针刀治疗颈性心律失常26例。先在患者颈椎或上胸椎棘突旁或棘突上寻找压痛点及软组织硬节（通常窦性心动过速多见于C_1~C_3错位或交感神经节受累，心动

过缓多见于 $C_4 \sim C_6$，而室性期前收缩、房性期前收缩者常见 $T_3 \sim T_5$），每次选择 2~4 个压痛点及软组织硬节，常规皮肤消毒，用 I 型 4 号小针刀进针深达骨面，进行纵行疏通、剥离、切割，松解局部软组织，术毕用颈部仰卧位牵扳法矫正椎体移位或微小关节错位，恢复正常解剖位置。5~7 天治疗 1 次，3 次为 1 个疗程，治疗 1 个疗程后统计疗效。结果：痊愈 15 例，有效 8 例，无效 3 例，总有效率 88.5%。

许氏[3]采用针刀针刺法治疗颈性心律失常 56 例。阿是穴（相当于华佗夹脊穴、督脉穴）、心俞、厥阴俞、内关、足三里。每次取 3~6 穴，用 I 型 4 号小针刀进针，华佗夹脊穴、心俞、厥阴俞斜刺向脊柱，其他穴位直刺，操作中遇到硬结时用提插手法，令患者产生强烈的针感，以向胸部放射的针感为佳，不留针，术毕用颈部仰卧位牵扳法矫正椎体移位或微小关节错位，恢复正常解剖位置。2~3 天 1 次，7 次为 1 个疗程。结果：治愈 18 例，有效 10 例，无效 2 例，总有效率 93.3%。

2. 针刀结合手法治疗

董氏[4]采用针刀加手法治疗脊源性心律失常 50 例。按朱汉章教授针刀疗法治疗原则：每次在棘突旁或棘突上选择 2~4 个压痛点及软组织硬节，常规皮肤消毒，用 I 型 4 号针刀按同步针程序深达骨面，纵行疏通、剥离、切割、横行摆动，松解病灶软组织，同时配合手法。患者取仰卧位，术者左手托患者枕部，右手扶下颌作颈前倾牵引，将颈椎关节锁紧后稳力一扳，即可闻及"咔嗒"声，再向左作同样牵扳 1 次，施手法后患者即感颈、肩、臂松适，自觉心律明显规整。5 天 1 次，6 次 1 个疗程。治疗结果：治愈 41 例，随访 1 年无异常。有效 8 例，无效 1 例。总有效率为 98%。结论：通过针刀和手法复位是治疗脊源性心律失常行之有效的方法，此方法简便，值得临床推广。

参考文献

[1] 杨俊荣. 小针刀治疗脊源性心律失常 28 例 [J]. 实用中医药杂志，2013，29（8）：673.

[2] 许毅强. 针刀治疗颈性心律失常 26 例 [J]. 中国针灸杂志，2007，27（5）：348.

[3] 许毅强. 针刀针刺法治疗颈性心律失常 56 例 [J]. 上海针灸杂志，2007，126（7）：18.

[4] 董俊峰. 针刀加手法治疗脊源性心律失常 50 例 [C]. 全国第七届针刀医学学术交流大会论文集，214 - 215.

七、针刀治疗慢性前列腺炎的现代研究

桑才逢[1]对小针刀治疗慢性前列腺炎 5 例体会。患者取胸膝位或侧卧位，暴露肛门，于双侧前列腺穴处（特定穴）定位作标记，常规消毒铺巾，医者用左手食指插入患者肛门内，指诊触及前列腺体，右手持 I 型 2 号针刀在左手依据的引导下，由前列腺穴进针刀，当针刀下有沉滞及阻力感时，再进针约 1cm，使针刀刺入前列腺体中，此时患者感局部有强烈的酸胀感或向阴茎部传导，个别患者有似"爆炸"开花样的舒适感，此时即可退出针刀，压迫针孔止血，贴创可贴稍休息即可。

杨忠玉等[2]对针刀治疗慢性前列腺病的体会。针刀一般采用中极、关元、水道、三阴交、秩边、脾俞、肾俞穴等，双侧治疗。具体操作如下：先在脐下4寸、3寸，即中极、关元处进针刀，刀口线与脊柱纵轴平行，针体垂直皮肤进针刀，垂直刺入0.5~1cm，纵行缓慢剥离2~3下退出针刀。然后在脾俞穴（第十一胸椎棘突下凹陷处旁开1.5寸）处进针刀，刀口线与脊柱纵轴平行，针体垂直皮肤进针刀，垂直皮肤刺入1cm，纵行剥离2~3下退出针刀。再在肾俞穴（第二腰椎棘突下凹陷处旁开1.5寸）处进针刀，操作如脾俞穴处。接着在水道穴（脐下3寸，前正中线旁开2寸）、秩边穴（臀部平第四骶后孔，骶正中嵴旁开3寸）和三阴交（内踝上3寸，胫骨内侧后缘凹陷处）处进针刀，刀口线与肢体纵轴平行，针体垂直皮肤进针刀，垂直皮肤刺入1~2cm，纵行剥离2~3下后退出针刀。针刀治疗后根据患者体质及创面大小给抗生素口服治疗3天，预防感染。针刀治疗5天后若不愈可再次进行治疗，一般3次治愈。运用针刀治疗前列腺疾病的方法简便，疗效确实，治疗费用低，复发率低，值得研究推广。

参考文献

[1] 桑才逢. 小针刀治疗慢性前列腺炎5例体会［C］. 首届国际针刀医学学术交流会论文集，1999：291.

[2] 杨忠玉，周兆敬，管莉善. 针刀治疗慢性前列腺病的体会［C］. 中华中医药学会针刀医学分会，2009年度学术会议，262－263.

八、针刀治疗慢性盆腔炎的现代研究

王竹珍等[1]运用水针刀药磁线四联治疗慢性盆腔炎患者30例，治愈4例，显效18例，好转8例。具体方法：将1%利多卡因2ml、胎盘组织液2ml、鱼腥草注射液2ml、阿米卡星0.2g，组合成水针四联。含妇炎平药磁医用线1条（南阳水针刀研究院制），按吴氏九区线疗四联三刀法分别在患者生殖区（①骶后孔外缘；②骶脊外缘；③尾骨根部背面、骶管裂孔外缘）留线。皮肤常规消毒后取留线的水针刀，在治疗区斜形进针刀，推注水针四联。然后在局部充分摇摆剥离，左右各3刀。当患者有酸、胀感时边推线边退水针刀，将药磁线送入治疗点的肌筋膜层。水针刀退出后，消毒针眼，贴创可贴。同时给予整脊手法，充分舒展线疗，松解病变区肌筋膜。每月月经干净3~5天治疗1次，3个月为1个疗程。

成树江等[2]运用针刀综合疗法治疗慢性盆腔炎患者136例，显效率达89.7%。具体方法：依据胸腰段X线片，了解T_{12}、L_1、L_2椎体有无移位情况，找到病变椎体，在此椎体上、下棘间韧带，左、右关节突关节囊定6个点，刀口线与人体纵轴平行，垂直刺入，按骨关节移位方法进行松解。如果有阳性压痛点、条索结节在T_{12}、L_1、L_2病理区带范围内，或者在骶骨孔周围，可以在此处进针刀，刀口线和阳性点纵轴平行，垂直刺入，条索和硬结者切开、刮碎。

参考文献

[1] 王竹珍，谢柏如，胡卫东．水针刀药磁线四联治疗慢性盆腔炎临床研究［J］．中国基层医药，2003，10（8）：776－777.

[2] 成树江，周翔，史晨晓．针刀治疗慢性盆腔炎临床研究［C］．全国针刀医学学术交流大会论文集，2005：387－391.

九、针刀治疗棘上韧带损伤的现代研究

1. 针刀治疗

李忠[1]采用针刀治疗棘上韧带劳损146例。治疗组（小针刀加封闭组）96例，对照组（针刺组）50例，治疗组明显优于对照组。治疗方法：患者取俯卧位，胸腹部垫枕，以紫药水标记棘突压痛点、硬结、索条状物，皮肤常规消毒后，覆以无菌洞巾，术者戴无菌乳胶手套，右手持4号无菌针刀，左手拇、食指固定痛点组织，刀口线与韧带纤维平行加压刺入，得气后，根据病变深浅部位进行操作，纵切横剥，最后如有硬结或索条状物再纵切几刀，目的是将韧带粘连、瘢痕处进行充分剥离、松解，待指下无阻力后出针，然后用曲安奈德1~2ml加2%利多卡因1~2ml于针刀孔处进针，在针刀松解区做浸润封闭，出针后用无菌棉球按压针孔2~5分钟，覆以无菌创可贴固定。术后不需要休息，每4~7天治疗1次，3次1个疗程。总有效率治疗组、对照组分别为100%、94%。

郭兴强等[2]采用小针刀治疗棘上韧带损伤120例，疗效显著。治疗方法：患者取俯卧位，在痛点最近之棘突顶上进针刀，刀口线和脊柱纵轴平行，针体和背面成90°角，深度达棘突顶部骨面，将针体倾斜。如痛点在进针点棘突上缘，使针体和上段脊柱呈45°角，再斜刺约4mm，先纵行剥离，然后沿脊柱纵轴移动针身，使针体向相反方向移动90°，分别和上端脊柱与下段脊柱成45°角，刀锋正对棘突的上下角，在棘突顶部上下角的骨面上纵行剥剥，再在骨面上横行剥离1、2下，刀下如果遇有韧性硬结，则纵行切开，出针。120例患者中，治愈95例，显效25例，总有效率100%。

2. 针刀结合封闭

汪志勇[3]采用小针刀加局部封闭治疗腰段棘上韧带炎87例。患者俯卧，在距压痛点最近之棘突进针刀，刀口线和脊柱纵轴平行，针体与进针平面垂直，深度达棘突顶部骨面后将针体倾斜。如疼痛敏感点在进针点棘突上缘，则使针体和下段脊柱成45°，如疼痛敏感点在进针点棘突下缘，则使针体和上段脊柱成45°。沿所成角方向斜切约4mm，然后沿脊柱纵轴平行方向移动针身，纵行剥离2次，退出部分针身，使刀口至棘突顶部，于棘突顶部上下角骨面上纵行疏松剥离2次，刀下如遇有韧性硬结，则纵形切开，出针。取5ml注射器吸取2%利多卡因3ml和曲安奈德注射剂40mg，混合均匀后，从针刀入口部位深入针刀松解处，由深到浅注入药液，以创可贴粘贴创口，术者以手掌小鱼际侧按摩患者5分钟后，令患者做直腿弯腰拾物动作，腰尽量屈曲，重复10次。2周治疗1次，3次为 1 个疗程。治愈率 96.6%。

徐彬等[4]采用小针刀加封闭治疗顽固性棘上韧带炎 60 例。患者俯卧于治疗床，标记棘突压痛点，常规消毒。术者戴无菌手套，站在患者的左侧，在压痛点下 0.5cm 处用泼尼松龙 25mg 和 2% 利多卡因 1~2ml 进行封闭。然后用小针刀进行纵行剥离，在压痛点部位横剥几下，剥离的深浅度由术前深压痛或浅压痛而定。剥落时将韧带结节和一些粘连带——进行剥离和切割。术后用无菌敷料外敷，术后不需要休息。1 次治愈者 56 例（93%），另 4 例（7%）2 次治愈。

董洪亭等[5]采用小针刀加封闭治疗棘上韧带炎 120 例，疗效显著。治疗方法：封闭药物：用 2% 利多卡因 2ml、地塞米松 5mg、丹参注射液 2ml 混合，注射病变部位。俯卧位，腹部垫软枕，使腰背部后突，标记压痛点，常规消毒，铺无菌洞巾，戴无菌手套，将注射针在压痛点刺入，将药液逐层浸润注入棘突尖部和周围，待药液生效后，沿原针孔进针刀。刀口线和脊柱纵轴平行，针体和腰背部面呈 90° 角，深达棘突骨面，纵行剥离，再横行剥离 1~2 次，然后将针体倾斜，在棘突上缘或下缘，与脊柱纵轴呈 45° 角，刀口线与横轴平行铲剥，如遇有韧性硬结，则行纵行切开，即出针，压迫针孔片刻，无菌纱布敷盖。不可在两棘突之间进针刀，以防刺伤其他组织。随访时间最短 3 个月，最长 36 个月，在随访 98 例中，91 例 1 次治愈，7 例经 2 次治愈。总治愈率 100%。

3. 针刀结合注射

张照庆等[6]采用针刀结合病灶注射治疗棘上韧带损伤 84 例，与单独病灶注射比，疗效显著。治疗方法：①器械：针刀选用汉章牌 Ⅰ 型 4 号针刀。②药物：1% 利多卡因 2~3ml 加曲安奈德 40mg。③方法：颈部患者采取坐位，胸背部和腰部患者取俯卧位。找准隆起压痛的病变部位给予标记。常规消毒，铺无菌巾，戴手套。病变处局麻后进针刀，刀口线和脊柱纵轴平行，针体和背面成 90° 角，达棘突顶部骨面，逐层切入皮肤、皮下、筋膜、棘上韧带，并在棘突上下缘横行剥离 2~3 刀，深达棘突骨膜。然后把配好的药液分别注入到棘上韧带周围及切透的骨膜，包扎术口，术毕。1 周后可行第 2 次治疗。针药组痊愈率为 85.17%，注射组痊愈率为 38.11%，针药组明显高于注射组。

参考文献

[1] 李忠，姜国秀. 针刀治疗棘上韧带劳损疗效观察 [J]. 针灸与经络，1999，27（2）：81-82.

[2] 郭新强，王造兴. 小针刀治疗棘上韧带损伤 120 例浅析 [J]. 中国民间疗法，1993，1（2）：13.

[3] 汪志勇. 小针刀加局部封闭治疗腰段棘上韧带炎 87 例 [J]. 中国民间疗法，2005，13（8）：53-54.

[4] 徐彬，吴春燕，阳仲琴，等. 小针刀加封闭治疗顽固性棘上韧带炎 [J]. 中国乡村医药杂志，2005，12（10）：48.

[5] 董洪亭，崔发亮，董晨明. 小针刀加封闭治疗脊上韧带炎 [J]. 吉林中医药，1998，（5）：41.

[6] 张照庆，李玉梅，董军立，等. 针刀结合病灶注射治疗棘上韧带损伤疗效观察 [J]. 中国针灸，2010，（51）：38-39.

十、针刀治疗棘间韧带损伤的现代研究

1. 针刀治疗

李志明等[1]用不同直径、不同手法小针刀治疗腰椎棘间韧带炎120例。治疗方法：(1) 小针刀标准治疗组：选用一次性4号软组织针刀，入选的病例当天进行小针刀微创手术治疗。操作方法：患者俯卧位，腹下垫枕；或侧卧位弯腰屈膝屈髋，术者立于侧。以棘突间痛点为中心消毒，局麻后用4号软组织针刀（刀口长0.8mm），刀口线与脊柱纵轴平行，针体垂直于皮肤刺入，深1～1.5cm。正常的棘间韧带几乎无阻力，针下有阻力感，若刺硬厚组织内，患者有明显酸胀感，即是刺中了病变组织。根据其大小，纵切数刀，纵行疏通剥离。若病变组织较大，连及上下棘突骨面，则将针上下倾斜刺至棘突上下缘骨面，纵切横摆，针下有松动感后出针。用创可贴或无菌纱布覆盖，24h后去除，3天内针孔勿沾湿或污染。适当休息、制动，一般可隔7～10天治疗1次，共3次。(2) 0.8mm小针刀对照组：选用一次性4号软组织针刀，不做纵切及纵行疏通剥离，原位提插3下后即退针。(3) 1.2mm小针刀对照组：使用一次性1.2mm长刀口针刀，原位提插3下后即退针。(4) 0.4mm小针刀对照组：使用一次性0.4mm长刀口针刀，原位提插3下后即退针。治疗结果：治疗组治愈24例，显效4例，有效2例；0.8mm小针刀对照组治愈22例，显效5例，有效2例，无效1例；1.2mm小针刀对照组治愈24例，显效3例，有效2例，无效1例；0.4mm对照组治愈18例，显效4例，有效5例，无效3例。

高永等[2]采用小针刀治疗腰棘间韧带损伤。患者俯卧手术台上，选准痛点后，常规消毒，用1%普鲁卡因5～10ml局麻后，将小针刀刀口线和脊柱纵轴平行，针体和背面成90°角垂直刺入皮肤达病灶内，深达棘突顶部骨面，再进针刀5mm左右，沿棘间韧带纵斜面剥离松解；然后沿脊柱纵轴移动针身，使针体向相反方向移动至90°，使刀锋正对棘突的上、下角；在棘突顶部上、下角的骨面上再横行剥离1～2下。手法要轻重适中，忌用力过猛，损伤健康组织。术毕，在局部将泼尼松龙25mg、维生素B_{12} 5mg、透明质酸酶1500U缓慢注入痛点，无菌纱布敷盖切口处。共治疗38例，显效26例，好转7例，无效5例。

王海东[3]采用针刀松解棘间韧带与腰间盘突出症。在患者椎间盘所在间隙找到压痛点，消毒后以压痛点为进针点，刀口线与脊柱纵轴平行，深度1～1.5cm左右，当刀下感到坚韧，患者有酸感时，即为病变部位。先纵行剥离3、4下，再将针体倾斜和脊柱纵轴成30°角，在上下棘突的下上缘，沿棘突矢状面纵行剥离，下上各3、4次，出针即可。共治疗61例，治愈43例，显效14例，有效3例，无效1例。3个月后随访49例，治愈26例，显效18例，无效5例。

苏文利等[4]采用小针刀治疗腰骶棘间韧带损伤。患者俯卧位，在腰骶椎间明显压痛处进针刀，患者感觉明显酸胀，再提针刀向棘突侧刮剥，患者有强烈的酸胀感，再剥2～3次后，出针刀，用2%利多卡因5ml加地塞米松2mg沿针孔注入。共治30例，均一

次治愈。

2. 针刀结合中药

梁平[5]运用针刀配合中药外敷治疗下腰椎棘间韧带损伤92例，取得满意疗效。治疗方法：(1)小针刀治疗：皮肤消毒后从病变间隙正中垂直进针，小针刀刀口与棘上韧带平行，一般进针1.5~2cm，有"得气"感后，先纵行剥离，再横行剥离后出针。一般1次，最多2次。(2)中药外敷：敷以自制解毒化瘀舒筋膏（处方以黄柏、大黄、芒硝、当归、川芎、五灵脂、没药、乳香、皂刺、独活为主，粉碎后将药粉混入加热熔化的凡士林中冷却备用），外以腰围固定。每日1次，一般3次，最多5次。结果：92例患者中，治愈83例，显效7例，治愈显效率97.8%；好转2例，无效0例，有效率100%。

马向明[6]运用针刀结合中药治疗腰棘间韧带损伤78例，取得良好疗效。治疗方法：(1)针刀治疗：患者侧卧治疗床上，脊柱微屈曲，在患者诉疼痛的棘突周围做术前常规消毒后，铺无菌洞巾，然后在疼痛的棘突间隙进针刀，刀口线和脊柱纵轴平行，深度1cm左右。当刀下感到坚韧、患者有酸感即为病变部位，先纵行剥离1~2次，再将针体倾斜和脊柱纵轴成30°，在上下棘突的下上缘，沿棘突矢状面纵行剥离，下上各2~3次，出针，以干棉球压迫针孔片刻，敷上创可贴。然后术者以双手在腰骶部捏拿棘间韧带，使局部软组织挛急松弛，并可防止再度粘连。约15分钟后，用右手背和小鱼际部在腰骶部施摇滚手法10分钟，最后双手握拳，在局部轻轻拍打3~5分钟，施术完毕。一般手术1次，如未愈，则可在10天后按上述程序再做1次，最多不超过3次。(2)中药熏蒸：在针刀治疗3天后，用红花、透骨草、刘寄奴、土鳖虫、秦艽、萆薢、川芎、艾叶、威灵仙各20g，水煎4次，将煎液倒入三洲牌智能型中药熏蒸汽自控治疗器内，然后对准患处熏蒸，每次30~60分钟，每日2次，6次为1个疗程。在熏蒸时可根据患者对热的耐受程度调节温度。治疗结果：治愈66例（1次手术治愈42例，2次手术治愈19例，3次手术治愈5例），显效8例，好转3例，无效1例，总有效率98.7%。

3. 针刀结合封闭

张杰等[7]选用局部封闭加针刀术治疗棘上、棘间韧带损伤136例，疗效满意。治疗方法：①封闭疗法：颈部取坐位，胸背和腰部取俯卧位，确定压痛点后以龙胆紫标记，碘酒固定，常规消毒，戴无菌手套，铺无菌巾，以7号长注射针，在棘突或棘间痛点处垂直进针，先打起一小皮丘，再向痛点周围软组织封闭，注入曲安奈德25mg、2%利多卡因50mg。②针刀疗法：封闭后，以针刀刀口线和韧带纤维走向平行，使针体垂直刺入，至棘突或棘间韧带痛点。对于棘上韧带，在棘突处先用纵行通透剥离法及切割法垂直刺最痛点为中心2mm²大小范围若干针，然后使针体和背部成45°，用横行铲剥法，使刀口紧贴骨面剥开骨突周围软组织粘连。如有钙化，用切开剥离法，刮平锐边。对于棘间韧带，则在上、下棘突间纵行疏通，如有硬结，则需切割通透剥离。出针，压迫针孔片刻，不出血为止。无菌干棉球包扎。治疗结果：治愈117例（86.03%），好转15例（11.02%），无效4例（2.94%）。

董桃花等[8]采用小针刀治疗棘间韧带损伤。本组均首先给予阻滞疗法。患者取侧卧或坐位，胸、腰段者取卧位，颈段者取坐位。常规皮肤消毒，用5号牙科穿刺针头行棘间韧带阻滞。所用药物为得宝松3.5mg，维生素B$_{12}$ 0.5mg，2%利多卡因2~4ml，弥可保1.0g，5~7天1次，3~5次为1个疗程。治疗1个疗程效果不显著，改用小针疗法，手法以疏剥松解为主。治愈率100%。

农明善等[9]采用封闭联合小针刀剥离治疗腰棘间韧带损伤。治疗方法：患者取俯卧位，以亚甲蓝标记局部压痛点，常规消毒，术野铺孔巾，术者戴无菌医用手套，检查压痛点确切后行局部封闭，指压按揉该处软组织1~2分钟再行小针刀术。取原封闭进针口，刀口线与脊柱矢状线呈45°进针，深约1.0cm，触及韧性组织或结节行纵向剥离2、3刀，再横行剥离2下，拔除针刀，消毒针眼，覆盖无菌纱布，胶布固定，术毕。术后1周避免剧烈运动，每次间隔1周，1~3次为1个疗程。结果：治愈23例，其中20例经1次治疗痊愈，显效7例，无效6例，总有效率达83%。

韩吉珊等[10]采用针刀加封闭局部注射治疗腰骶棘间韧带劳损。患者俯卧位，术者戴手套，针刀刺入L$_5$~S$_1$椎间隙，刀口线与棘间韧带走行方向一致，刺3~4mm。当出现酸麻胀感并向两臀及双下肢后侧放射时，先顺韧带纤维走行方向纵疏横剥，充分松解后，针下无阻力感时拔针。然后，经原刺入点缓慢注射2%利多卡因2ml，注射用水2ml，天麻注射液2ml，黄瑞香注射液2ml，地塞米松5mg，维生素B$_{12}$ 500μg，维生素B$_1$ 50mg，醋酸泼尼松注射液5mg的合剂。小针刀加局部注射疗法每周1次，3~4次即可。共治98例，优82例，良15例，差1例，总有效率98.98%。

4. 针刀结合手法

李正祥[11]用小针刀治疗腰部棘间韧带慢性损伤53例，疗效满意。治疗方法：（1）内手法：患者侧卧于治疗床上，屈膝屈髋，使脊柱屈曲，以扩大棘突间隙，找准最敏感的压痛点作为治疗点，用龙胆紫点上作为进针点标记。常规消毒皮肤，取汉章牌4号小针刀在进针点上进针，刀口线和脊柱纵轴平行，深度为1cm左右，当针刀下有坚韧感，并且患者诉有酸胀感时，即为找到病灶部位。先纵行剥离2下，再将针体倾斜与脊柱纵轴成30°，在上、下棘突的下、上缘（即韧带上下附着处）沿棘突矢状面纵行剥离，下、上各2下，出针，外敷创可贴2天。（2）外手法：患者患侧卧位，上位下肢屈髋屈膝，下位下肢呈伸直位。医者面对患者，用一手扶持肩前部向后，另一手扶持其臀部向前，将腰部被动斜扳至最大限度后，两手同时用力，做相反方向振动，常可听到"卡咯"声。改为健侧卧位，如上法进行斜扳手法。7天治疗1次，术后患者卧床休息，不宜久坐、弯腰及腰部负重等，以期恢复韧带功能；腰痛症状消失以后，逐步开展"鱼跃式"和"五点式"等腰部功能锻炼，加强腰肌及韧带保护功能，以防该病复发。53例患者中，治愈43例，占81%；显效10例，占19%；总有效率为100%。最少者经1次治疗而愈，最多不超过3次，平均1.5次。其中1例4个月后复发，症状同前，继续用小针刀治疗2次，亦获痊愈。

5. 针刀结合圆针

刘成峰等[12]采用针刀和圆利针治疗棘间韧带损伤44例。治疗方法：针刀治疗组嘱患者俯卧，按病灶所在棘间进针四步规程：①定点：在确定病变部位和搞清该处的解剖结构后，在进针部位用紫药水做一个记号，局部用酒精脱碘，覆盖无菌小洞巾。②定向：使针刀口线和大血管、神经及肌肉纤维走相平行，将刀口压在进针点上。③加压分离：在完成第二步后，右手拇指、食指捏住针柄，其余三指推住针体，稍加压力不使刺破皮肤，使进针点处形成一个长形凹陷，刀口线和主要血管、神经及肌肉纤维走形平行，这样，神经血管就会被分离在刀刃两侧。④刺入：当继续加压，感到一种坚硬感时，说明刀口下皮肤已被挤到接近骨质，稍一加压，即可刺破皮肤，此时进针点凹陷基本消失，神经、血管即膨起在针体两侧。此时可根据需要施行手术方法进行治疗。小针刀手术八法：①纵行疏通剥离法：粘连结疤发生于肌腱韧带附着点上时，将刀口线和肌肉韧带走形方向平行刺入患处，当刀口接触骨面时，按附着点的宽窄分几条线，疏剥，不可横行剥离。②横行剥离法：当肌肉与韧带和骨发生粘连，将刀口线和肌肉或韧带走行方向平行刺入患处。当接触骨面时，做和肌肉或韧带走行方向垂直铲剥，将肌肉或韧带从骨面上铲起，当觉得针下有松动感时，即可出针。③切开剥离法：当几种软组织互相粘连结疤，如肌肉与韧带、韧带与韧带互相结疤粘连，将刀口线和肌肉或韧带走行方向平行刺入患处，将互相间粘连或疤痕切开。④铲磨削平法：当骨刺长于关节边缘或骨干，并且骨刺大，将刀口线和骨刺竖轴垂直刺入，刀口接触骨刺后，将骨刺尖部或锐边小曲磨平。⑤疤痕刮除法：疤痕如在腱鞘壁或肌肉的附着点处和肌腹处，可用小针刀将其刮除。先沿软组织的纵轴切开数条口，然后在切开处反复疏剥2、3下，刀口有柔韧感，说明疤痕已碎，出针。⑥骨痂凿开法：当骨干骨折畸形愈合，影响功能，可以小针刀穿凿数孔，将其手法折断，再行复位。⑦通透剥离法：当某处有范围较大的粘连板结，无法进行逐点剥离，在板结处可取数点进针，进针都选择肌肉与肌肉，或其他组织相邻的间隙处，当针接触骨面时，除软组织在骨面的附着点之外，都将软组织从骨面铲起，并尽可能将软组织互相之间的粘连剥离开来，并将结痂切开。⑧切开肌纤维法：当某处因为部分肌肉纤维紧张或挛缩，引起顽固性疼痛、功能障碍时，将刀口线和肌肉纤维垂直刺入，切断少量肌纤维，可以使症状缓解。此法可以广泛用于四肢腰背痛疾病的治疗。本文以前两种方法为主。针刀5~7天治疗1次，3次为1个疗程，治疗次数最多不超过3次。结果：近期疗效有效率90.9%，远期疗效为100.0%。

参考文献

[1] 李志明，孟庆才，方锐. 小针刀治疗腰椎棘间韧带炎的临床疗效观察 [J]. 新疆中医药，2011，29 (2)：28-30.

[2] 高永，廖开瑞. 小针刀治疗腰棘间韧带损38例临床分析 [J]. 山东医药，2003，43 (8)：31.

[3] 王海东. 针刀松解棘间韧带与腰间盘突出症 [J]. 甘肃科技，2000，(3)：32.

［4］苏文利，鲁秋颖．小针刀治疗腰骶棘间韧带损伤30例［J］．辽宁中医杂志，1995，（6）：268.

［5］梁平．针刀配合中药外敷治疗下腰椎棘间韧带损伤92例［J］．中国中医骨伤科杂志，2005，13（1）：60－61.

［6］马向明．针刀结合中药治疗腰棘间韧带损伤78例［J］．实用中医药杂志，2004，20（7）：365.

［7］张杰，耿翠燕，吴晓虎，等．局部封闭加针刀术治疗棘上、棘间韧带损伤136例分析［J］．中国误诊学杂志，2010，10（22）：5433.

［8］董桃花，黄乐林，邓小兵．棘间韧带损伤100例临床分析［J］．江西医药，2006，41（增刊）：1119－1121.

［9］农明善，张伟敏．封闭联合小针刀剥离治疗腰棘间韧带损伤［J］．中国临床康复，2005，9（2）：12.

［10］韩吉珊，刘瑛军，陈丽萍．针刀加封闭局部注射治疗腰骶棘间韧带劳损［J］．疼痛学杂志，1998，6（4）：162.

［11］李正祥．小针刀治疗腰部棘间韧带慢性损伤53例［J］．天津中医药，2004，21（5）：386.

［12］刘成峰，刘婷，巨馨乐．针刀和圆利针治疗棘间韧带损伤89例［J］．陕西中医学院学报，2010，33（4）：84－85.

十一、针刀治疗腰肋韧带损伤的现代研究

1. 针刀治疗

杨晓辉等[1]采用针刀治疗腰肋韧带损伤。（1）针刀疗法：俯卧于治疗床上，以髂嵴或十二肋压痛点为进针刀点。①十二肋：在压痛点上缘处，刀口线和腰椎纵轴成150°，与进针刀处平面垂直刺入，达骨质，沿骨面行纵疏横剥2～3刀，遇有条索状结节切开，出针刀。②髂嵴：刀口线和腰椎纵轴成150°，针刀体与髂骨成90°刺入，达骨面，沿骨面纵疏横剥2～3刀，遇有条索状结节切开，出针刀。对于压痛剧烈者可予局部泼尼松龙加利多卡因注射治疗。（2）手法治疗：令患者过度弯腰2～3次即可。一般一次见效，如仍有疼痛可间隔10天再治疗1次。共治40例，全部治愈。

2. 针刀结合伸筋丹

吴文彬[2]应用小针刀配合伸筋丹治疗腰肋韧带损伤。（1）针刀疗法：患者取俯卧位于手术台上，压痛点处用龙胆紫做好标记，常规消毒，在无菌操作指导下局麻，按朱氏三部进针刀法纵疏横剥，出针。术后用创口贴覆盖创口，一般情况下单侧做2个点，双侧做4个点。①患者第十二肋与肩胛线交叉点内侧0.5～1cm处的下缘压痛点。②在髂嵴上缘压痛点处，每隔5～7天做1次，3次为1个疗程。手法辅助：嘱患者仰卧屈膝屈髋，术者用两手掌部按压膝部向下来回2～3次。（2）中成药治疗：伸筋丹口服，每次5粒，每日3次，连服24天。（3）预防感染：术后服盐酸克林霉素胶囊每次0.3g，每日3次，连服3～5天。临床治愈85例，占85%，显效13例，占13%，无效2例占2%，总有效率98%。

参考文献

[1] 杨晓辉，徐冬梅. 腰肋韧带损伤的针刀疗法 [J]. 中国初级卫生保健，2004，18（7）：93.

[2] 吴文彬. 应用小针刀配合伸筋丹治疗腰肋韧带损伤 [C]. 浙江省中西医结合学会骨伤科专业委员会第十二次学术年会、杭州市中医药协会骨伤科专业委员会第一次学术年会暨继续教育学习班论文汇编，2006：418 – 420.

十二、针刀治疗第三腰椎横突综合征的现代研究

1. 针刀治疗

王凯等[1]采用小针刀治疗第三腰椎横突综合征 86 例。患者俯卧位，常规消毒，在第三腰椎横突尖部压痛点处，针体与皮肤垂直，刀口线与脊柱纵轴平行进针刀。当针刀到达横突骨面后，先沿横突尖四周切剥，再在横突骨背面横行剥离数下，感到针下有松动感时即出针，压迫针眼片刻，消毒敷料包扎。共治疗 86 例，治愈 66 例，占 76.74%；好转 18 例，占 20.93%；未愈 2 例，占 2.33%，有效率为 97.67%。其中 48 例治疗 1 次，25 例治疗 2 次，13 例治疗 3 次。

孔祥生等[2]采用针刀斜刺法治疗腰三横突综合征。第三腰椎棘突旁 2～5cm 处，可触到横突尖端有明显的压痛点或大小不等的结节，标注记号作为施术进针点。碘伏术区无菌消毒，铺无菌洞巾，戴无菌手套，局部注射 0.75% 利多卡因。进针刀手法：术者用右手拇指和食指拿住 3 号针刀针柄，右手中指尖扶针刀体中部控制针刀速度与深度。斜刺要领：针刀穿过皮肤及浅筋膜层后，用右手拇指和食指拿稳针刀柄，右手中指尖顶住进针点的周围皮肤以控制进针深度，针体应保持斜行方向，使针刀刺入到病变的最痛点、条索或硬结上。针刀刺入到病变条索后，局部有轻度酸胀感，轻轻摆动针体，沿着腰三横突尖部纵切，大多数患者在数秒钟后就会出现条索软化，压痛点明显消失。原则为痛点消失及硬结、条索基本软化或全部软化。共治疗 60 例，2 个疗程。经针刀斜刺法进行第 1 次治疗，治愈者 51 例，9 例患者接受第 2 次治疗后，治愈 5 例，显效 3 例，好转 1 例；治愈率为 93.3%，有效率为 98.3%，好转率为 100%。

周肆华等[3]采用小针刀治疗歼击机飞行员腰三横突综合征。患者俯卧在治疗床上，注射用针为 7 号 8cm 长针头，在腰三横突尖部压痛点进针，针尖达到横突尖处，注入配制液（2% 利多卡因注射液，地塞米松注射液，维生素 B_{12} 注射液，维生素 B_1 注射液）3ml，出针后压迫止血，3～5 分钟后，取 2 号汉章牌针刀，在腰三横突尖压痛点处垂直进针，达横突尖沿骨边缘切其周围组织，纵、横疏通剥离 3～5 次，达到针刀下松动无阻力。如无效，5～7 天后再次治疗。共治疗 49 例，38 例治愈，占 77.55%；11 例显效，占 22.45%；有效及无效均为 0 例。总有效率为 100%，其中 1 次治愈 35 例，2 次治愈 3 例，1 次显效 10 例，2 次显效 1 例。

吴文飞[4]采用针刀松解术治疗第三腰椎横突综合征。患者俯卧，在第三腰椎横突的

背外侧端做一标记，戴无菌手套，以标记为中心常规消毒，铺孔巾，选用 0.5% 普鲁卡因或 1% 利多卡因 10mg 局封。术者持小针刀，自选定的标记处刺入皮下，调整刀刃与肌纤维走行方向一致后，缓慢向深部刺入，直至腰三横突骨膜。先自背正中线侧向外侧铲剥 2~3 下，再使针刀移至横突最外端，贴附横突上下切割 3~4 下，将针刀移至皮下，用手扪及硬结是否消失，或变小。若消失或变小即出针，否则可按上法再重复 1 次。疼痛严重的患者，用 1% 利多卡因 2ml 加强的松龙 25mg、林可霉素 2ml，在剥离处封闭，以消炎和防止再粘连。出针后用创可贴保护刀口，卧床休息 2 天后，2 周后不愈或无明显好转可再做 1 次。共治 30 例，腰及腰臀部疼痛消失，功能活动正常 21 例，其中治疗 1 次痊愈者 9 例，其余治疗 2、3 次痊愈者占 70%；腰及腰臀部疼痛基本消失，功能活动改善，但劳累后仍感腰部不适可参加原工作者 8 例，占 26.67%；症状与体征无明显改善者 1 例，占 3.33%。总有效率为 96.67%。

杜春红等[5]用小针刀治疗第三腰椎横突综合征 268 例，疗效满意。治疗方法：患者俯卧位，常规消毒，在压痛明显的第三腰椎横突间端以内 0.5cm 处进针，针体与皮肤垂直，刀口线与脊柱纵轴平行，针刀到达骨面后，在横突间端内侧 1cm 处先纵行切开 2~3 刀，然后横行铲剥，直至感觉横突尖端上的粘连全部松解为止。拔出针刀后，压迫针孔片刻，外敷创可贴。治疗结果：经上述小针刀疗法治疗 1 次后，268 例患者中，优 226 例，良 36 例，差 6 例，优良率为 97.8%。

白和平等[6]采用针刀疗法治疗腰三横突综合征 118 例。患者俯卧位，腹下垫薄枕，腰三横突压痛点紫药水标点，局部常规消毒。用 1% 利多卡因局部麻醉，摸准腰 3 棘突顶点，从腰 3 棘突中点旁开 3cm 定位。刀口线与脊柱纵轴平行，针刀经皮肤、皮下组织，直达横突骨面，刀体向外移动，当有落空感时，即到腰 3 横突尖，在此用提插刀法切割粘连瘢痕 2~3 刀，深度不超过 0.5cm。然后调整刀口线 90°，沿腰 3 横突上下缘用提插刀法切割 2~3 刀，深度不超过 0.5cm。出刀后以创可贴敷上并压迫针孔片刻即可。如果 1 次操作效果不理想，1 周后可以给予第 2 次针刀治疗。为防止再度粘连影响疗效，做前推后拉侧板法，有时可闻响声，做弯腰曲背活动。共治疗 118 例。痊愈 91 例，占 77.1%；显效 26 例，占 22.0%；无效 1 例，占 0.9%。总有效率 99.1%。

张义[7]用小针刀治疗第三腰椎横突综合征 56 例，取得了满意的临床效果。治疗方法：患者取俯卧位，腹下垫枕，在腰三棘突上缘水平，竖脊肌外侧缘压痛明显处，常规皮肤消毒，用 7 号 8cm 长针的穿刺针头，快速刺入皮肤，针尖略向内倾斜，缓慢进针，当针头进入一定深度时要随时回吸，达横突尖部，注入利多卡因注射液 1~2ml。麻醉后以小针刀刀口线与脊柱纵轴平行，刀体与皮肤表面垂直快速刺入皮肤，匀速推进针刀。当刀口接触骨面时调转刀口线 15~30°，用横行剥离法，感觉肌肉与骨面之间有松动感时即可出针。穿刺点以创可贴覆盖。一般 1 次即可痊愈，如 1 次治疗后仍有余痛可间隔 5 天后第 2 次治疗。56 例患者中 1 次痊愈 34 人，痊愈出院 51 例（占 91.07%），好转 5 例（占 8%），总有效率 100%，平均疗程 5.5 天。

裴方舟[8]用针刀为主治疗第三腰椎横突综合征173例，取得满意疗效。治疗方法：于第三腰椎横突上找准压痛点（或条索状物或结节）做标记，常规消毒、铺巾，戴无菌手套，针刀刀口于标记处与脊柱纵轴平行刺入，直达第三腰椎横突。若在横突尖端用横行剥离法，若在横突中部用纵行疏通剥离法和横行剥离法，对条索状物或结节用纵行疏通剥离法。针下松动时出针，压迫止血2~3分钟，再顺原针眼注入已备2%利多卡因2ml、曲安奈德混悬液10mg、生理盐水2ml混合液共5ml，无菌敷料包扎1天，一般治疗暂停1天。视病情，间隔5~7天治疗1次，最多4次。本组173例，针刀治疗1次痊愈者42例，2次痊愈者71例，3次痊愈者50例，4次痊愈者10例。嘱患者于症状基本消失后，每天行俯卧式腰背肌锻炼。173例患者，随访3个月以上，治愈151例，好转17例，未愈5例，治愈率87.3%，有效率97.1%。

阎固林[9]运用小针刀治疗一般治疗效果不佳的第三腰椎横突综合征40例，取得满意的疗效。治疗方法：患者取俯卧位，在第三腰椎横突尖部（即疼痛敏感点）做标记，常规消毒术区皮肤，铺无菌洞巾后，在压痛点用2%的利多卡因5ml局部麻醉。术者左手拇指找到第三腰椎横突尖部并固定皮肤，右手持针刀，紧贴左手拇指在压痛点垂直进刀，切口线与患者脊柱平行，快速刺入皮肤后，持针刀垂直进刀。到达横突尖部骨面或接触到病灶区域时，患者可有明显的酸胀感，此时即可用针刀以横行剥离法向外侧剥离粘连的软组织。当感到软组织与横突尖部骨面有松动感时，说明粘连的软组织已松解，此时可快速拔出针刀，术毕。覆盖刀口并指压刀口2分钟以防出血。术后嘱患者在24h后做适度的弯腰屈背活动防止术区再次粘连而影响疗效。1次未愈者，1周后可行第2次松解术，但是最多不可超过3次。40例患者，治愈37例，显效3例，总有效率100%。其中1次手术痊愈31例（77.5%），显效5例（12.5%），无效4例（10.0%），总有效率90.0%；2次手术9例，痊愈6例（66.7%），显效2例（22.2%），无效1例，有效率88.9%；3次手术1例，显效1例（100%）。

2. 水针刀治疗

李晓初[10]用水针刀治疗第三腰椎横突综合征30例，治疗效果好，远期不易复发。治疗方法：水针刀疗法先配制松解液，用10ml空针抽取利多卡因3ml、红花注射液2ml、得保松注射液5mg混合后备用。患者取俯卧位，最好腹部垫一枕头，用拇指在第三腰椎横突尖端寻找阳性结节点即压痛点做好标记，常规消毒后铺无菌洞巾，戴无菌手套。根据患者体质胖瘦情况选择吴氏扁圆刃刀1~2号进针，刀口方向与脊椎纵轴方向平行刺入皮肤，直达横突尖端，待有酸胀感，回抽无回血，纵行剥离3刀，扇行推割3刀，注入上述松解液4~5ml，快速出针刀，刀口贴上创可贴。然后医者先在治疗部位滚法放松周围肌肉5分钟，然后用双手拇指按压在患侧横突尖端。由外向脊柱方向弹拨松解5次，再由脊柱方向向外弹拨5次，弹拨力度以患者能忍受为度。最后用微波治疗仪照射局部10分钟。4天治疗1次，3次为1个疗程，不超过2个疗程。治疗结果：痊愈20例，显效5例，好转3例，无效2例，总有效率93%。

3. 针刀结合中药熏蒸

洪康斌[11]采用针刀结合中药熏蒸治疗第三腰椎横突综合征 180 例，取得较好效果。治疗方法：患者俯卧，腹部垫枕，常规皮肤消毒，在压痛最明显处亦即横突尖部（可参考 X 线片，约距脊柱正中线 3.5cm，平第二腰椎棘突下缘）垂直进针刀，刀口线与人体纵轴平行，缓慢进针，突破浅筋膜后直达横突坚硬骨面（距皮下 3.5～5.5cm，根据患者体型胖瘦，个别病例深达 7cm），即可在骨面上操作，以横突尖为中心做上缘、下缘、外侧缘的弧形切开剥离，再提刀探至横突根部纵行切割几刀，必要时切断部分浅筋膜，针下有松动感出针，外贴创可贴。中药熏蒸：采用大连麦迪科技公司生产的 MD–99C 熏蒸治疗仪治疗。治疗前将药袋（由透骨草 30g、当归 20g、红花 15g、桂枝 15g、杜仲 15g、牛膝 15g、伸筋草 30g、苍术 10g、艾叶 30g、川芎 15g、木瓜 15g 组成）放入药液缸内，加水适量，启动电源，煮沸后产生含药雾化蒸气。患者仰卧治疗床上，腰部置于相应的活动开口处熏蒸，每次 30 分钟，每日 1 次，7 天为 1 个疗程。结果：180 例患者中，临床治愈 144 例，占 80.0%；好转 30 例，占 16.7%；无效 6 例，占 3.3%。总有效率 96.7%。

徐玉德[12]采用小针刀配合中药热敷治疗腰 3 横突综合征 118 例。患者取俯卧位，按压寻找压痛最明显处，一般多在竖脊肌外侧边缘，深压可触及一硬结，压痛明显，此处既是腰三横突尖部。定点做标记，常规消毒术区，铺灭菌洞巾，针刀与患者纵轴平行缓缓刺入，感觉小针刀刀口与骨面接触时，横行切开 2～3cm，退出针刀，无菌敷料覆盖。若局部有活动性肌疼挛结节，可在横突尖部上下端横切 1～2 刀，以棉球针孔压迫片刻。并以院内制剂通敷合剂，经黄酒、水、醋按比例混液，熬 30 分钟后，毛巾包裹敷于腰部。每日 1 次。每次 40 分钟。共治疗 118 例，小针刀配合中药组 59 例，治愈率 97%；纯针刀组 58 例，治愈率 91%。

向东东等[13]采用针刀疗法联合臭氧注射治疗第三腰椎横突综合征 96 例。嘱患者俯卧，腹下垫软枕。于第二、三腰椎棘突尖连线中点，做直于脊柱的直线，再于后正中线旁开 4.5cm 做 2 条平行于脊柱的直线，在此 3 条直线的 2 个交点附近寻找压痛点，即是 L_3 横突尖的体表投影点。用 1% 龙胆紫做皮肤标记，局部皮肤常规消毒，无菌操作。按针刀四步进针法要求，刀口线与脊柱平行刺入，针刀方向斜向脊柱与皮肤呈现 75°～80° 进针。针刀达到骨面后，探至横突尖端稍内侧先纵切横割各 1～2 刀，感觉肌肉和骨端之间有松动感即出针。针刀术毕，将 7 号无菌注射长针刺入达横突尖端骨面后，用 10ml 一次性注射器抽取浓度为 35mg/L 的臭氧 3～5ml 注射于横突尖部。施术完成后，创口用无菌纱布覆盖包扎，48 小时内保持针口干燥。每周 1 次，3 次为限。共治 96 例。随访 3 个月，治愈 87 例，显效 4 例，好转 3 例，无效 2 例，总有效率 97.9%。

3. 针刀结合封闭

陈广语[14]采用小针刀加局封治疗腰三横突综合征 160 例。患者俯卧位，腹部垫高枕，于患侧第三腰椎横突外侧边缘找压痛点，做好标记。常规消毒术部皮肤，铺无菌洞巾，戴无菌手套。于第三腰椎横突尖端，腰大肌外缘压痛明显处垂直进针。针尖抵达横突后，稍向外侧倾斜，使之到达横突的尖端，回吸无血后注入2%利多卡因注射液5ml、曲安奈德注射液3ml混合液，注药时患者有向同侧股外侧及膝部放射麻胀感，即提示封闭部位正确。左手拇指按压在标记点处，右手持针刀，使刀刃和人体纵轴平行，紧贴左手拇指缘，快速垂直刺入直达横突骨面，再移刀锋至横突尖端外缘，行横向剥离。然后将刀刃移到横突上下缘，行横向剥离。最后在横突尖端上缘进行纵向剥离，使横突与周围粘连之筋膜组织之间有松动感后拔出针刀。用无菌敷料压迫片刻后创可贴固定。1次未愈者，5天后再重复治疗1次。术后1周内让患者每天坚持做腰部轻微的屈伸旋转运动，每次2~3分钟。治愈144例，占90%；好转16例，占10%；其中1次治愈92例，2次治愈47例，3次好转16例。

4. 针刀结合手法

刘积强等[15]采用手法配合小针刀治疗第三腰椎横突综合征。治疗组：手法治疗：①放松手法；②双指弹拨法；③肘揉环跳法；④扳法：斜扳、后伸扳法。必要时还可采用晃腰手法使腰部肌肉进一步放松。上述手法每3天进行1次。小针刀治疗：在第三横突尖部，常规消毒后，以刀口线和入体纵轴线平行刺入。当小针刀刀口接触骨面时，用横行剥离法，感觉肌肉和骨面之间有松动感就可出针，并以无菌棉球或敷料压迫针孔片刻，必要时可用创可贴保护穿刺刀口。注意在针刺时小针刀刀口不离开横突尖部骨平面。为防止再度粘连，可嘱患者于针刺2~5天后作弯腰屈背活动，但应避免过度或过久的腰部活动，以免加重损伤。对照组：取醋酸曲安奈德注射液30mg加2%利多卡因3ml，在腰三横突部压痛最明显处，局部常规消毒皮肤后进针。待针尖抵达腰三横突部位时应回抽无血后，在腰三横突周围充分而缓慢地进行注射。疼痛未完全缓解者1周后再次行封闭。共治110例，治疗组68例，痊愈41例，显效16例，有效10例，无效1例，总有效率98.53%；对照组42例，痊愈12例，显效18例，有效5例，无效7例，总有效率83.33%。

5. 针刀结合CT

王永喜[16]用CT引导下针刀治疗第三腰椎横突综合征30例，取得较常规小针刀更满意的疗效。治疗方法：患者俯卧于CT检查台上，腹部垫适合枕具使其腰椎生理曲度变平，有利于针刀治疗。以L_2~L_4棘突为标志，纵轴放置直径2mm钢丝作为体表棘突标志点，用医用胶布固定，然后对第三腰椎横突进行5mm/5mm（层厚/层距）扫描，选择最佳的第三腰椎横突尖部CT断层层面，利用CT测量计算出：①体表棘突标志点到第三腰椎横突尖部的体表皮肤距离，并在体表皮肤上用甲紫做一标记。②体表皮肤标记点到第三腰椎横突尖部的距离。针刀治疗方法：①继上体位，以体表皮肤标记点为中心局部皮肤常规消毒、铺巾，在体表皮肤标记点处注射2~3ml利多卡因局麻，根据测量距离。②选择相应型号针刀，并在针刀针体部做出体表皮肤标记点到第三腰椎横突尖部距离的具体厘米标记，以确保针刀施术时针刀尖进入体内的深度正好到达第三腰椎横突尖部。具体施术为：在体表皮肤标记点垂直刺入针刀，刀口线与入体纵轴平行，进针深度应与测量距离②的距离相同，当针刀到达第三腰椎横突尖部骨面时，进行 CT 断层扫描，确定无误后，在第三腰椎横突尖部骨面上纵行疏通剥离、横行铲剥 2～4 刀后出针刀，术毕，用创可贴外贴刀口。治疗结果：全部病例均随访 10～30 天，术前 VAS 评分（6.52 ± 0.53）分，随访时（2.46 ± 0.68）分，与针刀治疗前比较差异有统计学意义（$P < 0.01$），主观满意度优良率为 96%。

6. 针刀结合吡罗昔康贴片

唐茶娣等[17]采用吡罗昔康贴片联合小针刀松解治疗腰三横突综合征 452 例。患者俯卧体位，腹下垫一 10～15cm 高软枕。在第三腰椎横突压痛点处及臀部软组织粘连挛缩处，常规消毒，铺巾，用生理盐水 10ml 混合 2% 利多卡因 2ml 进针点局部麻醉，并深入腰 3 横突尖周围麻醉。然后用 0.8×50mm 针刀沿竖脊肌纤维走向一致稍向内斜向进针，至腰三横突尖骨面，分别在横突尖上下缘、横突尖前面和后面，行横行铲切剥离、纵行疏通和刃剥，感觉针下松动出针。臀部软组织粘连挛缩处沿肌肉走行方向纵行切割数下出针。用干棉球压迫针眼片刻，贴创可贴。患者 2 天内避免针眼沾水及污染，1 天后撕去创可贴，使用韩国 SK 公司生产的吡罗昔康贴片 1 片贴于针眼处，隔天更换，连续使用 3 贴。一般每 7 天治疗 1 次，2 次为 1 个疗程。452 例中 289 例患者获得随访，随访时间 6 个月。随访结果：显效 267 例，好转 20 例，无效 2 例，总有效率达 99.3%。

7. 针刀综合疗法

何云清等[18]CT 介入靶位胶原酶注射配合小针刀治疗腰椎间盘突出症。CT 介入胶原酶溶盘注射治疗：术前行血常规、凝血三项及心电图常规检查，在腰椎 CT 片确认椎间盘突出位置后，用靶针穿刺并注射 0.5～1ml 空气，再每点注入利多卡因 60mg，观察 1～20 分钟。缓慢注入胶原酶 600～1200U，注射时间 20～30s，拔出靶针，针孔敷创可贴，嘱患者俯卧 6～8h 后改平卧，术后严格观察生命体征并应用抗生素 3 天。针刀治疗：胶原酶溶盘术后 1 周行小针刀治疗，让患者俯卧治疗床上，选患椎棘突间、横突、关节突处及沿坐骨神经通路寻找疼痛点作为治疗点，一般选 3～6 个点，做好标记。常规消毒，戴无菌手套，利多卡因局麻。松解棘突间时，刀口线与脊柱纵轴平行刺入，深达棘间韧带；关节突施术时，进针点在棘突最高点旁开 1.5cm 处，以松解关节囊为主，然后上提松解竖脊肌；横突施术时，进针点在脊柱中线旁开 4.5～5.5cm 处，在横突尖部作弧形铲剥；另外，在梨状肌、臀中肌、臀上皮神经点、坐骨结节等处寻找阳性点，行常规针刀松解，术后敷创可贴，每周 1 次。一般 3～5 次为 1 个疗程，一般治疗 1～2 个疗程。共治 264 例，183 例治愈，72 例好转，5 例有效，4 例无效，有效率 98.48%。

马兴业[19]采用注射针刀治疗第三腰椎横突综合征 35 例。治疗方法：（1）体位：俯卧位，腹下垫枕，使腰椎部轻度后突。（2）定点：取 L_2～L_3 棘间中点的水平线上距中线约 3.5cm 向内下按压可触及一骨端，此骨端即为 L_3 横突尖部，用龙胆紫做标记。（3）消炎镇痛液配制：2% 利多卡因 2.5ml、曲安奈德 15mg、甲钴胺 0.5mg、生理盐水共 20ml。（4）操作：常规消毒、铺巾，术者戴无菌手套，局麻后，用朱汉章 2 号注射针刀经定位点刀口与纵轴平行垂直穿刺进入，当刀锋到达横突骨面后，调整刀锋达横突尖端，此时患者可有明显的沉胀感，回吸无血后注入消炎镇痛液 10～15ml。而后在尖端的上、外、下骨缘与软组织的交界处，行切开剥离。切开时，刀口线要紧贴骨端，随骨端的弧度转动，不得离开骨面。切开完成后，再行疏通横剥离即可。出针，以无菌敷贴覆盖。每周治疗 1 次，1～3 次为 1 个疗程。1 次治愈不再进行下次治疗，最多治疗 3 次。(5)针刀后手法：让患者靠墙壁直立，弯腰，当患者不能继续向下弯腰时，医生顺势压住患者背部，弹压一下。接着让患者直立背伸，当不能继续背伸时，顺势使患者背部过伸一下。经最多 3 次的治疗后，痊愈 27 例，占 77.1%；有效 8 例，占 22.9%；总有效率 100%。

参考文献

[1] 王凯，赵明宇．小针刀治疗第三腰椎横突综合征 86 例［J］．河南中医，2012，32（5）：625.

[2] 孔祥生，宋寒冰，姜益常．针刀斜刺法治疗腰三横突综合征临床观察［J］．针灸临床杂志，2012，28（1）：36 – 37.

[3] 周肆华，孟庆刚，杨军．小针刀治疗歼击机飞行员腰三横突综合征的疗效分析及医学鉴定［J］．中国疗养医学，2012，21（9）：817 – 818.

[4] 吴文飞．针刀松解术治疗第三腰椎横突综合征疗效观察［J］．求医问药，2012，10（8）：83.

[5] 杜春红，王成芳．小针刀治疗第三腰椎横突综合征 268 例［J］．浙江中医杂志，2011，46（4）：245.

[6] 白和平，张彦珂．针刀疗法治疗腰三横突综合征 118 例［J］．中国医药指南，2011，9（16）：326 – 327.

[7] 张义．小针刀治疗第三腰椎横突综合征 56 例体会［J］．内蒙古中医药，2011，30（4）：38.

[8] 裴方舟．针刀为主治疗第三腰椎横突综合征 173 例分析［J］．中国实用医药，2010，5（26）：114 – 115.

[9] 阎固林．小针刀治疗第三腰椎横突综合征 40 例临床观察［J］．宁夏医科大学学报，2010，32（2）：304 – 305.

[10] 李晓初．水针刀治疗第三腰椎横突综合征的临床观察［J］．辽宁中医杂志，2009，36（7）：1211.

[11] 洪康斌．针刀结合中药熏蒸治疗第三腰椎横突综合征 180 例［J］．江苏中医药，2011，43（7）：72.

[12] 徐玉德．小针刀配合中药热敷治疗腰 3 横突综合征临床观察［J］．甘肃医药，2012，31（3）：215 – 216.

[13] 向东东，田晓妮，曹路．针刀疗法联合臭氧注射治疗第三腰椎横突综合征 96 例分析［J］．中国误诊学杂志，2011，11（18）：4448.

[14] 陈广语．小针刀加局封治疗腰三横突综合征 160 例［J］．长春中医药大学学报，2010，26（5）：732 – 733.

[15] 刘积强，张双民．手法配合小针刀治疗第三腰椎横突综合征的临床观察［J］．现代中医药，2010，30（3）：61 – 62.

[16] 王永喜．CT 引导下针刀治疗第三腰椎横突综合征［J］．中国现代医生，2010，48（36）：99 – 100.

［17］唐茶娣，姒学东．吡罗昔康贴片联合小针刀松解治疗腰三横突综合征452例报告［J］．中国疼痛医学杂志，2012，18（3）：192.

［18］何云清，徐静，朱宏．CT介入靶位胶原酶注射配合小针刀治疗腰椎间盘突出症临床观察［J］．中医药临床杂志，2010，22（2）：160－162.

［19］马兴业．注射针刀治疗第三腰椎横突综合征35例疗效观察［J］．中医临床研究，2010，2（13）：92－93.

十三、针刀治疗髂腰韧带损伤的现代研究

1. 针刀治疗

薛军等[1]用小针刀治疗髂腰韧带损伤80例，疗效满意。治疗方法：（1）定位：A型如痛点偏于L_4、L_5横突一侧，以L_4、L_5横突为依据，以横突末端的骨平面为进针点。B型如痛点偏于髂嵴一侧，以靠近痛点的髂骨边缘为进针点。（2）方法：患者取俯卧位，充分暴露腰骶部，施术区域皮肤常规消毒后，铺无菌洞巾，选用付氏2号针刀。A型进针时使刀口线和竖脊肌平行，针体和背面垂直刺入。当刀锋到达横突骨面后，将刀口线转动90°以上，与横突的纵轴平行，将刀锋划到横突顶端，并将针体沿横突纵轴线向外侧倾斜，使针体与腰外侧平面成30°，先纵行剥离再横行剥离，将刀口线转90°，做切开剥离1～2刀出针，覆盖无菌纱布后，一手固定患侧髂嵴处，令患者向健侧过度侧屈2～3次即可。B型进针时使刀口线与进针点和第5腰椎横突的连线平行，使针体和进针部的皮肤平面垂直刺入，深达骨面后，使刀锋划至髂嵴边缘的内唇。然后使针体沿刀口线方向向第5腰椎横突方向倾斜，使针体与内侧皮肤成15°，令刀锋紧扣髂嵴边缘的内唇骨面，先纵行剥离，再横行剥离，然后将刀口线转动90°，做切开剥离2～3刀出针。覆盖无菌纱布后，一手固定患侧髂嵴处，令患者向健侧过度侧屈2～3次即可。（3）结果：治愈78例（占97.5%），好转2例（占2.5%），有效率100.0%。全部患者均经1次治疗，随访2年未见复发。

2. 针刀结合埋线

高军大等[2]采用针刀松解配合埋线治疗髂腰韧带损伤。患者取俯卧位，腹下垫一薄枕。压痛点在L_4－L_5横突处明显者刀口线与入体纵轴平行，缓慢进针探至横突骨面。若为第4腰椎横突，针刀在其下缘探寻至最敏感的酸胀部位，手下有较硬韧的阻力感时，纵疏横剥；若为第5腰椎横突，应使刀口线与腰5横突尖和髂嵴最短距离的连线方向一致，纵行疏通剥离；若髂腰之间软组织变性明显，可将刀口线方向调90°，纵切几刀。压痛点在髂嵴内唇刀口线与横突尖和髂骨压痛处的连线一致，针体约与皮肤呈30°，针尖刺向髂骨压痛处，针刃达髂嵴内唇骨面，纵疏横剥几下出针。若髂嵴较健侧高，针刀操作阻力较大时，可再将刀口线方向旋转90°，即与髂腰韧带的纤维方向垂直，纵切几刀，针下有轻松感后出针。在上述针刀治疗完成后，随即在治疗点，将置有1.5cm长的0～3号医用无菌羊肠线的16号硬脊膜穿刺针，进入针刀治疗时酸胀最明显处，再推针芯将羊肠线进

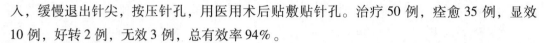

入，缓慢退出针尖，按压针孔，用医用术后贴敷贴针孔。治疗50例，痊愈35例，显效10例，好转2例，无效3例，总有效率94%。

3. 针刀结合推拿

万金来等[3]采用针刀配合叶氏正骨手法治疗髂腰韧带损伤。先采用叶氏正骨手法：揉背、封腰、放通、搬按、牵抖、侧搬、滚迭、压牵、起伏。再采用针刀治疗：选择明显压痛点，常规消毒，在无菌操作指导下对准压痛点中心进针刀，至深筋膜层后，行多点式松解。完成松解后，用棉球压住进针点，快速出针，持续按压5分钟，用无菌敷料覆盖进针点，24h保持敷料干燥、清洁即可。患者第1次先接受叶氏正骨手法治疗，再行针刀治疗1次。第2次、第3次只接受叶氏正骨手法治疗。治愈341例，显效69例。好转6例，无效0例，总有效率100%。

4. 针刀结合中药

李铃生等[4]采用小针刀治疗髂腰韧带损伤40例，效果比较满意。治疗方法：病变部位以1%利多卡因局麻，然后进行针刀充分松解。剥离$L_4 \sim L_5$横突尖或髂嵴及髂嵴内唇，松解髂嵴内唇时进刀点要根据胖瘦而定，如肌肉厚则靠脊椎侧近一点，以便操作时使刀体充分倾斜，使刀口进入内唇达到骨面，达不到内唇骨面，就达不到治疗目的。如$L_4 \sim L_5$均有病变，则将$L_4 \sim L_5$横突间韧带同时切剥。另外，L_5横突下方的骶髂处如有酸胀感也应同时松解。手法治疗：左右斜扳1次，向健侧过度侧屈2~3次，坐位交叉手触摸脚端2~5次，对抗牵引2~3次。中药外敷：以当归、川芎、红花、桃仁、乳香、没药、伸筋草等水煎备用，以15cm×20cm大小多层纱布块，蒸汽消毒后，倒入中药煎剂放于患处，纱布上放自动控温加热器，每天1次，连续热敷6次。治疗结果：痊愈36例（占90%），其中针刀治疗1次者24例，2次8例，3次4例；好转4例，占10%，针刀治疗3次，全部为髂嵴处病灶。

5. 针刀综合疗法

吴仕杰[5]用药物封闭加小针刀剥离治疗髂腰韧带损伤42例，收效显著。治疗方法：以L_4、L_5横突为依据。在L_4、L_5横突压痛点处做一标记，常规消毒，取泼尼松龙25mg、利多卡因100mg、0.9%生理盐水4ml混悬液于标记处垂直进针至横突尖部，有骨质感后注药2ml。再将针头稍退于横突上、下及外侧各注药2~3ml。稍后取Ⅰ型小针刀于穿刺处以刀口线和竖脊肌平行，针体和背平面垂直刺入，当刀锋达横突骨平面后将刀口线转动90°。左右与横突纵轴平行，将刀锋滑到横突的顶端，使针体沿横突纵轴线向外侧倾斜，针体与腰外侧平面呈30°，先纵行剥离，再横行剥离。然后将刀口线转90°。做切开剥离1~2刀出针，用创可贴覆盖后。一手固定患侧髂嵴处，令患者向健侧过度侧屈2~3次即可。一般1次即愈，不愈者1周后再做1次，一般不超过3次。治疗结果：痊愈32例（76.2%），好转8例（19.0%），无效2例（4.8%），总有效率95.2%。

参考文献

［1］薛军，于清华．小针刀治疗髂腰韧带损伤80例［J］．中国针灸，2003，23（3）：168.

［2］高军大，徐创贵．针刀松解配合埋线治疗髂腰韧带损伤50疗效观察［C］．中华中医药学会针刀医学分会全国第九次针刀医学学术年会会刊，2010：122－123.

［3］王金来，杜跃，肖树明，等．针刀配合叶氏正骨手法治疗髂腰韧带损伤416例［J］．中华中医药学会针刀医学分会2008年学术会议论文集，2008，212~214.

［4］李铃生，周莉．40例髂腰韧带损伤小针刀治疗疗效分析［J］．中国医学研究与临床，2004，2（1）：80.

［5］吴仕杰．药物封闭加小针刀剥离治疗髂腰韧带损伤42例［J］．实用中医药杂志，2003，19（5）：247.